Onder redactie van:
prof.dr. H.C. Hoogsteden
dr. P.N.R. Dekhuijzen
prof.dr. G.F. Joos
prof.dr. P.E. Postmus

Leerboek longziekten

Some books are to be tasted
others to be swallowed, and
some few to be chewed and digested

Francis Bacon

Onder redactie van:
prof.dr. H.C. Hoogsteden
dr. P.N.R. Dekhuijzen
prof.dr. G.F. Joos
prof.dr. P.E. Postmus

Leerboek longziekten

Bohn
Stafleu
van Loghum

Houten, 2016

Deze uitgave is mogelijk gemaakt door Glaxo Wellcome te Zeist

Eerste druk, Elsevier/Bunge, Maarssen 1999
Tweede ongewijzigde druk, Elsevier gezondheidszorg, Maarssen 2009
Derde (ongewijzigde) druk, Bohn Stafleu van Loghum, Houten 2016

ISBN 978-90-368-1472-0
DOI 10.1007/978-90-368-1473 -7

ISBN 978-90-368-1473-7 (eBook)

NUR 741
Basisontwerp omslag en binnenwerk: Martin Majoor, Arnhem
Opma k: Koninklijke Van de Garde B.V., Zaltbommel

Bohn Stafleu van Loghum
Het Spoor 2
Postbus 246
3990 GA Houten

www.bsl.nl

Medewerkers

dr. E.H.D. Bel
Afdeling Longziekten, Leids Universitair Medisch Centrum

dr. W.G. Boersma
Afdeling Longziekten, Medisch Centrum Alkmaar

prof.dr. J.M. Bogaard
Afdeling Longziekten, Erasmus Medisch Centrum Rotterdam

dr. J.A. Burgers
Afdeling Longziekten, Erasmus Medisch Centrum Rotterdam

prof.dr. W. De Backer
Departement Geneeskunde, Universiteit Antwerpen

prof.dr. M. Decramer
Inwendige Geneeskunde, afdeling Longziekten, U.Z. Gasthuisberg, Leuven

dr. P.N.R. Dekhuijzen
Afdeling Longziekten, Academisch Ziekenhuis Nijmegen

prof.dr. H.Th.M. Folgering
Universitair Longcentrum Dekkerswald, Groesbeek

dr. J. Gerritsen
Afdeling Kindergeneeskunde, Beatrix Kinderkliniek, Academisch Ziekenhuis Groningen

dr. H.G.M. Heijerman
Afdeling Longziekten, Ziekenhuis Leyenburg, Den Haag

prof.dr. H.C. Hoogsteden
Afdeling Longziekten en Intensive Care, Erasmus Medisch Centrum Rotterdam

prof.dr. H.M. Jansen
Afdeling Longziekten, Academisch Medisch Centrum, Amsterdam

prof.dr. J.C. de Jongste
Afdeling Kindergeneeskunde, Erasmus Medisch Centrum Rotterdam

prof.dr. G.F. Joos
Afdeling Longziekten, U.Z. Gent

prof.dr. J. Kips
Afdeling Longziekten, U.Z. Gent

dr. J.P. van Meerbeeck
Afdeling Longziekten, Erasmus Medisch Centrum Rotterdam

prof.dr. B. Nemery
Inwendige Geneeskunde, afdeling Longziekten, U.Z. Gasthuisberg, Leuven

dr. R. Peleman
Inwendige Ziekten, afdeling Longziekten, U.Z. Gent

prof.dr. P.E. Postmus
Afdeling Longziekten, Academisch Ziekenhuis Vrije Universiteit, Amsterdam

dr. F.M.N.H. Schramel
Afdeling Longziekten, St. Antonius ziekenhuis, Nieuwegein
Afdeling Longziekten, Diakonessenhuis, Utrecht

dr. P. Van den Brande
A.Z. Sint-Norbertus, Duffel

prof.dr. W. Vincken
Inwendige Ziekten, Dienst Pneumologie, Academisch Ziekenhuis Vrije Universiteit, Brussel

dr. P.M.J.M. de Vries
Afdeling Longziekten, Academisch Ziekenhuis Vrije Universiteit, Amsterdam

dr. T.S. van der Werf
Afdeling Longziekten, Academisch Ziekenhuis Groningen

dr. C.J.J. Westermann
Afdeling Longziekten, Sint Antonius Ziekenhuis, Nieuwegein

prof.dr. E.F.M. Wouters
Afdeling Longziekten, Academisch Ziekenhuis Maastricht

Voorwoord

De reden voor het initiatief tot de samenstelling van een beknopt leerboek over longziekten is dat een dergelijke uitgave in het Nederlandse taalgebied ontbreekt. Er bestaat behoefte aan een beknopt leerboek dat enerzijds ingaat op de fundamentele mechanismen op fysiologisch, microbiologisch en farmacologisch terrein en anderzijds aansluit bij de praktijk.
De doelgroep van dit nieuwe boek wordt gevormd door studenten geneeskunde, assistenten, algemene artsen die regelmatig met longaandoeningen in hun praktijk geconfronteerd worden, zoals huisartsen, huisartsen in opleiding, bedrijfsartsen, verpleeghuisartsen, en paramedische beroepsgroepen, waaronder fysiotherapeuten. Het informatieniveau van dit leerboek omvat dus zowel de preklinische mechanismen als de klinische implicaties, aansluitend bij de bovenbeschreven doelgroepen.

Voordat de student kennis opdoet van de ziekteprocessen die de long betreffen, is het belangrijk dat allereerst een overzicht wordt verkregen van de pathofysiologie voordat dieper ingegaan wordt op specifieke ziektebeelden. Het boek bestaat daarom uit drie secties. In de eerste sectie anatomie, fysiologie en onderzoek, worden de basisprincipes van de structuur van de longen alsmede het longfunctieonderzoek en aanvullende onderzoeken, zoals röntgenonderzoek, uitgebreid beschreven. In het tweede deel worden de meest belangrijke ziektebeelden binnen de longgeneeskunde beschreven aan de hand van de etiologie en pathogenese, de pathologie, de klinische verschijnselen, de diagnostiek en de therapie.

Omdat niet alleen basisartsen maar ook paramedici in toenemende mate geconfronteerd worden met ziekteverzuim en arbeidsongeschiktheid is een apart hoofdstuk opgenomen over validiteitsonderzoek. Dit hoofdstuk beschrijft welke longfunctietests noodzakelijk zijn om de validiteit van een patiënt in te schatten. Dit hoofdstuk is geplaatst na de basale en klinische hoofdstukken omdat kennis daarvan vooraleerst noodzakelijk is om de mate van validiteit van een bepaalde patiënt in te kunnen schatten.

Ten slotte is in de derde sectie van het boek een aantal korte hoofdstukken opgenomen omtrent de differentiële diagnostiek van frequent voorkomende klachten bij longpatiënten. Het betreft onder andere klachten als slijm opgeven, bloed ophoesten, heesheid, hoesten, et cetera. Systematisch is uitgewerkt hoe de diverse klachten geïnterpreteerd dienen te worden en welke onderzoeken verder nodig zijn.

Zowel de basale mechanismen als een spectrum van ziektebeelden binnen de longziekten worden in dit boek beschreven. Het is beslist niet bedoeld als een volledige beschrijving van alle aspecten van longziekten. Het is dus geen Handboek Longziekten, waarin zowel in de Nederlandse als Engelse literatuur voldoende is voorzien. Dit boek is speciaal bedoeld voor een eerste kennismaking met de pulmonologie en voor basisartsen die zich hierin willen verdiepen.

De medewerkers zijn van Nederlandse en Belgische komaf en zijn voornamelijk specialisten op het gebied van longziekten. De redactie is alle medewerkers van harte dankbaar voor het uiteindelijke resultaat. Wij hopen in onze opzet te zijn geslaagd.

Rotterdam, najaar 1999

Prof.dr. H.C. Hoogsteden
Afdeling Longziekten
Erasmus Medisch Centrum Rotterdam

Dr. P.N.R. Dekhuijzen
Afdeling Longziekten
Academisch Ziekenhuis Nijmegen

Prof.dr. G.F. Joos
Afdeling Longziekten
Universitair Ziekenhuis Gent

Prof.dr. P.E. Postmus
Afdeling Longziekten
Academisch Ziekenhuis Vrije Universiteit Amsterdam

Inhoud

1 *Anatomie en fysiologie*

prof.dr. H.Th.M. Folgering, dr. P.N.R. Dekhuijzen

1.1 INLEIDING

De primaire rol van de long is gaswisselaar: de opname van zuurstof uit de omgeving en de afgifte van koolzuur. Deze processen zijn essentieel voor het metabolisme van de cel. Om de gaswisselende functie te vervullen, moet een aantal systemen aan elkaar gekoppeld zijn. Ten eerste moet lucht kunnen stromen, hetgeen inhoudt dat er geen obstructie in de luchtwegen moet zijn, en dat de ademhalingsspieren hun pompende functie naar behoren uitvoeren. Vervolgens dient de pulmonale circulatie zodanig in contact te komen met de alveoli, dat uitwisseling van zuurstof vanuit de alveoli naar het bloed en afgifte van koolzuur vanuit het bloed naar de alveoli kan plaatsvinden. Deze systemen van ventilatie en circulatie (perfusie) dienen optimaal op elkaar te zijn afgestemd.

Ten slotte dient dit hele systeem van gaswisseling nauw te worden afgestemd op de behoefte van het lichaam. De metabole eisen van het lichaam variëren voortdurend, zoals tijdens inspanning en tijdens verschillende ziekten. Deze regulatie van de ademhaling omvat een complex mechanisme van registratie, controle en aanpassing.

Naast de primaire taak als gaswisselaar heeft de long nog andere functies. Hiertoe behoren de productie van onder andere surfactant, de afbraak van verschillende mediatoren, en de mucociliaire klaring. Veranderingen in deze functies kunnen de taak van de long als gaswisselaar ernstig compromitteren.

Onder fysiologische omstandigheden kan de gaswisselende functie van de long zich geheel aanpassen aan de behoefte van het lichaam. De structuur en functie van de long zijn nauw op elkaar afgestemd. Dit houdt dus ook in dat in het geval van afwijkingen in de structuur van de long, deze functie tekort kan schieten. Er kan een stoornis in de luchtstroom optreden, zoals bij obstructieve longaandoeningen, of een restrictieve stoornis waardoor ventilatie en perfusie niet goed op elkaar zijn afgestemd (of zuurstof niet voldoende kan diffunderen naar het bloed). Ook kunnen er afwijkingen optreden in de pompfunctie van de ademhalingsspieren, of kunnen er veranderingen plaatsvinden in de regulatie van de ademhaling.

Dit hoofdstuk zal de anatomie en de fysiologie van de long behandelen, waarbij met name wordt ingegaan op de basale componenten van structuur en functie en de afstemming van deze twee elementen onder normale omstandigheden.

1.2 ANATOMIE VAN DE THORAX

De longen zijn gelegen in de borstkas, en worden omgeven door het thoraxskelet (ribben en wervels), en aan de onderzijde door het middenrif (diafragma) (figuur 1-1).

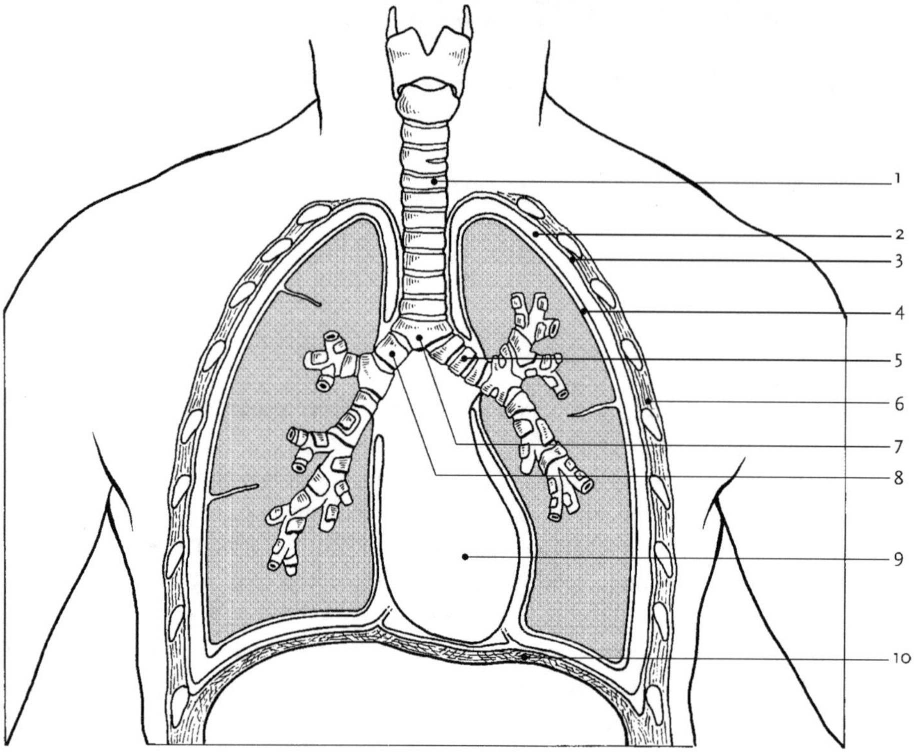

Figuur 1-1 Schematisch en vereenvoudigd overzicht van de thorax met de daarin gelegen organen
1 trachea; 2 pleuraholte; 3 pleura parietalis; 4 pleura visceralis; 5 linker hoofdbronchus; 6 borstwand; 7 carina; 8 rechter hoofdbronchus; 9 hart; 10 diafragma

Beide longen worden omgeven door longvliezen (pleurae): de pleura visceralis bedekt de longen, en de pleura parietalis bedekt de binnenzijde van de thoraxwand. Tussen de pleura visceralis en de pleura parietalis bevindt zich een virtuele ruimte, die opgevuld is met een klein vloeistoflaagje. Deze laag functioneert als een soort glijmiddel, zodat de long zonder wrijving kan bewegen met de ademhaling.
Tussen rechter- en linkerlong bevindt zich het mediastinum. Dit centraal gelegen compartiment bevat de grote luchtwegen en bloedvaten, waaronder de pulmonale arteriën en venen (zie figuur 1-2). De trachea, circa 12 cm lang, ligt voor de helft buiten en ten dele binnen de thorax. Via de longhili komen de hoofdbronchi en de pulmonale arteriën *in* en de venen *uit* de longen. De splitsing (bifurcatie) van de trachea in de rechter en linker hoofdbronchus (dat wil zeggen de carina) ligt vlakbij de aortaboog en de splitsing van de centrale arteria pulmonalis (truncus) in rechter en linker arteria pulmonalis. De nervus phrenicus, afkomstig uit de derde, vierde en vijfde cervicale zenuwwortels, innerveert het diafragma en is lateraal gelegen van de trachea. Zie figuur 1-3.

1.2.1 Structuur van de longen

De rechterlong bestaat uit drie kwabben (kwab = lobus): de bovenkwab, de middenkwab en de onderkwab. De linkerlong bevat twee kwabben: de bovenkwab (waartoe behoort de lingula, min of meer een equivalent van de middenkwab van de rechterlong) en de onderkwab. Elke kwab is geheel of gedeeltelijk omgeven door de pleura visceralis, en bevat twee tot vijf segmenten (tabel 1-1 en figuur 1-4).

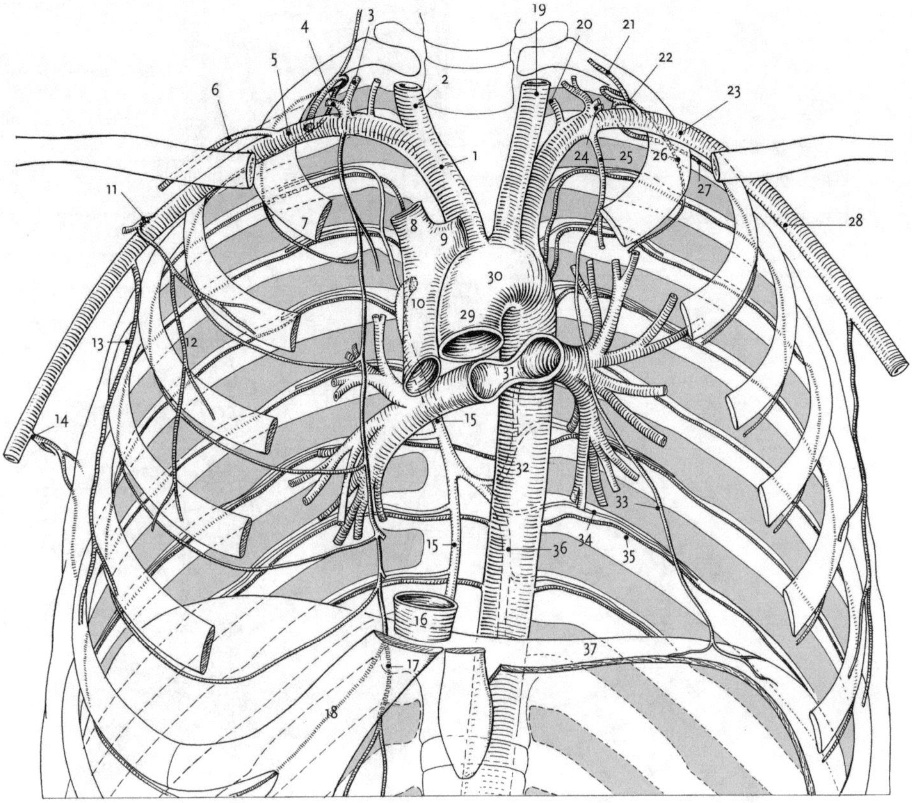

Figuur 1-2 De grote bloedvaten van de borst
De rechter a. suprascapularis ontspringt niet uit de truncus thyrocervicalis maar rechtstreeks uit de a.subclavia.
1 truncus brachiocephalicus; 2 a.carotis communis dextra; 3 a.thyroidea inferior; 4 a.transversus colli; 5 a.axillaris dextra; 6 a.suprascapularis; 7 costa I; 8 v.brachiocephalica dextra; 9 v.brachiocephalica sinistra; 10 v.cava superior; 11 a.thoraco-acromialis; 12 a.thoraco-acromialis, rr.pectorales; 13 a.thoracica lateralis; 14 a.subscapularis; 15 v.azygos; 16 v.cava inferior; 17 a.epigastrica superior; 18 a.musculophrenica; 19 a.carotis communis sinistra; 20 a.vertebralis; 21 a.cervicalis profunda; 22 truncus costocervicalis; 23 a.subclavia sinistra; 24 truncus thyrocervicalis; 25 a.thoracica interna; 26 a.intercostalis posterior I; 27 a.intercostalis posterior II; 28 a.axillaris; 29 aorta ascendens; 30 arcus aortae; 31 truncus pulmonalis; 32 aorta thoracica; 33 a.pericardiacophrenica; 34 v.intercostalis posterior VIII; 35 a.intercostalis posterior VIII; 36 v.hemi-azygos; 37 diafragma

Tabel 1-1 Samenstelling van de long in lobi (kwabben) en segmenten

Rechterlong	Linkerlong
rechter bovenkwab	linker bovenkwab
apicaal	apicoposterior
anterior	anterior
posterior	
middenkwab	(lingula)
mediaal	lingula pars superior
lateraal	lingula pars inferior
rechter onderkwab	linker onderkwab
apicaal	apicaal
anterobasaal	anterobasaal
laterobasaal	laterobasaal
posterobasaal	posterobasaal
mediobasaal	

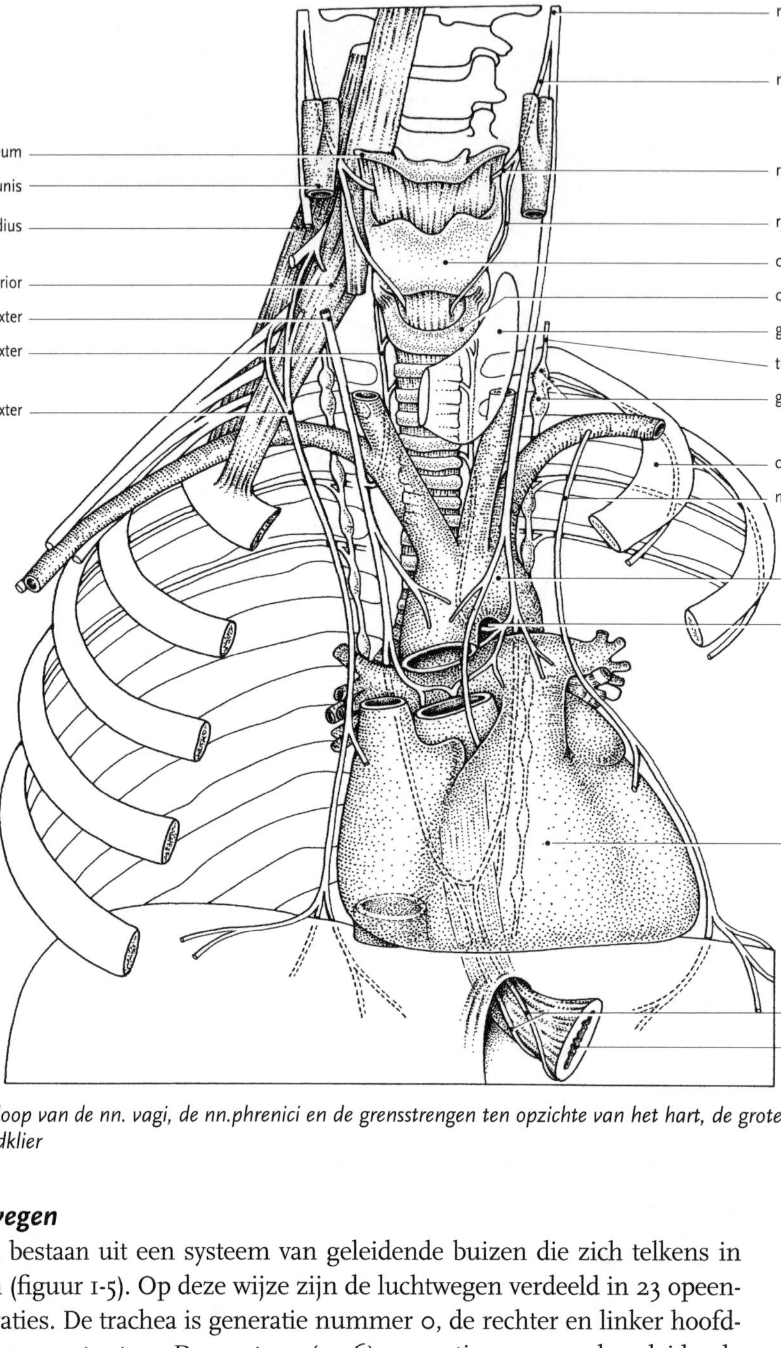

Figuur 1-3 Het verloop van de nn. vagi, de nn.phrenici en de grensstrengen ten opzichte van het hart, de grote arteriën, de larynx, de trachea en de schildklier

1.2.1.1 *Luchtwegen*

De luchtwegen bestaan uit een systeem van geleidende buizen die zich telkens in tweeën splitsen (figuur 1-5). Op deze wijze zijn de luchtwegen verdeeld in 23 opeenvolgende generaties. De trachea is generatie nummer 0, de rechter en linker hoofdbronchus nummer 1, et cetera. De eerste 17 (0-16) generaties vormen de geleidende luchtwegen ofwel de geleidende zone, omdat in dit gedeelte alleen lucht wordt aan- en afgevoerd; gaswisseling vindt niet plaats. Tot dit gedeelte behoren de bronchi, bronchioli en terminale bronchioli. De laatste zeven generaties (17-23) omvatten de bronchioli respiratorii, de ducti alveolares en de sacci alveolares. In al deze generaties ontstaan alveoli, zodat deze zone de gaswisselende zone wordt genoemd. De pulmonale acinus bevat een terminale respiratoire bronchiolus en de terminale respiratoire bronchioli met alle ducti sacci alveolares die hier distaal van gelegen zijn.

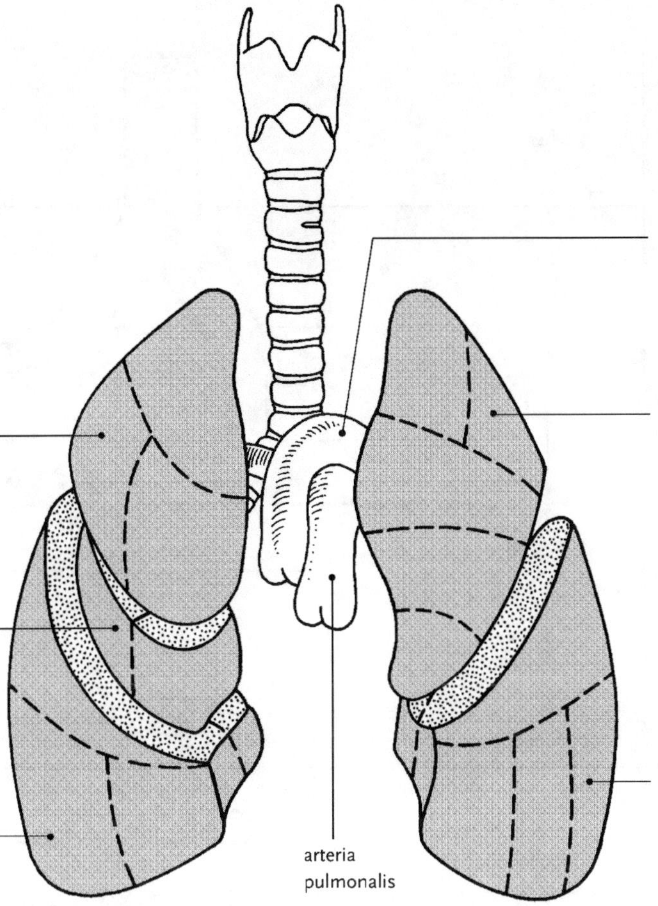

Figuur 1-4 Samenstelling van de longen en de relatie tot de grote luchtwegen en vaten De trachea splitst zich in het mediastinum ter hoogte van de aortaboog en de arteria pulmonalis in twee hoofdbronchi. De rechterlong bestaat uit drie kwabben, de linkerlong uit twee. In de bovenkwab van de linkerlong bevindt zich de lingula. Elke kwab bestaat uit twee tot vijf segmenten, waarvan de grenzen schematisch zijn aangegeven met stippellijnen.

De globale structuur van de wanden van de geleidende luchtwegen is weergegeven in figuur 1-6. Er zijn duidelijke verschillen ten opzichte van de structuur van het gaswisselende gedeelte. De wand van de geleidende luchtwegen bestaat op doorsnede uit drie gedeelten. De binnenste laag wordt gevormd door de mucosa; daaromheen bevindt zich een laag van glad spierweefsel, die van de mucosa wordt gescheiden door submucosaal gelegen bindweefsel; de buitenste laag bestaat uit bindweefsel en, in de grote luchtwegen, kraakbeen.

De binnenste bekleding van de bronchi bestaat uit een meerrijig cilindrisch epitheel, samengesteld uit trilhaarcellen, niet-trilhaarcellen, en slijmbekercellen. De mukeuze cellen (slijmbekercellen) bevinden zich tussen de trilhaarepitheelcellen. Tezamen met de slijmklieren (seromukeuze klieren), gelegen in de bronchuswand, vormen zij een soort slijmlaag op de mucosa. De trilharen (ciliën) op de apicale (naar het lumen gerichte) trilhaarcellen slaan voortdurend in de proximale richting, waardoor ze de slijmlaag in beweging houden en helpen verschonen. Deze mucociliaire klaring is van groot belang voor de lokale afweer van de longen. Andere celtypen die in de mucosa van de luchtwegen voorkomen, zijn de basale cellen, de intermediaire cellen en, in de bronchioli, de Clara-cellen.

Het gladde spierweefsel ligt in aaneengesloten bundels in het submucosale weefsel, en loopt van de grote luchtwegen tot in de respiratoire bronchioli. Ook worden deze spierbundels gevonden in de alveolaire wanden ter hoogte van de opening van de alveoli.

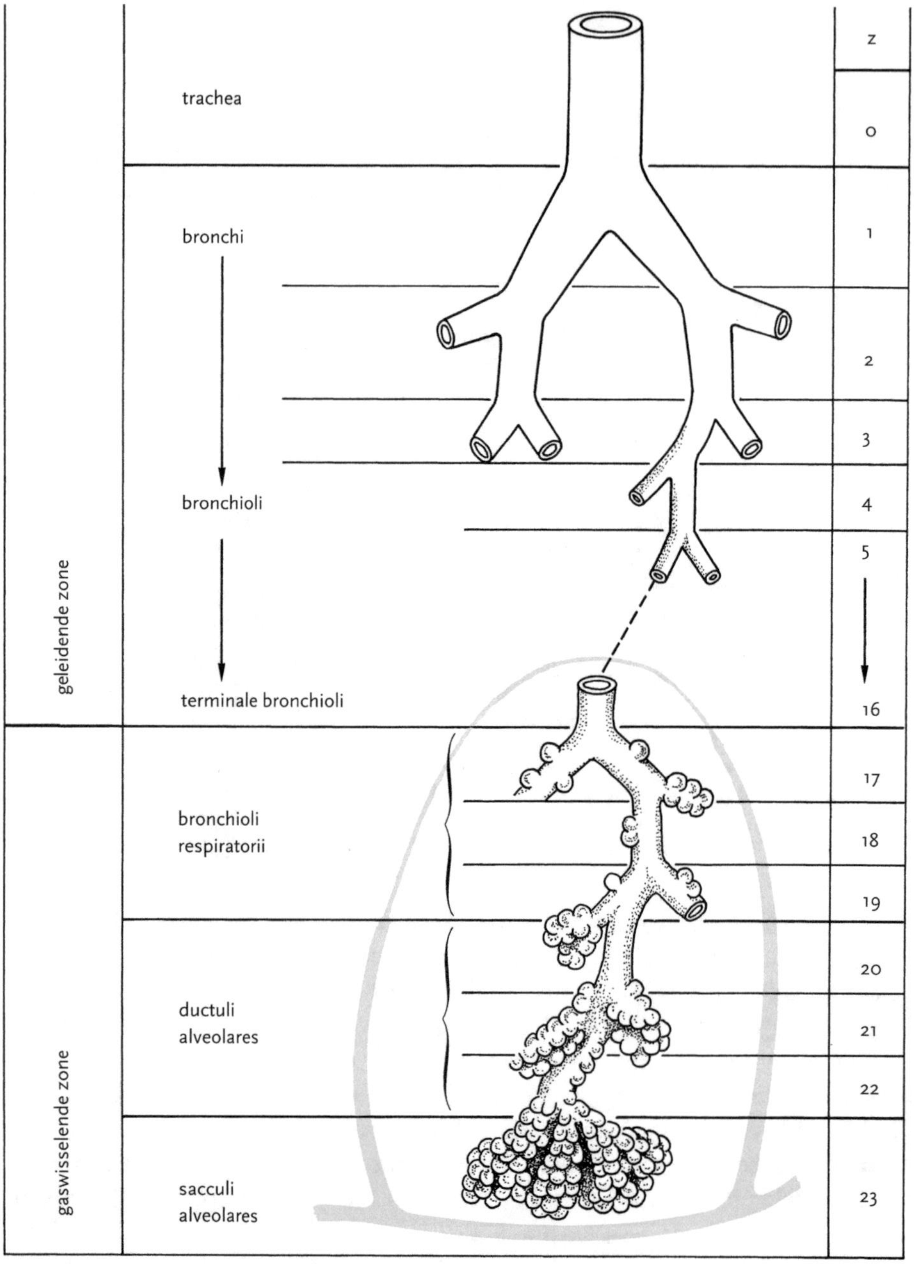

Figuur 1-5 Het bronchiale systeem als een serie van zich dichotoom splitsende takken. Aangegeven is een primaire lobulus.

De luchtwegen bevatten ook immunoreactieve cellen zoals lymfocyten en mestcellen. Lymfoïd weefsel wordt gevonden in de luchtwegwanden. Naast deze cellen zijn er ook neuro-endocriene cellen gelegen in de bronchiale mucosa. De granulae in deze cellen bevatten amines en peptidehormonen die de tonus van glad spierweefsel kunnen beïnvloeden. Tot deze cellen behoren ook de Kulchitsky- of K-cellen. Dit zijn argyrofiele cellen met neurosecretoire granulae, en behoren tot het APUD-systeem (APUD = Amine Precursor Uptake and Decarboxylation).

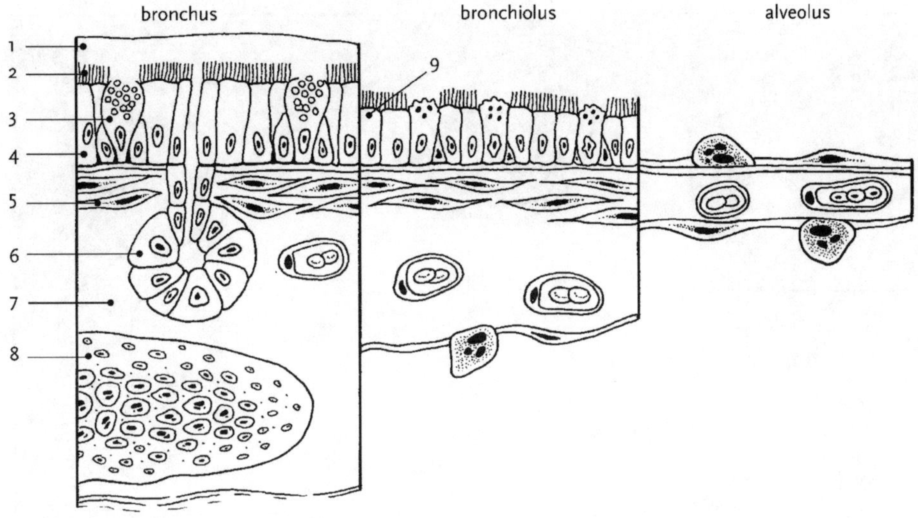

Figuur 1-6 Structuur van de wand van de bronchus, bronchiolus en alveolus
1 slijmlaag; 2 trilharen; 3 slijmbekercel; 4 pseudogelaagd trilhaarepitheel; 5 glad spierweefsel; 6 slijmklier; 7 submucosaal gelegen bindweefsel; 8 kraakbeen; 9 eenlagig epitheel

1.2.1.2 *Alveoli*

Aan de structuur van het gaswisselende deel van de long worden bijzondere eisen gesteld. Enerzijds dient efficiënte uitwisseling van zuurstof en koolzuur plaats te vinden. Hiervoor is een zeer dunne alveolocapillaire membraan noodzakelijk. Anderzijds moet dit longgedeelte de mechanische krachten kunnen weerstaan die plaatsvinden tijdens de ademhaling. Dit wordt bereikt door de ligging van alveolair epitheel en capillair endotheel in een ondersteunend bindweefselstroma met daarin collageen en elastinevezels, zodat de long elastische eigenschappen heeft.
Een schematisch overzicht van de samenhang tussen alveoli en capillairen (de alveolocapillaire membraan) is weergegeven in figuur 1-7. Het alveolaire epitheel bestaat uit twee typen cellen: platte plaveiselcellen (type-I-cellen) en secretoire cellen (type-II-cellen). De type-I-plaveiselcellen beslaan 95% van het alveolaire oppervlak, en liggen zeer dicht tegen elkaar. Geïnhaleerde noxen zoals ozon en stikstofdioxide beschadigen vooral deze type-I-cellen. Zij kunnen zich niet delen, en worden waarschijnlijk nieuw gevormd uit type-II-cellen. Type-II-cellen, veel groter in aantal dan de type-I-cellen, produceren en secerneren surfactant, een chemische substantie die samengesteld is uit eiwitten en fosfolipiden. Surfactant ligt langs het gehele oppervlak van de alveoli, en verlaagt de oppervlaktespanning. Hierdoor wordt voorkomen dat de grotere alveoli de kleinere alveoli makkelijk collaberen tijdens de expiratie.

Het capillaire endotheel bestaat ook uit een laag van plaveiselepitheelcellen die rusten op de endotheliale basaalmembraan. Op een aantal plaatsen in de alveoli zijn de basale membraan van het alveolaire epitheel en van het capillaire endotheel met elkaar versmolten. Op deze wijze ontstaat er een uiterst dunne barrière waardoorheen gaswisseling gemakkelijk kan plaatsvinden door middel van diffusie. De verbindingen tussen de capillaire endotheelcellen zijn veel losser dan die tussen de type-I-cellen. Op deze wijze kunnen vocht en bestanddelen zich gemakkelijk verplaatsen van het plasma naar het interstitiële weefsel, de ruimte tussen de epitheliale en endotheliale basaalmembranen.

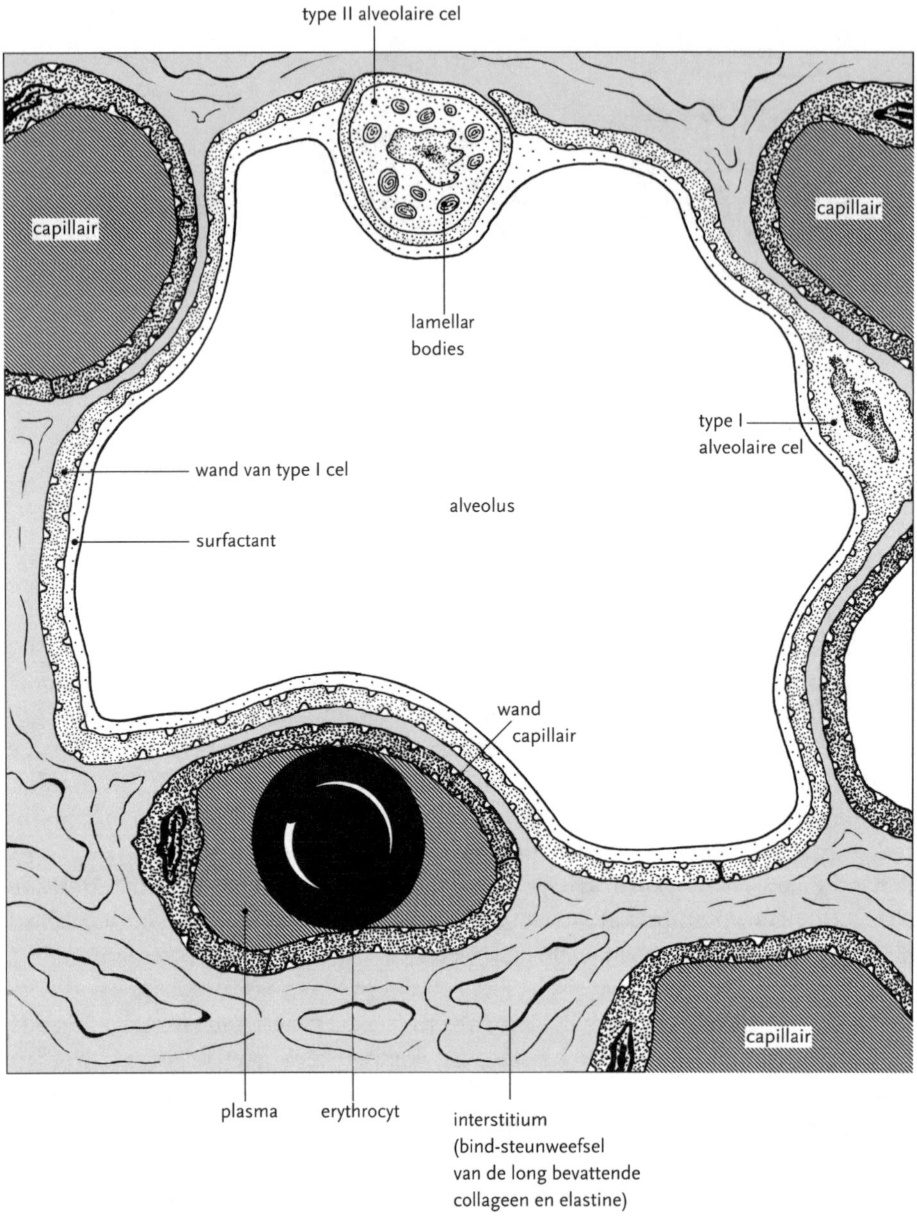

Figuur 1-7 Een schematisch overzicht van de alveolocapillaire membraan

In de alveolaire ruimten bevinden zich cellen, waarvan het grootste aantal bestaat uit alveolaire macrofagen. Deze cellen spelen een rol bij de afweer van de long tegen schadelijke invloeden.
Er zijn twee soorten collaterale verbindingen in de kleinere luchtwegen en alveoli. De poriën van Kohn zijn open verbindingen tussen de alveoli onderling. De kanalen van Lambert zijn verbindingen tussen preterminale bronchioli en de aangrenzende alveoli.

1.2.2 **Afmetingen van luchtwegen en alveoli**

Naarmate de luchtwegen zich naar distaal vertakken, neemt de diameter van een tak van een volgende generatie af. Tegelijk neemt het aantal takken toe, zodat de totale

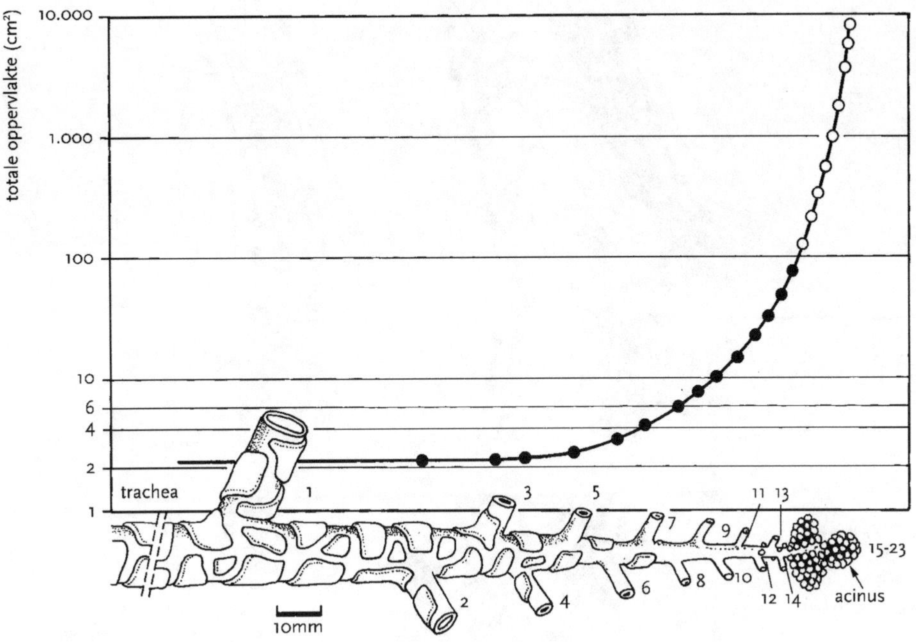

Figuur 1-8 Relatie tussen luchtweggeneratie, diameter van de afzonderlijke takken en hun totale oppervlakte Naar: Crystal RG, West JB, eds. The Lung: Scientific Foundations. New York: Raven Press, 1997:1066.

oppervlakte van de bronchiaalboom toeneemt (figuur 1-8). Daarom lijkt de bronchiaalboom wel de vorm van een trompet te hebben. Uiteindelijk hebben alle alveoli tezamen (circa 300 miljoen bij een volwassene) een oppervlakte van circa 75 m^2.

1.2.3 Pulmonale en bronchiale circulatie

Het beloop van de pulmonale arteriën en venen is globaal identiek aan dat van de luchtwegen. De pulmonale arteriën lopen meestal parallel met bronchiën van dezelfde diameter. De pulmonale venen daarentegen tonen een meer wisselend beloop (figuur 1-9). Elk segment wordt verzorgd door een eigen (segmentale) bronchus en een tak van de arteria pulmonalis. De veneuze afvloed wordt per segment verzorgd door intersegmentaal gelegen venen.
Naast de pulmonale arteriële en veneuze circulatie, die primair een gaswisselende taak heeft, heeft de long ook een bronchiale circulatie. De bronchiale arteriën vinden hun oorsprong in de aorta en in de intercostale arteriën. Ongeveer 1,5% van het hartminuutvolume passeert de bronchiale circulatie. De veneuze afvloed vindt plaats via de venae pulmonales. Er is hier dus sprake van een fysiologische links-rechts-shunt. De primaire taak van de bronchiale circulatie is het voorzien in de metabole behoeften van de long zelf.

1.2.4 Lymfatisch stelsel in de long

De long bevat ook een lymfatisch stelsel, dat de belangrijke functie heeft het extravasculaire vocht in de long af te voeren. Het lymfatisch stelsel is eveneens van belang bij het opwekken van een systemische immuunreactie na inademing van pathogenen in de long. De lymfevaten liggen langs de binnenzijde van de pleura visceralis en langs de intersegmentale en interlobulaire septa, en ook dichtbij de pulmonale arteriën, venen en luchtwegen. Vele kleppen in deze vaten zorgen ervoor dat de vochtstroom niet een andere kant op kan dan in de richting van de longhili. De

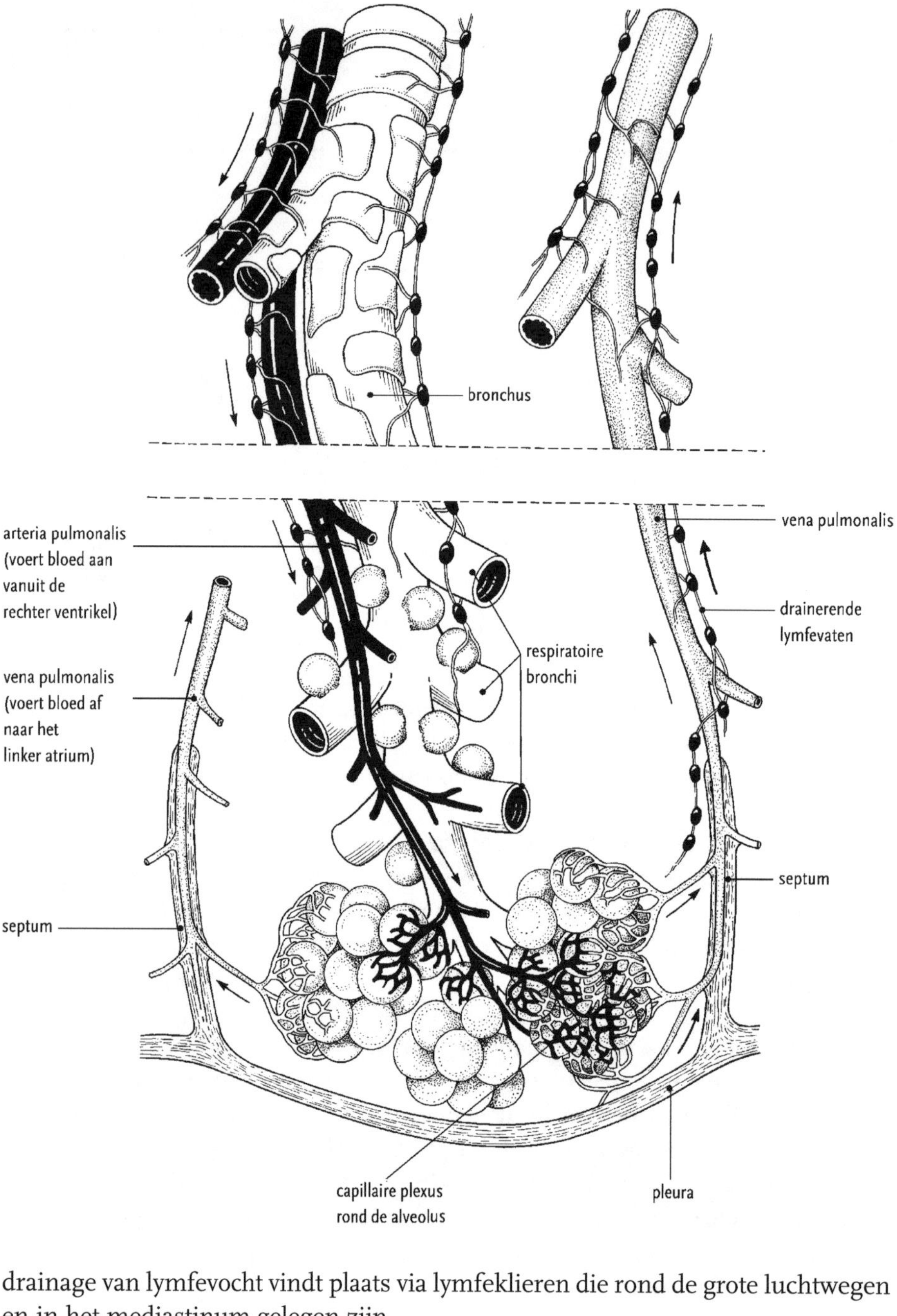

Figuur 1-9 De anatomische relatie tussen luchtwegen, pulmonale arteriën, venen en lymfevaten

drainage van lymfevocht vindt plaats via lymfeklieren die rond de grote luchtwegen en in het mediastinum gelegen zijn.

1.2.5 **Innervatie van de long**

De long wordt geïnnerveerd door de nervus vagus en de thoracale sympathische ganglia (figuur 1-10). Afferente en efferente neuronen spelen een belangrijke rol bij het moduleren van de longfunctie, waaronder de controle over de luchtwegdiameter. Bovendien zijn de afferente vezels belangrijk bij het waarnemen van de luchtstroom en de mate van longinflatie.

Deze functies worden gemedieerd via verschillende receptoren in de long. Irritant-

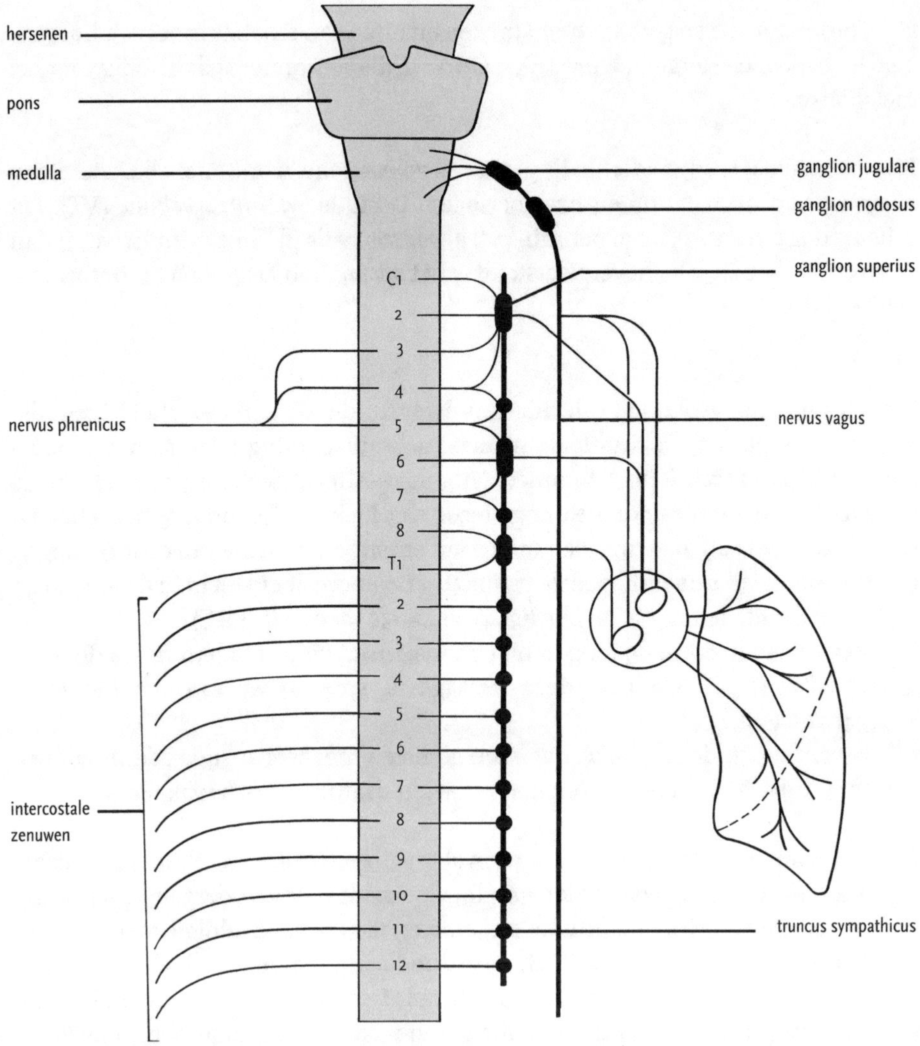

Figuur 1-10 Innervatie van de longen

receptoren geven chemische prikkels (zoals rook en stof) door aan gemyeliniseerde vezels in de nervus vagus. Rekreceptoren bevinden zich in glad spierweefsel en signaleren de inflatiestand van de long. J-receptoren liggen in de alveolaire septa en worden geprikkeld door oedeem en scherpe gassen. Deze prikkels worden doorgegeven via de gemyeliniseerde vezels in de nervus vagus.

1.3 FYSIOLOGIE

1.3.1 Ventilatie

Ademen is een cyclisch proces, waarbij een aantal functies wordt vervuld:

1 Voorziening in de zuurstofbehoefte van het lichaam, en daarbij ook uitscheiding van het verbrandingsproduct: kooldioxide.

2 Regulatie van het zuur-base-evenwicht van het lichaam: kooldioxide is in evenwicht met het kool*zuur*gehalte in het lichaam.

3 Regeling van de lichaamstemperatuur; ingeademde lucht is 20 °C en uitgeademde lucht is 37 °C. Bij mensen (fylogenetisch) is dit niet meer erg belangrijk, maar het kan soms ontsporen tot hyperventilatie bij hittebelasting.

4 Communicatie en gedrag: voor spreken en uiten van emoties moet een hoeveelheid lucht door de stembanden worden gevoerd, die veel groter is dan nodig voor het metabolisme.

Bij een normale rustige ademhaling van een volwassene, wordt met elke ademteug ongeveer 500 ml lucht op en neer bewogen. Dit is het *ademteugvolume* (VT). Dit gebeurt ongeveer 10-15 maal per minuut: *ademfrequentie* (f). Elke minuut wordt dan 12 × 0,5 liter = 6 liter lucht verplaatst; dit is het *ademminuutvolume* ($\dot{V}e$). In formule betekent dit:

$\dot{V}e = VT \times f$

NB: Het ademteugvolume is slechts een deel van de totale hoeveelheid lucht die maximaal verplaatst kan worden van maximale uitademing tot maximale inademing: de *vitale capaciteit* (VC). Wanneer iemand maximaal heeft uitgeademd, zijn de longen niet leeg; er bevindt zich nog steeds wat lucht in die longen: het *residuaal volume* (RV). Bij patiënten met een matige tot ernstige obstructie van de luchtwegen is dit residuaal volume verhoogd: *hyperinflatie*. De hoeveelheid lucht in de longen na een normale uitademing is de *functionele residuale capaciteit* (FRC).
De hoeveelheid lucht in de longen bij een maximaal diepe inademing, is de *totale longcapaciteit* (TLC). Wanneer deze verlaagd is, spreken we van een *restrictieve longfunctiestoornis.*
Alle bovengenoemde parameters worden gemeten met zeer rustige ademmanoeuvres, bijvoorbeeld aan een spirometer, en heten daarom *statische volumes.*

Lucht stroomt door de luchtwegen ten gevolge van een drukverschil tussen alveolus en omgevingslucht. Bij een sterke simplificatie geldt voor een dergelijke stroming de wet van Ohm: drijvende druk is stroomsterkte vermenigvuldigd met de weerstand in de luchtweg: $P = \dot{V} \times R$. Bij vele aandoeningen zijn de luchtwegen vernauwd, en daardoor is de weerstand verhoogd. Deze weerstand is moeilijk rechtstreeks meten. Daarom wordt meestal een indirecte meting uitgevoerd: maximaal diep inademen en daarna zo hard en krachtig mogelijk uitademen. We meten dan de *dynamische volumes.* De grootste stroomsterkte die daarbij wordt bereikt is de *piekstroom.* De hoeveelheid lucht die in de eerste seconde van de uitademing naar buiten komt, wordt de *één-secondewaarde* genoemd. Deze wordt aangeduid met de Engelse afkorting FEV_1 (Forced Expiratory Volume 1 second). Dit is een parameter van stroomsterkte (liters/sec), die bij een luchtwegobstructie afgenomen kan zijn afhankelijk van de mate van luchtwegobstructie. Men moet zich echter goed realiseren dat een patiënt met zwakke ademhalingsspieren ook een lage één-secondewaarde heeft, maar daarmee niet noodzakelijkerwijs een luchtwegobstructie. Personen met 'kleine longen' zullen in één seconde minder liters uitademen dan mensen met grote longen. Vergelijking van één-secondewaarden (luchtwegweerstanden) tussen personen wordt daardoor moeilijk. Hiervoor is te corrigeren door de één-secondewaarde uit te drukken in procenten van de totale hoeveelheid lucht die iemand kan verplaatsen: de vitale capaciteit. Dit geeft dan de FEV_1/VC, ofwel Tiffeneau-waarde. Een verlaagde FEV_1/VC is een uiting van een *obstructieve longfunctiestoornis.*

De opname van zuurstof in het bloed, en afgifte van kooldioxide uit het bloed, vinden plaats in alveoli die zowel geventileerd als geperfundeerd worden. Lucht in de geleidende luchtwegen, en lucht in alveoli waar geen uitwisseling van gassen met het bloed plaatsvindt, heet daarom *dode ruimte* (Vd). De lucht in de geleidende luchtwegen vormt de *anatomische dode ruimte.* De lucht in luchtwegen, plus die in niet-geperfundeerde alveoli is de *fysiologische dode ruimte.* Het ademminuutvolume zorgt voor gasverversing in zowel dode ruimte als alveolaire ruimte:

$$\dot{V}e = \dot{V}A + \dot{V}d$$

Het ademteugvolume omvat dus ook een dode-ruimtecomponent en een alveolair compartiment:

$$VT = VA + Vd$$

Bij een normale ademteug is er slechts luchtstroming tot ongeveer in de 14e generatie luchtwegen. In de 14-24e generaties luchtwegen is er geen sprake meer van stroming; gas verplaatst zich daar alleen maar via diffusie. De buitenlucht, met een zuurstofspanning van 21 kPa, komt dus slechts tot die 14e generatie. De zuurstofspanning in de alveoli is ongeveer 15-16 kPa. Men kan zich (simplificerend) voorstellen dat er in de luchtwegen vanaf de 14e generatie een 'laag' is met een pO_2 van 20 kPa, een laag van 19 kPa et cetera. Dit wordt daarom stratificatie of *seriële inhomogeniteit* genoemd. Bij een normale structuur van het longweefsel is in enkele tienden van een seconde gasevenwicht bereikt in de gaswisselende zone, zodat de seriële inhomogeniteit geen nadelig effect heeft.
Longdelen die wat stugger zijn dan andere, of die zijn gelegen achter een verhoogde weerstand, worden minder geventileerd dan andere longdelen. Deze gebieden zijn naast elkaar geschakeld; dit heet *parallelle inhomogeniteit* van de ventilatie (figuur 1-11).

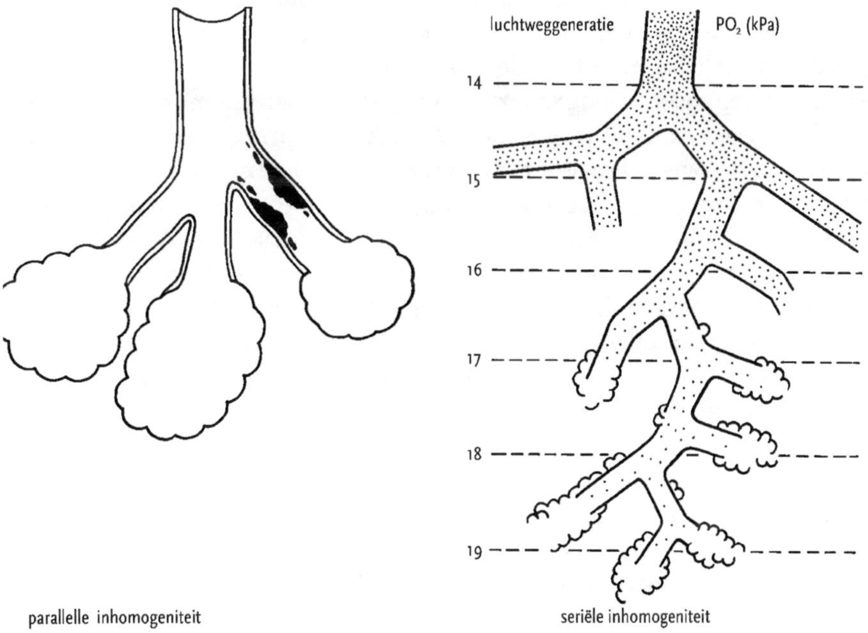

Figuur 1-11 Parallelle en seriële inhomogeniteit van ventilatie

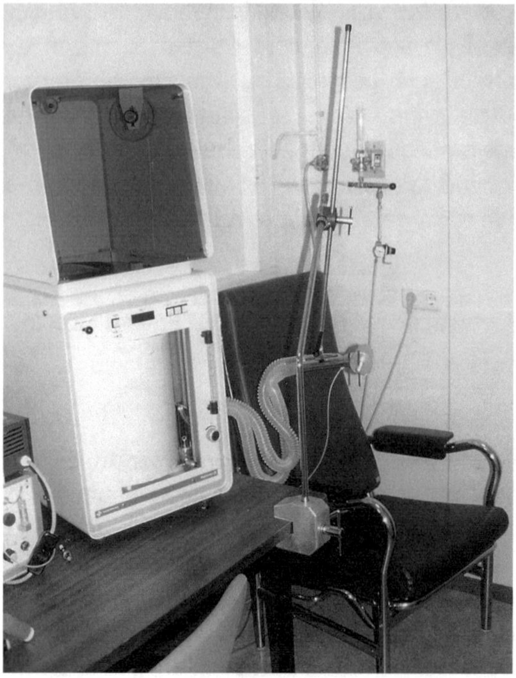

Figuur 1-12 Spirometer

Longen hebben een binnenwaarts gerichte elastische trekkracht: ze zijn elastisch. Omdat 'elasticiteit' in het dagelijks spraakgebruik een betekenis heeft die omgekeerd is aan de betekenis in de fysica, wordt het woord *compliantie* (meegaandheid) gebruikt. Slappe longen hebben dus een hoge compliantie. Dit zien we bijvoorbeeld bij emfyseem. Longcompliantie is dan gedefinieerd als de ratio tussen de verandering van het longvolume en de verandering van de elastische trekkracht.
De longen worden ontplooid gehouden in de thoraxholte, doordat ze via een vochtlaagje 'plakken' aan de thoraxwand. Komt daar lucht tussen (pneumothorax), dan zal de long collaberen en heel klein worden.
Bij elke ademteug moet de long wat opgerekt worden. Hiervoor moet werk worden verzet: *elastische ademarbeid*. Tevens moet de 'viskeuze' lucht door de nauwe luchtpijpen worden gezogen. Deze wordt de *viskeuze ademarbeid* genoemd.
De kleinste longblaasjes gedragen zich stugger dan grote, en zouden leeglopen in die grotere, als er niet een 'zeepbel' was aan de binnenzijde van de alveolus die ervoor zorgt dat ook de kleinste alveoli openblijven. Het materiaal van de 'zeepbel' is een oppervlakte-actieve stof, ofwel *surfactant*. Als deze surfactant afwezig is ten gevolge van aspiratie, inhalatie van toxische gassen, een longtrauma, bijna-verdrinking, shock, of beademing, dan spreken we van een *respiratoir distress syndroom*. De elastische ademarbeid is bij dit syndroom toegenomen.

1.3.1.1 *Metingen*

Longvolumes worden gemeten met een spirometer (figuur 1-12). Hiervan zijn verschillende typen: volumemeters en integrerende meters van stroomsterkte. De volumemeters zijn apparaten waarin de uitgeademde lucht wordt opgevangen (blaasbalg, omgekeerde klok die in water drijft). De lucht die erin wordt geblazen, veroorzaakt een verplaatsing die met een pen op papier kan worden geschreven, of zoals momenteel, in een elektrisch signaal kan worden omgezet. De integrerende stroomsterktemeters werken met behulp van elektronische apparatuur. Spirometers geven grafieken van volume tegen de tijd (spirogrammen genoemd), of van volume tegen stroomsterkte (stroomsterkte-volumecurven, ook wel flow-volumecurven genoemd). Zie figuur 1-13.

FRC en RV kunnen worden gemeten met een spirometer die wordt gevuld met lucht met 12-14% helium. Wanneer een patiënt dit gasmengsel op en neer ademt, wordt de helium verdund. De mate van verdunning wordt bepaald door het FRC of RV van de patiënt. Afgesloten bullae kunnen niet met deze methode worden gemeten.
Een ander meetprincipe berust op het gebruikmaken van een lichaamsplethysmograaf. Deze luchtdichte cabine kan de inhoud van het lichaam en de druk in de longen meten. Door te persen tegen een afgesloten klep kunnen, met behulp van de wet van Boyle, het FRC en RV worden gemeten. Hiermee kunnen afgesloten bullae wél worden gemeten. Lucht in het abdomen kan een kleine invloed hebben, die meestal wordt verwaarloosd. FRC-metingen met een lichaamsplethysmograaf geven vaak een hogere waarde dan met een heliumverdunningsmethode wordt bepaald, doordat het totale intrathoracale gasvolume wordt gemeten.

De doorgankelijkheid van de luchtwegen wordt gemeten door geforceerd (met maximale kracht) in een spirometer uit te ademen. De één-secondewaarde is een

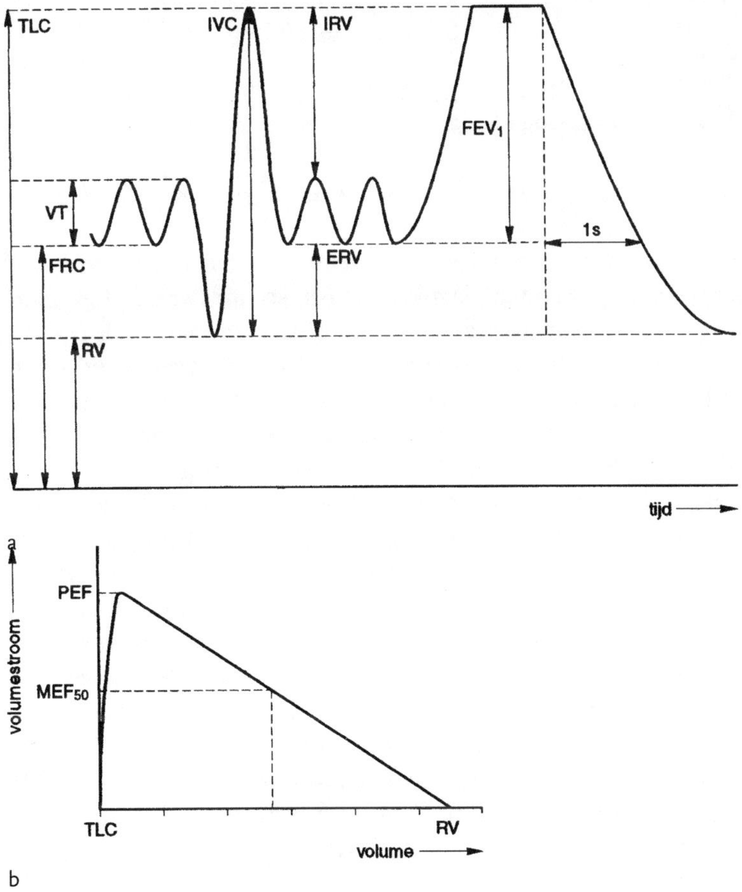

Figuur 1-13 Spirogram en flow-volumecurve
Het spirogram (a) is een grafiek van volumeverandering versus tijd. De flow-volumecurve (b) laat de stroomsterkte zien tegen het uitgeademde volume.
TLC = totale longcapaciteit;
VT = ademteugvolume
FRC = functionele residuale capaciteit
RV = residuaal volume
IVC = inspiratoire vitale capaciteit
IRV = inspiratoir reservevolume
ERV = expiratoir reservevolume
FEV_1 = geforceerd expiratoir volume in de eerste seconde van geforceerd uitademen
PEF = expiratoire piekstroom
MEF_{50} = maximale expiratoire stroomsterkte, wanneer nog 50% van de geforceerde expiratoire vitale capaciteit uitgeademd moet worden

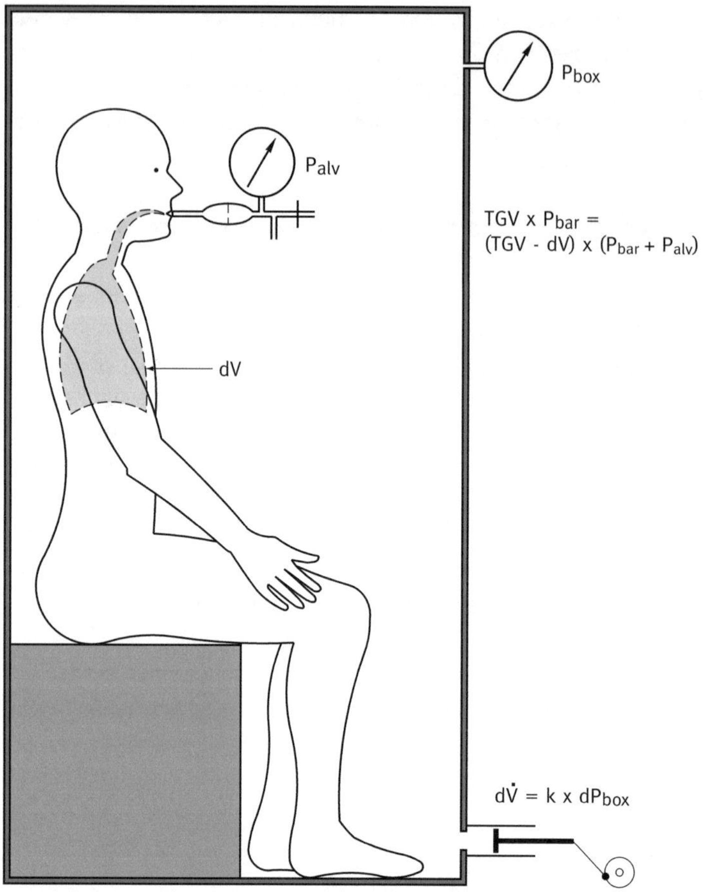

Figuur 1-14 Werking lichaamsplethysmograaf. Tijdens de TGV-meting is de mondweg afgesloten.

indirecte maat voor de luchtwegweerstand. De luchtwegweerstand kan direct gemeten worden in de lichaamsplethysmograaf.

De weerstand is niet constant, maar kan veranderen. Men kan patiënten een luchtwegverwijder toedienen; wanneer daardoor de één-secondewaarde toeneemt met minstens 12% van de referentiewaarde, spreken we van *reversibiliteit.* De reversibiliteit kan op korte termijn optreden (minuten na een luchtwegverwijder) of op lange termijn (weken tot maanden na start inhalatiesteroïden). Er kan pas gesproken worden van een irreversibele obstructie wanneer zowel op korte als op lange termijn een reactie van de FEV_1 op medicatie aantoonbaar afwezig is.

Omgekeerd kan de luchtwegweerstand toenemen wanneer bijvoorbeeld koude lucht, prikkelende dampen of sigarettenrook worden ingeademd. Dit komt voor bij mensen die sterk prikkelbare luchtwegen hebben: *bronchiale hyperreactiviteit.* Dit kan worden getest door op gedoseerde wijze stoffen zoals histamine of methacholine in oplopende concentraties te vernevelen, en deze door de patiënt te laten inademen. Na iedere concentratie wordt weer een één-secondewaarde geblazen. De concentratie die aanleiding geeft tot 20% daling van de één-secondewaarde heet de histamine- of methacholinedrempel (provocatieve concentratie bij 20% daling FEV_1, PC20). Bij gezonden is die PC20 > 8 mg/ml. Bij mensen met bronchiale hyperreactiviteit is de PC20 < 8 mg/ml. Deze grenswaarde geldt voor de gestandaardiseerde 2 min. rustademhalingsmethode (1).

De compliantie van de longen wordt gemeten via een grafiek van het longvolume versus de pleuradruk, minus de monddruk (transpulmonale druk). Deze laatste wordt gemeten door de patiënt een slangetje met aan het einde een ballonnetje van 10 × 0,5 cm (potlooddik) te laten doorslikken, en dit op te voeren tot op 40 cm van de neusopening: ongeveer tot aan het niveau van de hoofdcarina van de trachea. De zo gemeten intrathoracale druk is een goede maat voor de pleuradruk. Het uitgeademde volume tijdens een langzame expiratie (quasistatische methode) wordt gemeten met een spirometer.

Dode ruimte wordt onder andere gemeten met de methode van Bohr. Hierbij verzamelt men de uitgeademde lucht van de patiënt gedurende 3-5 minuten in een zak. Daarbij wordt de kooldioxide in deze zak, en in het arteriële bloed, gemeten. Verder wordt het totale uitgeademd volume gemeten. De dode ruimte kan men berekenen met de formule van Bohr:

$$\frac{\dot{V}d}{\dot{V}e} = \frac{PaCO_2 - PeCO_2}{PaCO_2}$$

Hierbij staat $\dot{V}d$ voor dode-ruimteventilatie, $\dot{V}e$ voor ademminuutvolume, $PaCO_2$ voor partiële spanning van CO_2 in het arteriële bloed en $PeCO_2$ voor partiële spanning van CO_2 in de gemengde uitgeademde lucht in de zak.
Door $\dot{V}d$ en $\dot{V}e$ te delen door de ademfrequentie (f) krijgt men Vd: dode-ruimtevolume, respectievelijk VT: ademteugvolume. Bij gebruik van de $PaCO_2$ bepaalt men de fysiologische dode ruimte.

1.3.2 Diffusie

In de alveolus vindt gasuitwisseling plaats over de alveolaire membraan via een diffusieproces. Dit wordt ‘aangedreven’ door het verschil in partiële gasspanning over die membraan. De hoeveelheid gas die door de membraan gaat, neemt toe naarmate het spanningsverschil over die membraan groter is, het oppervlak van de membraan groter is, en de membraan dunner is. Een klein membraanoppervlak (emfyseem), of een dikke membraan (interstitiële longaandoening) geeft dus een diffusiestoornis.
Fick heeft de diffusiewet opgesteld die dit proces kwantificeert:

$$\dot{V} = k \times \frac{(P_1 - P_2) \times \text{opp.}}{\text{dikte}}$$

$\dot{V}$ is het aantal moleculen gas dat per tijdseenheid de membraan passeert. De diffusieconstante k is afhankelijk van de molmassa (m) van het gas, en van zijn oplosbaarheid (s) in het membraanmateriaal: $k = s \times m^{-0,5}$. $P_1 - P_2$ is het verschil in partiële gasspanning van het gas aan weerszijden van de membraan (figuur 1-15).

In de formule van Fick wordt de relatie beschreven van de flux van een gasmolecule door de membraan, met oplosbaarheid, molmassa en drukverschil, oppervlak en dikte van de membraan.

Kooldioxide is ongeveer 20 maal zo goed oplosbaar in de membraan dan zuurstof. Bij diffusiestoornissen zal dus de diffusie van zuurstof van de alveolaire lucht naar

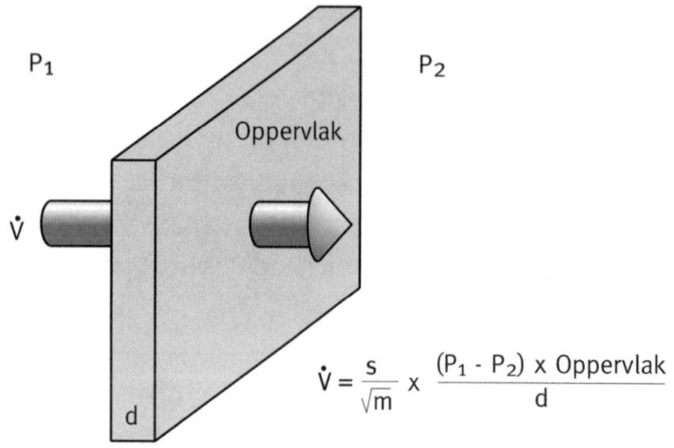

Figuur 1-15 Diffusie door de alveolaire membraan
$\dot{V}$ = flux van een gas door de membraan; P_1 en P_2 = de partiële gasspanningen aan weerszijden van de membraan;
d = dikte van de membraan; s = oplosbaarheid van het gas in de membraan; m = molmassa van het gas

het bloed gestoord zijn. De diffusie van kooldioxide van het bloed naar de alveolaire lucht heeft zoveel reservecapaciteit dat dit nooit door een diffusiestoornis wordt beperkt. Transport van kooldioxide wordt beperkt door de alveolaire ventilatie.

1.3.2.1 *Meting*

Voor de meting van de diffusiecapaciteit wordt gebruikgemaakt van een gasmengsel met een zeer lage concentratie koolmonoxide (0,14%). Vanwege de zeer sterke binding van koolmonoxide aan hemoglobine, is er in het capillaire bloed van de longen geen vrij koolmonoxide aanwezig; dus de PCO = 0 in het bloed van de longcapillairen. Dit maakt een relatief eenvoudige diffusiemeting mogelijk. De meting wordt gestoord door een afwijkend hemoglobinegehalte in het bloed, door vrij koolmonoxide bij zware rokers, en door bloedingen in de long.
Uit bovenstaande formule zal het duidelijk zijn dat het transport van gassen door de alveolaire membraan, recht evenredig is met het spanningsverschil over die membraan.
Een verschil tussen de alveolaire en arteriële zuurstofspanning wordt beïnvloed door een veneuze shunt (anatomisch bij bijvoorbeeld een cardiale shunt of pulmonaal bij een slechte ventilatie/doorbloedingsverhouding) of door een diffusieprobleem. In het laatste geval is er geen equilibratie van de alveolaire en eindcapillaire zuurstofspanning. Rekening houdend met de arteriële kooldioxidespanning ($PaCO_2$) kan de zuurstofgradiënt tussen alveolair en arterieel bloed berekend worden uit:

$$P(A\text{-}a)O_2 = PIO_2 - \frac{PaCO_2}{R} - PaO_2$$

Hierbij staat PAO_2 voor alveolaire en PIO_2 voor inspiratoire zuurstofspanning en R voor respiratoir quotiënt.

1.3.3 **Perfusie**

Het stroomgebied van de arteria pulmonalis heeft een zeer groot netwerk van parallelle vaten. Deze parallel geschakelde weerstanden maken dat de totale weerstand in de pulmonale circulatie laag is, zodat ook de druk in dit vaatbed laag is (28/8 mmHg). De pulmonale vaten worden omgeven door longweefsel dat een zekere druk uitoefent op die vaten. Daarnaast heeft bloed, ten gevolge van de zwaartekracht, de neiging om naar de laagste longdelen te zakken. Dit maakt dat in rechtopstaande houding de longtoppen niet of nauwelijks worden doorbloed. Het middengebied

wordt alleen maar doorstroomd tijdens de systole. De ondervelden worden doorstroomd gedurende de hele hartcyclus. Dit betekent dat er ook bij gezonden een inhomogeniteit van perfusie van de longen is.
De pulmonale circulatie vertoont een fenomeen van autoregulatie: bij hypoxie vernauwen de longarteriolen. Deze respons is zinvol om gebieden van de long die slecht worden geventileerd, waar dus relatief weinig zuurstof komt, ook van bloed te voorzien. Wanneer de hele long hypoxisch is, zoals op grote hoogte of bij een zeer ernstig chronisch obstructief longlijden, zullen alle vaten nauwer worden. Dit geeft aanleiding tot verhoging van de druk in de pulmonale circulatie: *pulmonale hypertensie*. In een voorbijgaande situatie is dit een omkeerbaar proces. Bij langdurige hypoxie wordt de hypertensie gefixeerd, en heeft het rechter hart grote moeite om het bloed door de longen te pompen. Uiteindelijk resulteert dat in een decompensatie van het rechter hart: *cor pulmonale*.

Bloed uit het stroomgebied van de arteria bronchialis voorziet met name de luchtwegen van zuurstof; het veneuze bloed daarvan komt uit in de vena pulmonalis en gaat via het linker hart naar de grote circulatie. Ook bloed uit de arteriae coronariae van het hart komt via de thebesische venen in de linker ventrikel, en vervolgens in de grote circulatie. Er is dus altijd een *anatomische shunt* aanwezig, die normaal niet meer dan 5% bedraagt van het totale hartminuutvolume.
Bloed in de arteria pulmonalis dat komt langs alveoli die niet of weinig geventileerd worden, wordt niet volledig geoxygeneerd. Dit draagt bij tot een verlaging van de PaO_2. Deze *fysiologische shunt* komt vooral voor in de basale longvelden, en is een uiting van perfusie-inhomogeniteit. Bij lichte tot matige inspanning kan deze fysiologische shunt afnemen, en de PaO_2 kan daardoor toenemen.

1.3.3.1 *Meting*

Om de absolute waarde van de shunt te meten, is rechtskatheterisatie van het hart nodig. Dit vindt plaats door bloedmonsters te nemen uit de arteria pulmonalis. Ook ventilatieperfusiescans met radioactieve gassen geven absolute waarden voor shunts.
Om op non-invasieve wijze de anatomische shunt te meten, laat men de patiënt 100% zuurstof inademen. Na ongeveer 15 minuten laat men de patiënt enkele malen diep zuchten, waarna een arterieel bloedmonster wordt afgenomen. Dit wordt een aantal malen herhaald, tot de PaO_2 stabiel is. Omdat het totale hartminuutvolume niet kan worden gemeten met deze non-invasieve methode, kan slechts een relatieve shuntfractie worden berekend. Dit kan met de volgende formule:

$$\frac{Qs}{Qt} = \frac{Cc'O_2 - CaO_2}{Cc'O_2 - CvO_2}$$

Hierbij staat Qs voor de doorbloeding van de shunt, Qt voor de totale cardiac output, $Cc'O_2$ voor de concentratie zuurstof in het eindcapillaire alveolaire bloed, CaO_2 voor de concentratie zuurstof in het arteriële bloed en CvO_2 voor de concentratie zuurstof in het gemengd veneuze bloed (arteria pulmonalis).
Deze parameters zijn niet direct te meten, maar kunnen worden berekend uit bloedgaswaarden. Het O_2-gehalte in het arteriële bloed kan worden berekend uit de PaO_2, SaO_2 en het Hb-gehalte. Voor de $Pc'O_2$ en de $Sc'O_2$ wordt eerst de PAO_2

berekend via de alveolaire gasvergelijking. Daarna kan het eindcapillaire O2-gehalte worden bepaald. Er wordt verder aangenomen dat het verschil tussen CaO_2 en CvO_2 5 ml/100 ml bloed bedraagt.

1.4 GASTRANSPORT IN HET BLOED

Zuurstof en kooldioxide worden vervoerd van longen naar perifere weefsels, en omgekeerd, door het bloed. Het hartminuutvolume is daarom een belangrijke determinant van dit transport. Zuurstof wordt in het bloed gebonden aan hemoglobine, waardoor de transportcapaciteit van het bloed enorm wordt opgevoerd. Bij volledige verzadiging van het hemoglobine is de concentratie van zuurstof in het bloed: 20 ml/100 ml bloed. In plasma is bij normale omstandigheden slechts 0,3 ml/100 ml zuurstof opgelost. Bij een hartminuutvolume van 5 l/min wordt er dus 50 × 20 = 1000 ml zuurstof aan de perifere weefsels aangeboden. Deze gebruiken daarvan maar ongeveer 300 ml/min in rust.
De binding van zuurstof aan het hemoglobine wordt kwantitatief beschreven door de zuurstofdissociatiecurve (figuur 1-16) waarin saturatie wordt uitgezet tegen de partiële zuurstofspanning. De *zuurstofsaturatie* (SO_2) wordt gedefinieerd in de volgende formule:

$$SO_2 = \frac{HbO_2}{Hb + HbO_2} \times 100\%$$

Hierbij staat HbO_2 voor geoxygeneerd hemoglobine en Hb voor gedeoxygeneerd hemoglobine.

De saturatieformule omschrijft de hoeveelheid oxyhemoglobine als fractie van de totale hoeveelheid oxygeneerbaar hemoglobine. Bij aanwezigheid van carboxyhemoglobine (HbCO) en/of van methemoglobine komen deze termen niet in de noemer van de saturatieformule voor. Iemand met een koolmonoxidevergiftiging kan een volledig normale zuurstofsaturatie hebben, maar onvoldoende zuurstoftransportcapaciteit om te voldoen aan de behoeften van de perifere weefsels.
De ligging van de S-vormige saturatiecurve verschuift naar rechts als de pH daalt, de temperatuur stijgt, en het 2,3-DPG-gehalte (DPG = difosfoglyceraat) toeneemt. In de perifere weefsels is de zuurgraad lager, daardoor laat het hemoglobine zuurstof makkelijker los, en kan het beter diffunderen naar de mitochondriën. Dit wordt het *Bohr-effect* genoemd.

Kooldioxide wordt op drie manieren getransporteerd in het bloed: fysisch opgelost (5%), als bicarbonaat (90%), en gebonden aan het hemoglobine (5%).
Kooldioxide kan reageren met water en vormt dan het zwakke carbonzuur. Deze reactie wordt gekatalyseerd door het enzym carboanhydrase. Hierdoor wordt het instellen van het evenwicht versneld; de ligging van het evenwicht wordt niet beïnvloed. Carbonzuur valt partieel uiteen in waterstofionen en het bicarbonaation:

$$CO_2 + H_2O \leftrightarrow H_2CO_3 \leftrightarrow H^+ + HCO_3^-$$

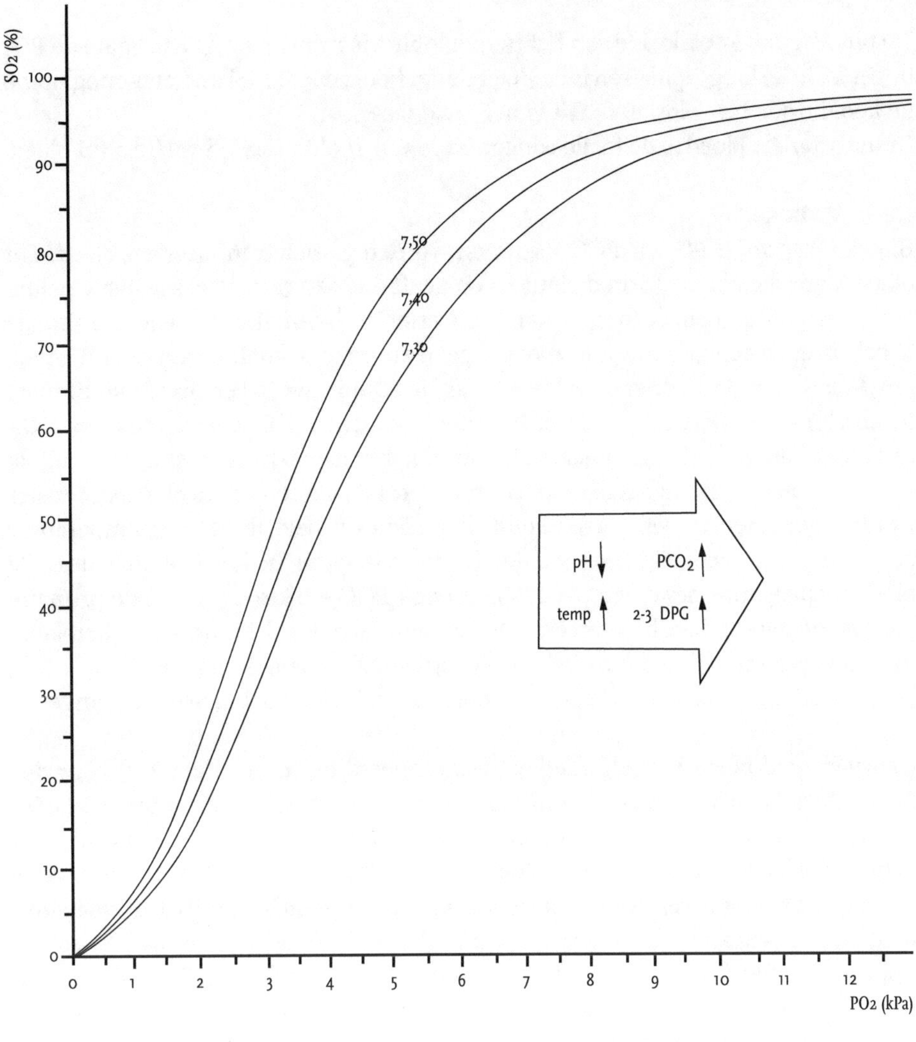

Figuur 1-16 Zuurstofdissociatiecurven van mensenbloed bij 37 °C in afhankelijkheid van de pH

Henderson en Hasselbalch hebben dit bicarbonaatevenwicht omschreven in termen van pH:

$$pH = pK + \log \frac{HCO_3^-}{s \times PCO_2}$$

Hierin is pK de evenwichtsconstante van het carbonzuur-bicarbonaatevenwicht en s is de oplosbaarheidsconstante van CO_2 in het plasma. Op deze wijze kan het bloed via dit bicarbonaat een bufferwerking uitoefenen. Dit is een open buffersysteem waarvan de ligging kan worden beïnvloed door meer of minder kooldioxide uit te ademen.

Een toename van kooldioxide in het bloed doet het bicarbonaatevenwicht naar rechts verschuiven; er ontstaan meer H^+-ionen: *respiratoire acidose.* Omgekeerd zal hyperventilatie meer kooldioxide doen verdwijnen en daarmee de pH doen stijgen: *respiratoire alkalose.* Wanneer er H^+-ionen van andere oorsprong in het bloed verschijnen (bijvoorbeeld melkzuur bij zware inspanning) zal er een acidose ontstaan van niet-respiratoire aard: *metabole acidose.* Deze kan worden gebufferd door méér CO_2 uit te ademen: *respiratoire compensatie.*

De binding van kooldioxide aan het hemoglobine is minder sterk, naarmate de PO_2 hoger is. In de longcapillairen is de PO_2 relatief hoog; daardoor kan het hemoglobine de kooldioxide beter loslaten: Dit is het *Haldane-effect*.
In het arteriële bloed is de totale concentratie van kooldioxide 48 ml/100 ml bloed.

1.4.1 Metingen

Bloedgassen (pH, PO_2 en PCO_2) kunnen worden gemeten in arterieel bloed. Dit bloed komt rechtstreeks van de longen en geeft dus een rechtstreekse afspiegeling van de gaswisseling in de long. Afname van arterieel bloed dient in de ideale situatie te gebeuren in een glazen spuit, zodat er geen zuurstof of kooldioxide kan diffunderen door de wand van de spuit (plastic). Het bloedmonster in een glazen spuit moet in smeltend ijs worden bewaard. Hierdoor worden de O_2-consumptie en CO_2-productie van de leukocyten geremd. Het bloedmonster dient zo snel mogelijk te worden geanalyseerd in het laboratorium (< 5 min). Als een arterieel bloedmonster wordt afgenomen in een plastic spuit, kan men dit beter bij kamertemperatuur bewaren, en zo mogelijk nog sneller laten analyseren in het laboratorium. De bloedgasanalysator bevat een pH-, PO_2- en een PCO_2-elektrode. Uit deze primaire parameters wordt een 'base excess' (BE) of een 'standaard bicarbonaat' berekend door de rekenmachine die in iedere bloedgasanalysator is ingebouwd. De BE of standaard bicarbonaat is een parameter voor metabole zuur-base-veranderingen.

Geoxygeneerd bloed is helderrood; gedeoxygeneerd bloed heeft een wat blauwige kleur. De *pulsoximeter* maakt gebruik van dit kleurverschil. De sensor bevat 2 LED's die 'rood' en 'blauw' licht uitzenden. Verder bevat de sensor twee fotocellen die lichthoeveelheden kunnen meten. Door nu de lichtbron en fotocellen aan weerskanten van een vinger of een oorlel te plaatsen, kan men meten hoeveel 'rood' en 'blauw' licht in dat lichaamsdeel is geabsorbeerd. Uit de verhouding van absorpties van 'rood' en 'blauw' licht, kan het rekentuig een saturatie berekenen. Door alleen naar het pulsatiele deel van de lichtabsorptie te 'kijken', meet een dergelijke pulsoximeter de saturatie alleen in het arteriële bloed. Deze is redelijk accuraat boven ongeveer 40% saturatie.

1.5 REGULATIE VAN DE VENTILATIE

Het cyclisch proces van de ademhaling wordt gestuurd vanuit de respiratoire neuronale organisatie in de pons en medulla oblongata, vaak ook kortweg 'ademhalingscentra' genoemd. Het zijn echter geen echte centra, maar diffuus verspreide respiratoire neuronen in de reticulaire formatie. In de medulla zit de neuronale oscillator die zorgt voor de regelmatige afwisseling van in- en expiratie. De oscillator wordt beïnvloed door afferente signalen van *rekreceptoren* in de longen die binnenkomen via de n.vagus. Wanneer er een diepe inademing wordt gedaan, zullen afferente signalen van de rekreceptoren ervoor zorgen dat de inademing reflexmatig wordt afgebroken, en dat de expiratie begint: *Breuer-Hering-reflex*. In de nervus vagus lopen ook nog andere afferente signalen vanuit longen en luchtwegen. De *irritant-receptoren* in de luchtwegen kunnen worden geprikkeld door rook-, bak- en braadlucht, verflucht, koude lucht et cetera. Dit kan enerzijds aanleiding geven tot een hoestreflex; anderzijds kan door een reflex via de vaguskernen en efferente vagus ook een bronchoconstrictie optreden. Bij gezonden is deze bronchoconstrictie niet of nauwelijks aanwezig. Bij patiënten met *bronchiale hyperreactiviteit* is deze reflex zeer uitgesproken aanwezig. De derde soort receptoren die hun afferenten via de vagus naar centraal hebben, zijn de *J-receptoren* (J: juxta-alveolair-capillair). Deze receptoren kunnen onder andere een overvulling van het interstitium van het longparenchym detecteren. Prikkeling van J-receptoren geeft een snel en oppervlakkig adempatroon, zoals bij links-decompensatie en pneumonie.

De respiratoire neuronale organisatie in de pons en medulla ontvangt ook impulsen van *chemoreceptoren* die de chemische samenstelling (PO_2, PCO_2 en pH) van bloed en extracellulaire hersenvloeistof kunnen meten (figuur 1-17). Er zijn twee groepen van chemoreceptoren: centrale en perifere.

De *centrale chemoreceptoren* zijn gelegen aan het ventrale oppervlak van de medulla oblongata. Zij meten de pH en de PCO_2 van de extracellulaire vloeistof van de hersenen. Verzuring van die vloeistof stimuleert die chemoreceptoren, die op hun beurt weer de ademhalingscentra stimuleren tot een grotere ventilatie, om zodoende meer 'koolzuur' te elimineren en de pH weer te normaliseren.
De pH en de PCO_2 van de hersenvloeistof worden ook beïnvloed door de *cerebrale doorbloeding*. Deze laatste kent een vorm van autoregulatie: verzuring geeft vaatverwijding en toename van de cerebrale circulatie. Hierdoor wordt meer 'koolzuur' via het bloed uit het hersencompartiment afgevoerd. Patiënten met een verhoogd koolzuurgehalte in het bloed hebben daarom ook vaak hoofdpijn ten gevolge van de vaatverwijding.

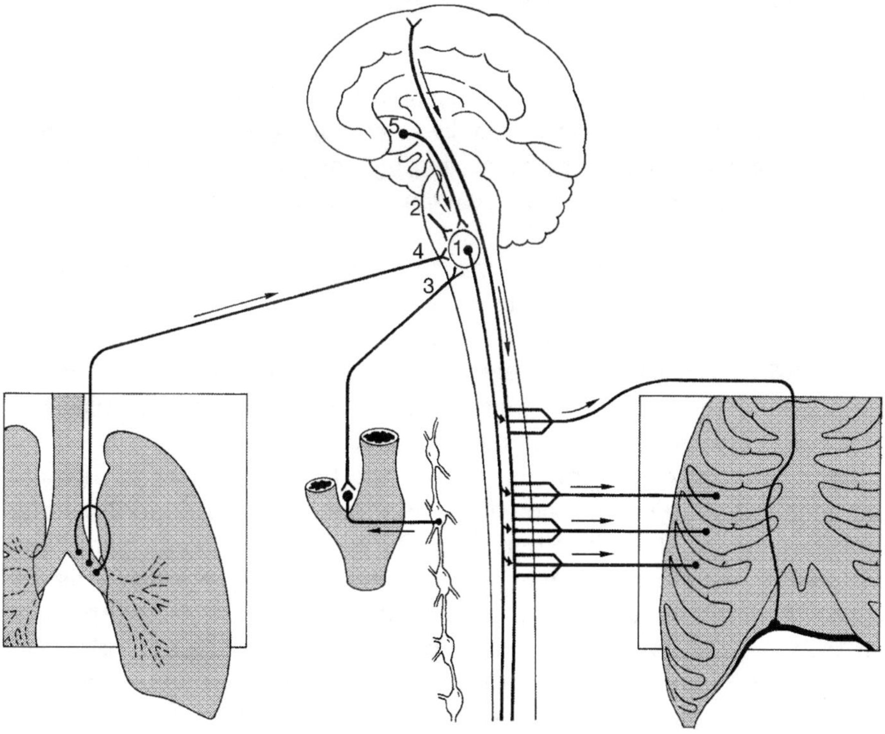

Figuur 1-17 Schema van de regulatie van de ademhaling
1 'ademhalingscentra'; 2 centrale chemoreceptor; 3 glomus caroticum; 4 afferente vagus (rekreceptoren, irritantreceptoren, en J-receptoren); 5 hypothalamus; 6 nervus phrenicus; 7 efferente intercostaalzenuwen; 8 sympathische grensstreng; 9 motorische cortex

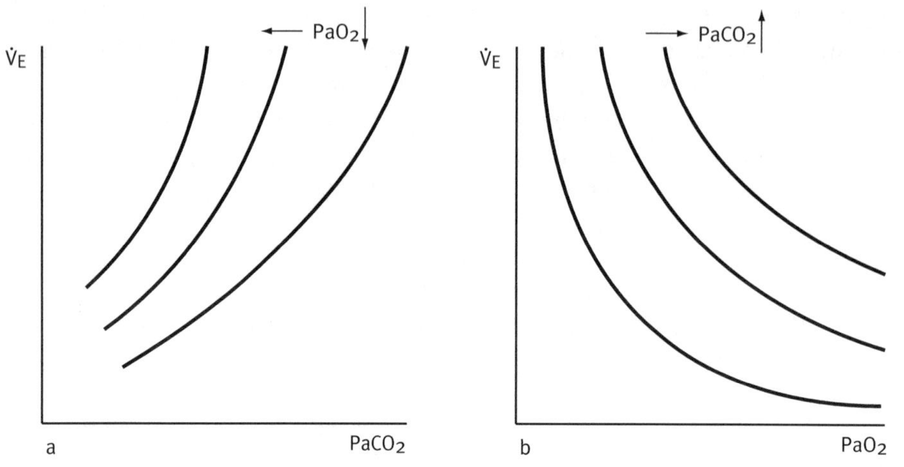

Figuur 1-18 Interactie of multiplicatie van stimuli
a Ventilatoire responscurven op verhoging van arteriële PCO_2. Naarmate de arteriële PO_2 lager is, wordt de ventilatoire respons op CO_2-verhoging sterker: interactie.
b Ventilatoire responsen op hypoxie bij verschillende niveaus van PCO_2. Bij hogere $PaCO_2$ is de respons op hypoxie sterker: interactie.

De *perifere chemoreceptoren* zijn gelegen in glomera in de bifurcatie van de arteriae carotis communis interna en externa, en op de aortaboog. Het zijn zeer goed doorbloede orgaantjes van slechts enkele millimeters groot. De afferente sinuszenuw is een tak van de n. glossopharyngeus, en projecteert op neuronen in de medullaire respiratoire organisatie. Deze chemoreceptoren zijn gevoelig voor zowel pH, PCO_2, als PO_2. Ze reageren zeer snel op veranderingen in deze bloedgasparameters. In hypoxie is de gevoeligheid voor CO_2 hoger dan in normoxie. In hyperoxie is de CO_2-gevoeligheid bijna helemaal verdwenen. De gevoeligheid voor hypoxie is echter verhoogd, als er ook een verhoogde PCO_2 aanwezig is. Dit fenomeen, dat te zien is aan zowel afferente activiteit in de sinuszenuw, maar ook aan de ventilatoire responsen op hypercapnie en hypoxie, heet *interactie* of multiplicatie van stimuli (figuur 1-18).

Stimuli van centrale en perifere chemoreceptoren worden in de ademhalingscentra in de hersenstam bij elkaar opgeteld: *additie* van stimuli. De bijdrage van de centrale chemoreceptor in de totale chemische aansturing is ongeveer 70%; de bijdrage van de carotis glomera is ongeveer 25% en die van de aorta glomera is 5%.

Vanaf de medullaire respiratoire organisatie gaan afdalende banen naar spinale motoneuronen op C3-C5 voor aansturing van het diafragma, en T1-T12 voor aansturing van de intercostaalspieren. Bij een rustige ademhaling van gezonden wordt ongeveer 70% van het teugvolume gegenereerd door het diafragma. Bij een ernstig chronisch-obstructieve longaandoening zal het aandeel van de intercostaalspieren aanzienlijk toenemen. Dit is een normale fysiologische respons.
Behalve vanuit deze bulbospinale banen, worden de spinale motoneuronen ook aangestuurd vanuit corticospinale banen: de piramidebaan. De onwillekeurige ademhaling, die vooral wordt gestuurd door chemoreceptoren, wordt gemedieerd door de bulbospinale baan. Willekeurige ademhalingsbewegingen, zoals die worden gemaakt bij longfunctieonderzoek, worden aangestuurd door de corticospinale baan. Deze kan de bulbospinale aansturing van motoneuronen in een beperkte mate overheersen. Men kan bijvoorbeeld willekeurig stoppen met ademen, en de adem inhouden. In het bloed stijgt dan de PCO_2 en daalt de PO_2. De toenemende

chemoreceptorstimulatie maakt dat de bulbospinale aansturing toch weer de overhand gaat krijgen: op een gegeven moment móet men toch weer ademhalen.
De ademhalingscentra krijgen ook stimuli vanuit de cortex en vanuit hypothalame structuren die emoties en stress bemiddelen. Dit geeft aanleiding tot hyperventilatie. Daarnaast is de perifere chemoreceptor ook gevoelig voor adrenaline. Corticale stimulatie valt weg gedurende de slaap, waardoor wat hypoventilatie optreedt in slaapstadia SWS I-IV. Tijdens REM-slaap is er normoventilatie, of zelfs wat hyperventilatie bij gezonden. Echter tijdens REM-slaap treedt ook het meest apnoe- en hypopnoeproblematiek op bij obesen, respectievelijk patiënten met een chronisch obstructief longlijden.
Hormonen zoals progesteron, adrenaline en thyroxine stimuleren de ademhaling. Ook thermoregulatiecentra in de hypothalamus projecteren naar de medullaire ademhalingscentra. Dit geeft aanleiding tot hyperventilatie bij hyperthermie. Bij mensen is deze reflex niet zo uitgesproken als bijvoorbeeld bij honden, maar ze is zeker aanwezig.
Diverse geneesmiddelen kunnen de ademhaling beïnvloeden. Sedativa en analeptica grijpen aan op de reticulaire formatie in de hersenstam. Diuretica hebben als neveneffecten een metabole acidose of alkalose; daardoor stimuleren respectievelijk deprimeren zij de ventilatie. Doxapram en Almitrine zijn selectieve stimulantia voor de perifere chemoreceptor. Xantinederivaten (koffie, thee, theofylline) stimuleren de ademhaling.

1.5.1 Metingen

Het functioneren van het ademhalingsregelsysteem kan men primair meten aan de bloedgaswaarden. Normale bloedgaswaarden zijn een goede aanwijzing dat de regulatie van de ademhaling adequaat functioneert.
Wanneer zowel hypoxie als hypercapnie aanwezig is, betekent dit hypoventilatie. Deze hypoventilatie kan een gevolg zijn van het onvermogen van de (zwakke) ademhalingsspieren om voldoende lucht te verplaatsen door (vernauwde) luchtwegen. Dit kan men testen door de patiënt willekeurig te laten hyperventileren, en aan de bloedgassen te meten of de PCO_2 daalt. De hypoventilatie kan ook een gevolg zijn van disfunctie van chemoreceptoren en ademhalingscentra. Om dit te meten kan men CO_2- of O_2-responscurven maken. De patiënt krijgt een luchtmengsel te ademen met wat extra CO_2 of extra N_2. Tijdens het ademen van een dergelijk mengsel wordt de toename in het ademminuutvolume gemeten, als respons op de hypercapnie of hypoxie.

Literatuur

Demedts M, Decramer M (red.). Longfunctieonderzoek. Leuven/Apeldoorn: Garant, 1998.
Gibson J. Clinical tests of respiratory function. 2nd ed. Londen: Chapman & Hall, 1996.
Grippi MA. Pulmonary Pathophysiology. Lippincott's Pathophysiology Series. Philadelphia: J.B. Lippincott Company, 1995.
Have-Opbroek AAW ten, Otto-Verberne CJM, Dubbeldam JA, et al. The proximal border of the respiratory unit, as shown by scanning and transmission electron microscopy and light microscopical cytochemistry. Anat Rec 1991;229:339-354.
Weibel ER, Crystal RG. Structural organization of the pulmonary interstitium. In: Crystal RG, West JB et al. (eds). The lung. New York: Raven Press, 1997.
West J. Fysiologie van de ademhaling. Utrecht: Lemma, 1994.
West J. Pathofysiologie van de ademhaling. Utrecht: Lemma, 1994.

2 Anamnese en onderzoek van patiënten met aandoeningen van thorax en longen

prof.dr. J. Kips, prof.dr. P.E. Postmus

2.1 ANAMNESE

2.1.1 Algemeen oriënterende informatie

De long is een orgaan dat door de ingeademde lucht blootstaat aan allerlei potentieel schadelijke elementen. Vandaar dat in de anamnese gericht op mogelijke longpathologie algemeen oriënterende vragen onontbeerlijk zijn over de volgende onderwerpen:

- *Beroep.* In heel wat beroepssituaties komen producten voor die oorzaak kunnen zijn van pulmonale pathologie (bijvoorbeeld asbestose, pneumoconiose, beroepsgebonden astma).
- *Hobby's.* Contact met scheikundige of dierlijke producten dient nagevraagd te worden (bijvoorbeeld duivenmelkerslong).
- *Rookgewoonten.* Het aantal sigaretten dat een patiënt reeds gerookt heeft, wordt vaak uitgedrukt in packyears. 1 packyear wordt daarbij gelijkgesteld aan het roken van 1 pakje sigaretten (20) per dag gedurende 1 jaar.

Ten slotte is ook de familieanamnese belangrijk.

2.2 SPECIFIEKE ANAMNESE

2.2.1 Pijn

De structuren van de thoraxwand, de pleura parietalis, de grote luchtwegen, het diafragma en de centrale mediastinale organen (hart, aorta, slokdarm) hebben een pijninnervatie. De pleura visceralis en het longparenchym daarentegen niet. Een letsel in de diepte van de long is daardoor niet pijnlijk. De aard van de thoracale pijn is doorgaans verschillend al naargelang de plaats waar de pijn ontstaat:

- *Oppervlakkige pijn* ter hoogte van de thoraxwand die toeneemt bij beweging, maar ook bij lokale druk, is doorgaans afkomstig van de organen die de thoraxwand uitmaken, met name huid (bijvoorbeeld herpes zoster), ribben (bijvoorbeeld fractuur) en spieren (bijvoorbeeld spierscheur).
- *Pleurale pijn* treedt op bij aantasting van de pleura parietalis. Dit is een scherpe, oppervlakkig gelokaliseerde pijn, die toeneemt bij diep inademen of hoesten (en daardoor vaak gepaard gaat met oppervlakkig ademen: inhibitiedyspnoe). Voorbeelden zijn: pleuritis, pneumothorax, pneumonie, longinfarct, subfrenisch abces.
- *Pijn afkomstig van de mediastinale organen* is meestal een diep gelokaliseerde doffe pijn, doorgaans niet ademhalingsgebonden. Voorbeelden: myocardinfarct, pericarditis, aneurysma dissecans, tracheïtis, slokdarmspasmen.

Aantasting van thoracale organen zoals het diafragma, kan aanleiding geven tot gerefereerde pijn. Prikkeling van het centrale gedeelte van het diafragma kan schouderpijn geven, terwijl prikkeling van het perifere gedeelte oorzaak kan zijn van abdominale pijn.

2.2.2 Hoesten

Hoesten is een complexe manoeuvre die de long beschermt tegen het inademen van schadelijke producten en overtollig bronchiaal secreet verwijdert. Het is een normale reflex, maar kan ook een belangrijk teken van ziekte zijn. Hoest ontstaat door prikkeling van hoestreceptoren die een reflex uitlokken en die zich voornamelijk ter hoogte van de larynx, trachea en grote bronchi bevinden. Men mag echter niet vergeten dat er ook hoestreceptoren voorkomen in andere organen, waaronder de uitwendige gehoorgang, de neus en paranasale sinussen, het pericard, het diafragma, de pleura, de oesophagus en de pharynx, zodat ook pathologie van deze organen oorzaak kan zijn van hoesten. Bij hoestklachten moet onderscheid gemaakt worden tussen productieve en niet-productieve hoest, afhankelijk van het al dan niet opgeven van sputum en tussen acute en chronische hoest.
Een acuut opgekomen hoest wijst meestal op een infectie, zeker indien de hoest productief is. Andere oorzaken zijn: het inademen van prikkelende dampen of het aspireren van een vreemd voorwerp.
Frequente oorzaken van chronisch hoesten zijn: roken (ook passief!), astma, postnasale drip, linksdecompensatie of een bronchuscarcinoom. Op deze laatste mogelijkheid moet men zeker bedacht zijn indien bij een roker het karakter of de intensiteit van de hoest verandert.

2.2.3 Sputum

Normaal wordt dagelijks ongeveer 100 ml secreet gevormd in de lagere luchtwegen. Dit vormt een beschermende laag op het trilhaarepitheel en bevochtigt de ingeademde lucht. Indien de productie de klaringscapaciteit van het trilhaarepitheel overschrijdt, ontstaat sputum. Dit sputum is meestal het gevolg van een acute of chronische ontsteking van de luchtwegmucosa (alhoewel sputum ook afkomstig kan zijn van de bovenste luchtwegen of het longparenchym). Informeer naar het aspect van het sputum en de hoeveelheid ervan. Mucoïd sputum is kleurloos tot grijs en komt eerder voor bij chronische bronchitis. Purulent sputum is geelgroen etterig en wijst op een bacteriële infectie. Overvloedige hoeveelheden purulent sputum moeten doen denken aan bronchiëctasieën of een abces.

2.2.4 Haemoptoe

Dit betekent het ophoesten van bloed. Opgehoest bloed is doorgaans rood schuimend, in tegenstelling tot het meer donkerrood gekleurd bloed dat voorkomt bij haematemesis. Haemoptoe wijst steeds op pathologie, hetzij van de onderste luchtwegen en longen, hetzij eventueel van de bovenste luchtwegen.

2.2.5 Dyspnoe

Dit is de subjectieve gewaarwording van een bemoeilijkte ademhaling of tekort aan lucht. Meestal zal de patiënt zich niet kortademig voelen in rust, maar wel bij inspanning. Het is belangrijk deze zogenoemde 'dyspnoe d'effort' te kwantificeren.

Een voorbeeld van een bruikbare classificatie is als volgt:
- *Graad I.* Geen dyspnoe, zelfs niet bij normale inspanning.
- *Graad II.* Op een vlakke weg kan de patiënt normaal meelopen met iemand van dezelfde leeftijd en geslacht, maar hij kan niet meer volgen bij het beklimmen van een helling of het bestijgen van een trap.
- *Graad III.* De patiënt is niet meer in staat iemand van dezelfde leeftijd en hetzelfde geslacht op een vlakke weg te volgen. Hij moet wandelen in eigen tempo en zelfs regelmatig stoppen.
- *Graad IV.* De patiënt is niet meer in staat zelf een beperkt aantal stappen te doen, zonder dat hij kortademig wordt. Dyspnoe treedt op bij de geringste inspanning, zoals het zich wassen of aankleden.

In de verdere anamnese dient men ook na te gaan onder welke omstandigheden de kortademigheid optreedt:
- *Orthopnoe.* Dit is dyspnoe die toeneemt bij het gaan liggen en verbetert bij het rechtop zitten. Dit wijst vrij typisch op linksdecompensatie.
- *Nachtelijke dyspnoe.* Dit is dyspnoe die voornamelijk 's nachts optreedt (hetgeen niet hetzelfde is als orthopnoe). Dit komt voornamelijk bij astma of linksdecompensatie voor.

Oorzaken van dyspnoe zijn:
- Cardiale pathologie: linksdecompensatie.
- Pulmonale pathologie: obstructief en restrictief longlijden alsmede pleurapathologie met inhibitiedyspnoe.
- Thoraxwandpathologie: verminderde expansiemogelijkheden van de thoraxwand ten gevolge van neurologische of musculoskeletale afwijkingen.
- Anemie: hierdoor treedt een gebrekkig zuurstoftransport op, waardoor de organen sneller zuurstofnood vertonen. Dit kan aanleiding geven tot een gevoel van dyspnoe.
- Psychoneurotische oorzaken: omdat dyspnoe een subjectieve gewaarwording is, kan bij psychische problematiek een gevoel van dyspnoe optreden, zonder dat er evenwel duidelijk onderliggende cardiopulmonale pathologie is.

2.3 KLINISCH ONDERZOEK

2.3.1 Inleiding

Enkele algemene punten die belangrijk zijn voor een adequaat onderzoek van thorax en longen:
- De temperatuur in de onderzoekskamer moet comfortabel zijn voor een patiënt met ontbloot bovenlijf.
- De onderzoekskamer moet voldoende verlicht zijn: daglicht verdient de voorkeur.
- Zorg voor afdoende afscherming tegen omgevingslawaai.
- Plaats bij voorkeur de onderzoekstafel alleen met het hoofdeinde tegen de muur.
- Bij het onderzoek van de thorax dient de patiënt het bovenlichaam volledig te ontbloten. De onderzoeker mag geen koude handen hebben.

- Qua stethoscoop is bij de keuze van de lengte van de slang niet alleen de akoestiek, maar ook de eigen lichaamslengte van belang. De optimale lengte voor de beste akoestische weergave ligt rond de 25 cm. Een dubbelslangsysteem geeft bovendien een betere weergave dan een enkelslangstethoscoop.

2.3.2 Theoretische en anatomische achtergronden

Eenvoudig terug te vinden oriëntatieplaatsen op de thoraxwand zijn:

- De angulus Ludovici (overgang manubrium/corpus sterni). Lateraal hiervan loopt de 2e rib, met eronder de 2e intercostale ruimte. Van hieruit zijn alle ribben verder correct te nummeren.
- Dorsaal is C7 (vertebra prominens) een gemakkelijk referentiepunt: bij gebogen nek is dit de meest dorsaal uitspringende wervel.
- De hoogtebepaling aan de achterzijde gaat makkelijker als wordt uitgegaan van de horizontale lijn door de angulus inferior van de scapulae; deze lijn loopt op het niveau van Th8.

- Oriëntatielijnen zijn:
  - Ventraal:
    - midsternale of mediaanlijn;
    - medioclaviculaire lijn;
    - voorste axillaire lijn;
  - Dorsaal:
    - spinale lijn;
    - paravertebrale lijn;
    - scapulaire lijn (ventraal vanaf angulus inferior scapulae).

- Projectie van longen op thorax:
  - Apex 2 tot 4 cm boven het mediane eenderde van de clavicula (zie figuur 2-1a);
  - Onderrand kruist de 6e rib midclaviculair en de 8e midaxillair (figuur 2-1a);
  - Dorsaal ligt de onderrand van de long meestal rond de processus spinosus van de 10e thoracale wervel (rechts meestal 1 tot 2 cm hoger dan links). Zie figuur 2-1b;
  - Vergeet niet dat de longkwabben worden gescheiden door schuin verlopende fissuren. Bij het klinisch lokaliseren van afwijkingen is het vaak enkel mogelijk onderscheid te maken tussen boven-, midden- of onderveld.

2.3.3 Klinisch onderzoek

2.3.3.1 *Algemeen*

Ga systematisch te werk:

- Inspectie/palpatie/percussie/auscultatie.
- Volg een vast patroon dat de thorax volledig bestrijkt (bijvoorbeeld apex naar longbasis).
- Vergelijk steeds links en rechts.
- Onderzoek van het dorsale gedeelte van de thorax gaat het best bij een zittende patiënt. De patiënt kruist daarbij de armen, met de handen op de contralaterale schouders. Onderzoek van de voorzijde van de thorax gaat het best bij een zittende of liggende patiënt.

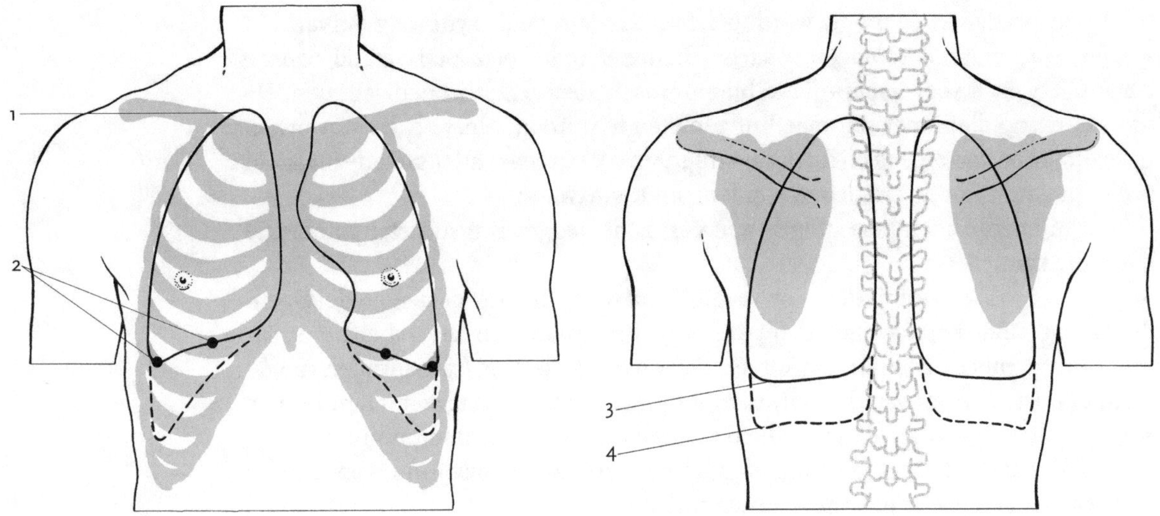

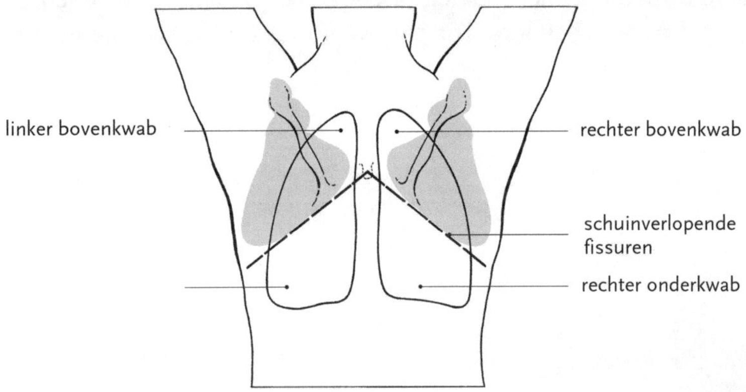

Figuur 2-1 Projectie van longen op thorax
1 De apex ligt 2 tot 4 cm boven het mediane eenderde van de clavicula.
2 De onderrand kruist de 6e rib midclaviculair en de 8e midaxillair.
3 De onderrand ligt rond de processus spinosus van de 10e thoracale wervel.
4 De onderrand kan afzakken tot de 12e thoracale wervel na diepe inademing.

2.3.3.2 *Inspectie en palpatie*

- Kleur van de patiënt: cyanose?

Cyanose is een blauwachtige verkleuring van de huid, te wijten aan een toegenomen hoeveelheid gereduceerd hemoglobine (> 5 g/100 ml bloed). Let vooral op de lippen en oorlellen.

- Vorm van de vingernagels: clubbing?

Aanwezigheid van trommelstokvingers en horlogeglasnagels.

- Observeren van frequentie, ritme en gemak van ademen. De normale ademhalingsfrequentie bedraagt 14-20/min.

De uitademing is normaal iets langer dan de inademing (verhouding 6/5). Het is zeer belangrijk de mate van kortademigheid te registreren: treedt kortademigheid op na het uitkleden of ook reeds bij het praten? Maakt de patiënt gebruik van de hulpademhalingsspieren zoals de musculi scaleni, pectoralis en sternocleidomastoideus?

- Bij inspectie van de thorax wordt gelet op de vorm en de symmetrie ervan.
  - Een toegenomen voorachterwaartse diameter met horizontale stand van de ribben is typisch voor hyperinflatie bij chronisch-obstructief bronchiaallijden. De thoraxomvang dient met een meetlint gemeten te worden. Meet de thoraxomvang bij expiratie en vervolgens bij inspiratie (figuur 2-2). Het verschil tussen deze maten is een indicatie van de elasticiteit van long en thoraxwand.
  - Verminderde adembewegingen aan één zijde suggereren meestal pathologie langs die kant.
  - Asymmetrie en verminderde beweeglijkheid wordt het best gezien bij de liggende patiënt vanaf het voeteneind (figuur 2-3). Een ingevallen thoraxhelft die niet meebeweegt met de ademhaling kan duiden op een atelectase (samenvallen van de long) of op een tumor van de pleura en/of thoraxwand. Een uitgezette hemithorax kan optreden bij een grote hoeveelheid pleuravocht of bij een pneumothorax.
  - Bij de staande patiënt is de luchtfiguur aan beide zijden gevormd door arm en thoraxwand, een goede maat voor de symmetrie.
- Structurele afwijkingen omvatten:
  - kyfoscoliose,
  - pectus carinatum,
  - pectus excavatum.
- Let op de aanwezigheid van oppervlakkige venentekening op de ventrale thoraxwand, al dan niet in combinatie met stuwing van de venae jugularis, armvenen en oedeem van hals, gelaat of schouders. Dit pleit voor een vena-cava-superiorsyndroom.

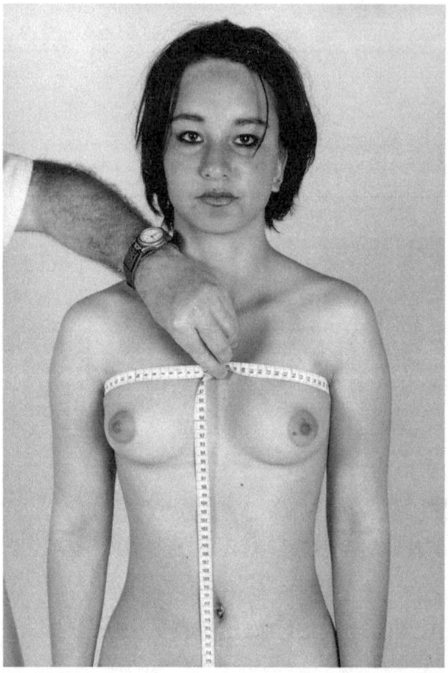

Figuur 2-2 Door het meten van de thoraxomvang bij in- en expiratie wordt informatie verkregen over de mate waarin thoraxexcursies mogelijk zijn

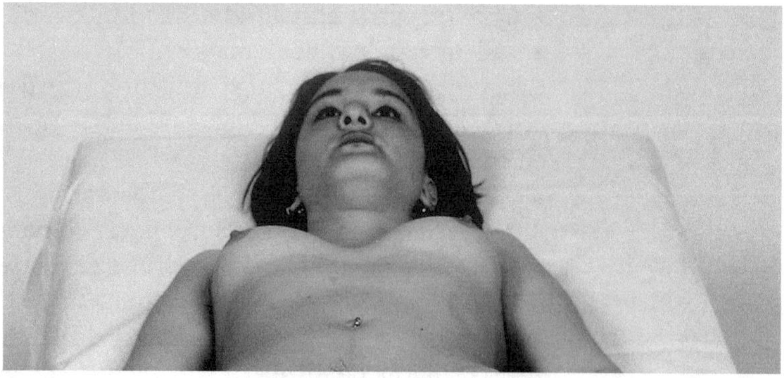

Figuur 2-3 De beoordeling van de adembewegingen kan goed worden gedaan wanneer de patiënt op de onderzoekbank ligt en de onderzoeker aan het voeteneind staat

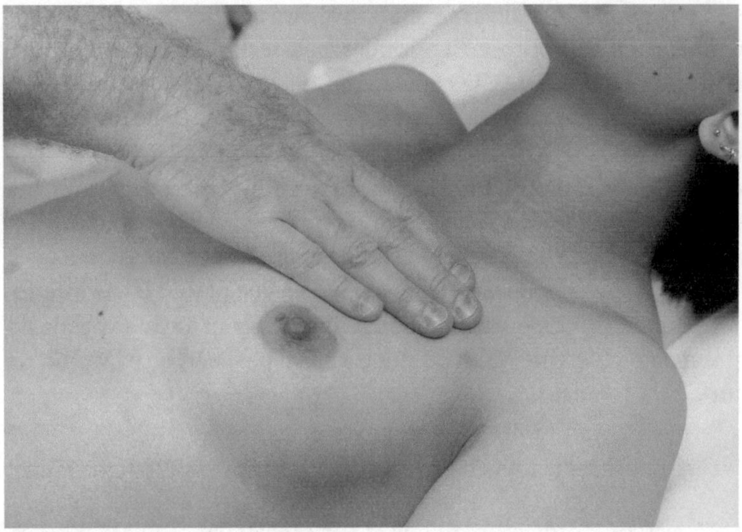

Figuur 2-4 Door middel van palpatie kan worden gezocht naar drukpijnlijke punten

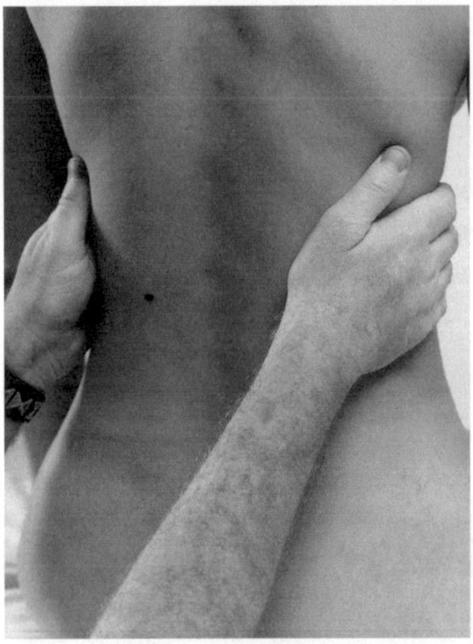

Figuur 2-5 De thoraxexcursies kunnen goed gemeten worden door achter de patiënt te gaan staan en de handen in de flanken te leggen

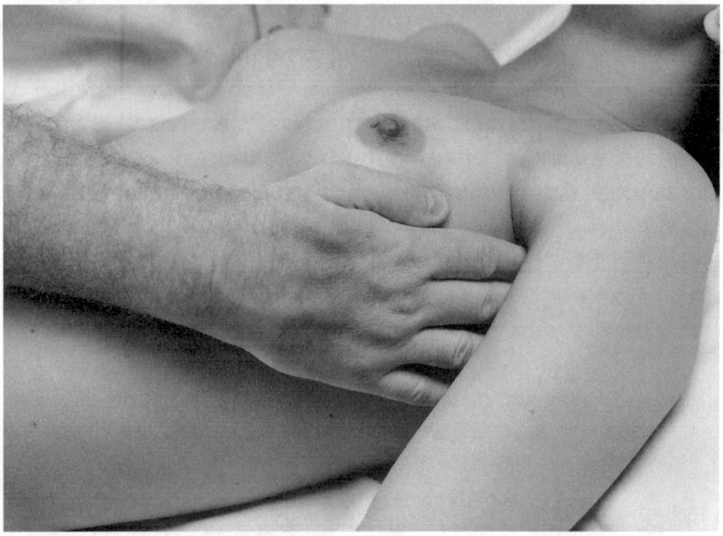

Figuur 2-6 Onderzoek van de lymfeklierstations in de oksel

- Met behulp van palpatie:
  - wordt gezocht naar drukpijnlijke punten (figuur 2-4);
  - evalueert men eerder opgemerkte abnormaliteiten;
  - evalueert men de thoraxexcursie tijdens het ademen (eventueel met een lintmeter) (figuur 2-5);
  - onderzoekt men de lymfeklierstations af van oksel, hals en fossa supraclavicularis (figuur 2-6);
  - gaat men de stemfremitus na. Het stemgeluid van de patiënt wordt als een palpabele vibratie doorgeleid door het bronchopulmonale systeem heen naar de thoraxwand. Deze vibratie wordt doorgaans gepalpeerd met de ulnaire zijde van de

hand, terwijl men de patiënt met een diepe stem '99' laat zeggen (figuur 2-7). De stemfremitus is echter een vrij ongevoelige onderzoekstechniek: enkel het ontbreken ervan aan één zijde is duidelijk te constateren.

2.3.3.3 *Percussie*

Deze onderzoekstechniek bestaat uit het bekloppen van de thorax waardoor het onderliggend weefsel gaat trillen zodat geluid en vibraties worden opgewekt. De ontstane tonen zeggen iets over het weefsel tot op ongeveer 5 tot 7 cm diepte.
Percussie gebeurt door het bekloppen van het gestrekte distale of middelste interfalangeale gewricht (DIP) van de linker middenvinger (die stevig op de thorax gedrukt wordt) met de tip van de rechtervinger, en dit door een soepele beweging vanuit de rechterpols (figuur 2-8).

Een percussietoon kan normaal (sonoor), mat (gedempt) of hypersonoor of tympanisch zijn:

- Een matte percussietoon wordt gehoord boven een orgaan dat geen lucht bevat. Bij percussie van de thorax wordt een matte toon bijvoorbeeld gehoord bij overgang van longen naar lever of boven het hart. Een matte toon elders op de thorax wijst op een afwijking, en betekent dat de long minder lucht bevat (bijvoorbeeld pneumonie, atelectase) of dat de long door vast weefsel van de binnenzijde van de thorax verwijderd wordt (bijvoorbeeld pleuravocht, pleuraverdikking).
- Een hypersonore percussietoon betekent dat de onderliggende organen meer lucht bevatten dan normaal. Indien de hypersonore toon unilateraal wordt waargenomen, wijst dit doorgaans op een pneumothorax; bilaterale hypersonoriteit is meestal te wijten aan emfyseem.

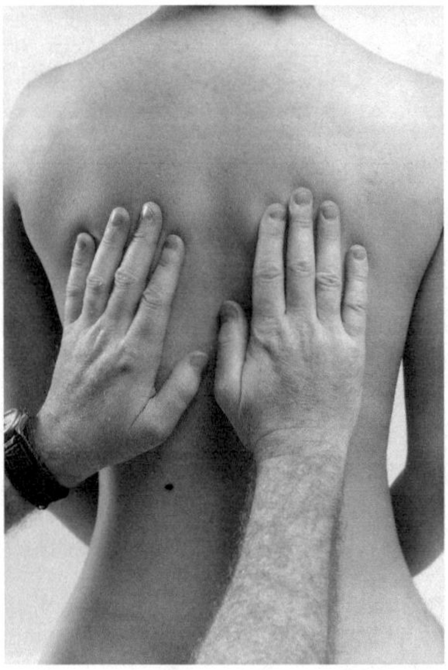

Figuur 2-7 Bepaling van de stemfremitus door middel van de vlakke hand op symmetrische plaatsen op de thorax

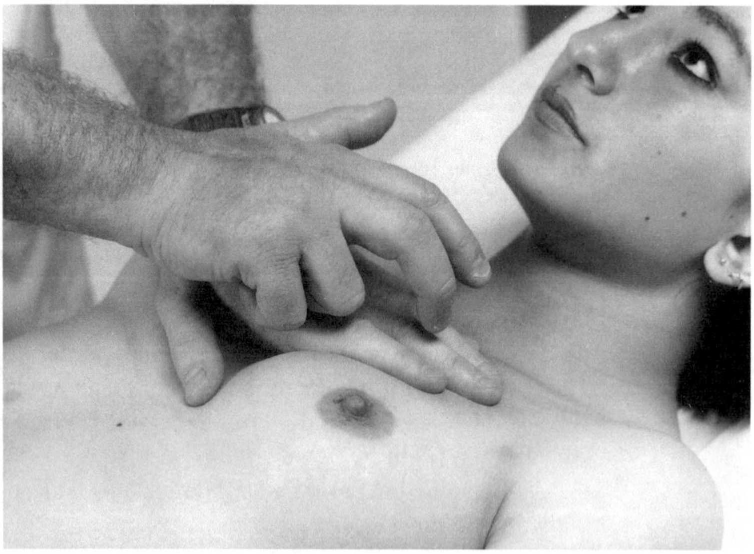

Figuur 2-8 Percussie van de thorax door met de middelvinger van de rechterhand te kloppen op de distale phalanx van de middelvinger (plessimetervinger) van de linkerhand, die vast tegen het lichaam van de patiënt rust

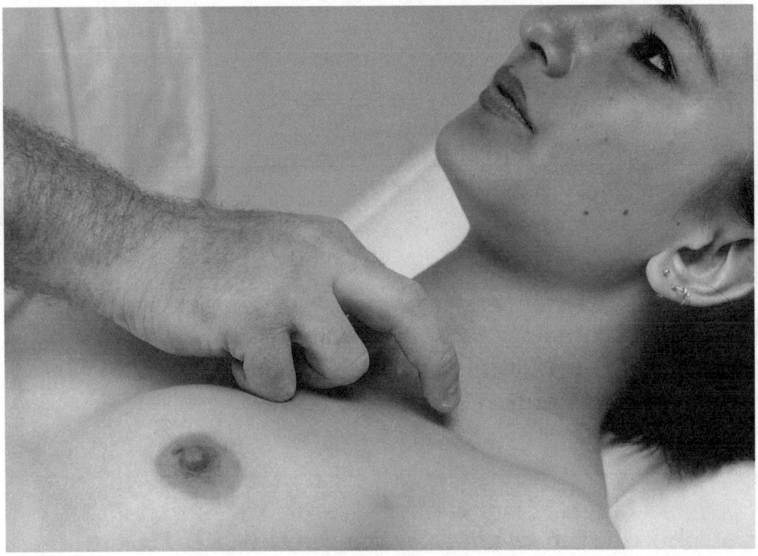

Figuur 2-9 De clavicula wordt zonder plessimetervinger gepercuteerd

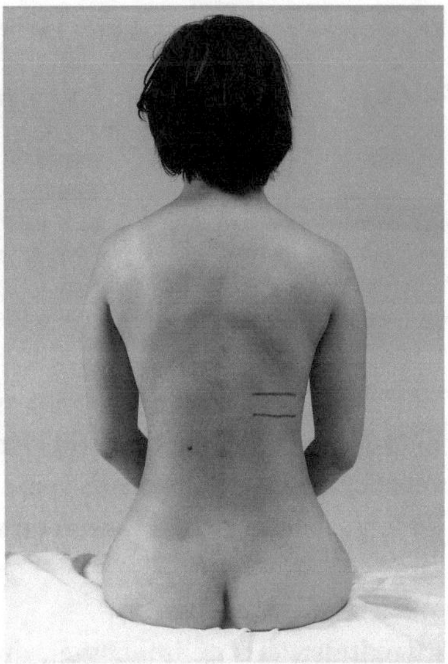

Figuur 2-10 Verschuiving van de longgrens bij diepe inspiratie

Aan de hand van percussie kan men niet alleen informatie verkrijgen over de toestand van het onderliggend weefsel, maar kan men ook de grenzen tussen diverse organen vaststellen (zogenoemde begrenzende percussie). Dit wordt voornamelijk toegepast om de ondergrens van de long te bepalen en de beweeglijkheid ervan vóór en na maximaal diepe inademing (normaal 4 tot 6 cm). Zie figuur 2-10. Bij diepe inademing contraheert het diafragma, waardoor het thoraxvolume groter wordt en de longgrenzen dalen. Bij diafragmaparalyse daarentegen stijgt het diafragma bij diepe inademing in plaats van te dalen (zogenoemde paradoxe beweging van het diafragma). Ook de hartgrootte is hiermee globaal te schatten.

2.3.3.4 *Auscultatie*

Auscultatie is het beluisteren van het door turbulentie in de trachea en bronchi ontstane geluid, voortgeleid via het tussenliggende weefsel naar de borstwand. Auscultatie omvat:

- luisteren naar ademgeruis;
- detecteren van bijgeruisen (adventitia);
- bij vermoeden van abnormaliteiten: luisteren naar de door de thorax voortgeleide stemgeluiden van de patiënt (bronchofonie).

Normale auscultatoire geluiden: ademgeruisen

Normaal of vesiculair ademgeruis

Dit wordt bij gezonde mensen over alle longvelden gehoord. Het wordt gekenmerkt door een zacht geruis tijdens inademing, en nog zachter tijdens uitademing. De verhouding hoorbare inademing over uitademing is 3/1.

Bronchiaal ademgeruis

De intensiteit van dit geruis is luider en scherper. Het geruis is hoorbaar tijdens de volledige inademing en uitademing (verhouding dus 5/6). Dit ademgeruis wordt

Tabel 2-1 Bevindingen bij infiltraat met open en gesloten bronchus

Bevinding	Gesloten bronchus	Open bronchus
percussie	gedempt	gedempt
stemfremitus	afwezig	versterkt
auscultatie	zacht tot afwezig ademgeruis	bronchiaal ademgeruis
bronchofonie	verzwakt tot afwezig	versterkt
fluisterstem	verzwakt tot afwezig	versterkt

onder normale omstandigheden enkel gehoord boven de trachea en de grote bronchi. Ventraal op de thorax is dit een driehoekige zone met basis naar de hals en punt langsheen de rechter sternumwand (±3e intercostale ruimte). Dorsaal hoort men het bronchiaal ademgeruis tussen de schouderbladen.

Pathologische ademgeruisen

Afwijkingen van de intensiteit, duur of lokalisatie van de normale ademgeruisen kunnen wijzen op onderliggende pathologie.

- Verscherpt (versterkt) ademgeruis wordt gehoord boven longgebieden die sterker dan normaal geventileerd worden (bijvoorbeeld resterend longweefsel na een gedeeltelijke longresectie).
- Verzwakt of afwezig ademgeruis wijst op verminderde ventilatie van de onderliggende longgebieden. Dit kan te wijten zijn aan verminderde ademexcursie (bijvoorbeeld ten gevolge van pijn), verbreding van de laag tussen long en stethoscoop waardoor geausculteerd moet worden (bijvoorbeeld interpositie van lucht of vocht in de pleura), verminderde elasticiteit van het longparenchym (emfyseem).
- Verlengde uitademing. Dit wordt veroorzaakt door obstructie in de bronchi, waardoor meer tijd nodig is om volledig uit te ademen (bijvoorbeeld astma). Vaak gaat dit gepaard met wheezing.
- Verlengde inademing wordt gehoord bij obstructie van de hoge extrathoracale luchtwegen. Dit gaat vaak gepaard met een gierend inspiratoir geluid (stridor).
- Bronchiaal ademgeruis is pathologisch indien het buiten het gebied van trachea en hoofdbronchi wordt gehoord. Het ontstaat wanneer longweefsel minder lucht bevat, maar er toch nog lucht wordt aangevoerd vanuit de centrale luchtwegen. Een typisch voorbeeld daarvan is de pneumonie waarbij de alveoli gevuld zijn met exsudaat, maar de bronchi openstaan (tabel 2-1).

Bijgeruisen

Men onderscheidt hierin discontinue (crepitaties, crackles), continue geruisen (rhonchi, wheezes) en het pleurawrijfgeruis.

Crepitaties zijn intermitterende, explosieve, kortdurende geluiden. Het geluid kan nagebootst worden door aan het oor een plukje haar tussen de vingers te wrijven. Ze worden inspiratoir waargenomen en ontstaan doordat een aantal alveoli en kleine luchtwegen tijdens de inademing plotseling opengaan. Fijne eindinspiratoire crepitaties ter hoogte van de longbasis, zeker bij oudere, obese of bedlegerige mensen kunnen nog normaal zijn. Doorgaans wijzen crepitaties echter op onderliggende pathologie. Fijne eindinspiratoire crepitaties vindt men meestal bij beginnende

Tabel 2-2 Klinische afwijkingen bij enkele frequent voorkomende aandoeningen

Aandoening	Inspectie	Percussie	Auscultatie	Bronchofonie
pneumothorax	(licht)verminderde beweeglijkheid van aangedane zijde	hypersonoor	verminderd ademgeruis	verminderd
pleuravocht	idem	gedempt	verminderd	verminderd
pneumonie	lichte tot ernstige dyspnoe	(licht gedempt)	crepitaties en bronchiaal ademgeruis, evt. rhonchi	versterkt
astma-aanval	lichte tot zeer ernstige dyspnoe gebruik hulpademhalingsspieren	geen afwijkingen	verlengde uitademing wheezing	geen afwijkingen
emfyseem	tonvormige thorax	hypersonoor/laagstaande longgrenzen verminderde beweeglijkheid	verminderd ademgeruis verlengde uitademing soms brommende en/of piepende rhonchi	niet specifiek

linksdecompensatie of pneumonie. Grovere crackles die zich uitbreiden over de gehele inademing kunnen wijzen op longfibrose, terwijl grove in- en expiratoire crackles ('Velcro rhonchi') vaak gehoord worden bij bronchiëctasieën.

Rhonchi zijn in tegenstelling tot crepitaties, continue geruisen.
Droge rhonchi met een hoge frequentie worden piepende rhonchi of 'wheezing' genoemd. Dit wijst op luchtwegvernauwing, treedt meestal expiratoir op (maar kan ook inspiratoir voorkomen) en gaat vaak gepaard met verlenging van de uitademing. Polyfone wheezes wijzen op diffuse luchtwegvernauwing (bijvoorbeeld astma), terwijl gelokaliseerde wheezing (monofoon) moet doen denken aan een gelokaliseerd bronchusvernauwend proces (bijvoorbeeld tumor).
Droge rhonchi met lage frequentie worden soms brommende rhonchi genoemd en zijn meestal het gevolg van aanwezigheid van taai secreet in de grote luchtwegen. Of dit berust op slijm, kan nagegaan worden door de patiënt krachtig te laten hoesten.

Pleurawrijven bestaat uit laagfrequente geluiden die in- en expiratoir hoorbaar zijn. Het geluid wordt meestal vergeleken met het over elkaar wrijven van twee stukken leer of wandelen in verse sneeuw, en berust op het over elkaar wrijven van pleurabladen met een pathologisch onregelmatig oppervlak (bijvoorbeeld fibrinebeslag).

Voortgeleide stemgeluiden: bronchofonie

Deze geluiden worden volgens hetzelfde principe gegenereerd als al werd besproken voor de stemfremitus, alleen wordt bij bronchofonie geausculteerd in plaats van gepalpeerd, terwijl de patiënt '33' zegt. Normaal wordt dan met de stethoscoop enkel een onverstaanbaar gebrom gehoord. Verminderde bronchofonie wijst op de afwezigheid van luchthoudend longweefsel onder de stethoscoop, of een grotere afstand tussen long en stethoscoop. Versterkte bronchofonie kan optreden boven een longgebied dat minder lucht bevat, maar nog wel open luchtwegen heeft (bijvoorbeeld pneumonie). Bij extreme vormen worden de woorden zelf verstaanbaar, ook indien ze worden gefluisterd ('pectoriloquy'). Bij vrouwen is het soms makkelijker te laten fluisteren, bijvoorbeeld '66'.
Een correct en volledig klinisch onderzoek van de thorax vormt de basis voor de adequate diagnostiek van tal van longaandoeningen (tabel 2-2).

3 *Aanvullend onderzoek en basale longfunctiediagnostiek*

prof.dr. G.F. Joos, prof.dr. E.F.M. Wouters,

prof.dr. J.M. Bogaard

3.1 BEELDVORMENDE TECHNIEKEN

3.1.1 Thoraxradiografie, standaardopname

Radiologie speelt een centrale rol in de diagnostiek en de behandeling van longziekten. Bij veel patiënten met respiratoire klachten is een thoraxfoto een essentieel onderdeel van de diagnostiek. Hierbij zal zowel een voorachterwaartse als een laterale opname worden gemaakt. In de follow-up van patiënten en bij screening kan een voorachterwaartse opname dikwijls volstaan. Door middel van de laterale opname kunnen afwijkingen gezien op de voorachterwaartse opname, nauwkeurig worden gelokaliseerd en kunnen afwijkingen die achter het hart en sternum of in de costofrenische hoek zijn gelegen, zichtbaar worden gemaakt. Bij de voorachterwaartse opname staat de patiënt met de ventrale zijde naar de film gericht en houdt bij volledige inademing de adem vast gedurende de belichting. Bij een laterale opname wordt gewoonlijk de zijde waar het letsel zich bevindt tegen de radiografische plaat gezet.
Andere, minder frequent gebruikte opnames zijn: de apicale en lordotische projecties (om respectievelijk de bovengebieden en het gebied van de middenkwab/lingula beter te visualiseren), de laterale decubitusprojecties (voor detectie van kleine hoeveelheden pleuravocht) en de expiratoire projecties (visualisatie van een kleine pneumothorax).

3.1.2 Röntgendoorlichting

Hierbij wordt het beeld in 'real-time' op een beeldversterker gevormd. Deze techniek is van nut om de beweging van het diafragma en het mediastinum te evalueren.

3.1.3 Tomografieën

Deze techniek werd vroeger vaak gebruikt voor een nauwkeurige visualisatie van letsels die op het overzichtsbeeld niet duidelijk waren. De techniek bestond erin dat door beweging van de film en de röntgenbron in tegenovergestelde richting overlappende structuren in een bepaald gebied weggewerkt werden.
Tomografie werd gebruikt bij de evaluatie van pulmonale noduli en massa's, van het mediastinum, de bronchiaalboom, de hili en de thoraxkooi. Deze techniek is in centra met CT-scan obsoleet geworden.

Tabel 3-1 Frequente indicaties voor CT-thorax

1	Stadiumbepaling van maligniteit in de thorax (bronchuscarcinoom, oesophaguscarcinoom, etc.)
2	Stadiumbepaling van intrathoracaal lymfoom
3	Evaluatie van vasculaire afwijkingen (arterioveneuze malformatie, aneurysmata, etc.)
4	Evaluatie van extrapulmonale processen: – pleurale letsels (bijv. mesothelioom) – ribletsels (bijv. bottumoren) – aandoeningen van de pleuraholte (bijv. empyeem) – letsels van de thoraxwand – letsels van het diafragma (bijv. diafragmentale hernia's, congenitaal of posttraumatisch)
5	Evaluatie van de hilaire en mediastinale structuren, inclusief afwijkingen in de thymusloge
6	Stadiumbepaling van tumoren die naar de long metastaseren
7	Bij verdenking op bronchiëctasieën
8	Bij verdenking op het bestaan van longembolie

3.1.4 Computertomografie (CT)

Bij CT draait de bron van de röntgenstralen rond de patiënt en worden de doorgelaten stralen door detectoren opgevangen. Een beeld wordt dan geconstrueerd door een computer. Elke scan vertegenwoordigt een 'schijfje' van het lichaam met een dikte van 1 tot meer dan 10 mm. De attenuatiecoëfficiënt is uitgedrukt in arbitraire Hounsfield-eenheden (HU): de attenuatiecoëfficiënt van water bedraagt 0 HU, terwijl die van vet negatief is (–80 tot –110 HU). Zacht weefsel (met uitzondering van vet) heeft een positieve HU-waarde. De hoogste waarden worden gezien bij kalkhoudend weefsel.

Met CT is het mogelijk röntgenbeelden te verkrijgen van verschillende transversale vlakken van de thorax. In vergelijking met de conventionele radiografie is de CT veel gevoeliger voor verschillen in de absorptie door X-stralen. Op die manier kunnen dan ook beter de onderlinge anatomische afwijkingen onderzocht worden. De CT is ook belangrijk voor de evaluatie van mediastinale letsels en voor de evaluatie van de mediastinale uitbreiding van maligniteiten. Bij gebruik van contrastmiddelen kunnen de vasculaire structuren beter gevisualiseerd worden.
In tabel 3-1 staat een overzicht van frequente indicaties voor CT-thorax.

De hoge-resolutie-CT-thorax (HRCT) is een zeer gevoelige radiologische techniek waarbij het interstitium in detail onderzocht kan worden. Deze techniek is voornamelijk bruikbaar voor het opsporen van interstitiële longpathologie en voor de diagnostiek van bronchiëctasieën. Deze techniek laat ook beoordeling toe van emfysemateuze veranderingen in en rond het longweefsel. Spiraal-CT is een recent ingevoerde techniek waarbij in tegenstelling tot conventioneel CT-onderzoek, continue data-acquisitie plaatsvindt, doordat de patiënt door het toestel heen beweegt, terwijl de X-stralenbron continu roteert. Deze techniek laat een compleet onderzoek van de thorax toe gedurende één enkele periode van vastgehouden ademhaling.

3.1.5 Bronchografie

Bij een bronchografie wordt contrastmateriaal in de luchtwegen aangebracht door middel van een sonde of een bronchoscoop. Hiermee is een goede visualisatie van de bronchiale structuren mogelijk. Deze techniek werd vroeger veel gebruikt in de

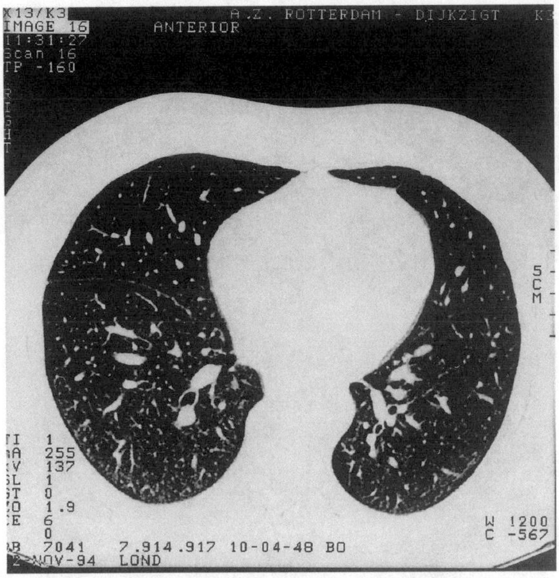

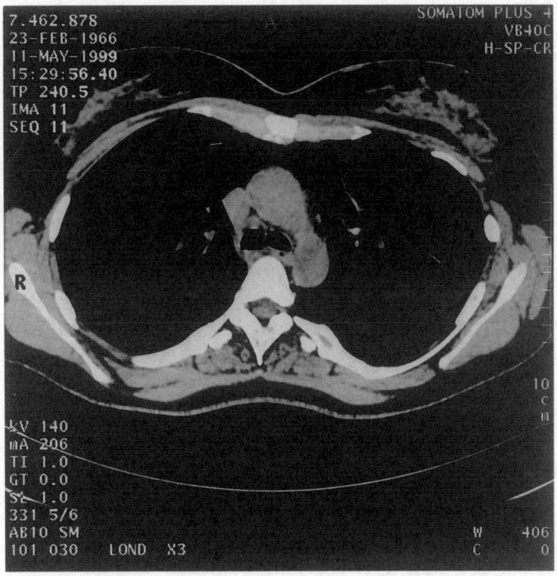

Figuur 3-1 HRCT en CT-scan met mediastinum window
a Hoge-resolutie-CT-thorax. Er zijn bij deze CT-scan 1 mm coupes om de 10 mm genomen. Hier is een voorbeeld van een coupe met een normaal aspect van het longparenchym. Er zijn geen evidente interstitiële afwijkingen zichtbaar en de bronchuswanden zijn niet verdikt.

b CT-scan met mediastinum window. Door gebruik te maken van een zogenoemd mediastinum window zijn de structuren in het mediastinum duidelijk te zien, terwijl het longbeeld thans niet zichtbaar is.

stadiumbepaling van bronchuscarcinomen en voor de diagnostiek en de evaluatie van de uitgebreidheid van bronchiëctasieën, maar is nu grotendeels overbodig geworden sinds de invoering van de CT-thorax.

3.1.6 Pulmonale en bronchiale angiografie

Na het opschuiven van een katheter via een arm- of liesvene in het rechter hart en in de arteria pulmonalis vindt visualisatie plaats van de pulmonale vaten door inspuiting van een radio-opaak contrastmiddel. Door gebruik van de digitale substractie angiografie (DSA)-techniek kan de hoeveelheid contrastvloeistof beperkt worden. De pulmonale angiografie wordt gebruikt in de diagnostiek van longembolieën en bij het opsporen van arterioveneuze aneurysmata.

Na selectieve katheterisatie van bronchiale arteriën kunnen de verschillende arteriae bronchiales gevisualiseerd worden. De belangrijke indicatie is die van massieve haemoptoe, waarbij enerzijds de oorsprong van een bloeding bepaald kan worden en anderzijds tezelfdertijd eventueel een therapeutische embolisatie uitgevoerd kan worden.

3.1.7 Echografie

Ultrageluid wordt niet gereflecteerd door luchthoudend longweefsel. De toepassing van echografie situeert zich dan ook voornamelijk op het terrein van de lokalisatie van kleine, of geloketteerde pleuravochtuitstortingen en wandstandige tumoren. Echografische begeleiding van pleurapunctie of transthoracale punctiebiopsie van een tegen de thoraxwand gelegen letsel is hierbij mogelijk. Recent wordt de transoesofageale echografie gebruikt bij het onderzoek naar mediastinale adenopathieën.

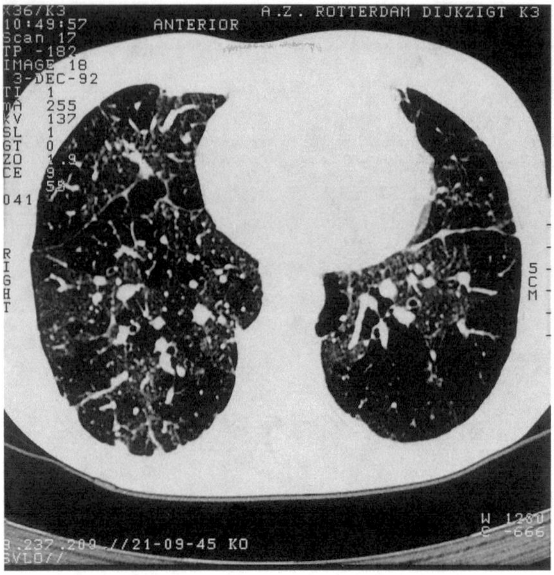

Figuur 3-2 Hoge-resolutie-CT-thorax van een patiënt met een lymfoïde interstitiële pneumonie
Verdeeld over alle longkwabben is een matglasachtig verdichtingsbeeld te zien met suggestie van een lobulaire verdeling, waarbij over het algemeen de perihilaire gebieden sterker zijn aangedaan dan de periferie, maar op sommige plaatsen is ook de periferie gesluierd, vooral in de rechter onderkwab. Op verschillende plaatsen zijn bronchiale verdikkingen aanwezig en er zijn ook aanwijzingen van verdikte septa. Er is zowel sprake van fibrosering maar er is ook een actieve ontstekingscomponent.

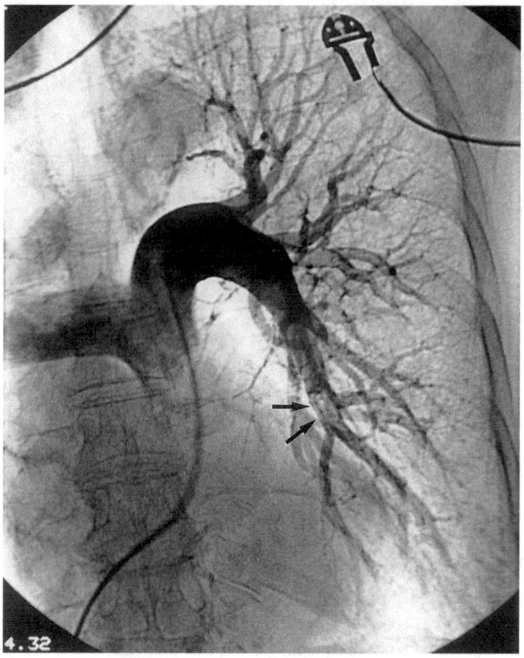

Figuur 3-3 Pulmonale angiografie
De katheter is gepositioneerd in de longslagader. Er wordt een perfusiedefect gezien in een van de takken van de arteria pulmonalis ter plaatse van de pijlen. De uitsparing in contrast berust op de aanwezigheid van een embolus.

3.1.8 Nucleaire magnetische resonantie (NMR) of kernspintomografie

NMR heeft, in vergelijking met CT, een beperkte rol in de beeldvorming van de thorax. In bepaalde situaties levert NMR belangrijke bijkomende informatie op:

- bij de beeldvorming van bloedvaten, zoals aortadissectie, aneurysmata als ook congenitale bloedvatafwijkingen;
- om bepaalde weefsels van elkaar te onderscheiden (bijvoorbeeld fibrose versus tumor);
- bij de beeldvorming in het niet-transversale vlak (bijvoorbeeld evaluatie van sulcus-superiortumoren).

Bovendien dienen er geen joodcontrastmiddelen te worden gebruikt; dit is onder meer van belang bij evaluatie van mediastinale klieren bij patiënten met joodcontrastallergie.

3.1.9 Isotopenonderzoek van de long

Dit onderzoek wordt het meest gebruikt in de diagnostiek van longembolieën. De longperfusie wordt gevisualiseerd door een intraveneuze inspuiting van macroaggregaten van albumine gemerkt met een isotoop, bijvoorbeeld het Tc^{99}MAA. Deze partikels worden gecapteerd in het pulmonaal capillair vaatbed. Voor evaluatie van de ventilatie wordt een gas, gemerkt met een isotoop, bijvoorbeeld het Xenon Xe^{133}-gas, ingeademd.

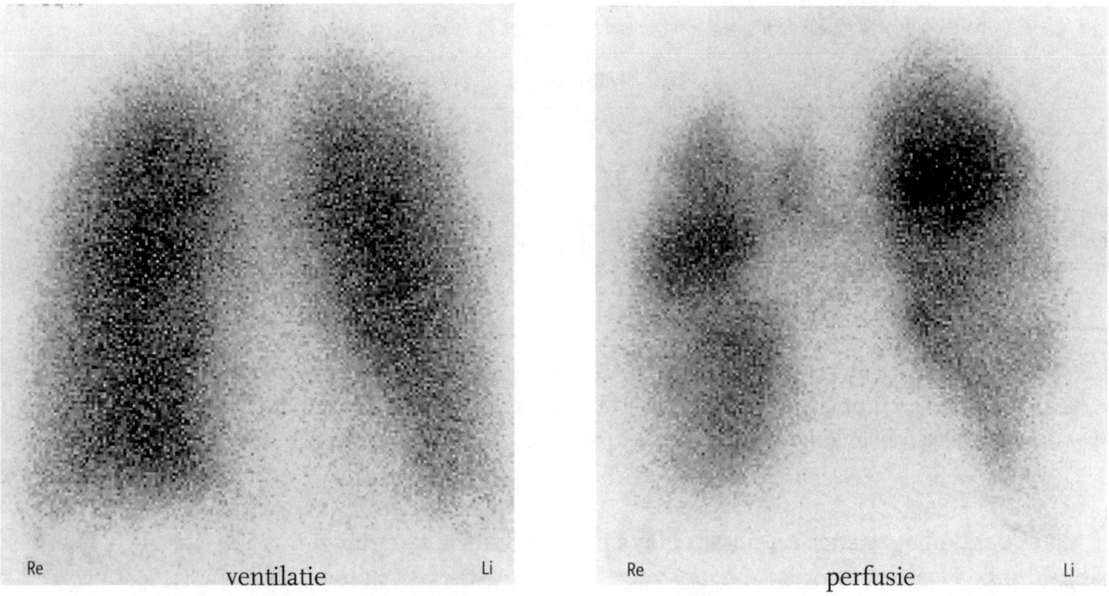

Figuur 3-4 Normale en afwijkende ventilatie-perfusiescan
Deze figuur is een combinatie van ventilatiescan en een perfusiescan. Het ventilatiescintigram van de rechter- en de linkerlong toont een normale activiteitstapeling. De perfusiescan van de rechter- en de linkerlong is sterk afwijkend en op het perfusiescintigram is er duidelijk een defect in de apex en het posteriore segment van de bovenkwab, tevens subsegmenteel perfusiedefect in het anteriore segment van de bovenkwab. De apex en het posterobasale en laterobasale segment van de onderkwab tonen verminderde activiteitstapeling op het perfusiescintigram. Wat betreft de linkerlong is er een subsegmentaal perfusiedefect in de apex van de onderkwab, tevens een perfusiedefect in het posterobasale en laterobasale segment van de onderkwab. Ook in het middenveld is er verminderde activiteitstapeling.
Dit is een zogenoemde high probability longperfusie/ventilatiescintigram met meerdere segmentele en subsegmentele perfusieafwijkingen in beide longen.

Longperfusiescans worden gebruikt om de postoperatieve longfunctie te voorspellen van patiënten die een lobectomie of pneumectomie moeten ondergaan en een beperkte pulmonale reserve hebben. De ventilatie-perfusiescan is verder een belangrijk diagnosticum voor bevestiging van de aanwezigheid van longembolie. Ten slotte wordt in sommige centra gebruikgemaakt van Gallium Ga^{67} om occulte infectie en inflammatie in het mediastinum en/of de long op te sporen (bijvoorbeeld sarcoïdose).

3.2 BASALE LONGFUNCTIEDIAGNOSTIEK

In hoofdstuk 1 zijn de basisprincipes van structuur en functie van de long, ventilatie-perfusieverhoudingen (shunt en dode ruimte), diffusie, gastransport in bloed, bronchiale hyperreactiviteit en ademregulatie beschreven. In dit hoofdstuk zal worden ingegaan op de meest gebruikte longfunctiemethoden in de longfunctiediagnostiek, toegepast op een aantal veelvoorkomende longfunctieafwijkingen.

Indicaties voor longfunctieonderzoek zijn onder andere:

- Het objectiveren en kwantificeren van de symptomatologie, in het bijzonder dyspnoe.
- De diagnostiek en differentiële diagnostiek van pulmonale aandoeningen.
- De follow-up van longlijden en de evaluatie van de behandeling.

Tabel 3-2 Afwijking in de longfunctie bij enkele frequent voorkomende afwijkingen in de longpathologie

	TLC	FRC	RV	RV/TLC	FRC/TLC	VC	FEV_1	FEV_1/VC	TL,CO	TL,CO/VA	CL,ST
obstructie											
1 astma	nl	↑	↑	↑	↑	↓	↓	↓	nl	nl	nl
2 COPD/emfyseem	nl/↑	↑	↑↑	↑↑	↑↑	↓	↓↓	↓↓	↓	↓	↑
restrictie											
1 toename longstugheid	↓	↓	↓	↑	↑	↓	↓	↑	↓	↓	↓
2 uitval longweefsel	↓	↓	↓	nl	nl	↓	↓	nl	↓	nl	↓

- De preoperatieve evaluatie van patiënten die een thoracale ingreep moeten ondergaan en de beoordeling van het operatierisico van niet-thoracale ingrepen.
- Evaluatie van de arbeidsongeschiktheid van patiënten met pulmonale pathologie.

3.2.1 Longfunctiediagnostiek bij obstructieve en restrictieve beperkingen

Behandeld zullen worden de consequenties voor de spirometrische volumes, diffusiecapaciteit en longcompliantie als frequent gebruikte longfunctiebepalingen. In tabel 3-2 zijn de afwijkingen ten opzichte van referentiewaarden voor leeftijd, geslacht en lengte samengevat. Het dient benadrukt te worden dat, mede gezien de biologische variabiliteit en de overlap van ziektebeelden, deze tabel een globaal beeld geeft.

In grote lijnen kunnen we twee groepen afwijkingen onderscheiden, namelijk obstructieve en restrictieve beperkingen.

1 *Obstructieve beperkingen*

Deze groep kan men weer onderscheiden in astma en chronisch obstructieve longziekten (Chronic Obstructive Pulmonary Disease, COPD). Onder deze laatste groep wordt ook emfyseem gerekend.

Astma

Astma kenmerkt zich door wisselende obstructie, afhankelijk van specifieke of aspecifieke prikkels. De onderliggende bronchiale hyperreactiviteit kan met een histamine- of methacholine-provocatietest worden bepaald (hoofdstuk 1). Als nog geen irreversibele schade aan de luchtwegen is ontstaan kan, eventueel met adequate medicatie, een volledig normale longfunctie aanwezig zijn. De tabel geeft afwijkingen in geval van een aanwezige bronchospastische component.
De totale longcapaciteit (TLC) is normaal. De vernauwing van de kleine luchtwegen door de contractie van het gladde spierweefsel en eventueel aanwezig ontstekingsinfiltraat geeft een versnelde afsluiting bij een verre expiratie (vergroot residuaal volume, RV) en daardoor een lagere vitale capaciteit, VC; TLC = RV + VC (hoofdstuk 1). Hoewel die fout veel gemaakt wordt is een lage VC niet a priori een kenmerk van een restrictieve beperking!
De functionele residuale capaciteit (FRC) is vaak 'dynamisch' vergroot; door de primair expiratoire obstructie blaast de patiënt zich als het ware op. Door de expiratoire obstructie zijn ook de FEV_1 en de FEV_1/VC verlaagd. Zoals ook geldt voor

de andere obstructieve beperking (COPD) is de FEV_1 in % referentiewaarde vaak sterker gedaald dan de FEV_1/VC. De reden is dat, zoals bovenbeschreven, ook de VC negatief door de obstructie wordt beïnvloed. De structuur van het longweefsel is niet significant beïnvloed; daardoor worden bij astma geen duidelijke afwijkingen gevonden in diffusie-eigenschappen of longcompliantie.

COPD

De etiologie van COPD is verschillend van die van astma. De afwijking is gekenmerkt door een langdurig bestaande chronische luchtweginflammatie, uitlopend op een parenchymdestructie (afname elasticiteit, emfyseem). Meestal hangt de afwijking samen met intensief en langdurig bestaand rookgedrag. De TLC kan verhoogd zijn als in een ernstig stadium van de afwijking door een langdurig bestaande afwijking in de longmechanica een thoraxdeformatie is opgetreden. De RV is meestal sterk verhoogd doordat de verminderde elastische trekkracht in het longparenchym de kleine luchtwegen sneller doet comprimeren en afsluiten bij een verre expiratie. Hierdoor is de VC verlaagd, immers de TLC = RV + VC zoals beschreven in hoofdstuk 1. De FRC zal primair verhoogd zijn doordat de naar buiten gerichte elastische trekkracht van de thorax de slappe long in de rusttoestand (geen spierkracht) tot een groter volume oprekt. Additief hierbij is ook een, evenals bij astma, optredende dynamische hyperinflatie. De FEV_1 is over het algemeen sterk verlaagd evenals de FEV_1/VC. Wat bij astma is gezegd over de relatieve verlaging van deze indices geldt ook hier. Door de destructie van longweefsel wordt het effectieve gaswisselende oppervlak van de alveoli verminderd. Hierdoor vindt men een verlaagde diffusiecapaciteit, beide in totale zin en TL,CO genormeerd naar het alveolair volume TL,CO/VA. Ook zal de longcompliantie bij een slappe long verhoogd zijn. Het is belangrijk zich te realiseren dat COPD en astma een vergelijkbaar effect hebben op de longvolumes. Behalve klinische verschillen (wisselende obstructie, bronchiale hyperreactiviteit, reactie op medicatie) zijn in de longfunctiedifferentiaaldiagnostiek de diffusiecapaciteit en longcompliantie belangrijke indices.

2 *Restrictieve beperkingen*

Toename van longstugheid (bijvoorbeeld longfibrose)

De primaire index is hier de afname van de TLC. De maximale ademspierkracht is niet in staat de stugge long tot het referentiemaximum op te rekken. De stugge long veroorzaakt ook, door een vergrote trekkracht waarmee kleine luchtwegen worden opengehouden, een lagere RV. In rusttoestand zal de long de thorax meer naar binnen trekken, het FRC is verkleind. Het verminderd vermogen om de long maximaal op te rekken veroorzaakt ook een lage VC. Doordat de longmassa niet verkleind is, zal de relatieve verlaging van VC en TLC groter zijn dan de 'inkrimping' van RV en FRC. Karakteristiek is bij deze afwijking dan ook een verhoging van RV/TLC en FRC/TLC ten opzichte van de referentiewaarde. De FEV_1 is verlaagd door de verkleining van de longgrootte. Daar bij het TLC-niveau de trekkracht van de long groter is dan normaal en bovendien de luchtwegen minder gemakkelijk comprimeren zal de relatieve verlaging van de FEV_1 ten opzicht van de VC (FEV_1/VC) minder zijn. Karakteristiek voor een stugge long is de vergroting van de FEV_1/VC ten opzichte van de referentiewaarde.

De diffusiecapaciteit is verlaagd, beide in totale zin en genormeerd naar het longvolume. De oorzaak is nu niet een verlies aan gaswisselend oppervlak, als bij emfyseem, maar een verdikking en verbindweefseling van het interstitium van de alveolocapillaire membraan. De long is slechter oprekbaar; de longcompliantie is verlaagd. Behalve bij longfibrose kan dit beeld ook voorkomen bij hartfalen met longoedeem, sarcoïdose, pneumoconiose et cetera. Andere restrictieve beperkingen met een extrapulmonale oorzaak zijn onder andere diafragmaparalyse, obesitas, thoraxdeformaties, abdominale massa en een aantal neuromusculaire afwijkingen als poliomyelitis.

Uitval van longweefsel, zoals na een pneumonectomie of een lobectomie

Ook hier zal de TLC verlaagd zijn met een percentage ongeveer gelijk aan dat van het verwijderde longcompartiment. Een verschil met de toegenomen longstugheid als oorzaak is dat alle volumes in dezelfde mate verlaagd zijn. De onderlinge verhoudingen zijn echter niet afwijkend. Hoewel de diffusiecapaciteit in totale zin is verlaagd is deze waarde, genormeerd naar het longvolume, niet afwijkend. Ditzelfde geldt voor de longcompliantie. Hoewel de longelastische eigenschappen niet veranderd zijn, zal de longcompliantie verlaagd zijn, maar genormeerd naar het longvolume normaal.

3.2.2 De flow-volumecurve in de longfunctiediagnostiek

De flow-volumecurve, die in hoofdstuk 1 is geïntroduceerd, heeft een belangrijke plaats verworven in de longfunctiediagnostiek. De meting wordt niet alleen toegepast in longfunctielaboratoria maar in toenemende mate ook in bijvoorbeeld de bedrijfsgeneeskunde, sport–medische diensten en zelfs in huisartspraktijken. De redenen hiervoor zijn:

- De meting is snel en eenvoudig uit te voeren (één geforceerde manoeuvre).
- De stroomsterkten op het afdalende been van de curve zijn in goede benadering inspanningsonafhankelijk. Het mechanisme hierachter (stroomsterktebeperking bij geforceerde expiratie) is complex; het resultaat is een goede reproduceerbaarheid van de curve bij één persoon.
- De vorm van de curve wordt ook wel genoemd 'een vingerafdruk van de long- en luchtwegmechanica'. De vormanalyse is kwalitatief een belangrijke aanvulling op de verkregen indices (FVC, FEV_1, PEF, MEF_{50}; zie hoofdstuk 1).

Meestal wordt voor screeningsdoeleinden een systeem gebruikt dat alleen expiratoire stroomsterkten kan meten (expirograaf); deze systemen zijn relatief goedkoop. Daar de inspiratoire flow-volumecurve echter additieve informatie geeft, is het raadzaam, zo mogelijk, ook deze curve te bepalen.

Enkele karakteristieke patronen van expiratoire en inspiratoire curven zijn weergegeven in figuur 3.5. Zij passen bij de volgende afwijkingen:

A Een normale referentiecurve. Bij een beoordeling van het patroon van de curve is het altijd belangrijk, in verband met de interpretatie, de referentiecurve erbij te presenteren. In de normale curve is de MEF_{50} ongeveer gelijk aan de MIF_{50}.

B Bij een patiënt met astma treedt in de staart van de curve een sterkere compressie op van kleine luchtwegen. Karakteristiek is de knik in de expiratoire curve. De inspiratoire curve is minder afwijkend.

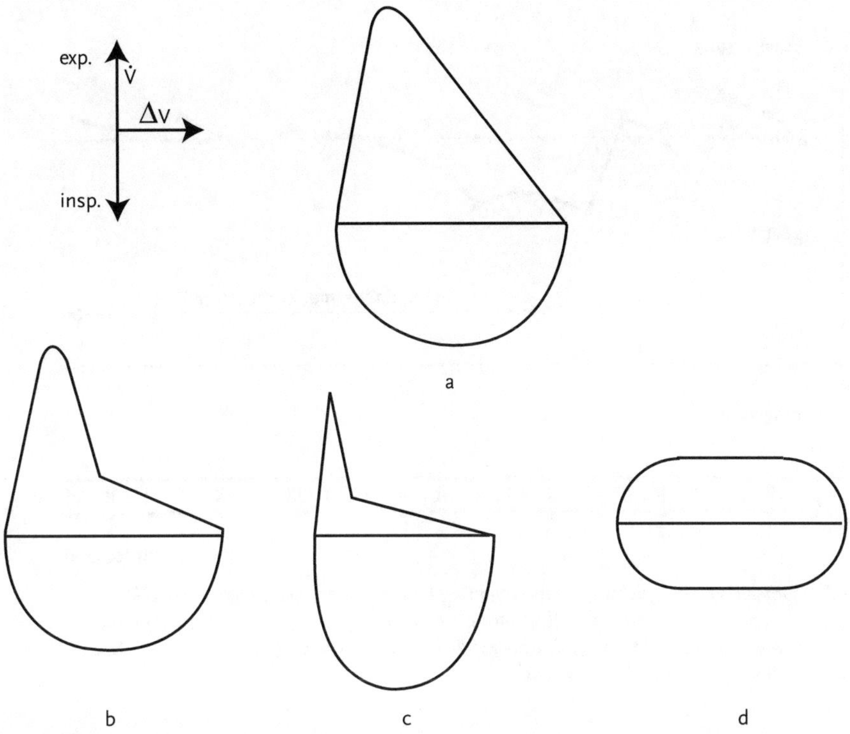

Figuur 3-5 Enkele karakteristieke patronen van expiratoire en inspiratoire flow-volumecurven
a normale curve
b astma
c emfyseem
d een vaste hoge obstructie

C Bij een patiënt met longemfyseem uit de compressie zich in een gevorderd ziektestadium in een collaps bij geforceerde expiratie. Het verschil tussen expiratoire en inspiratoire curve is meer uitgesproken dan bij astma.

D Deze curve kan een persoon zonder afwijkingen simuleren door in een buisje te blazen met een diameter van bijvoorbeeld 5 mm. Men vindt dit patroon bij patiënten met een stugge, hoge obstructie, dat wil zeggen een obstructie die niet door het wisselend verschil van drukken over de luchtwegwand wordt beïnvloed. De combinatie van expiratoire en inspiratoire flow-volumecurve is bijzonder gevoelig voor de aard van een hoge obstructie als extrathoracaal of intrathoracaal, variabel of niet variabel (zie voor gedetailleerde informatie Demedts en Decramer 1998).

3.2.3 Piekstroomsterktemeting

Hoewel bij de meest eenvoudige screeningsexpirografen de piek-expiratoire stroomsterkte (PEF) mede als index wordt verkregen, bestaan er ook goedkope en relatief eenvoudige piekstroomsterktemeters. Belangrijk bij het gebruik hiervan is zich te realiseren dat ze alleen toepasbaar zijn om kwalitatief veranderingen van de obstructie binnen een persoon te detecteren.

Toepassingsgebieden zijn:

- Meting in de thuissituatie. In een dergelijk geval wordt de meter meegegeven met een patiënt die over de dag de waarde bij zichzelf meet en noteert in een dagboek. Bij een patiënt met astma wordt dan een verhoogde PEF-variabiliteit gevonden. Zie als voorbeeld figuur 3.6.

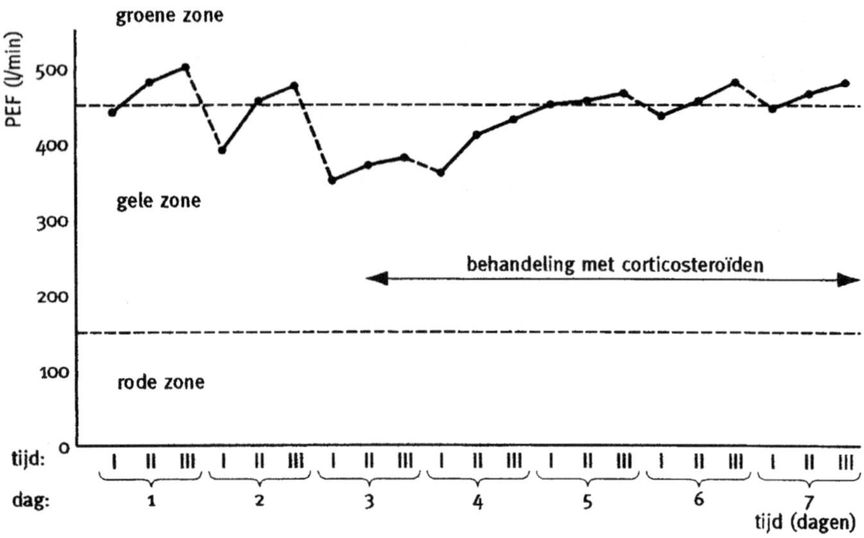

Figuur 3-6 Voorbeeld van een piekstroomsterktemeting bij een patiënt gedurende een week Getoond is het effect van steroïden op de fluctuaties. De groene, gele en rode zones tonen respectievelijk het normale gebied, licht tot matig afwijkende waarden en ernstig afwijkende waarden. I = 's ochtends; II = 's middag; III = 's avonds

- Onderzoek naar een inspanningsgeïnduceerde obstructie. Zeker bij kinderen is dit een kenmerk van astma. Na een flinke inspanning, bijvoorbeeld 7 minuten lopen op een tredmolen op ongeveer 80% van de maximale belasting, wordt gedurende 15 tot 30 minuten na de inspanning de PEF gevolgd. Een daling van meer dan 10% van de uitgangswaarde, gemeten voor de test, meestal optredend 8-15 minuten na stoppen, wordt dan beschouwd als een significante inspanningsgeïnduceerde obstructie.
- Meting in de huisartsenpraktijk. Hier levert het instrument een kwalitatieve indicatie van het verloop van een obstructie en bijvoorbeeld een reactie op medicatie.

3.3 HUIDTESTS

3.3.1 Allergiehuidtest

Ieder kind of volwassene met astma moet onderzocht worden op allergie, meestal door middel van huidtests, daar een anamnese op zichzelf onbetrouwbaar is om aanwezigheid van allergie al dan niet uit te sluiten. De huidtests voor allergie worden meestal uitgevoerd op de volaire zijde van de voorarm of op de rug. Een druppel van een standaard allergeenoplossing wordt op de huid aangebracht. De huid wordt dan epidermisch aangeprikt met een fijne steriele naald. Men gebruikt gewoonlijk een standaardreeks van commercieel verkrijgbare allergenen. Voor elk allergeen wordt een afzonderlijk naaldje gebruikt. Er wordt ook een negatieve controle (oplosmiddel) en een positieve controle (histamine of codeïne) geplaatst. Aflezing van deze test gebeurt 15 minuten na het aanprikken van de huid, hierbij meet men de breedste diameter van de oedeempapel. Belangrijk om te weten is dat het gebruik van antihistaminica de huidtests afremmen, terwijl corticosteroïden hier geen effect op hebben. Een positieve huidtest wijst erop dat de patiënt IgE-antistoffen voor het getest allergeen heeft. Het uitvoeren van huidtests in de huisartsenpraktijk is onpraktisch omdat de vereiste allergeenoplossingen snel vervallen en de interpretatie van de huidtest grote ervaring vereist.

3.3.2 Tuberculinereactie

De tuberculinereactie wordt gebruikt om aan te tonen dat de patiënt een vertraagde of cellulaire overgevoeligheid voor tuberculine heeft op basis van een recente of vroeger doorgemaakte infectie met tuberculose. De standaardtest is de intracutane test volgens Mantoux: hierbij wordt 0,1 ml met 5 tuberculine-eenheden intradermaal ingespoten op de volaire zijde van de voorarm. De reactie wordt 48 tot 72 uur na het plaatsen van de Mantoux-oplossing afgelezen. Hierbij is de induratie van belang: de maximale diameter loodrecht op de lengteas van de arm wordt gemeten in millimeters.

3.4 LABORATORIUMONDERZOEK

Hematologisch, biochemisch, serologisch en immunologisch onderzoek komt aan bod in de verschillende hoofdstukken.

Sputumonderzoek is van belang bij infectieuze pathologieën en bij vermoeden van maligniteit.

Het macroscopisch aspect van sputum (purulentie, haemoptoe of andere afwijkingen) kan al belangrijke informatie geven. Voor onderzoek van respiratoire infecties heeft men een vers monster uit de diepere luchtwegen nodig. Het monster voor identificatie van bacteriën moet zo snel mogelijk, bij voorkeur binnen de twee uur, naar het microbiologisch laboratorium gebracht worden voor gramkleuring en kweek. De interpretatie is niet eenvoudig: wanneer bij microscopisch onderzoek een gering aantal epitheelcellen (< 5/veld) en een duidelijk aantal neutrofielen ($>$ 25/veld) aanwezig zijn, kan men aannemen dat het monster afkomstig is uit de diepere luchtwegen en eventueel relevant is voor de pathologie. Bij onderzoek van een sputumstaal dat hoofdzakelijk samengesteld is uit materiaal afkomstig uit de mond en veel epitheelcellen bevat, zal men valse informatie krijgen daar de kweek van een dergelijk monster meestal commensale kiemen oplevert. Voor onderzoek op mycobacterium tuberculosis, dat langer houdbaar is en een langere levensduur heeft dan andere bacteriën, kan men het staal gedurende enkele dagen in de ijskast bewaren, voor het naar het laboratorium over te brengen.

Het opsporen van maligne cellen in sputumonderzoek is interessant wanneer een bronchoscopie niet mogelijk is of gecontraïndiceerd is. Ook hier is het van belang een goed ochtendstaal (drie ochtenden na elkaar) in te leveren. De kans op een positief cytologisch sputumonderzoek is groter bij plaveiselcelcarcinoom dan bij andere histologische typen en de uitslag is ook vaker positief bij centraal gelokaliseerde tumoren.

Bij patiënten bij wie sputumonderzoek noodzakelijk is en die niet spontaan sputum ophoesten, kan door middel van inhalatie van hypertoon zout sputum geïnduceerd worden. Dit onderzoek wordt gedaan voor het opsporen van opportunistische infecties bij patiënten met aids en wordt ook meer en meer in het wetenschappelijk onderzoek naar astma en COPD gebruikt om op een niet-invasieve wijze luchtweginflammatie op te sporen en het effect van behandeling te volgen.

3.5 INVASIEVE TECHNIEKEN

3.5.1 Bronchoscopie

Een fiberbronchoscopie wordt uitgevoerd onder lokale anesthesie van neus- en keelholte en centrale luchtwegen. De voorbereiding van de patiënt bestaat uit behandeling met atropine en een hoestwerend middel, soms aangevuld met een licht sedativum. Met de fiberbronchoscoop kunnen de pharynx, de larynx en de stembanden, de trachea en de diepere luchtwegen tot op het niveau van één of meerdere subsegmentaire divisies geïnspecteerd worden. Op deze manier kunnen zowel endotracheale als endobronchiale afwijkingen ontdekt worden. De indicaties van de fiberbronchoscopie zijn:

- het opsporen en diagnosticeren van endobronchiale afwijkingen (goedaardige en kwaadaardige tumoren, vreemde voorwerpen, et cetera);
- het aanzuigen van bronchiale secreten voor microbiologisch en cytologisch onderzoek. Hierbij kan ook gebruik worden gemaakt van bronchiale lavage, waarbij een beperkte hoeveelheid vocht endobronchiaal geïnstilleerd en geaspireerd wordt;
- het nemen van transbronchiale biopten van perifeer longweefsel bij patiënten met vermoeden van diffuse interstitiële longaantasting of bij gelokaliseerde longinfiltraten.

De fiberbronchoscopie heeft grotendeels de rigide bronchoscopie verdrongen. De rigide bronchoscopie wordt nog toegepast voor endobronchiale behandelingen (laserbehandeling, plaatsen van stent). Dit onderzoek gebeurt meestal onder algehele anesthesie.

3.5.2 Pleurapunctie, pleurabiopsie en thoracoscopie

Bij de pleurapunctie wordt onder lokale anesthesie een hoeveelheid pleuravocht aangezogen. Het vocht kan dan biochemisch, bacteriologisch en cytologisch onderzocht worden. Biopsie van de pleura gebeurde vroeger met de blinde naald van Abrams, maar tegenwoordig hoofdzakelijk via thoracoscopie. Beide onderzoeken gebeuren onder lokale anesthesie waarbij de diagnostische opbrengst van de thoracoscopie duidelijk groter is dan die van de blinde biopsieën.

3.5.3 Longbiopsie

Zoals hierboven vermeld kan men via transbronchiale biopsie kleine stukjes perifeer longweefsel verkrijgen. Meestal is dit onvoldoende specifiek voor het stellen van een specifieke diagnose bij interstitiële pathologieën (uitzondering sarcoïdose). Vroeger diende men over te gaan tot een open longbiopsie waarbij een minithoracotomie werd uitgevoerd. Tegenwoordig kan men met VATS (video assisted thoracoscopic surgery) onder algehele anesthesie op een minder invasieve wijze longbiopten nemen.

Literatuur

Fraser RG, Pare JAP, Pare PD, et al. Diagnosis of Diseases of the Chest. Vol. I. 3th ed, Philadelphia: Saunders 1988.

Freundlich IM, Bragg DG. A Radiologic Approach to Diseases of the Chest, 2nd ed. Baltimore: Williams & Wilkins 1977.

Hyatt RE, Scanlon PD, Nakamura M. Interpretation of Pulmonary Function Tests. A Practical Guide. Philadelphia: Lippincott-Raven 1997.

Demedts M & Decramer M (eds). Longfunctie-onderzoek, Garant, Leuven 1998.

4 Astma bij volwassenen

prof.dr. G.F. Joos, dr. E.H.D. Bel

4.1 DEFINITIE VAN ASTMA

Astma kan gedefinieerd worden op basis van de onderliggende pathologie en de functionele gevolgen van deze pathologie. In de afgelopen tien jaar is er nieuw inzicht in de pathogenese van astma gekomen, namelijk dat astma gepaard gaat met een chronische ontsteking van de luchtwegen. Er zijn echter nog geen algemeen bruikbare diagnostische technieken om deze astmatische luchtwegontsteking op een niet-invasieve wijze aan te tonen. Om die reden zal astma nog altijd op een onrechtstreekse manier gediagnosticeerd worden op basis van anamnese, klinische en longfunctionele afwijkingen.

De WHO-studiegroep over astma stelt de volgende definitie van astma voor: 'Astma is een chronische inflammatoire aandoening van de lagere luchtwegen waarbij talrijke cellen een rol spelen, in het bijzonder mestcellen, eosinofielen en T-lymfocyten. Bij gevoelige personen veroorzaakt deze inflammatie herhaalde perioden van piepende ademhaling, kortademigheid, benauwdheid en hoesten vooral 's nachts en/of in de vroege morgen. Deze symptomen zijn gewoonlijk geassocieerd met een diffuse, maar variabele luchtstroombeperking die ten minste gedeeltelijk reversibel is, hetzij spontaan, hetzij onder invloed van behandeling. De inflammatie veroorzaakt ook een verhoogde prikkelbaarheid van de luchtwegen voor allerlei prikkels' (figuur 4-1).

4.2 PREVALENTIE

Astma is een frequent probleem over de gehele wereld en komt op alle leeftijden vanaf de eerste levensjaren tot op oudere leeftijd voor. Er zijn duidelijke aanwijzingen dat astma over de gehele wereld steeds vaker voorkomt. Ongeveer 1,5 tot 2% van de gehele wereldbevolking heeft astma. De prevalentie wisselt van land tot land met prevalentiecijfers variërend tussen 0 en 33% van de bevolking. De hoogste prevalentie wordt overal bij kinderen gevonden. Er is geen duidelijk verschil in prevalentie tussen de geslachten. In de ontwikkelde landen is de prevalentie van astma die medische verzorging nodig heeft ongeveer 1% bij volwassenen en 2% bij kinderen. Moeilijk behandelbaar astma komt bij ongeveer 0,1% van de bevolking voor.

De mortaliteit door astma is gelukkig relatief gering. In België bedraagt de jaarlijkse mortaliteit voor alle leeftijden ongeveer 2 per 100.000 personen. Retrospectieve onderzoeken suggereren dat een betere behandeling van ernstig astma ongeveer de helft van deze mortaliteit zou kunnen voorkomen.

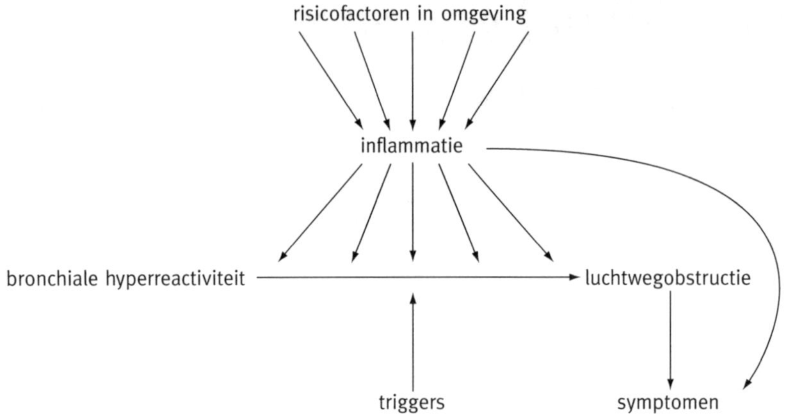

Figuur 4-1 Mechanismen die deel uitmaken van de definitie van astma

4.3 PATHOLOGIE EN PATHOFYSIOLOGIE

4.3.1 Luchtweginflammatie

Tot voor kort beschikte men alleen over pathologisch materiaal afkomstig van patiënten die overleden waren door een ernstige astma-aanval. In de afgelopen jaren is dankzij endobronchiale biopsieën vastgesteld dat ook bij personen met een lichte tot matige ernst van astma belangrijke afwijkingen ter hoogte van de luchtwegen optreden. Deze afwijkingen zijn de volgende:

- Er is meer fragiel epitheel van de luchtwegen aanwezig met op sommige plaatsen afschilfering van het luchtwegepitheel zodat de basale cellen bloot komen te liggen.
- Het aantal slijmbekercellen in het luchtwegepitheel is toegenomen.
- De mucosa en submucosa zijn geïnfiltreerd door inflammatoire cellen en meer in het bijzonder mestcellen, eosinofielen, neutrofiele granulocyten en T-lymfocyten.
- Er is oedeem van de mucosa en submucosa met een toegenomen hoeveelheid intercellulair vocht.
- Er is een pseudoverdikking van de basale membraan door afzetting van collageenvezels en andere eiwitten onder deze basale membraan.
- De hoeveelheid glad spierweefsel is toegenomen.

In de voor astma zo typerende mucosale ontsteking spelen cellen zoals mestcellen en eosinofielen een belangrijke rol. Ze scheiden een grote reeks van mediatoren uit, onder meer leukotriënen en prostaglandinen. T-lymfocyten spelen een belangrijke rol in de orkestratie van de inflammatoire respons door de productie van tal van multifunctionele cytokinen. In het onderhouden van de ontsteking blijken structurele componenten van de luchtweg zoals fibroblasten en endotheliale en epitheliale cellen van groot belang te zijn (figuur 4-2).

4.3.2 Bronchiale hyperreactiviteit

Onder bronchiale hyperreactiviteit verstaat men de neiging van de luchtwegen om overmatig te reageren op prikkels die geen effect hebben bij het merendeel van de mensen. De luchtwegen vernauwen te gemakkelijk en te veel op een reeks van zogenoemd aspecifieke stimuli. Voorbeelden van dergelijke prikkels zijn: koude

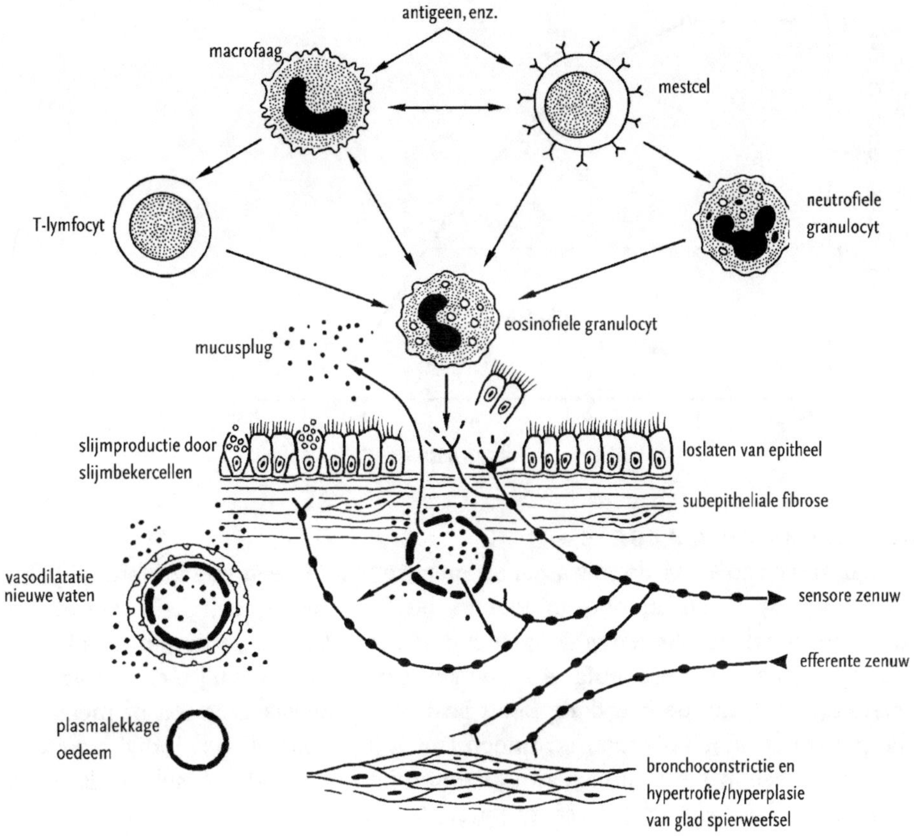

Figuur 4-2 Mechanismen van de luchtwegontsteking bij astma Naar: Barnes PJ, Grunstein MM, Leff AR en Woolcock AJ. Asthma. Philadelphia: Lippincott-Raven Publishers, 1997.

lucht, mist, baklucht, uitlaatgassen, rokerige lucht en inspanning. De bronchiale hyperreactiviteit neemt toe na een virale infectie of na blootstelling aan een allergeen. Deze aspecifieke stimuli veroorzaken vernauwing van de luchtweg door directe stimulatie van de gladde spieren (bijvoorbeeld histamine, methacholine) of indirect door stimulatie van inflammatoire en/of zenuwcellen (bijvoorbeeld adenosine, bradykinine, inspanning, hypo- en hyperosmolaire stimuli).
In het longfunctielaboratorium kan bronchiale hyperreactiviteit gemeten worden door met een stimulus dosisresponscurven samen te stellen. Hierbij wordt de dosis van de stimulus (bijvoorbeeld histamine) uitgezet ten opzichte van de verandering in longfunctie (bijvoorbeeld FEV_1) (figuur 4-3).

4.3.3 Luchtwegobstructie

De luchtstroombeperking die ontstaat bij astma kan berusten op vier verschillende mechanismen:

- acute bronchoconstrictie door contractie van het gladde spierweefsel rond de bronchus onder meer als gevolg van de uitscheiding van mediatoren;
- verdikking van de bronchiale wand door oedeem, hyperemie en cellulaire infiltratie;
- chronische mucusplugvorming met opstapeling van bronchiale secreties in het lumen;
- remodellering van de luchtweg met structurele veranderingen opgetreden na langdurige ontsteking van de luchtwegen.

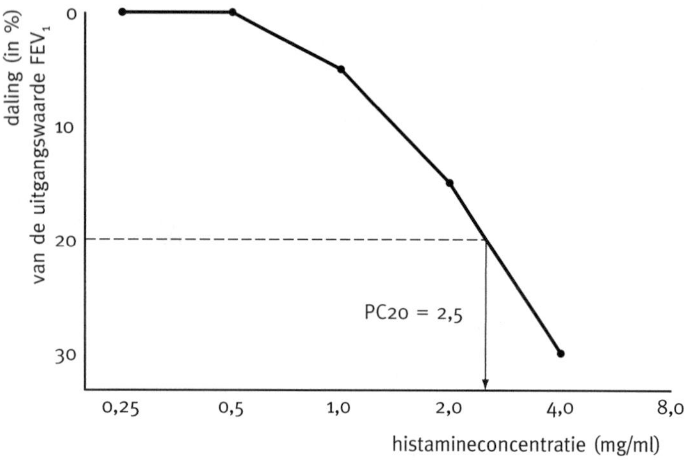

Figuur 4-3 Constructie van een dosisresponscurve voor histamine De concentratie van histamine die de FEV_1 met 20% doet dalen (PC20-histamine) wordt bepaald door interpolatie. De PC20 is een maat voor de positie van de dosisresponscurve en voor de ernst van het astma.

4.4 ASTMA EN ALLERGIE

Bij ten minste 50% van de volwassenen met astma en in een veel grotere mate bij astmatische kinderen kan door middel van huidtests overgevoeligheid voor één of meerdere inhalatie-allergenen aangetoond worden. De relatie tussen allergie en astma is echter niet rechtlijnig. Allergie komt ook vaak voor bij niet-astmatische personen (30% van de bevolking heeft positieve huidtests voor één of meerdere allergenen) en kan volkomen symptoomloos zijn, zodat bij een individuele astmatische persoon het aantonen van allergie niet noodzakelijk betekent dat deze etiologisch belangrijk is. Bij een groot aantal patiënten met astma kan met de huidige diagnostische mogelijkheden geen duidelijke allergie aangetoond worden. Patiënten die op de hoogte zijn van een overgevoeligheid voor een of ander allergeen dat vermeden kan worden, zoals kattenepitheel, geven meestal een geschiedenis van astmatische symptomen binnen enkele minuten na het contact met het allergeen. Een dergelijk contact kan ook aanleiding geven tot een toename van de bronchiale hyperreactiviteit en een verergering van het astma gedurende verschillende dagen. In uitzonderlijke gevallen kan een acute ernstige astma-aanval op die manier ontstaan. Bij het merendeel van de allergische personen ontbreekt een dergelijke geschiedenis en is er geen duidelijk tijdsverband tussen blootstelling aan een allergeen en astma.

Een dergelijk gebrek aan verband tussen blootstelling en symptomen is het meest uitgesproken bij het belangrijkste allergeen: huisstofmijt. Omdat een astmatische patiënt meestal aanhoudend blootgesteld wordt aan kleine hoeveelheden allergeen, legt hij gewoonlijk geen duidelijk verband tussen de blootstelling aan huisstof en de exacerbatie van zijn klachten. Hetzelfde geldt voor personen die tijdens hun beroepsbezigheden blootgesteld worden aan allergenen. Ook zij merken meestal geen duidelijk tijdsverband tussen beroepsmatige blootstelling en symptomen.

4.5 VOORBESCHIKKENDE EN UITLOKKENDE FACTOREN

4.5.1 Risicofactoren betrokken bij het ontstaan van astma

Atopie, de neiging om abnormale hoeveelheden IgE te vormen na blootstelling aan allergenen in de omgevingslucht, is de belangrijkste *voorbeschikkende factor*. De meerderheid van kinderen en volwassenen met astma is atopisch (met uitzondering van astma begonnen op latere leeftijd). Ook het geslacht speelt hier een rol, waarbij astma op kinderleeftijd meer optreedt bij jongens dan bij meisjes en dit op basis van een verschil in kaliber van de luchtwegen. Een aantal risicofactoren leidt tot *sensibilisatie* van de luchtwegen en het optreden van astma. Inhalatieallergenen zijn dan ook heel belangrijk in de ontwikkeling van astma. Dit wordt geïllustreerd door sommige vormen van beroepsastma en astma uitgelokt door bepaalde factoren in de omgeving (bijvoorbeeld astma-epidemieën na het lossen van sojabonen in de haven van Barcelona).

4.5.2 Niet-specifieke uitlokkende factoren

Niet-specifieke uitlokkende factoren zijn:

Inspanning (inspanningsastma)

Dit is de meest voorkomende trigger van korte episodes van symptomen, voornamelijk bij kinderen en jonge volwassenen. Soms kan hoesten na inspanning als enig symptoom op de voorgrond staan. De ernst van de bronchoconstrictie is afhankelijk van het type en de intensiteit van inspanning. Zo treedt piepende ademhaling meer frequent op bij lopen dan bij fietsen. Inspanningsastma is te wijten aan het afkoelen en indrogen van de luchtwegen door een toename van de hoeveelheid ingeademde lucht bij inspanning. Hyperventilatie in rust, vooral wanneer koude droge lucht ingeademd wordt, kan bij gevoelige personen ook een astma-aanval uitlokken.

Luchtverontreiniging

Het merendeel van de patiënten met astma is zeer gevoelig voor een kleine hoeveelheid luchtverontreinigende stoffen waarvan de meest voorkomende sigarettenrook is. Zwaveldioxide veroorzaakt een onmiddellijke bronchoconstrictie, terwijl ozon een meer langdurig effect heeft. De mist die veroorzaakt wordt door het inwerken van ultraviolet licht op de stikstofoxiden in de uitlaatgassen van auto's is zeer prikkelend voor astmatici. Ook een verhoogde hoeveelheid kleine partikels (roet), afkomstig van onder andere auto's en verbrandingsinstallaties, kan een beperking van de luchtstroom bij astmatici veroorzaken.

Infecties

Virale respiratoire infecties (RSV, rhinovirus, influenza) kunnen leiden tot een astma-aanval. Patiënten die zich presenteren met een acute ernstige astma-aanval hebben meestal een voorgeschiedenis die suggestief is voor een infectie van de bovenste luchtwegen. Infecties met voornamelijk het rhinovirus zijn geassocieerd met exacerbaties van astma bij volwassenen en kinderen. De rol van bacteriële infecties bij astma-exacerbaties is beperkt.

Farmaca

- Bètablokkerende stoffen. Praktisch alle patiënten met astma vertonen een toename van de luchtwegvernauwing wanneer ze niet-selectieve bètablokkerende stoffen zoals propranolol innemen. Zelfs de toediening van bètablokkers in de vorm van oogdruppels kan een fataal verlopende astma-aanval uitlokken.
- Inhibitoren van het angiotensine converting enzyme (ACE). ACE is een enzym

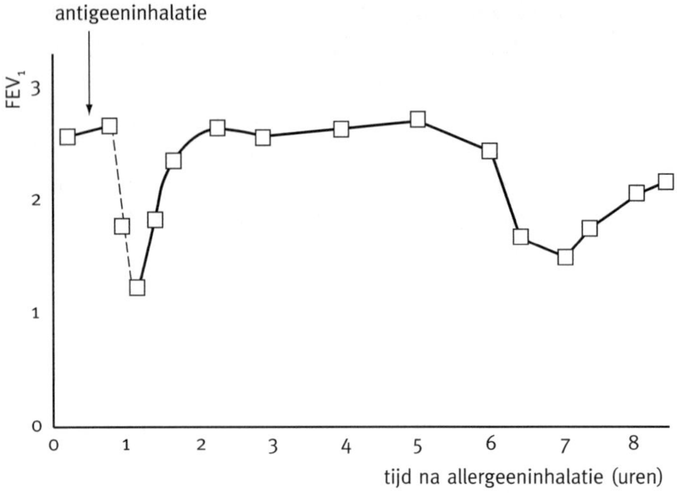

Figuur 4-4 Vroege en late reactie na inhalatie van het allergeen

dat bronchusvernauwende stoffen zoals het bradykinine en het substance P afbreekt. Het optreden van een exacerbatie van astma na inname van een ACE-inhibitor is zeldzaam. Deze bijwerking staat los van het optreden van prikkelhoest: een frequente bijwerking van de inname van ACE-inhibitoren.

- Cholinerge stoffen. Deze farmaca worden gebruikt om de motiliteit van darm of blaas te stimuleren en kunnen een toename van de klachten veroorzaken bij patiënten met astma.

Psychologische uitlokkende factoren

Astma is geen psychosomatische aandoening. Psychologische factoren kunnen de ziekteverschijnselen beïnvloeden, maar nooit de ziekte verklaren. Vaak ziet men dat patiënten piepende ademhaling en dyspnoe vertonen als reactie op emotionele en psychologische prikkels. Bij lachen, huilen, woede en angst treedt hyperventilatie op wat leidt tot luchtwegvernauwing.

4.5.3 **Specifieke uitlokkende factoren**

Specifieke uitlokkende factoren zijn:

Allergie

De voornaamste allergenen die een rol spelen in de pathogenese van astma zijn:

- de huisstofmijt,
- pollen,
- dierepithelen,
- schimmels.

Na allergeeninhalatie kan zowel een vroege als een late reactie optreden. De vroege reactie na bijvoorbeeld inhalatie van huisstofmijt treedt snel in, bereikt een maximum na 20 minuten en is na een uur alweer verdwenen (figuur 4-4). De late reactie begint 3-5 uur na allergeeninhalatie, bereikt meestal haar maximum na 8-9 uur en is na 24-36 uur meestal verdwenen. Vroege en late reacties kunnen separaat voorkomen. Geïsoleerde vroege reacties worden relatief vaak gezien; geïsoleerde late reacties zijn zeldzaam.

Allergie is waarschijnlijk belangrijker als chronische prikkel van de luchtwegen die leidt tot een toename van de niet-specifieke hyperreactiviteit dan als een uitlokkende factor van acute aanvallen.

Idiosyncratische reacties ten opzichte van acetylsalicylzuur

Acetylsalicylzuur en niet-steroïdale anti-inflammatoire medicaties hebben bij het merendeel van de patiënten met astma geen schadelijke effecten. Bij sommige patiënten (tot 20%) kunnen ze echter ernstige bronchoconstrictie veroorzaken. Het gaat dan meestal om niet-atopische volwassen patiënten, die tussen hun 30e en 50e jaar voor het eerst met de symptomen te maken kregen. Er is veelal een associatie met neuspoliepen en/of sinusitis (APA-syndroom of astma-polypose–acetylsalicylzuur-overgevoeligheid).

Beroepsgebonden factoren

Een groot aantal stoffen kan beroepsgebonden astma veroorzaken. Overgevoeligheidsreacties treden meestal op bij een beperkt aantal personen die zijn blootgesteld aan chemische stoffen, maar bij sommige beroepen kan een relatief belangrijk gedeelte van de werknemers aangetast worden. Zo zal na verloop van verschillende jaren van blootstelling ongeveer 10% van de bakkers astma ontwikkelen te wijten aan overgevoeligheid voor meel en bloemstof. In de farmaceutische industrie en onderzoekslaboratoria ontwikkelt ongeveer 10% van de personen die blootgesteld zijn aan proefdieren (gewoonlijk knaagdieren) astma. Blootstelling aan isocyanaten zoals tolueen diisocyanaat bij het maken van polyurethaan of bij het werken met sneldrogende verven, kan astma veroorzaken. Colofonium is een hars afkomstig van dennenbomen en wordt gebruikt bij het lassen. Astmatische reacties treden op bij een belangrijk deel van de arbeiders die zijn blootgesteld aan dampen die vrijkomen bij het lassen met dit product.

Er zijn belangrijke verschillen in het tijdstip waarop de piepende ademhaling optreedt. Bij een groot aantal patiënten treden de symptomen zeer snel op, dit wil zeggen binnen enkele minuten na het begin van de blootstelling aan het allergeen of de irriterende stoffen. Bij sommige patiënten is er geen duidelijke onmiddellijke reactie. Bij deze personen kan een vertraagde reactie optreden die zich zelfs kan manifesteren nadat de persoon zijn werk heeft verlaten. Meestal treedt bij beroepsgebonden astma in de initiële periode een verbetering op tijdens de weekends en de vakantie, maar dat is zeker niet algemeen en na verloop van tijd verdwijnen deze symptoomvrije perioden meestal. Bij langbestaand beroepsgebonden astma blijven de astmatische verschijnselen vaak bestaan, zelfs na jaren verwijdering uit het beroepsmilieu.

4.6 DIAGNOSTIEK

De diagnostiek van astma is gebaseerd op de anamnese, het fysisch onderzoek en de aanvullende onderzoeken.

4.6.1 Anamnese

Typisch is een anamnese van episodische benauwdheid, kortademigheid en piepende ademhaling 's nachts of in de vroege morgen. Bij sommige personen staat hoesten meer op de voorgrond dan benauwdheid. Eenzelfde aanval van benauwdheid, kortademigheid en piepende ademhaling kan op elk tijdstip optreden en vaak zonder duidelijk uitlokkende factor. Veel patiënten vertonen symptomen bij contact met niet-specifieke prikkels zoals inspanning, het inademen van koude, rokerige of ernstig verontreinigde lucht of na lachen, hoesten of diep inademen. Allergische patiënten met astma kunnen ook symptomen vertonen na blootstelling aan specifieke allergenen, zoals dieren of pollen. Bij elke patiënt met astma moet een grondige beroepsanamnese afgenomen worden. Het verdwijnen van de symptomen, hetzij spontaan, hetzij onder invloed van bronchusverwijders of anti-inflammatoire medicatie is een nuttig anamnestisch gegeven.

4.6.2 **Lichamelijk onderzoek**

De longauscultatie bij astma kan normaal zijn. Het vinden van verspreide piepende rhonchi is een teken van gegeneraliseerde luchtwegobstructie vooral wanneer deze symptomen geassocieerd zijn met tekenen van hyperinflatie van de longen.
Bij acuut ernstig astma vertoont de patiënt meestal duidelijke moeilijkheden. Hij zit meestal rechtop of leunt lichtjes voorwaarts, waarbij zijn totale aandacht gevestigd is op de ademhaling. De patiënt is soms niet in staat te spreken of kan slechts enkele woorden na elkaar uiten. Vaak is hij angstig en/of agressief. Er is vaak een lichte cyanose, tachypnoe en gebruik van de hulpademhalingsspieren. De pols bedraagt meer dan 100/min en bij het ademen varieert de bloeddruk met meer dan 20 mmHg. De borstkas is hypersonoor bij percussie; er zijn piepende rhonchi en een verlengde uitademing. Bij ernstig astma is er meestal een sterk verminderd ademgeruis ('silent chest').

4.6.3 **Meting van de longfunctie**

Een objectieve meting van de mate van luchtwegobstructie is noodzakelijk. Patiënten met astma hebben dikwijls een slechte perceptie van de mate van luchtwegobstructie. Ook voor de arts is het moeilijk de mate van luchtwegobstructie correct in te schatten. De twee meest gebruikte methoden om de mate van luchtwegobstructie te evalueren zijn de meting van de expiratoire piekstroom (PEF) en het geforceerde expiratoire één-secondevolume (FEV_1). Zie ook hoofdstuk 3.

Piekstroommetingen

De ernst van astma wordt weerspiegeld door de mate van luchtwegobstructie en door de variabiliteit van de luchtwegobstructie. Het typische patroon van vierentwintiguurs-PEF-variatie met lage metingen 's nachts en in de vroege ochtend is praktisch diagnostisch voor astma. De PEF kan dan ook het beste onmiddellijk na het opstaan (voor eventuele bronchusverwijdende medicatie) en voor het slapengaan (na bronchusverwijding) worden gemeten. De gegevens over de variabiliteit kunnen het best worden verzameld over een periode van één tot twee weken. Nauwkeurige instructie van de patiënt is essentieel voor het welslagen van een PEF-meting (tabel 4-3).

Een PEF-variabiliteit van meer dan 20% is diagnostisch voor astma. Een expiratoire piekstroom die 60 l/min of meer is toegenomen na 15 minuten na inhalatie van een sympathicomimeticum is eveneens diagnostisch. Een belangrijke toepassing van de piekstroommeting is het volgen van een therapeutische trial en de evaluatie van de ernst van een geval van acuut astma. Meestal wordt de expiratoire piekstroom

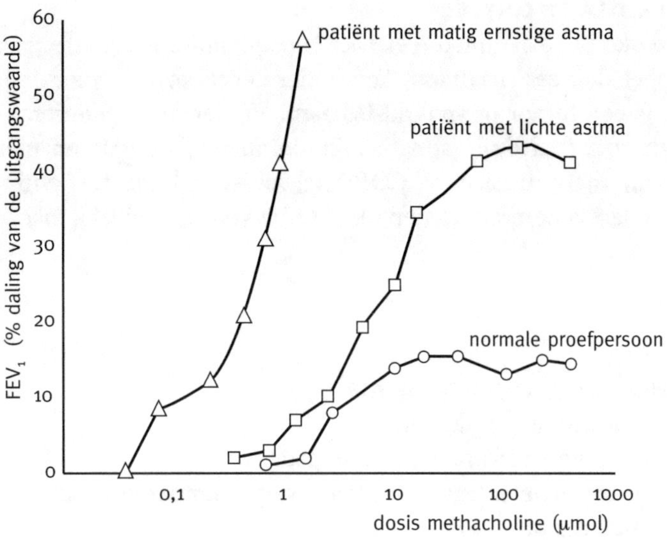

Figuur 4-5 Voorbeeld van dosisresponscurve met wijziging in FEV_1 na inhalatie van opstijgende concentraties methacholine Bij patiënten met mild astma is de curve naar links verplaatst en is de maximale verandering in FEV_1 toegenomen. Bij patiënten met meer uitgesproken astma is de curve nog meer naar links verplaatst en is geen plateau meer waarneembaar.

gevolgd over relatief korte perioden. Metingen over langere perioden is aan te raden bij patiënten met ernstig astma of met een slechte perceptie.

Spirometrie met bepaling FEV_1

De FEV_1 (geforceerd expiratoir volume) en de FVC (geforceerde vitale capaciteit) worden gemeten tijdens een geforceerde uitademing. Spirometrie is behulpzaam bij de diagnostiek en de evaluatie van de ernst van astma en bij de follow-up. Alle patiënten met astma die meer dan lichte symptomen vertonen moeten een volledig longfunctieonderzoek ondergaan: dit is vooral belangrijk bij patiënten met blijvende symptomen die niet voldoende reageren op behandeling en bij rokers.

Metingen van niet-specifieke bronchiale hyperreactiviteit

Het opsporen van niet-specifieke bronchiale hyperreactiviteit is van diagnostisch belang bij patiënten bij wie uit anamnese en spirometrie geen duidelijke diagnose naar voren komt. In de praktijk kan bronchiale hyperreactiviteit voor velerlei stimuli worden vastgesteld. Meestal wordt histamine of methacholine gebruikt: opstijgende concentraties worden geïnhaleerd en na elke inhalatie wordt de FEV_1, of een andere parameter van luchtwegobstructie, gemeten. Op deze manier ontstaat een dosisresponscurve (figuur 4-3). Dit is in beginsel een S-vormige curve. De positie van de curve zegt iets over de gevoeligheid van de patiënt. Daarnaast geeft het maximaleresponsplateau de potentiële ernst van de obstructie bij de patiënt weer (figuur 4-5).

Onderzoek van de allergische status

Huidtests met allergenen zijn het belangrijkste diagnostische middel. Priktests zijn eenvoudig, kosten weinig en zijn zeer gevoelig. Het resultaat wordt binnen de 15 minuten afgelezen. Fout-positieve en fout-negatieve (bijvoorbeeld hyporeactieve huid, inname van antihistaminica) uitslagen zijn echter mogelijk. De meting van het allergeen-specifiek IgE volgens de radio-allergo-sorbent-test of RAST-procedure kan de huidtest vervangen, maar is minder gevoelig en duurder. De RAST-test is aangewezen voor het onderzoek naar de allergische status bij kinderen onder de 4-5 jaar en bij een hyporeactieve huid.

4.7 DIFFERENTIËLE DIAGNOSTIEK

Wheezing is een veelvoorkomend symptoom van acute respiratoire virale infecties, zeker bij een kind jonger dan zes maanden. Een andere oorzaak van wheezing, meestal gelokaliseerd, is een tumor of vreemd lichaam. Verder moet gedifferentieerd worden met hartfalen ('cardiaal astma'), met stembanddisfunctie en met 'chronic obstructive pulmonary disease' of COPD (chronische bronchitis-emfyseem). Astma kan bovendien samen voorkomen met COPD, voornamelijk bij rokers (overlapsyndroom).

4.8 BEHANDELING

4.8.1 Het zesdelig beleidsprogramma bij astma

De aanpak van astma bestaat uit zes onderdelen:

1 verstrekking van informatie en instructie aan de patiënt;
2 beoordeling van de ernst van het astma door middel van symptoomevaluatie en, zo mogelijk, longfunctiemetingen;
3 vermijding en controle van triggers van astma;
4 opstelling van een individueel medicatieplan voor langetermijnbehandeling;
5 opstelling van een individueel actieplan voor acuut astma;
6 zorg voor een regelmatige follow-up.

4.8.2 Het informeren en instrueren van de astmapatiënt

Om de ingestelde behandeling optimaal effect te laten hebben, zijn de volgende elementen van belang:

1 De patiënt moet worden gemotiveerd door hem een doel voor ogen te stellen. De behandeling is slechts voldoende indien:
- de patiënt zowel overdag als 's nachts symptoomvrij is;
- er geen beperking van de inspanningstolerantie is, ook niet bij sportbeoefening;
- de maximaal haalbare longfunctie continu wordt bereikt.

2 Het verschil tussen anti-inflammatoire en bronchusverwijdende inhalatiemedicatie moet worden uitgelegd.
3 Het gebruik van inhalatoren zoals dosisaërosolen, al dan niet in combinatie met spacers, dient te worden aangeleerd.
4 De patiënt moet instructie krijgen over piekstroommeting.

4.8.3 Hygiënische maatregelen

Het identificeren en vermijden van factoren die de allergische luchtweginflammatie induceren of luchtwegobstructie uitlokken is een belangrijk element in de behandeling van astma. In tabel 4-1 worden de controlemaatregelen voor de belangrijkste omgevingsfactoren kort uitgelegd.

a *Algemene aspecifieke prikkels.* Dit omvat uitlokkende factoren zoals tabaksrook, vluchtige organische stoffen, luchtverontreiniging, plotselinge temperatuurwijzigingen.

b *Individuele factoren.* Bij allergisch astma is er een duidelijke relatie tussen symptomen en blootstelling aan een allergeen. Tevens is aangetoond dat uitgesproken

Tabel 4-1 Samenvatting van controlemaatregelen voor omgevingsfactoren die astma verergeren

Allergenen: verminder of elimineer het allergeen waarvoor de patiënt gevoelig is: – huisdieren: huisdier verwijderen uit huis, of minstens huisdier uit slaapkamer houden – huisstofmijt: ● essentieel: allergeendichte matrasovertrek en allergeendichte overtrek rond hoofdkussen; beddengoed wekelijks wassen in warm water (> 55 °C) ● aanbevolen: vochtigheid binnenshuis onder de 50% brengen; tapijten uit slaapkamer verwijderen – pollen (bomen, grassen, onkruid) en onkruidschimmels: binnenshuis blijven en ramen gesloten houden tijdens het seizoen waarbij problemen optreden, in het bijzonder 's middags
Tabaksrook: patiënten en huisgenoten adviseren om het roken te stoppen
Luchtverontreiniging en irriterende stoffen: Verminder de blootstelling aan: – houtkachels – niet-geventileerde kachels of verwarmingstoestellen – andere irritantia (parfum, reinigingsmiddelen, sprays)

blootstelling op zeer jonge leeftijd de kans op astmaklachten tijdens de kinderjaren verhoogt. In overeenstemming hiermee is aangetoond dat maatregelen gericht op het verminderen van de blootstelling aan allergenen een gunstig klinisch effect hebben en de medicatiebehoefte doen verminderen.

4.8.4 De behandeling van chronisch astma

4.8.4.1 *Overzicht van de farmaca gebruikt bij astma*

De medicatie bij astma wordt gebruikt om symptomen en luchtwegobstructie te behandelen en te voorkomen. Men maakt een onderscheid tussen onderhoudsmedicatie ('controllers') en medicatie gebruikt om snel luchtwegobstructie en symptomen op te heffen ('relievers').

De onderhoudsmedicatie wordt dagelijks gebruikt om controle van het astma te verkrijgen en te behouden. Hiertoe behoren inhalatiesteroïden, systeemsteroïden, cromoglicaat, nedocromil, leukotrieenreceptorantagonisten en inhibitoren van de leukotrieensynthese (5-LO-inhibitoren), theofyllines met vertraagde afgifte, langwerkende β_2-agonisten (inhalatie/oraal), en mogelijk een aantal anti-allergica, waaronder ketotifen (tabel 4-2). De 'reliever'medicatie zorgt voor een snelle opheffing van de luchtwegobstructie en de begeleidende acute symptomatologie. Hiertoe behoren kortwerkende β_2-agonisten, orale en parenterale steroïden, anticholinergica, kortwerkende theofyllines en kortwerkende orale β_2-agonisten (tabel 4-2).

Inhalatiesteroïden zijn op dit ogenblik de meest efficiënte ontstekingsremmende medicatie voor behandeling van astma. Ze remmen de synthese en afgifte van ontstekingsmediatoren, verminderen de vaatlekkage, remmen de productie en secretie van cytokinen en verbeteren de functie van de β_2-receptor. Ze verbeteren de longfunctie, verminderen de bronchiale hyperreactiviteit en verminderen de symptomen, de frequentie en ernst van exacerbaties en verbeteren de kwaliteit van het leven.

Cromoglicaat en nedocromil hebben ontstekingsremmende eigenschappen, onder andere remming van de vrijstelling van ontstekingsmediatoren uit mestcellen,

Tabel 4-2 Effecten van anti-astmatische medicatie

	Controle van chronische astmasymptomen over weken tot maanden	Opheffen van exacerbaties over minuten tot uren
inhalatiesteroïden	+++	–
systemisch toegediende steroïden (p.o., i.m., i.v.)	++	++ (uren)
cromoglicaat	+	–
nedocromil	+	–
leukotrieenreceptor-antagonist	+	–
kortwerkende β_2-agonist, geïnhaleerd	+/–	+++
langwerkende β_2-agonist, geïnhaleerd	++	+++
oraal toegediende β_2-agonist	+/–	++
theofylline met vertraagde vrijstelling	+	++
anticholinergicum, geïnhaleerd	–	++
ketotifen	+	–
orale anti-allergica	?	–
immunotherapie	+/–	–

macrofagen, eosinofielen en monocyten. Wanneer ze voor de blootstelling aan het allergeen worden toegediend, remmen ze zowel de vroege als de late fase van de allergeen-geïnduceerde bronchusvernauwing. Ook de veranderingen in longfunctie veroorzaakt door inspanning, na inademen van koude lucht en zwaveldioxide, worden tegengegaan.

Leukotriënen zijn belangrijke ontstekingsmediatoren, die een rol spelen bij de luchtwegveranderingen veroorzaakt door allergeen en inspanning. Leukotrieenreceptorantagonisten en inhibitoren van de leukotrieensynthese interfereren met de invloed van het leukotriëne D_4, een krachtige bronchoconstrictor, met tal van pro-inflammatoire effecten, waaronder toename van de vaatwandpermeabiliteit en mucussecretie en aantrekken van eosinofielen.

Theofylline is een bronchusverwijder en heeft bij therapeutische spiegels ook een matig ontstekingsremmend effect.

β_2-agonisten werken bronchusverwijdend door stimulatie van de β_2-receptor op de gladde spier van de luchtwegen. Andere effecten zijn een verhoogde mucociliaire klaring, een verminderde vaatpermeabiliteit, en een remming van de vrijstelling van mediatoren uit mestcellen. Klinisch is naast hun bronchusverwijdend effect, ook hun beschermend effect tegen niet-specifieke stimuli zoals inspanning, koude lucht en luchtverontreiniging van belang. Het bronchusverwijdend en beschermend effect van kortwerkende β_2-agonisten bedraagt 4 tot 6 uur, van langwerkende β_2-agonisten 12 uur en langer.

Anticholinergica veroorzaken bronchusverwijding door remming van de muscarinereceptoren op de gladde spier. Ze verminderen de vagale tonus in de luchtwegen en remmen reflex-geïnduceerde bronchoconstrictie veroorzaakt door bijvoorbeeld irritantia.

Tabel 4-3 Aanbevelingen in verband met het gebruik van piekstroommeting

- Bij patiënten met matig tot ernstig persisterend astma moet het gebruik van de piekstroommeter aangeleerd worden en zij moeten een piekstroommeter in huis hebben.
- Bij patiënten met matig tot ernstig persisterend astma is piekstroommeting aanbevolen gedurende een exacerbatie.
- Een langdurige dagelijkse piekstroommeting wordt aanbevolen bij de patiënten met matig tot ernstig persisterend astma.
- De individuele maximumwaarde van de piekstroom wordt gebruikt bij het opstellen van een actieplan. Wanneer de PEF daalt onder de 80% is verhoging van de medicatie aangewezen. Een daling van de PEF onder de 60% wijst op een ernstige exacerbatie van astma.

Bij astma zijn ze minder krachtige bronchusverwijders dan β_2-agonisten. Bovendien begint de werking pas 30-60 minuten na inhalatie.

4.8.4.2 *De stapsgewijze behandeling van astma*

Alhoewel genezing van astma nog niet mogelijk is, kan bij de meeste patiënten met astma de aandoening onder controle gebracht en gehouden worden. Astma is onder controle wanneer:

- er minimale (of ideaal: geen) chronische symptomen meer aanwezig zijn, met inbegrip van de nachtelijke symptomen;
- er zich geen of minimale (niet-frequente) exacerbaties voordoen;
- er geen spoedconsultaties zijn;
- er een minimale (ideaal: geen) behoefte is aan kortwerkende β_2-agonisten;
- de dagelijkse activiteiten, met inbegrip van inspanningen, probleemloos verlopen;
- de circadiane piekstroomvariatie minder dan 20% bedraagt;
- de piekstroom (bijna) normaal is;
- er geen of minimale bijwerkingen van medicatie optreden.

Zowel bij acuut als bij chronisch astma kan de piekstroommeter behulpzaam zijn bij de evaluatie van de ernst van het astma en de verbetering van het astma onder invloed van behandeling (tabel 4-3).

Stap 1: Mild intermitterend astma

Er wordt van mild intermitterend astma gesproken wanneer een patiënt minder dan eenmaal per week symptomen vertoont. Nachtelijke klachten komen niet vaker voor dan tweemaal per maand. De exacerbaties zijn kort (enkele uren tot dagen), maar kunnen in intensiteit variëren. Tussendoor zijn er geen symptomen of klinische afwijkingen en de longfunctie is normaal (FEV_1 of PEF $>$ 80% van de voorspelde waarde en piekstroomvariabiliteit $<$ 20%).
Een patiënt met mild intermitterend astma heeft geen onderhoudsmedicatie nodig. Bij symptomen wordt een kortwerkende β_2-agonist als reliever geïnhaleerd. Exacerbaties worden behandeld op de klassieke manier. Wanneer een kortwerkende β_2-agonist meer dan twee keer per week gebruikt wordt, is het instellen van onderhoudsmedicatie nodig.
Eventueel kan een kortwerkend inhalatie-sympathicomimeticum of cromoglicaat gebruikt worden bij inspanning. Voor een blootstelling aan een allergeen zal men het gebruik van cromoglicaat aanraden.

Stap 2: Mild persisterend astma

Een patiënt met mild persisterend astma heeft meer dan tweemaal per week astmasymptomen, maar niet dagelijks. Er doen zich exacerbaties voor die met activiteiten interfereren. Nachtelijke symptomen doen zich meer dan tweemaal per maand voor. De FEV_1 of PEF bedraagt meer dan 80% en de piekstroomvariabiliteit bedraagt 20-30%.

De behandeling van mild persisterend astma bestaat uit de dagelijkse onderhoudsmedicatie, in de eerste plaats met anti-inflammatoire middelen, zoals een lage dosis inhalatiesteroïden (tot 500 μg/dag) of cromoglicaat of nedocromil. Bij het starten van een behandeling met inhalatiesteroïden verdeelt men de dagdosis het best over twee doseringen per dag. Daarbij kan men dan nog aanraden dat de patiënt bij nood een kortwerkende β_2-agonist gebruikt, maar er wordt op gewezen dat wanneer hij/zij het inhalatie-sympathicomimeticum meer dan drie- tot viermaal per dag nodig heeft, de basisbehandeling aangepast moet worden. Indien de voorafgenoemde anti-inflammatoire medicatie onvoldoende is, wordt de dosis inhalatiesteroïden verhoogd tot eventueel 1000 μg per dag, of wordt een langwerkende bronchusverwijdende medicatie toegevoegd, zoals langwerkende β_2-agonisten of theofyllinepreparaten.

Een alternatief voor inhalatiesteroïden of cromoglicaat dan wel nedocromil zijn de antagonisten voor de leukotriëne D_4-receptor (zafirlukast, montelukast).

Stap 3: Matig persisterend astma

Een patiënt met matig persisterend astma heeft dagelijks symptomen, gebruikt dagelijks kortwerkende β_2-agonisten, heeft exacerbaties die interfereren met de activiteiten overdag, en heeft minimaal tweemaal per week exacerbaties die dagen kunnen aanhouden. Er zijn nachtelijke symptomen meer dan éénmaal per week. De FEV_1 of PEF ligt tussen 60 en 80% van de voorspelde waarde en de piekstroomvariabiliteit bedraagt meer dan 30%.

Bij dergelijke patiënten zal men een regelmatige onderhoudsbehandeling geven met inhalatiesteroïden, variërend van 1000 tot zelfs 2000 μg per dag, al of niet in combinatie met een langdurige behandeling met langwerkende bronchusverwijdende middelen zoals theofylline, dan wel met langwerkende inhalatiesympathicomimetica of orale sympathicomimetica.

Aan deze behandeling wordt dan ook nog een kortwerkend inhalatiesympathicomimeticum toegevoegd. Dit wordt alleen gebruikt in geval van nood en niet meer dan drie- tot viermaal per dag.

Stap 4: Ernstig persisterend astma

Een patiënt met ernstig astma heeft continu symptomen, is in zijn activiteiten beperkt, en heeft frequent exacerbaties. Er zijn frequente nachtelijke symptomen. De FEV_1 of PEF ligt onder 60% van de voorspelde waarde en de piekstroomvariabiliteit bedraagt meer dan 30%.

Patiënten met ernstig astma gebruiken meestal hoge doses inhalatiesteroïden en langwerkende bronchusverwijders, langwerkende geïnhaleerde β_2-agonisten, langwerkende orale theofyllines, langwerkende orale β_2-agonisten. Men moet dan de beslissing nemen om hier orale corticosteroïden aan toe te voegen. Bij voorkeur zal men deze chronische behandeling met orale corticosteroïden geven.

Stap naar beneden

Wanneer de astmatische klachten gedurende meer dan drie maanden onder controle zijn en er praktisch geen astmasymptomen meer aanwezig zijn, en wanneer tevens de piekstroomvariabiliteit binnen de normale verwachte waarde valt, dan kan de behandeling gereduceerd worden waarbij men de trap in de omgekeerde richting afdaalt en naar een daaronder gelegen stap terugkeert. Op die manier kan men uiteindelijk de minimale behandeling bereiken die bij een patiënt noodzakelijk is om het astma onder controle te houden en aan de vooropgestelde doelstellingen te beantwoorden.

4.8.5 De aanpak van acuut astma

Exacerbaties van astma zijn gewoonlijk het gevolg van een falen van de onderhoudsbehandeling, of een blootstelling aan een schadelijk agens. Verslechtering van het astma treedt gewoonlijk op over uren tot dagen, maar kan in sommige gevallen binnen enkele minuten optreden. Morbiditeit en mortaliteit zijn meestal geassocieerd met een onderschatting van de ernst van de exacerbatie, met inadequate aanpak bij het begin van de exacerbaties en onderbehandeling van de exacerbatie. De primaire behandeling bij exacerbaties is het vroeg toedienen van corticosteroïden en de herhaalde toediening van aërosol-β_2-agonisten.

Het doel van de behandeling is:

- de luchtwegobstructie zo snel mogelijk op te heffen;
- hypoxemie op te heffen;
- de longfunctie zo snel mogelijk te normaliseren;
- recidieven te vermijden;
- een actieplan op te stellen voor de aanpak van een nieuwe exacerbatie.

Cruciaal voor een succesvolle behandeling is het beloop van het astma nauwkeurig te volgen en de respons op de behandeling met herhaalde longfunctiemetingen te controleren.

De volgende punten zijn belangrijke risicofactoren voor sterfte ten gevolge van astma:

- huidig gebruik van of recente stopzetting van behandeling met systemische corticosteroïden;
- ziekenhuisopname voor astma in de voorbijgaande jaren;
- spoedopname voor astma het laatste jaar;
- vroegere intubatie voor astma;
- psychiatrische of psychosociale problemen;
- therapieontrouw.

Evaluatie van de ernst van de exacerbatie

Op basis van een aantal symptomen, klinische tekenen en de meting van de longfunctie en bloedgassen kan de exacerbatie gegradeerd worden van mild, matig, ernstig tot een dreigende ademhalingsstilstand.

De patiënt met een *milde exacerbatie* heeft dyspnoe bij wandelen, kan gemakkelijk platliggen, kan nog zinnen uitspreken en is eventueel geagiteerd. De ademhalings-

frequentie is verhoogd, er is geen gebruik van hulpademhalingsspieren, er is een matige wheezing voornamelijk expiratoir en de pols bedraagt minder dan 100/min. Pulsus paradoxus is afwezig of bedraagt minder dan 10 mmHg. De piekstroom na inhalatie van een bronchusverwijder bedraagt 70 tot 80% van de voorspelde of individuele maximumwaarde. De arteriële zuurstofspanning is normaal, de saturatie bedraagt meer dan 95% en de koolzuurspanning minder dan 40 mmHg.
De patiënt met een *matig ernstige astma-exacerbatie* is kortademig tijdens het spreken, verkiest te zitten of te liggen en is gewoonlijk geagiteerd. De ademhalingsfrequentie is toegenomen; gewoonlijk is er gebruik van de hulpademhalingsspieren; er is een manifeste wheezing en de pols bedraagt 100 tot 120/min. Pulsus paradoxus van 10 tot 25 mmHg kan aanwezig zijn. De PEF bedraagt 50 tot 70%, de PaO_2 meer dan 60 mmHg, de saturatie 91 tot 95% en de $PaCO_2$ minder dan 40 mmHg.
De patiënt met een *ernstige astma-exacerbatie* is te kortademig om te spreken, verkiest te zitten en is angstig. De ademhalingsfrequentie is toegenomen; gewoonlijk is er gebruik van de hulpademhalingsspieren, er is een manifeste wheezing en de pols bedraagt 100 tot 120/min. Pulsus paradoxus van 10 tot 25 mmHg kan aanwezig zijn. De piekstroom bedraagt 50 tot 70%, de PaO_2 minder dan 60 mmHg, de saturatie minder dan 90% en de $PaCO_2$ meer dan 40 mmHg.

De patiënt met *dreigende ademhalingsstilstand* is verward en suf, vertoont paradoxale thoracoabdominale bewegingen. Wheezes zijn afwezig, er is bradycardie. Afwezigheid van pulsus paradoxus suggereert falen van de respiratoire spieren.

Aanpak van exacerbaties thuis

Piekstroommetingen thuis maken integraal deel uit van de behandelingsstrategie. Patiënten dienen te beschikken over een geschreven actieplan waarin uitgelegd wordt hoe een verslechtering herkend kan worden, de behandeling gestart wordt en de nodige medische verzorging verkregen wordt.
Voor *milde tot matige ernstige exacerbaties* is de herhaalde toediening van een aërosol-β_2-agonist (2 tot 4 puffs, via spacer, elke 20 minuten gedurende het eerste uur) de beste methode om een snelle luchtwegverwijding te verkrijgen. Voor de ernstige exacerbaties moeten hogere doses van de β_2-agonisten, namelijk 4 tot 10 puffs, met of zonder spacer, van een klassieke β_2-agonist gebruikt worden (bij kinderen door middel van een vernevelaar). Als er een volledige respons is, (PEF $>$ 80% voorspeld), kan men met een β_2-agonist volstaan, op voorwaarde dat de respons minstens 3 tot 4 uur aanhoudt.
Behandeling met *corticosteroïden* wordt gestart wanneer de inhalatie van een β_2-agonist geen onmiddellijke en aanhoudende respons geeft (PEF $>$ 80% voorspeld, na 1 uur). Orale steroïden moeten dan worden toegediend om de exacerbatie te doen opklaren.

Andere behandelingen

- Zuurstof. Doelstelling is een saturatie van 90% of meer (95% bij kinderen) te bereiken.
- Adrenaline. Adrenaline, subcutaan of intramusculair, is geïndiceerd voor de acute behandeling van anafylaxie, angioedeem, of in zeldzame gevallen, van astma met plotselinge ernstige exacerbaties, die door inhalatie van een β_2-agonist onvoldoende verbeteren.

- Bijkomende bronchusverwijders. Door de combinatie van een β_2-agonist met een anticholinergicum (ipratropiumbromide) kan een betere bronchusverwijding verkregen worden dan met elk medicament afzonderlijk. De rol van theofylline-aminofylline in de behandeling van exacerbaties blijft controversieel. Er is geen additief bronchusverwijdend effect ten opzichte van een adequate dosis van een β_2-agonist, maar er wordt gesuggereerd dat een gunstig effect op de 'respiratory drive' of de respiratoire spierfunctie mogelijk is. Ook is het mogelijk dat het effect van een β_2-agonist tussen twee doses in, beter behouden blijft. Intraveneuze aminofylline wordt dan ook niet voor de eerste vier uur aangeraden. Het kan echter wel een rol spelen bij de patiënt die opgenomen wordt met een ernstig acuut astma.
- Antibiotica zijn geïndiceerd bij patiënten met koorts en purulent sputum, voornamelijk bij patiënten bij wie een bacteriële sinusitis vermoed wordt.
- Inhalatie van mucolytica heeft geen nut en kan bovendien bij ernstige exacerbaties de hoest en de luchtwegobstructie doen toenemen.
- Sedatie moet vermeden worden, wegens het respiratoir depressief effect van anxiolytica en hypnotica.
- Antihistaminica hebben geen rol bij de behandeling van exacerbaties.
- Fysiotherapie heeft geen gunstig effect bij een normale spiersterkte en effectieve hoest.
- Hydratatie met grote volumes vloeistof speelt geen rol bij de aanpak van ernstige exacerbaties bij volwassenen en oudere kinderen. Kleinere kinderen kunnen dehydreren ten gevolge van de hogere ademhalingsfrequentie en de verminderde orale inname.

Literatuur

Barnes PJ, Grunstein MM, Leff AR, et al. (eds.). Asthma (Vol I-II). Philadelphia/New York: Lippincott/Raven, 1997.

The British Guidelines on Asthma Management. 1995 Review and Position Statement. Thorax 1997;52(1 Suppl):S1-S21.

Global initiative for asthma. Global strategy for asthma management and prevention NHLBI/WHO workshop report, NIH Publication No.95-3659, Jan. 1995.

National Institute of Health. Highlights of the Expert Panel Report 2: Guidelines for the diagnosis and management of asthma. NIH Publication No.97-4051A, May 1997.

5 Longziekten bij kinderen*

prof.dr. J.C. de Jongste, dr. J. Gerritsen

5.1 INLEIDING

Luchtwegaandoeningen vormen een van de meest frequente oorzaken van morbiditeit bij kinderen. Alleen al luchtweginfecties maken meer dan de helft uit van alle ziekteperioden bij kinderen, en zijn verantwoordelijk voor ongeveer eenderde van alle schoolverzuim. Hiernaast heeft 10-15% van alle kinderen verschijnselen van astma, een aandoening die het meest voorkomt op de lagereschoolleeftijd. Hoewel de diagnose 'astma' bij het merendeel van deze kinderen uiteindelijk wordt gesteld is er een belangrijke mate van onderdiagnostiek en onderbehandeling, leidend tot onnodige morbiditeit en mogelijk een minder goede prognose. Naast deze twee zeer belangrijke luchtwegaandoeningen bestaat een groot aantal zeldzamere longziekten. Het herkennen hiervan is vaak problematisch omdat symptomen aspecifiek kunnen zijn en patiënten niet opvallen temidden van de zeer grote groep kinderen met gelijksoortige symptomen op basis van onschuldige pathologie. Gedegen kennis van de differentiële diagnostiek van longaandoeningen bij kinderen is daarom van groot belang.
Veelvoorkomende symptomen die kunnen duiden op longpathologie zijn: kortademigheid, bemoeilijkte in- of uitademing, hoesten en pijn op de borst. Deze kunnen de volgende betekenis hebben.

Kortademigheid, in de zin van een abnormaal snelle ademhaling, berust meestal op een van de volgende twee pathofysiologische mechanismen: (1) een reactie op hypoxemie, bijvoorbeeld secundair aan astma; (2) een reactie op abnormaal stug longweefsel, bijvoorbeeld ten gevolge van pneumonie, longoedeem of longfibrose. Zeldzamere oorzaken van kortademigheid zijn: hyperventilatie, al dan niet op basis van een metabole stoornis; afwijkingen van de thorax- en diafragmafunctie; en bij jonge kinderen belemmering van de neuspassage. Bij koorts neemt eveneens de ademfrequentie toe, ook zonder longpathologie. De normale ademfrequentie neemt af met de leeftijd: 30-40/min bij de pasgeborene, 25-30/min op de leeftijd van 1 jaar, 20-25/min bij kleuters en 10-20/min bij oudere kinderen.

Een *bemoeilijkte in- of uitademing* berust bij kinderen in de regel op luchtwegobstructie. Als deze belemmerde ademhaling uitwendig hoorbaar is, spreekt men van 'stridor'. Inspiratoire belemmering ontstaat ten gevolge van obstructie van de

* Dit hoofdstuk is overgenomen uit *Kindergeneeskunde*, Van den Brande JL et al. (red.), derde geheel herziene druk 1998, pp. 411-446, Elsevier/Bunge, Maarssen

extrathoracale luchtweg, zoals bij laryngitis subglottica of epiglottitis of laryngomalacie; expiratoire belemmering berust op obstructie van intrathoracale luchtwegen zoals bij astma, corpus alienum in de bronchiaalboom of bronchiolitis. Bij een ernstige obstructie is meestal zowel de in- als uitademing verlengd.

Hoesten is het gevolg van prikkeling van autonome irritant-receptoren in de luchtwegwand. Deze komen vooral voor in de pharynx, larynx en grote luchtwegen. Belangrijke oorzaken van hoest zijn:

- Luchtweginfectie. Hierbij zijn irritant-receptoren ten gevolge van epitheelschade gemakkelijker prikkelbaar.
- Astma. Hierbij bestaat eveneens epitheelschade en kunnen ontstekingsmediatoren hoestreceptoren stimuleren.
- Aspiratie van zure maaginhoud.
- Corpus alienum in de luchtweg.
- Blootstelling aan prikkelende stoffen, met name sigarettenrook.

Pijn op de borst kan duiden op een ontstekingsproces van de pleurabladen, zoals vaak wordt gezien bij pneumonie. Zeldzamer is pijn ten gevolge van een pneumothorax. Verder is pijn op de borst een symptoom van extrapulmonale aandoeningen zoals processen in de bovenbuik, oesofagitis of cardiale ischemie. In de praktijk blijkt pijn op de borst bij kinderen niet vaak te duiden op pathologie; vaak betreft het onschuldige pijn ten gevolge van distorsie van de thoraxwand na hoesten of een onschuldig trauma.

In dit hoofdstuk worden de meest voorkomende luchtweg- en longaandoeningen bij kinderen behandeld. Hierbij wordt uitvoerig aandacht besteed aan astma en luchtweginfecties, en worden enkele ziektebeelden beknopt besproken die vooral voor de differentiële diagnostiek van belang zijn, zoals cystic fibrosis, congenitale afwijkingen, aspiratie, en bronchopulmonale dysplasie. De mogelijkheden van longfunctieonderzoek bij kinderen worden aangegeven, met de belangrijkste toepassingen.

5.2 DE ONTWIKKELING VAN DE ADEMHALINGSORGANEN

Bij het ongeboren kind is de long, in tegenstelling tot de meeste andere organen, niet operationeel in haar voornaamste functie: de gaswisseling. De geboorte betekent niet alleen een drastische verandering van omgeving en functioneren, maar ook een begin van een snelle ontwikkeling van luchtwegen en longparenchym.
De aanleg van alveoli begint in de tweede helft van de zwangerschap. In de 40e week zijn er tussen de 17 en 71 miljoen alveoli aanwezig. Om te kunnen voldoen aan de zuurstofbehoefte die het snelgroeiende lichaam heeft, moet in de eerste weken na de geboorte het aantal alveoli sterk toenemen. De sterkste toename van het aantal alveoli vindt plaats in de eerste vijf tot acht levensjaren. Daarna is er vooral een toename in de grootte van de alveoli, tot na de puberteit. Na de adolescentie zijn er zo'n 200-600 miljoen alveoli aanwezig en is het gewicht van de longen toegenomen van 60 g bij de geboorte tot circa 750 g en het volume van 250 ml tot circa 6000 ml. De luchthoudendheid is dus sterk vergroot. Parallel hieraan is de elastische retractiedruk van het longparenchym toegenomen. Het aantal alveoli ligt dan vast en bij de verdere groei nemen alleen de dimensies toe.

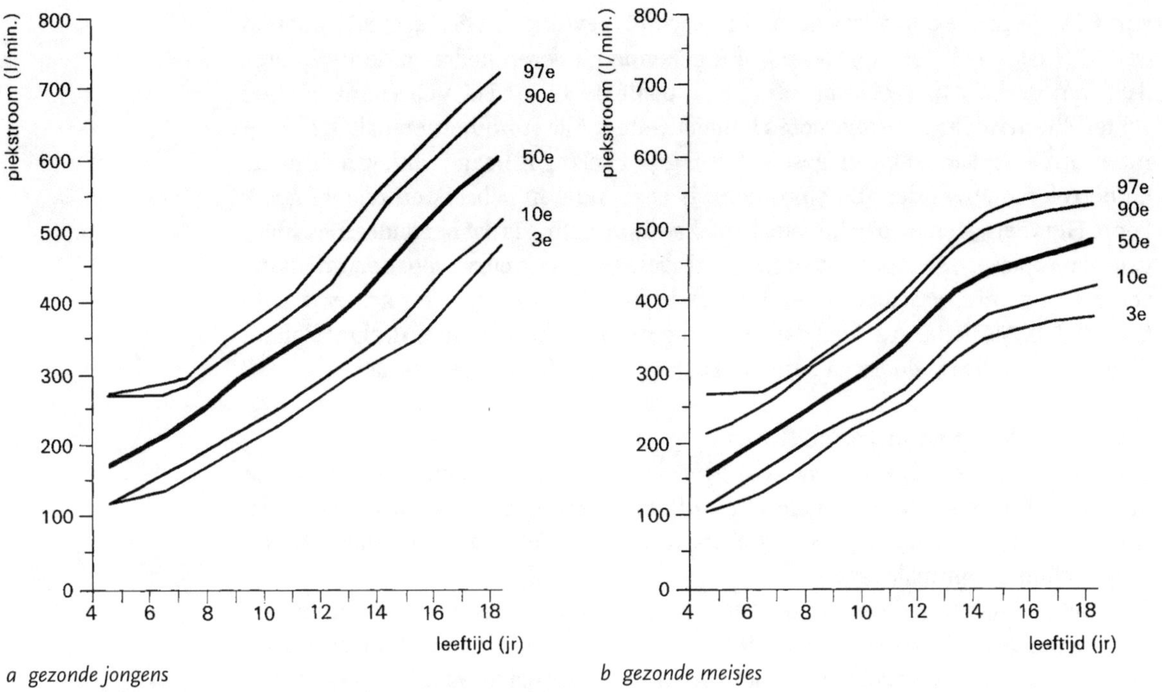

Figuur 5-1 Gemiddelde piekstroomwaarden in relatie tot leeftijd
Bron: Van den Brande JL, Heymans HSA, Monnens LAH, eds. Kindergeneeskunde. Maarssen: Elsevier/Bunge, 1998.

5.3 LONGFUNCTIEONDERZOEK BIJ KINDEREN IN DE DAGELIJKSE PRAKTIJK

Op de kinderleeftijd komen vooral obstructieve luchtwegaandoeningen voor. Met behulp van longfunctieonderzoek bepaalt men de aard en de ernst van de bronchusobstructie.

5.4 PIEKSTROOMMETING EN SPIROMETRIE

Tijdens een maximale geforceerde uitademing wordt in de eerste 0,1 seconde de piekstroom (peak expiratory flow = PEF) bereikt. Deze piekstroom is afhankelijk van de luchtwegweerstand en van de geleverde uitademingskracht. De maximale stroom tijdens geforceerde uitademing na de piekstroom wordt vrijwel alleen beperkt door de luchtwegweerstand, en is inspannings-onafhankelijk. De hoogste waarde van 3-5 PEF-manoeuvres wordt genoteerd. De resultaten kan men relateren aan lengte of leeftijd en geslacht, maar gezien de zeer grote spreiding van de referentiewaarden is het individuele maximum onder optimale omstandigheden de beste referentie (figuur 5-1).

Piekstroommeters zijn relatief goedkoop; kinderen vinden het gebruik ervan een uitdaging en de resultaten zijn redelijk reproduceerbaar. De meting is uitvoerbaar vanaf het 4e à 6e levensjaar, en is met name bruikbaar voor het vaststellen van variatie in bronchusobstructie binnen en tussen dagen.
Vrijwel alle longfunctiediagnostiek bij obstructieve longaandoeningen kan met behulp van spirometrie worden verricht. Voor het bepalen van bronchusobstructie

zijn FEV_1 (forced expiratory volume in 1 second = expiratoire één-seconde-waarde) en VC (vitale capaciteit) van belang. Bij gezonde kinderen bedraagt de FEV_1 circa 85% van de VC. In geval van obstructie daalt de FEV_1. De VC neemt af door achterblijven van lucht in afgesloten longgedeelten. Alle spirometrieresultaten moet men correleren aan lengte en geslacht; van groot belang is het gebruik van de juiste kinderreferentiewaarden. De spirometer is eenvoudig in gebruik en relatief goedkoop. Het voordeel ten opzichte van de piekstroommeting is dat het onderzoek meer gegevens oplevert, de reproduceerbaarheid groter is en een curve voor documentatie verkregen wordt, waarmee bovendien de kwaliteit van de meting achteraf is te beoordelen. Als nadelen gelden dat de meting meer tijd kost en meer deskundigheid vergt. Spirometrie is doorgaans uitvoerbaar vanaf het 6e à 7e levensjaar.

5.4.1 Toepassing en interpretatie

Longfunctieonderzoek wordt meestal gebruikt om de aanwezigheid en ernst van bronchusobstructie en de reversibiliteit (de verbetering na toediening van bronchusverwijdende middelen) vast te stellen. Basale waarden moeten bepaald worden in een klinisch optimale fase.
Een toegenomen bronchiale prikkelbaarheid is te objectiveren door een grote dagvariatie van de PEF (meer dan 20%, doorgaans uitgedrukt als verschil van avond- en ochtendwaarde als percentage van het gemiddelde van beide waarden), een daling van PEF of FEV_1 bij inhalatie van geringe doses histamine of methacholine en een daling van PEF of FEV_1, enkele minuten na inspanning. Het is mogelijk met bovenstaande longfunctiegegevens de behandeling te optimaliseren. Een hoge PEF-variabiliteit kan, in relatie met klinische verschijnselen en medicatiebehoefte, een extra indicatie vormen voor medicamenteuze onderhoudsbehandeling. Preventie van inspanningsastma is aantoonbaar. Bepaling van de mate van bronchiale prikkelbaarheid levert doorgaans geen belangrijke bijdrage aan de diagnostiek en behandeling; meting hiervan gebeurt vooral in het kader van wetenschappelijk onderzoek en soms wanneer twijfel bestaat aan de diagnose.

5.4.2 Andere longfunctiemetingen

Volumestroommeting levert niet wezenlijk meer informatie dan spirometrie; een voordeel is dat de vorm van de flow-volumecurve belangrijke informatie geeft over het bestaan van bronchusobstructie. Voor lichaamsplethysmografie, residubepaling met heliumdilutiespirometrie, diffusiecapaciteitsbepaling en compliantiemeting is het indicatiegebied op de kinderleeftijd beperkt; deze metingen zullen alleen kunnen gebeuren in een gespecialiseerd (kinder)longfunctielaboratorium. Methoden om de longfunctie bij zuigelingen en jonge kleuters te meten zijn nog in een experimenteel stadium.

5.5 CARA, ASTMA

5.5.1 Prevalentie

De aandoeningen die onder de naam CARA (chronische aspecifieke respiratoire aandoeningen) worden samengevat: astma, chronische bronchitis en emfyseem, hebben in Nederland bij kinderen en volwassenen een hoge prevalentie. Bij kinderen komt uitsluitend astma voor. De prevalentie van astma bij schoolkinderen bedraagt ongeveer 10%.

5.5.2 Verband tussen CARA bij volwassenen en astma bij kinderen

Bij veel kinderen met astma blijven de symptomen tijdens de basisschoolleeftijd bestaan. Uit prospectief onderzoek blijkt dat luchtwegklachten vóór de leeftijd van 2 jaar correleren met luchtwegklachten op jong-volwassen leeftijd. Het grootste gedeelte van de kinderen met astma heeft op jong-volwassen leeftijd nog, of opnieuw symptomen; bijna de helft van de patiënten met astma die tijdens de puberteit in remissie komt ('over hun astma heengroeien') krijgt later opnieuw symptomen van astma, in de regel vóór de leeftijd van 30 jaar.

Hoewel de prognose van astma op de kinderleeftijd ten aanzien van het beloop op volwassen leeftijd over het algemeen gunstig is bij kinderen met geringe verschijnselen en bij kinderen bij wie de symptomen verdwijnen in de loop van de schoolperiode, blijft het moeilijk voor de individuele patiënt een voorspelling te geven over het beloop op langere termijn. Daarom moeten alle kinderen met astma geacht worden een verhoogd risico te hebben op CARA op volwassen leeftijd. Men moet proberen dit risico zoveel mogelijk te verkleinen door:

- snelle medicamenteuze behandeling bij symptomen, bij frequente symptomen continue behandeling;
- het vermijden van prikkels waarvan is gebleken dat ze verschijnselen veroorzaken met uitzondering van lichamelijke inspanning;
- verbeteren van ongunstige sociale en psychologische omstandigheden;
- voorkomen dat met roken wordt begonnen door persoonlijke adviezen en algemene gezondheidsvoorlichting (ook de ouders moeten niet roken; zie § 5.5.7).
- adviezen over leefgewoonten en beroepskeuze (zie de brochures van het Nederlands Astma Fonds);
- adequaat vaccinatiebeleid ten aanzien van influenza, kinkhoest en mazelen.

5.5.3 Klinische verschijnselen

Symptomen ontstaan op basis van genetisch bepaalde aanleg en worden geprovoceerd door uitwendige factoren. Zuigelingen vertonen meestal een zagende, brommende ademhaling en soms hoesten, maar zijn meestal niet erg kortademig. Ongeveer eenderde van deze zuigelingen heeft tevens eczeem en een groot gedeelte is regelmatig neusverkouden. Pneumonie komt niet veel voor. Van alle zuigelingen met deze hypersecretieverschijnselen ontwikkelt slechts een minderheid op latere leeftijd astma. Een positieve anamnese van astma en allergie bij moeder en/of vader en de aanwezigheid van atopisch eczeem maken de kans groot dat chronische luchtwegsymptomen bij een zuigeling berusten op astma. Ook op de kleuterleeftijd staan hoesten en zagen op de voorgrond. De kinderen hebben vaak vooral nachtelijke hoestbuien. Met het ouder worden verandert de verschijningsvorm bij veel kinderen van voornamelijk hoesten, zagen en brommen in voornamelijk perioden met piepen op de borst ten gevolge van obstructie. Vaak zijn in de intervallen tussen de exacerbaties geen symptomen of afwijkingen bij fysisch en longfunctieonderzoek aanwezig. Bij sommigen blijven echter symptomen tijdens deze intervalperioden bestaan, zoals 's nachts hoesten, of hoesten en kortademigheid na inspanning.

5.5.4 Pathofysiologie

De pathofysiologie van astma is het gevolg van een chronisch, niet-infectieus ontstekingsproces in de luchtwegwand. Dit leidt tot luchtwegobstructie door con-

tractie van het bronchiale gladde spierweefsel, mucosazwelling en slijmsecretie. De contractietoestand van het bronchiale gladde spierweefsel en de slijmsecretie worden gestuurd door neurohumorale processen. Zij worden bevorderd door prikkeling van autonome cholinerge en peptiderge zenuwvezels, alsmede door mediatoren die vrijkomen uit mestcellen, macrofagen, bronchusepitheelcellen en leukocyten. Bèta-adrenerge stimulatie door circulerend adrenaline en door noradrenaline en stikstofoxide (NO) die lokaal door autonome zenuwen worden geproduceerd, kunnen bronchoconstrictie verminderen.
Chemische en fysische prikkels in de ingeademde lucht alsmede (virale) infecties stimuleren receptoren in het bronchiale slijmvlies. Vanuit de receptoren gaan signalen via afferente zenuwbanen naar het centrale zenuwstelsel en van daaruit via efferente banen in de nervus vagus en ganglia die zich in de bronchuswand bevinden, naar postganglionaire zenuwuiteinden. Deze scheiden acetylcholine en andere neurotransmitters uit die spiercontractie, vasodilatatie en slijmsecretie veroorzaken. Ook kan via antidrome geleiding van zenuwprikkels direct stimulatie van het eindorgaan optreden (axonreflexen); hierbij komen neuropeptiden vrij, zoals substance P en neurokinine A.
Bij een allergische reactie, bij infecties en bij chemische of fysische beschadiging van het bronchusslijmvlies komen diverse mediatoren vrij, zoals histamine, leukotriënen en platelet activating factor (PAF). Deze veroorzaken bronchoconstrictie en slijmsecretie en vergroten de doorlaatbaarheid van het uitgebreide bloedvatnet in de bronchiale submucosa. Hierdoor ontstaat oedeem en vermindert de snelheid van het mucociliair transport. Bovendien worden zuurstofradicalen geproduceerd en komen chemotactische mediatoren vrij die neutrofiele en eosinofiele granulocyten rekruteren en activeren, waardoor ontsteking ontstaat. Deze ontsteking kan een vicieuze cirkel veroorzaken die vaak geruime tijd (tot maanden lang) blijft bestaan wanneer niet medicamenteus wordt ingegrepen.

5.5.5 Diagnostiek van bronchusobstructie

Bronchusobstructie kan worden vastgesteld door middel van longfunctieonderzoek. Bij astma is de sterkte van de obstructie vaak wisselend. De obstructie vermindert na toediening van bronchusverwijdende medicamenten. De volgende bevindingen zijn typisch voor astma:

- een normale totale longcapaciteit (TLC) met een (wat) verminderde vitale capaciteit (VC) en toegenomen residuaal volume (RV);
- de dynamische volumes, FEV_1 en PEF zijn verminderd;
- de alveolaire ventilatie is ongelijkmatig.

Geringe afwijkingen resulteren in nauwelijks waarneembare stoornissen in de bloedgassen; bij ernstiger obstructie vermindert de arteriële zuurstofspanning en bij een zeer ernstige diffuse obstructie neemt de arteriële koolzuurspanning toe.

5.5.6 Differentiële diagnostiek

- Aangeboren hartafwijkingen met een links-rechts-shunt. De meest voorkomende zijn het ventrikelseptumdefect (VSD), het atriumseptumdefect (ASD) en de persisterende open ductus Botalli. Doordat een gedeelte van het bloed uit de linker harthelft in de arteria pulmonalis terechtkomt, treedt een vergroting van de longcirculatie op. De kans op longinfecties neemt hierbij toe. Een mogelijke verklaring hiervoor is dat de in diameter toegenomen takken van de arteria pulmonalis op bronchi drukken en plaatselijke obstructies veroorzaken. Het bijna steeds aanwezige geruis maakt het niet moeilijk een aangeboren hartafwijking te onderkennen.

- Cystic fibrosis: zie verder in dit hoofdstuk.
- Corpus alienum: zie verder in dit hoofdstuk.
- Externe obstructie: door klierpakketten (tuberculose, maligniteit) of andere op de luchtwegen drukkende structuren (vaten, tumoren).
- Aspiratie van voedsel: slikstoornissen en gastro-oesofageale reflux kunnen astma-achtige verschijnselen en longontsteking veroorzaken.
- Hyperventilatie, bijvoorbeeld ten gevolge van psychische spanningen, diabetische keto-acidose, acidose ten gevolge van gastro-enteritis en dehydratie en ook encefalitis kunnen bij oppervlakkige beschouwing lijken op een beginnende aanval van astma.

5.5.7 Pathogenetische factoren

Genetische factoren

Volgens de 'Nederlandse hypothese' hebben de aandoeningen die tot het CARA-syndroom behoren een gemeenschappelijke hereditaire basis. Deze hypothese is echter in andere landen niet algemeen aanvaard. Astma, rhinitis vasomotoria en eczeem als uitingen van het atopisch syndroom komen vaak in dezelfde families voor. Over de wijze van overerving bestaat geen zekerheid. Recent werd aangetoond dat genloci geassocieerd met een verhoogd serum-IgE-gehalte en bronchiale hyperreactiviteit naast elkaar gelokaliseerd zijn op chromosoom 5q. Deze chromosomale regio bevat genen die coderen voor een groot aantal cytokinen en groeifactoren die alle een rol spelen bij astmatische luchtwegontsteking. Dit zou gemeenschappelijke overerving van allergie en astma kunnen verklaren. Uit genetisch onderzoek bij volwassen tweelingen bleek overigens dat de invloed van de hereditaire component op de symptomenprevalentie betrekkelijk klein is en dat exogene factoren een belangrijker rol spelen.

Bronchiale hyperreactiviteit (BHR)

Deze wordt gedefinieerd als het versterkt reageren van de luchtwegen op prikkels die bij gezonde personen geen reactie geven. Dit kan beschouwd worden als een epifenomeen dat berust op dysregulatie van mechanismen die de bronchiale diameter bepalen. Bij vrijwel alle patiënten met astma bestaat BHR, ook in een fase zonder symptomen. Deze correleert met het ontstekingsproces in de bronchuswand, dat ook in asymptomatische perioden aantoonbaar is. BHR en luchtwegdoorgankelijkheid zijn onderhevig aan een vierentwintiguursritme en zijn het meest uitgesproken tussen 01.00 en 04.00 uur. De mate van BHR bepaalt voor een deel de ernst van de klachten. Naarmate de hyperreactiviteit groter is, zullen exogene factoren gemakkelijker bronchusobstructie en klachten kunnen veroorzaken. Nachtelijke klachten staan bij astma vaak op de voorgrond. Deze berusten deels op een vierentwintiguursritme van luchtwegdoorgankelijkheid en BHR, en reflecteren de ernst van het astma.

Overgevoeligheid voor allergenen; andere uitwendige factoren

Om een zo gericht mogelijke behandeling te kunnen instellen is het van belang bij de individuele patiënt na te gaan welke exogene factoren een rol spelen bij het provoceren van verschijnselen. Onder allergie verstaan wij een erfelijk bepaalde schadelijke immunologische reactie waarbij antistoffen van de IgE-klasse worden gevormd na contact met kleine concentraties van op zich onschuldige stoffen, die bij gezonden geen effect hebben. Bij patiënten die overgevoelig zijn voor bepaalde allergenen bevindt zich op de celmembraan van onder meer mestcellen IgE dat gericht is tegen de betreffende allergenen. De reactie van allergeen met IgE heeft vrijkomen van mediatoren tot gevolg ('type-I-reactie' volgens Gell en Coombs). De belangrijkste uitingsvormen van deze reacties zijn: astma, eczeem, rhinitis en conjunctivitis, ook wel aangeduid als het atopisch syndroom.

Er zijn verschillende methoden om aan te tonen dat IgE-vorming in het lichaam heeft plaatsgevonden. De meest toegepaste is de huidtest, waarmee op semi-kwantitatieve wijze de 'huidtiter'- de laagste allergeenconcentratie waarbij nog een positieve reactie optreedt — kan worden vastgesteld. Daarnaast kunnen IgE-antilichamen kwalitatief en kwantitatief in serum worden gemeten. Dit gebeurt met een radio-allergo-sorbent-test of RAST. Het is niet mogelijk op eenvoudige wijze te meten hoeveel IgE zich in het longweefsel bevindt. Aangenomen wordt dat het gehalte aan circulerende IgE-antistoffen een maat is voor de hoeveelheid IgE in de longen. De aanwezigheid van tegen een bepaald allergeen gericht IgE in het serum of in de huid hoeft echter niet te betekenen dat inhalatie van dit allergeen inderdaad bronchusobstructie tot gevolg heeft. Deze treedt vooral op indien de BHR is toegenomen. Dit kan worden nagegaan door middel van provocatieonderzoek, waarbij allergeen via een aërosol wordt ingeademd. Dergelijke provocaties zijn voor de patiënt zeer belastend, en vinden vooral plaats in het kader van wetenschappelijk onderzoek. Drie reactievormen kunnen worden onderscheiden:

- een directe reactie die tijdens of direct na beëindiging van de blootstelling optreedt, na ongeveer vijf à vijftien minuten maximaal is en daarna geleidelijk afneemt;
- een late reactie, waarbij pas zes à twaalf uur na de blootstelling een bronchusvernauwing optreedt;
- een combinatie van directe en late reactie.

De directe reactie berust voornamelijk op het vrijkomen van mediatoren en de daarop volgende contractie van het bronchiale spierweefsel en slijmvliesoedeem. De late reactie is het gevolg van het op gang komen van een ontstekingscascade met infiltratie van de luchtwegmucosa door onder andere eosinofiele granulocyten.

Bij de meeste kinderen onder de drie à vier jaar zijn inhalatieallergenen (bijvoorbeeld uit huisstof, schimmels, pollen of dierlijke huidschilfers) niet van grote betekenis als oorzaak van symptomen van astma. Met het ouder worden neemt hun betekenis toe, en na de leeftijd van circa 7 jaar zijn allergenen, naast virusinfecties, de belangrijkste uitlokkende factoren bij astma.

De rol van overgevoeligheid voor voedingsmiddelen bij astma blijft, vele onderzoekingen ten spijt, controversieel. Het aantal kinderen bij wie een astmatische reactie door voedingsmiddelen wordt geprovoceerd, lijkt gering te zijn. Koemelkallergie heeft als oorzaak van astma en eczeem altijd veel aandacht gehad. Sommige onderzoekers menen dat de ontwikkeling van atopie voor een deel kan worden voorkomen door het vermijden van contact met allergeen in de eerste zes levensmaanden en het geven van borstvoeding. Uit een aantal onderzoeken blijkt echter dat de aard van de melkvoeding in de eerste levensmaanden niet van invloed is op de prevalentie van respiratoire verschijnselen in de eerste vijf levensjaren.

Respiratoire infecties

Respiratoire infecties zijn vooral bij jonge kinderen van belang als provocerende factoren voor een astmatische reactie of langdurig hoesten. Vooral virussen spelen hierbij een rol. De voornaamste zijn: het rhinovirus, het respiratoir syncytieel virus (RS-virus), het para-influenzavirus, het influenzavirus, het coronavirus en het adenovirus.

Bij een aantal astmatische kinderen veroorzaakt hyperventilatie (spontaan, bij hardlopen en tegen de wind in fietsen) of diep inademen (bij lachen) bronchusobstructie die aanzienlijk kan zijn. Deze klachten moeten serieus worden genomen omdat ze een ernstige vermindering van de lichamelijke validiteit kunnen veroorzaken. Bij de reactie op inspanning speelt verandering van de osmolaliteit van het slijmvlies als gevolg van verdamping van vocht door de hyperventilatie een rol. Afkoeling is eveneens van betekenis. De mate van verdamping en afkoeling is afhankelijk van het temperatuurverschil tussen de ingeademde lucht en het lichaam; bij koud weer zijn inspanningsklachten daarom meestal meer uitgesproken dan bij warm weer. De sterkte van inspanningsobstructie en de mate van BHR zijn gecorreleerd.

Slecht gebouwde, onvoldoende geventileerde en dus vochtige woningen bevorderen het optreden van hoesten en kortademigheid. Een van de verklaringen is dat in vochtige woningen meer huisstof- en schimmelallergeen voorkomt dan in droge. In ons klimaat spelen vooral de weertypen een rol met een hoge vochtigheidsgraad, waarbij snelle afkoeling van de slijmvliezen optreedt: regen, mist, wind. Dat inhalatie van mist bronchusobstructie kan veroorzaken is bij volwassenen en kinderen aangetoond onder gestandaardiseerde omstandigheden.

Recente gegevens duiden op een belangrijk effect van luchtverontreiniging, in het bijzonder met roetdeeltjes uit vrachtverkeer, op symptomen en longfunctie van kinderen. Roet geeft een verergering van bestaande astmasymptomen en een verergering van een eventueel aanwezige verminderde longfunctie. Pieken in ozongehalte en andere luchtverontreiniging kunnen volgens sommige onderzoekers aanleiding geven tot toename van respiratoire verschijnselen; anderen kunnen dit niet bevestigen. Sigarettenrook ('passief roken') kan binnenshuis grote invloed hebben op respiratoire symptomen van kinderen.

Psychische factoren

Psychische factoren spelen soms een belangrijke rol bij astma. Exacerbaties worden echter niet uitsluitend door psychische factoren geprovoceerd. Kinderen met astma of hun ouders hebben geen specifieke persoonlijkheidsstructuur. Astma kan echter op verschillende manieren betrokken raken bij de interacties tussen het kind en zijn omgeving.

Tabel 5-1 Medicamenten voor astma bij kinderen: bronchusverwijders

Generische naam	Toedieningsvorm	Dosering
β_2-sympathicomimetica		
salbutamol	- dosisaërosol (0,1-0,2 mg/puff)[1]	3-8 × daags 0,1-0,4 mg
	- poedervorm (0,2-0,4 mg/capsule, blister = disk of 'turbuhaler')	3-8 × daags 0,2-0,4 mg
	- drank (0,4 mg/ml)	3-4 × daags 0,075-mg/kg
	- tablet (2 en 4 mg)	3-4 × daags 0,075 mg/kg
	- inhalatievloeistof (5 mg/ml)	3-12 × daags 0,1 mg/kg[4]
	- conserveermiddelvrije vials (1-2 mg/ml)	3-12 × daags 0,1 mg/kg[4]
	- injectievloeistof (0,5 mg/ml)	- i.v. oplaaddosis 5-10 μg/kg in 5-10 min. op geleide pols - onderhoudsdosis 0,1-0,2 μg/kg/min.
terbutaline	- dosisaërosol (0,25 mg/puff)[2]	3-8 × daags 0,25-0,75 mg
	- poedervorm (0,25-0,5 mg/dosis) ('turbuhaler')	3-8 × daags 0,5 mg
	- drank (0,3 mg/ml)	3-4 × daags 0,075 mg/kg
	- tablet (2,5 en 5 mg)	3-4 × daags 0,075 mg/kg
	- inhalatievloeistof (10 mg/ml)	3-12 × daags 0,1 mg/kg[4]
	- conserveermiddelvrije vials (1,25 en 2,5 mg/ml)	3-12 × daags 0,1 mg/kg[4]
	- injectievloeistof (0,5 mg/ml)	0,25-0,5 mg subcutaan
fenoterol	- dosisaërosol (0,2 mg/puff)[3]	3-8 × daags 0,2 mg
	- poedervorm (0,2 mg/caps)	3-8 × daags 0,2 mg
	- drank (0,5 mg/ml)	3 × daags 0,05-0,075 mg/kg
	- tablet (2,5 mg)	3 × daags 0,05-0,075 mg/kg
	- inhalatievloeistof (5 mg/ml)	3-12 × daags 0,1 mg/kg[4]
formoterol (langwerkend)	- dosisaërosol (12 μg/puff)[3] - poedervorm (6 en 12 μg/dosis) ('turbuhaler')	2 × daags 12-24 μg (kinderen > 6 jaar)
salmeterol (langwerkend)	- dosisaërosol (25 μg/puff)[1] - poeder (50 μg/blister = diskus)	2 × daags 25-50 μg (kinderen > 6 jaar)
anticholinergica		
deptropine	- capsules, poeder - drank (0,1 mg/ml)	3 × daags 0,02-0,03 mg/kg (kinderen < 2 jaar)
ipratropium	- dosisaërosol (20 μg/puff)[3]	3-8 × daags 20-40 μg
	- poedervorm (40 μg/capsule)	3-8 × daags 40-80 μg
	- inhalatievloeistof (0,25 mg/ml)	3-8 × daags 0,125-0,5 mg[4]
	- conserveermiddelvrije vials (0,25 mg/ml)	3-8 × daags 0,125-0,5 mg

1 voorzetkamer: 'volumatic', 'babyhaler' of 'aerochamber', salbutamol evt. als 'autohaler'
2 voorzetkamer: 'nebuhaler' of 'aerochamber'
3 voorzetkamer: 'aerochamber'
4 vernevelde dosis globaal naar boven afronden (β-agonisten op 0,1 ml, ipratropium op 0,5 ml)

5.5.8 Behandeling

Men moet bij kinderen met astma of bronchitis niet uitsluitend de symptomen behandelen, maar zich ook beraden over de wijze waarop de klachten in de toekomst zo goed mogelijk kunnen worden voorkomen. Naast medicamenteuze behandeling kunnen aanpassing van de woonomgeving, met name de slaapkamer, en school-, sport- en beroepskeuze van belang zijn. Zowel roken van de ouders (passief roken) als van het kind met astma zijn uiteraard schadelijk.
Een patiënt met astma kan niet worden genezen, maar wel kan door een adequate

Tabel 5-2 Medicamenten voor astma bij kinderen: middelen voor onderhoudsbehandeling

Generische naam	Toedieningsvorm	Dosering
cromoglicaat	– dosisaërosol (5 mg/puff)[1] – poedervorm (20 mg/caps) – inhalatievloeistof	3-4 × daags 10 mg 3-4 × daags 20-40 mg 3-4 × daags 20-40 mg
corticosteroïden		
beclomethason	– dosisaërosol (50, 100, 250 μg/puff)[2]	normale doses: ≤ 800 μg/d hoge doses 800-2000 μg/d (2-3 × daags)
	– poedervorm (100, 200, 400 μg/caps of blister = disk)	
budesonide	– dosisaërosol (50, 200 μg/puff)[3] – poedervorm (100, 200, 400 μg/dosis, 'turbuhaler') – inhalatievloeistof (125, 250, 500 μg/ml)	 zie beclomethason 2 dd 125-1000 μg
fluticason	– dosisaërosol (50, 125, 250 μg/puff)[2]	normale doses: ≤ 500 μg/d hoge doses 500-1000 μg/d (2-3 × daags)
	– poedervorm (100, 250, 500 μg/blister = disk)	
prednisolon[4]	– tabletten (5, 20 mg) – injectiesuspensie (25 mg/ml)	oplaaddosis 1-2 mg/kg 1-3 mg/kg/dg (in 2-4 doses)

1 eventueel met voorzetkamer ('aerochamber', 'nebuhaler')
2 bij voorkeur met voorzetkamer ('volumatic', 'babyhaler' of 'aerochamber') ook als 'autohaler'
3 bij voorkeur met voorzetkamer ('nebuhaler', 'aerochamber')
2 + 3 na inhaleren mond spoelen + uitspugen.
4 in principe alleen als 'stootkuur' bij exacerbaties; 5-10 dagen; afbouwschema binnen deze periode niet noodzakelijk maar wel gebruikelijk

behandeling een aanzienlijke verbetering worden bereikt. Behalve voor het directe welbevinden lijkt het voor het beloop op langere termijn van groot belang de symptomen zo goed mogelijk te onderdrukken. Het behandelingsplan moet met de ouders en zo mogelijk met het kind worden besproken. Zie tabel 5-1 en 5-2.

5.5.8.1 *Medicamenteuze behandeling*

Voor de doseringen worden hier alleen richtlijnen gegeven; voor iedere individuele patiënt moeten aard en dosering van medicamenten worden aangepast aan de behoefte. Wel verdient het aanbeveling een medicamenteuze onderhoudsbehandeling te geven zolang er klachten of verschijnselen zijn. Om een optimaal effect te bereiken is het van belang duidelijke geschreven regels te geven over de frequentie en tijdstippen waarop een medicament moet worden ingenomen. Belangrijk is ook een goede uitleg te geven over de reden van de langdurige behandeling en over de mogelijke bijwerkingen, vermindering van gevoeligheid, eventuele gevolgen van het niet-innemen van medicatie, et cetera.

Bij de medicamenteuze behandeling kan onderscheid worden gemaakt in:

- profylactische behandeling, dat wil zeggen medicatie vlak voor een prikkel waarvan bekend is dat deze klachten zal geven, bijvoorbeeld inspanning (sporten) of bezoek aan een omgeving met veel allergenen;
- behandeling van symptomen en acute verergering hiervan;
- onderhoudsbehandeling.

Bij de behandeling van astma verdient inhalatietherapie sterk de voorkeur. Met een lage dosis kan snel een maximaal effect worden bereikt; er is zeer weinig kans op bijwerkingen en de therapeutische breedte is groot. Er bestaan hulpmiddelen waarmee het tegenwoordig mogelijk is op elke leeftijd medicatie per inhalatie toe te dienen. Hierbij onderscheiden wij de volgende mogelijkheden:

1 Dosisaërosol (spuitbusje). Dit levert een wolkje aërosol, dat precies op tijd met langzaam diep inademen moet worden geïnhaleerd. Er is een goede 'hand-long-coördinatie' vereist die de meeste kinderen niet hebben. Het geeft een matige longdepositie en hoge monddepositie. Het middel is niet erg geschikt, maar is eventueel wel bruikbaar bij oudere kinderen en dan vooral voor bronchusverwijders. Een nieuwe ontwikkeling vormen de CFK-vrije dosisaërosolen. Met deze aërosolen wordt een belangrijk hogere longdepositie mogelijk; gegevens hierover bij kinderen zijn echter nog schaars.

2 Dosisaërosol met voorzetkamer. Het medicament wordt in de voorzetkamer gespoten van waaruit het in circa een halve minuut met rustige ademhaling kan worden geïnhaleerd. Het geeft een goede longdepositie en hand-longcoördinatie is geen vereiste. Het middel is zeer geschikt voor kleuters. Eventueel kan in plaats van een mondstuk een kapje worden gebruikt; dan is het ook toepasbaar bij zuigelingen. Vanwege de lage monddepositie is het ook heel geschikt voor hoge doses inhalatiesteroïden.

3 Poedersystemen met capsules, blisterschijfjes of als multidosisinhalator. Deze systemen leveren een dosis medicament af wanneer hard genoeg wordt gezogen aan het mondstuk. Vooral systemen met een nauw inhalatiekanaal zijn goed bruikbaar bij kinderen, en meestal middel van eerste keus bij kinderen ouder dan circa acht jaar. De inademsnelheid bepaalt de longdepositie zodat bij benauwdheid het inhaleren soms problemen oplevert.

4 Vernevelaars. Deze bestaan uit een elektrische compressor en venturisysteem (jetvernevelaars) of uit een ultrasoon trillend kristal dat de aërosol produceert (ultrasonore vernevelaars). Beide typen zijn bruikbaar bij astma, maar wel kostbaar, tijdrovend in gebruik en periodiek onderhoud is hierbij noodzakelijk. Geschikt voor zuigelingen en kleuters, vooral als andere systemen tekortschieten tijdens exacerbaties. Medicamenten moeten bij voorkeur in ampulvorm worden voorgeschreven om contaminatie te voorkomen. Toe te passen apparatuur moet bij voorkeur voldoen aan door TNO opgestelde richtlijnen.

De volgende fouten dragen vaak bij tot toename van de klachten:

- het onjuist selecteren en/of toepassen van inhalatiehulpmiddelen zodat het medicijn niet voldoende in de luchtwegen komt;
- het voorschrijven van te lage doseringen medicatie aan jonge kinderen;
- het niet onmiddellijk geven van de voorgeschreven medicatie wanneer het kind begint te hoesten of te piepen;
- het ongeregeld geven van dagelijkse medicatie;
- het staken van medicatie voordat de symptomen zijn verdwenen.

Bronchusverwijdende medicamenten

β_2-sympathicomimetica

β_2-sympathicomimetica verminderen bronchoconstrictie. Ze werken min of meer selectief op bronchiaal glad spierweefsel; soms treden echter hartkloppingen en tremoren op, vooral na orale toediening en hoge doseringen per inhalatie. Zij voorkomen de directe, maar niet de late bronchusobstructieve reactie na allergeeninhalatie en de bronchusobstructie na inspanning, inademen van koude lucht, mist en SO_2. Het effect bij zuigelingen is vaak gering, enerzijds door een lage depositie in de luchtwegen, anderzijds doordat de symptomen op deze leeftijd vaak niet het gevolg zijn van contractie van bronchiaal spierweefsel. Het effect is binnen twintig minuten na inhalatie maximaal. Bij kinderen die neigen tot ongecontroleerd gebruik moet deze medicatie met terughoudendheid worden toegepast, of moet een goed controleerbare poederinhalatievorm worden voorgeschreven. De indicaties voor kortwerkende β_2-sympathicomimetica zijn de behandeling van (acute) bronchusobstructie, soms gedurende langere tijd en de preventie van bronchoconstrictie ten gevolge van inspanning of contact met allergenen; de medicatie moet dan worden toegediend vlak voor de te verwachten provocatie of blootstelling.

Bij de behandeling van bronchusobstructie nemen de langwerkende β_2-sympathicomimetica een aparte plaats in. Deze medicamenten (salmeterol en formoterol) geven meer dan twaalf uur bronchusverwijding, en worden tweemaal daags gedoseerd als onderhoudsmedicatie. Deze behandeling komt in aanmerking voor kinderen die al anti-inflammatoire behandeling in conventionele doses krijgen en desondanks klachten houden. Gebruik van langwerkende sympathicomimetica gedurende meerdere maanden leidt tot belangrijke afname van het beschermend effect. Indicatie voor toepassing van langwerkende β_2-sympathicomimetica is de behandeling van instabiel astma waarbij anti-inflammatoire medicatie in de gebruikelijke dosering onvoldoende effect heeft, steeds in combinatie met inhalatiecorticosteroïden. Langwerkende sympathicomimetica worden niet geadviseerd voor de behandeling van acute exacerbaties. Voor de dosering zie tabel 5-1 en 5-2.

Parasympathicolytica

De bronchusverwijdende werking van parasympathicolytica is bij kinderen doorgaans minder dan die van β_2-sympathicomimetica. Naast bronchusverwijding geven parasympathicolytica ook remming van de slijmsecretie. De werking treedt iets minder snel op dan die van een β_2-sympathicomimeticum. Soms heeft een anticholinergicum bij zuigelingen een beter effect dan een β_2-sympathicomimeticum. Bij submaximale doses hebben sympathicomimetica en anticholinergica een additief effect. Deptropine wordt veel gegeven als orale symptomatische behandeling aan jonge kinderen met niet-ernstige klachten van brommende, zagende ademhaling. Bij kinderen ouder dan circa twee jaar is dit medicament niet geïndiceerd vanwege de grotere kans op bijwerkingen, waaronder verward en agressief gedrag, hallucinaties en agitatie, en vanwege het geringe effect vergeleken met inhalatietherapie. Bij de behandeling van astma is deptropine niet geïndiceerd.

Ipratropiumbromide

Ipatropiumbromide is als dosisaërosol, poederinhalatie en verneveloplossing beschikbaar. Het wordt vooral bij jonge kinderen met astma toegediend via een vernevelaar, veelal in combinatie met een β_2-sympathicomimeticum en eventueel een anti-inflammatoir middel. Incidenteel wordt het ook gebruikt bij oudere kinderen met astma, vooral als er bijwerkingen zijn van sympathicomimetica.

Cromoglicaat

Dit middel geeft geen vermindering van de bronchusobstructie. Het gaat het vrijkomen van mediatoren tegen en heeft waarschijnlijk een remmend effect op bepaalde receptoren in het bronchiale slijmvlies. Hierdoor heeft het een profylactisch effect dat al na eenmalige toediening aantoonbaar is. Bij langdurige toepassing kan cromoglicaat seizoensgebonden toename in bronchiale prikkelbaarheid tegengaan, bijvoorbeeld bij pollenallergie. Van cromoglicaat zijn weinig bijwerkingen bekend: incidenteel kan bij inhalatie irritatie van het keelslijmvlies en hoesten optreden. De toedieningsfrequentie is drie- tot viermaal per dag hetgeen voor onderhoudsbehandeling een groot nadeel is. Cromoglicaat is geïndiceerd bij de preventie van bronchusobstructie ten gevolge van allergenen, inspanning en andere niet-specifieke prikkels. Geleidelijk is cromoglicaat uit de behandelingschema's aan het verdwijnen. De belangrijkste redenen hiervoor zijn de matige effectiviteit ten opzichte van lage doses inhalatiesteroïden, en de hoge doseringsfrequentie. Cromoglicaat is ook verkrijgbaar als neusspray en oogdruppels voor atopische rhinitis respectievelijk conjunctivitis. Het effect van orale toediening van cromoglicaat bij voedselallergie is onvoldoende aangetoond.

Corticosteroïden

Corticosteroïden verminderen de ontstekingsreactie in de luchtwegen. De verschillende inhalatiecorticosteroïden (beclomethason, fluticason, budesonide) zijn bij equipotente dosering waarschijnlijk gelijkwaardig. Na een aantal weken behandeling met inhalatiecorticosteroïden kan de BHR afnemen en vermindert de bronchusobstructie. Er is een vermindering van inspanningsastma en nachtelijk astma en de tolerantie voor inhalatieallergenen neemt toe. Bij gebruik van corticosteroïden per inhalatie treedt sporadisch heesheid en/of candidiasis van het mondslijmvlies op.

Het effect op BHR neemt geleidelijk toe in de loop van maanden tot zelfs jaren van continue behandeling. Na het staken van de behandeling ontstaat echter vaak binnen enkele weken weer een toename van de BHR.

De indicatie is een onderhoudsbehandeling bij patiënten met continue verschijnselen van matig of ernstig astma. Een effect van inhalatiecorticosteroïden bij acute astma-aanvallen is niet aangetoond.

Orale of parenterale toediening van corticosteroïden is alleen geïndiceerd bij een astma-exacerbatie of, zeer zelden, bij onvoldoende effect op het astma van hoge doses inhalatiecorticosteroïden. In dit laatste geval wordt een zo laag mogelijke systemische dosis gegeven en wordt, gelet op de bijwerkingen, gestreefd naar een toediening om de dag.

Indien zij langdurig oraal worden toegediend hebben corticosteroïden een aantal ernstige bijwerkingen, waaronder groeiremming, bijnieratrofie en osteoporose. Deze bijwerkingen worden niet gezien bij normale doses van de inhalatiecorticosteroïden. Er zijn aanwijzingen dat in zeldzame gevallen klinisch relevante systemische effecten van inhalatiesteroïden kunnen optreden bij hiertoe kennelijk gepredisponeerde kinderen. Om deze reden is het met name van belang de lengtegroei tijdens onderhoudsbehandeling nauwlettend te volgen. Met zeer gevoelige methoden kunnen systemische effecten ook bij lage doses worden aangetoond, waaronder onderdrukking van de endogene cortisolproductie en beïnvloeding van het botmetabolisme. Deze zijn echter gering en in de praktijk niet relevant.

5.5.8.2 *Overige maatregelen*

Eliminatie, sanering, hyposensibilisatie

Primair dienen maatregelen genomen te worden die ertoe bijdragen het contact met het allergeen zo gering mogelijk te maken (saneringsmaatregelen). Begonnen wordt met de aanpassing van de slaapkamer van het kind, waarbij vooral gunstige effecten zijn aangetoond van huisstofmijtallergeendichte matrashoezen bij gesensibiliseerde kinderen. Indien dit onvoldoende effect heeft, kan sanering worden overwogen voor de rest van het huis. Huisdieren dienen zoveel mogelijk vermeden te worden. De ouders moeten niet in huis en in de nabijheid van het kind roken.

Psychische en sociale factoren

Wanneer psychosociale factoren een duidelijk ongunstige invloed hebben, kan men proberen deze te verminderen. Een gedetailleerde bespreking hiervan valt buiten het bestek van dit boek. Vaak hebben ouders en leerkrachten advies nodig over de wijze waarop zij het kind op de beste manier kunnen opvangen en begeleiden. Bij dit advies moeten de aard en de ernst van de klachten worden ingecalculeerd. Soms kunnen kinderen worden opgevangen in kleuterdagverblijven of in openluchtscholen. Vermeden moet worden dat het kind te veel schoolverzuim heeft en achterraakt bij leeftijdsgenoten. Veel leerkrachten zijn geneigd een kind met astma als een buitenbeentje te beschouwen, waarbij de gezondheid op de eerste en de intellectuele ontwikkeling op de tweede plaats komt. Het kind is daarmee niet gediend.

Voor sommige ernstige patiënten komt een uithuisplaatsing in een van de Nederlandse astmacentra in aanmerking.

5.5.8.3 *Stappen in de behandeling van astma*

In beginsel is de behandeling van astma bij jonge en oudere kinderen niet verschillend: de voorkeur gaat uit naar inhalatietherapie. Bij de behandeling wordt onderscheid gemaakt tussen licht, matig en ernstig astma.

Licht astma kan als volgt worden gedefinieerd:

- Exacerbaties komen minder dan eenmaal per maand voor.
- Er zijn klachtenvrije intervallen tussen exacerbaties.
- Incidenteel zijn β_2-sympathicomimetica nodig (minder dan twee- tot driemaal per week).
- Er is een schommeling van de piekstroomwaarde over de dag van minder dan 20%.

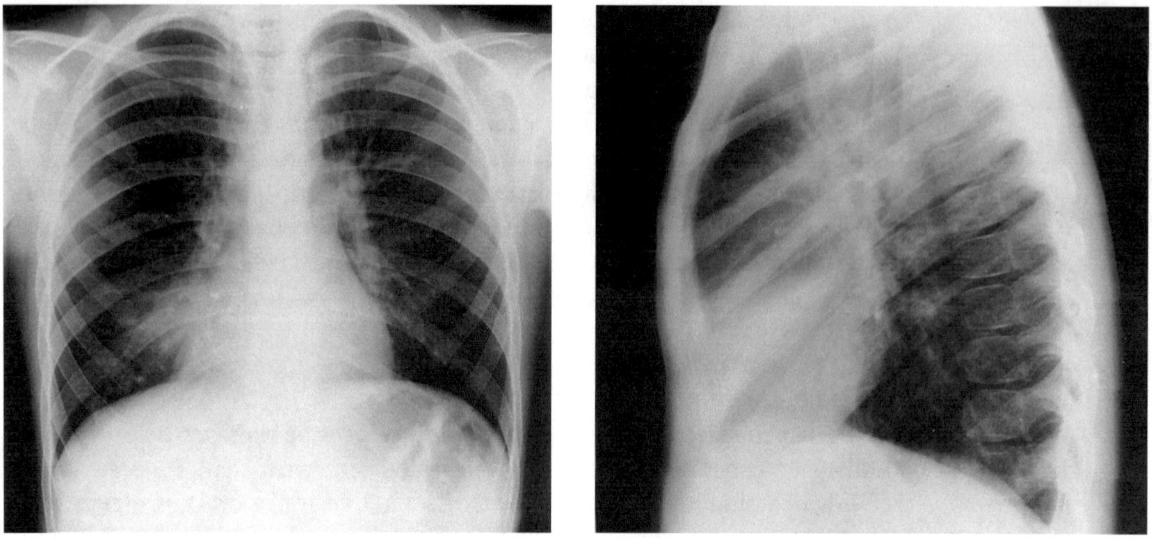

Figuur 5-2 Thoraxfoto atelectase
Atelectase van de rechter middenkwab. Op de zijdelingse opname is de atelectase herkenbaar als een driehoekige verdichting; voorachterwaarts is een onscherpte van de rechter hartcontour zichtbaar.
Bron: Van den Brande JL, Heymans HSA, Monnens LAH, eds. Kindergeneeskunde. Maarssen: Elsevier/Bunge, 1998.

Van matig astma is sprake bij:
- exacerbaties eenmaal per week tot eenmaal per maand;
- klachten op de meeste dagen;
- behoefte aan β_2-sympathicomimetica op de meeste dagen;
- stabilisatie van klachten met cromoglicaat of met lage doses inhalatiecorticosteroïden;
- een schommeling van de piekstroomwaarde over de dag tussen de 20 en 30%.

Een kind heeft ernstig astma bij:
- exacerbaties meer dan eenmaal per week;
- het dagelijks voorkomen van symptomen in wisselende mate;
- onvoldoende reactie op continu gebruik van cromoglicaat of een lage dosis inhalatiecorticosteroïden;
- een sterke schommeling in de piekstroomwaarde over de dag van meer dan 30%.

Hiernaast wordt ook een kleine groep kinderen onderscheiden die ernstige, soms levensbedreigende aanvallen heeft in een lage frequentie met lange klachtenvrije intervallen.

Bij de behandeling van kinderen met licht astma wordt begonnen met een β_2-sympathicomimeticum, maar alleen wanneer zich symptomen voordoen.
Bij matig tot ernstig astma wordt gestart met dagelijkse toediening van een inhalatiecorticosteroïd in een dosis van 400-600 microgram per dag (budesonide of equipotente dosis van een ander preparaat). Hierbij wordt bovendien een β_2-sympathicomimeticum voorgeschreven voor gebruik bij klachten.
Bij onvoldoende effect, hetgeen na circa drie maanden kan worden beoordeeld, kan

een langwerkend β_2-sympathicomimeticum worden bijgegeven of de dosis inhalatiesteroïden worden verhoogd.
Een uiterste stap is onderhoudsbehandeling met systemische steroïden, of opname in een astmacentrum (in principe bij oudere kinderen).

5.5.8.4 *Behandeling van een astma-aanval*

Een eenduidige definitie van een astma-aanval is er niet. De situatie kan omschreven worden als een periode met ernstige klachten van bronchusobstructie die niet goed reageren op behandeling met hoge doses van de gebruikelijke medicatie, in casu β_2-sympathicomimetica. Het inschatten van de ernst van een astma-aanval is moeilijk. Anamnestisch zijn niet alleen de heftigheid, maar ook de duur van de symptomen en de reactie op behandeling van belang. Gelet moet worden op het bewustzijn, de kleur, het al of niet neusvleugelen, het gebruik van hulpademhalingsspieren en de longgeluiden. Onrust, een verminderd bewustzijn, zweten, cyanose, tachycardie, verminderd of onregelmatig ademgeruis met een sterk verlengde uitademing en een pulsus paradoxus (het wegvallen van de polsdruk bij inademing vanwege zeer sterke schommelingen in de intrathoracale druk tijdens de ademhaling) zijn tekenen van een respiratoire insufficiëntie.

Een astma-aanval in de thuissituatie

Na vaststelling van de ernst van de aanval begint de behandeling met het geven van bronchusverwijders. β_2-sympathicomimetica eventueel gecombineerd met ipratropiumbromide kunnen het beste via een dosisaërosol met voorzetkamer of een vernevelaar worden toegediend. Dit kan worden gedaan door enkele (3-5) malen kort achtereen 1 of 2 puffs met behulp van de voorzetkamer toe te dienen en te wachten op het effect. Bij onvoldoende verbetering wordt begonnen met behandeling met systemische corticosteroïden. Verwijzing naar een ziekenhuis is noodzakelijk bij onvoldoende verbetering van de patiënt op de behandeling, en bij dreigende respiratoire insufficiëntie.

Poliklinische behandeling

Allereerst moet de ernst van de astma-aanval worden vastgesteld door bepaling van de bloedgassen en transcutane meting van de O_2-saturatie. Begonnen wordt met toediening van een β_2-sympathicomimeticum in combinatie met ipratropiumbromide door inhalatie via een vernevelaar (figuur 5-3). De verneveling kan na een half uur herhaald worden. Daarnaast krijgt de patiënt predniso(lo)n i.v., i.m. of oraal, en wordt begonnen met een onderhoudsbehandeling met een β_2-sympathicomimeticum, al dan niet in combinatie met ipratropiumbromide. In principe worden de gebruikelijke doseringen toegepast; eventueel kan eenmaal de dosering worden verhoogd tot maximaal tweemaal de aanbevolen dosis. Indien binnen korte tijd onvoldoende verbetering optreedt, is klinische behandeling geïndiceerd.

Klinische behandeling

Begonnen wordt met verneveling van een β_2-sympathicomimeticum in combinatie met ipratropiumbromide; afhankelijk van de ernst van de aanval wordt dit in het begin elke 2-4 uur herhaald. Daarna wordt overgegaan op een frequentie van 4-8 maal per 24 uur. Ook zijn goede resultaten van continue verneveling beschreven

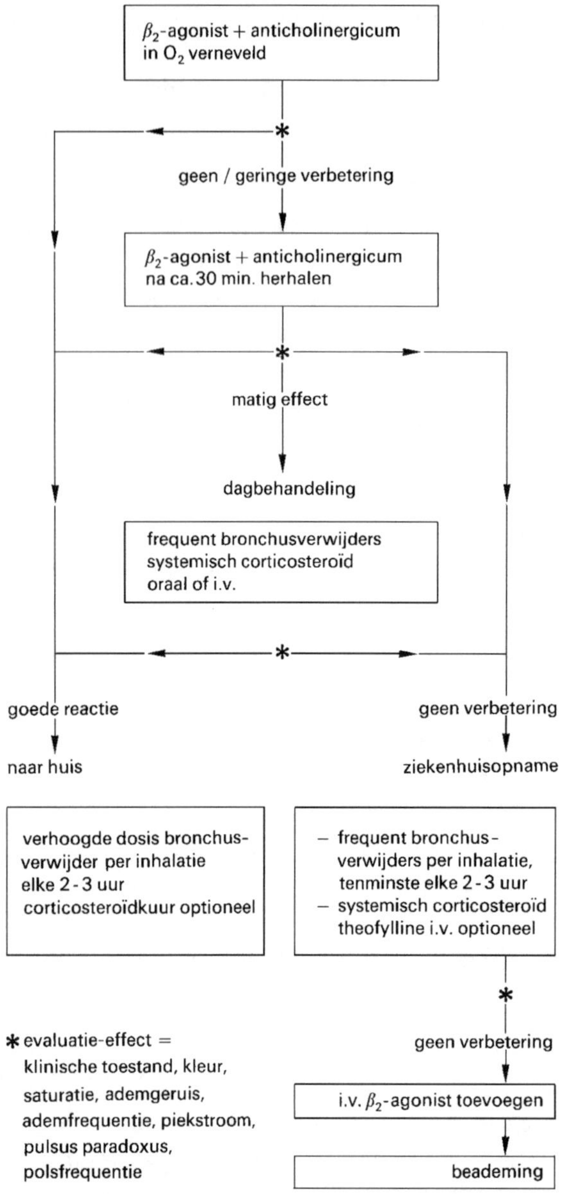

Figuur 5-3 De behandeling van acuut astma
De zuurstofsaturatie wordt voortdurend bewaakt (pols-oxymetrie) en met O_2-saturatie op ≥ 90% gehouden.
Bron: Van den Brande JL, Heymans HSA, Monnens LAH, eds. Kindergeneeskunde. Maarssen: Elsevier/Bunge, 1998.

met een totale dosering tot 10 mg. Tevens wordt met prednisolon i.v. begonnen. Indien de O_2-saturatie minder dan 90-92% bedraagt, wordt zuurstof toegediend. Begonnen wordt met 0,5 l/min onder controle van de bloedgassen; het verdient de voorkeur continu de O_2-saturatie via een pulsoximeter te meten en op geregelde tijdstippen de (capillaire) PCO_2 te bepalen. Indien onvoldoende verbetering optreedt, kan additioneel een β_2-sympathicomimeticum i.v. worden overwogen (0,1-0,2 μg/kg/min. na opladen met 5-10 μg/kg, op geleide van de polsfrequentie). De hydratie moet op peil worden gehouden. Antibiotica zijn uitsluitend geïndiceerd bij een bacteriële infectie van de luchtwegen (bijvoorbeeld amoxicilline i.v. 50 mg/kg/24 uur). Digitalisatie is niet geïndiceerd, ook niet bij rechtsdecompensatie. Rechtsdecompensatie moet worden bestreden door verbetering van de oxygenatie.

In uitzonderingsgevallen moet worden beademd. Bij een stijgende PCO_2 van 60 mmHg (8 kPa) of hoger, een lage O_2-saturatie, een lage pH en vooral bij dreigende uitputting moet het op korte termijn mogelijk zijn te beademen. Beademing geschiedt volumegestuurd, met een lagere frequentie dan voor de leeftijd van de patiënt normaal is, en met een lange expiratietijd. Hierdoor wordt de expiratietijd per ademcyclus verlengd en kan het CO_2 afgeblazen worden.

5.6 LUCHTWEGINFECTIES

5.6.1 Definitie

Onderscheid kan worden gemaakt in infecties van de bovenste luchtwegen (neuskeelholte en larynx) en de onderste luchtwegen (trachea, bronchi en bronchioli), longparenchym en de pleuraholte. Vaak bestaat gelijktijdige infectie van de bovenste en onderste luchtwegen. De verwekkers van bovenste en onderste luchtweginfecties kunnen overeenkomen, maar zijn doorgaans verschillend. Dit betekent dat microorganismen die uit de neus-keelholte kunnen worden geïsoleerd, geen informatie verschaffen over verwekkers van gelijktijdig bestaande infecties van de onderste luchtwegen.

5.6.2 Epidemiologie en weerstand

Van alle infecties op de kinderleeftijd komen die van de luchtwegen het meest voor. Onderzoeken die betrekking hebben op grote patiëntengroepen en zich uitstrekken over verschillende jaren, geven aan dat luchtweginfecties circa 60% van het totale aantal ziekten bij kinderen uitmaken. Onderzoekingen uit de VS geven voor lagereschoolkinderen getallen van meer dan 30% voor acute luchtweginfecties als oorzaak van schoolverzuim. Bij de acute luchtweginfecties gaat het meestal om rhinitis, sinusitis, adenoïditis, otitis, tonsillitis en faryngitis. Vaak zijn deze luchtweginfecties, hoewel niet ernstig van aard, een bron van voortdurend kwakkelen, slecht eten, slecht slapen en zorg voor de ouders. De meeste kinderen verliezen hun 'vatbaarheid' in de loop van de basisschooljaren. De oorzaak daarvan is niet volledig duidelijk, maar het geleidelijk toenemen van de cellulaire immuniteit lijkt hierbij, naast volledige ontwikkeling van de humorale immuniteit (IgG, IgA, IgM), een belangrijke factor te zijn. Voorbeschikkende factoren voor (recidiverende) luchtweginfecties zijn met name een laag geboortegewicht, rokende ouders, oudere kinderen in het gezin, obesitas en verblijf in crèches.

De luchtwegen worden tegen virale en bacteriële infecties beschermd door onder meer de volgende afweermechanismen:

- Filtratie en verwarming van de ingeademde lucht via de neus. Deeltjes groter dan 10 μ worden in de neus weggevangen; deeltjes tussen de 2 en 10 μ slaan neer op de mucosa van de trachea en bronchiën; deeltjes kleiner dan 2 μ komen distaal van de bronchioli terminalis en in de alveoli terecht, waar geen trilhaar is. Dit mechanisme kan verstoord zijn door bijvoorbeeld een groot adenoïd of door beïnvloeding van de filtratiefunctie van de neus door sterke blootstelling aan rook en beschadiging van het slijmvlies door virale infecties.
- De trilhaarbeweging en de daarmee gepaard gaande mechanische afvoer van deeltjes (mucociliair transport). Ook hoesten levert hier een belangrijke bijdrage.

- Bactericide factoren in mucus, onder andere het enzym lysozym en het eiwit lactoferrine.
- De aanwezigheid van specifieke antilichamen tegen virussen in het bronchiaal secreet (voornamelijk uit de IgA-groep); deze IgA-moleculen zijn niet dezelfde als die in het serum, maar bestaan uit twee IgA-moleculen die door een polypeptideketen bijeengehouden worden.
- De vorming van interferon.
- Fagocytose door alveolaire macrofagen en ontsteking.
- Afvoer via de lymfebanen en de mucociliaire weg.

Indien er zoveel micro-organismen zijn dat deze afweer tekortschiet, ontstaat een ontstekingsreactie die tot doel heeft de verspreiding van micro-organismen zoveel mogelijk te beperken.

5.6.3 **Verwekkers**

De voornaamste groepen verwekkers zijn respiratoire virussen, bacteriën en *Mycoplasma pneumoniae*. Regelmatig komen gecombineerde infecties voor van virussen en bacteriën. Het door het virus gelaedeerde oppervlakte-epitheel kan daarbij de porte d'entrée voor bacteriën vormen. Voor de behandeling is het van belang virale en bacteriële infecties van elkaar te kunnen onderscheiden. Dit is, wanneer geen sputumonderzoek mogelijk is, in de praktijk moeilijk. Het is vaak niet mogelijk dit op basis van hematologische bevindingen (BSE, leukocytenaantal en -differentiatie) te doen. Een hulpmiddel hierbij kan zijn specifieke nucleïnezuursequenties in speeksel met behulp van polymerase-kettingreacties (PCR) aan te tonen, wat momenteel bij een aantal virussen en bacteriën mogelijk is.

Virale infecties en Mycoplasma pneumoniae

Virale luchtweginfecties en met name de gewone verkoudheid kunnen veroorzaakt worden door meer dan honderd verschillende soorten virussen. Jonge kinderen reageren op een virale infectie anders dan oudere kinderen. Zij vertonen vaker aandoeningen van de onderste luchtwegen met heftiger ziektebeloop. Infecties met het RS-virus, het para-influenza-virus en het adenovirus komen voornamelijk bij kinderen onder de 10 jaar voor. Rhinovirus- en influenzavirusinfecties zijn niet aan leeftijd gebonden. Bij zuigelingen zijn *Mycoplasma*-infecties zeldzaam. Vooral in het eerste levensjaar worden veel respiratoire infecties veroorzaakt door het RS-virus en andere respiratoire virussen. De klinische presentatie kan variëren van een verkoudheid (snotneus), een laryngitis subglottica tot een ernstige pneumonitis of bronchiolitis met tekenen van respiratoire insufficiëntie.

Bacteriële infecties

Deze zijn meestal secundair aan een virale infectie, maar kunnen ook primair bij tevoren gezonde kinderen ontstaan. Frequente of langdurende infecties van de bovenste luchtwegen ontstaan soms door een verminderde lokale afweer van de slijmvliezen, maar zijn meestal het gevolg van een obstructie door een vergroot, soms chronisch ontstoken adenoïd of gezwollen slijmvlies zoals bij astma. Wanneer een virale luchtweginfectie wordt gecompliceerd door een bacteriële component kan behandeling met antibiotica geïndiceerd zijn.

De voornaamste bacteriële verwekkers bij bovenste luchtweginfecties zijn: pneumokokken, *Haemophilus influenzae* en streptokokken. Meestal wordt slechts één microorganisme gekweekt. Bij chronische ontsteking is overwegend een mengflora aanwezig, waarbij naast pneumokokken en *Haemophilus influenzae*, vaak stafylokokken of Gram-negatieve micro-organismen gevonden worden. Van al deze bacteriën is de β-hemolytische streptokok gevreesd omdat deze acuut reuma of acute nefritis tot gevolg kan hebben. Deze complicaties treden overigens in Nederland nog maar sporadisch op.
Bacteriële infecties van de lagere luchtwegen komen behalve bij patiënten met een verminderde lokale afweer of bij patiënten met een stoornis in de humorale of cellulaire immuniteit, frequent voor bij kinderen met astma, bij patiënten met anatomische afwijkingen van de luchtwegen (cystic fibrosis, bronchiëctasieën, longsekwestratie), bij obstructie (corpus alienum, vergrote klieren door tuberculose, tumor) en bij kinderen met een verstoord slikmechanisme (spierdystrofie, tetraplegia spastica, gastro-oesofageale reflux). De belangrijkste verwekkers van pneumonieën bij kinderen zijn *Haemophilus influenzae, Streptococcus pneumoniae* en *Mycoplasma*. Bij zuigelingen kunnen pneumonieën veroorzaakt worden door onder andere Streptokokken groep A, *Chlamydia trachomatis* en *Escherichia coli*.

5.6.4 **Klinische verschijnselen**

Infecties van de bovenste luchtwegen

Algemene symptomen

Of een infectie een ontstekingsreactie veroorzaakt, is behalve van de lokale en algemene afweer, afhankelijk van de aard en de dosis van het infectieuze agens. Normaal herbergt elk gezond individu potentieel pathogene bacteriën in de neuskeelholte. Slechts wanneer deze in aantal sterk toenemen en bijvoorbeeld als gevolg van een virusinfectie een goede porte d'entrée vinden, zullen ziekteverschijnselen optreden.
Infecties van de bovenste luchtwegen beginnen meestal met een neusverkoudheid of rhinitis en breiden zich vaak uit naar het lymfoïde weefsel in de ring van Waldeyer, het middenoor, de neusbijholten of de lagere luchtwegen. Soms manifesteert de ontsteking zich in één speciaal gebied, bijvoorbeeld het middenoor of de tonsillen. In dit geval moet men echter bedenken dat de ontsteking bijna steeds uitgebreider is dan men op het eerste gezicht afgaande op het klachtenpatroon zou vermoeden.
Infecties van de bovenste luchtwegen gaan vaak gepaard met algemene symptomen zoals hangerigheid, hoofdpijn, koorts, verminderde eetlust en een enkele keer ook met braken, buikpijn en diarree. Deze symptomen zijn bij zuigelingen en jonge kleuters meestal heftiger dan bij oudere kinderen. Bij jonge kinderen kan een febriele of koortsconvulsie soms het eerste verschijnsel zijn van een luchtweginfectie met snel oplopende lichaamstemperatuur.

Rhinitis, adenoïditis

Rhinitis is de meest voorkomende luchtweginfectie. Wanneer de afvloed purulent van aspect is, kan een bacteriële component aanwezig zijn. Bij sterk prikkelbare

slijmvliezen (bijvoorbeeld hooikoorts) bestaat een rhinitis met helder slijm. Door de prikkeling van het neusslijmvlies niest de patiënt veel en vaak en heeft hij een jeukende neus. Het neussecreet bevat veel eosinofiele cellen. Vaak is geen oorzaak voor rhinitis vasomotorica te vinden.
Adenoïditis komt vooral bij jonge kinderen voor. De diagnose kan soms worden gesteld wanneer men een spatel tegen de achterste pharynxwand duwt: bij de 'kokhals'bewegingen van de patiënt ziet men pus langs de achterste pharynxwand lopen. Een adenoïditis kan via obstructie van de tuba Eustachii een otitis media veroorzaken. Een vergroot adenoïd kan zichtbaar worden gemaakt op een dwarse röntgenfoto van de hals.

Tonsillitis, faryngitis

Deze behoren naast de rhinitis tot de meest voorkomende infecties van de bovenste luchtwegen. Meestal is een virale infectie de oorzaak. De lokale ontstekingsverschijnselen veroorzaken pijn en in het geval van faryngitis ook heesheid en slikklachten. Deze verschijnselen zijn bij jonge kinderen niet altijd aanwezig. De lokale lymfeklieren (hals, submandibulair) zijn meestal gezwollen. Ook bij systeemaandoeningen (bijvoorbeeld pancytopenie, leukemie) of bij mononucleosis infectiosa kan een tonsillitis bestaan.

Otitis media

Deze ontstaat door een opstijgende infectie via de tuba Eustachii vanuit de neus en treedt vaak op; percentages worden genoemd van 15 tot 60% van de kinderen die de huisartsenpraktijk bezoeken. De tuba wordt vaak door het adenoïd afgesloten. Stase van ontstekingsexsudaat veroorzaakt uitpuilen van het trommelvlies ('bomberen') en pijn. Zuigelingen grijpen vaak naar de oren. Bij oudere kinderen valt doofheid op. Bij inspectie blijkt dat het trommelvlies is geïnjiceerd (soms vuurrood) of bombeert. Bij een beginnende otitis is dit laatste nog niet het geval. Wel is het trommelvlies dan meestal ingetrokken (sterk prominerende hamersteel) doordat de lucht in het middenoor wordt geresorbeerd en aldaar een onderdruk ontstaat die door de obstructie van de tuba Eustachii niet kan worden opgeheven, terwijl vaak een vaatinjectie rond de hamersteel bestaat. Wanneer de ontsteking naar buiten doorbreekt in combinatie met perforatie van het trommelvlies, ontstaat een 'loopoor'.
Bij een recidiverende of chronische otitis media zijn soms trommelvliesperforaties aanwezig die moeilijk sluiten na genezing van de ontsteking. Wanneer een ontsteking optreedt zonder bacteriële infectie ontstaat de 'sereuze' otitis media, waarbij zich sereus vocht in het middenoor ophoopt. Dit kan de beweeglijkheid van de gehoorbeentjesketen belemmeren en daardoor geleidingsdoofheid veroorzaken. Uitbreiding van een ontstekingsproces uit het middenoor naar het mastoïd veroorzaakt een mastoïditis. Deze aandoening is tegenwoordig zeldzaam, omdat de meeste otitiden snel gediagnosticeerd en adequaat behandeld worden. Een mastoïditis kan doorbreken naar de dura en een meningitis veroorzaken, of zich uitbreiden naar het os petrosum. Een mastoïditis behoeft niet altijd met veel ziekteverschijnselen gepaard te gaan, maar kan sluipend verlopen, vooral wanneer de otitis die eraan ten grondslag ligt, inadequaat wordt behandeld. Regelmatig wordt een ontsteking van de uitwendige gehoorgang ofwel otitis externa verward met een otitis media. Het verschil hierbij is dat behalve roodheid van de uitwendige gehoorgang en eventueel het trommelvlies, geen intrekkingen of bomberen van de trommelvliezen worden gevonden.

Sinusitis maxillaris, ethmoidalis, frontalis

De slijmvliezen van de paranasale sinussen, die anatomisch overeenkomsten vertonen met die van de onderste luchtwegen, participeren waarschijnlijk bij elke infectie van de bovenste luchtwegen. Bij een ernstige acute sinusitis zijn de exsudaatvorming in combinatie met een afvloedbelemmering en drukverhoging de oorzaak van lokale verschijnselen, zoals oedeem van het neusslijmvlies en soms de huid. Deze verschijnselen zijn vrij zeldzaam. Wel bestaat bij een sinusitis vaak hoofdpijn. De meeste patiënten met een sinusitis hebben echter niet-specifieke verschijnselen zoals neusverkoudheid, hangerigheid, soms subfebriele temperatuur. In zeldzame gevallen kan de ontsteking zich vanuit de sinus maxillaris uitbreiden naar de sinus ethmoidalis en van daaruit doorbreken in de orbita. Op de zuigelingenleeftijd komt een sinusitis ethmoidalis sporadisch voor. Bij oudere kinderen, bij wie de sinus frontalis is aangelegd, kan deze eveneens ontstoken raken. Sinusitis kan een sepsis, een caverneuze sinustrombose, gekenmerkt door koorts, meningeale prikkeling, exophthalmus, oedeem en roodheid van oogleden en conjunctivae, en soms uitval van de 3e tot 6e hersenzenuw veroorzaken. Een sinusitis kan via de sinus frontalis een meningitis of een hersenabces veroorzaken. Deze complicaties zijn zeldzaam en worden daardoor vaak laat onderkend. Bij een chronische sinusitis maxillaris staan de algemene symptomen meestal meer op de voorgrond dan de lokale.

Wanneer een goede afvloed van ontstekingsexsudaat kan plaatsvinden, geneest de ontsteking vaak zonder verdere maatregelen. Bij infecties van de bovenste luchtwegen zal daarom vaak neusspoeling met fysiologisch zout, al dan niet in combinatie met een korte periode (vier tot vijf dagen) xylometazoline-neusdruppels 1:2000 worden gegeven. Deze druppels verminderen de zwelling van het slijmvlies in de neus en bevorderen daardoor niet alleen de drainage ter plaatse, maar ook die uit de neusbijholten en het middenoor. Toediening als spray heeft de voorkeur. Bij toepassing van druppels is het van belang de patiënt na het toedienen op de zij te laten liggen, zodat de druppels niet direct naar de keel lopen. Behandeling met decongestiva langer dan zeven tot tien dagen is ongewenst, omdat dit kan leiden tot rhinitis medicamentosa met extra congestie, verhoogde prikkelbaarheid en een branderig gevoel in de neus wanneer geen spray wordt genomen. Bij een acute bacteriële otitis media is behandeling met antibiotica in het algemeen afdoende. Alleen bij ernstige pijn door verhoogde druk in het middenoor is paracentese van het trommelvlies nodig. Bij een chronische sinusitis kan operatief een permanente drainage worden gemaakt.

Afhankelijk van de mate en de ernst van de ontsteking zijn antibiotica geïndiceerd; deze hoeven dus lang niet altijd bij infecties in de bovenste luchtwegen te worden gegeven. Over het algemeen kunnen de klinische verschijnselen (temperatuur, mate van ziek zijn, eventueel aspect van de neusuitvloed) het beste als leidraad worden gebruikt. Men moet zich echter realiseren dat ook een uitsluitend virale infectie hevige ziekteverschijnselen kan veroorzaken. Wanneer geen bacteriologisch onderzoek is verricht, of wanneer het resultaat daarvan nog niet bekend is, zal een middel worden gekozen dat werkzaam is op die bacteriën die de meeste kans hebben de infectie te hebben veroorzaakt. Daar antibiotica slecht in pus (sinusitis, mastoïditis) doordringen, is het noodzakelijk hoog te doseren en voldoende lang te behandelen (over het algemeen ten minste een week). Wanneer de ontstekingsverschijnselen tijdens behandeling met antibiotica onvoldoende verbeteren, is drainage noodzakelijk. Een keelontsteking door β-hemolytische streptokokken moet gedurende 7-10 dagen met penicilline worden behandeld. Wanneer een chronische ontsteking van adenoïd en tonsillen bestaat, is het soms geïndiceerd deze te verwijderen. Men moet terughoudend zijn met een tonsillectomie, omdat de ring van Waldeyer een 'lokaal afweerstation' is. De belangrijkste indicaties voor tonsillectomie zijn een chronische of frequent recidiverende tonsillitis die niet geneest na adequate behandeling, mechanische belemmering van slikken en ademhalen door tonsilhypertrofie, en recidiverende onderste luchtweginfecties die in verband kunnen worden gebracht met chronische ontsteking van de bovenste luchtwegen.

Retrofaryngeaal abces

Dit komt een enkele maal voor, vooral bij zuigelingen en jonge kleuters. Op jonge leeftijd zijn namelijk veel lymfeklieren aanwezig tussen de achterste larynxwand en de prevertebrale fascie. Deze verdwijnen meestal tegen het derde en vierde levensjaar. Bij een infectie van de bovenste luchtwegen kunnen deze lymfeklieren secundair ontstoken raken. Bij abcedering komt pus in het losmazige retrofaryngeale weefsel, waardoor de achterste pharynxwand kan gaan prominеren. De symptomen zijn: koorts en ademhalings- en slikmoeilijkheden. Het kind ligt met het hoofd achterover gebogen, hetgeen kan imponeren als nekstijfheid bij meningitis. Er is soms trismus of kaakklem. Bij onderzoek kan zwelling in de hals en een prominеren van de achterste pharynxwand worden gevonden. Trismus kan lokale inspectie onmogelijk maken; hierdoor kan de diagnose worden gemist, zodat soms onnodig lumbaalpunctie wordt uitgevoerd. Bij doorbraak van het abces komt pus in de longen terecht, waardoor longontstekingen kunnen ontstaan.
De behandeling bestaat uit antibiotica gericht tegen het oorzakelijke micro-organisme. De dosering moet hoog zijn in verband met de moeilijke bereikbaarheid van het abces. De noodzaak tot incisie is afhankelijk van de uitgebreidheid en mate van verweking van het abces.

Infecties van de lagere luchtwegen

Deze worden bij kinderen, evenals bij volwassenen, behalve door virussen voornamelijk veroorzaakt door pneumokokken en/of *Haemophilus influenzae*. Wanneer anatomische afwijkingen bestaan, worden vaak andere micro-organismen gevonden bijvoorbeeld *Staphylococcus aureus*, maar ook Gram-negatieve bacteriën, zoals *Pseudomonas aeruginosa*, *Klebsiella pneumoniae* of *Enterobacter*. Dit is ook het geval bij patiënten die meer dan een of twee dagen geïntubeerd zijn. Zeldzamere verwekkers zijn: *Chlamydia trachomatis*, *Chlamydia psittaci* en *Legionella pneumophila*.

Bronchitis

Bronchitis bij kinderen treedt meestal acuut op, met een piekincidentie tijdens het tweede levensjaar (6-7%), waarna de frequentie geleidelijk afneemt tot circa 2% tijdens de puberteit. Bronchitis komt het vaakst voor in de herfst en de winter en iets vaker bij jongens dan bij meisjes. De belangrijkste verwekkers zijn het parainfluenza-virus en het RS-virus, maar het kan ook door *Haemophilus influenzae* worden veroorzaakt. De belangrijkste klachten zijn verkoudheid en hoesten, in eerste instantie droog maar geleidelijk productief. Oudere kinderen kunnen soms purulent sputum produceren. Bij jonge kinderen leidt het inslikken van het taaie sputum soms tot braken. Vaak zijn er tijdens bronchitis ook klachten van faryngitis en/of rhinitis. Of kortademigheid optreedt, hangt af van de mate van obstructie van de luchtwegen. Bij auscultatie zijn tijdens de in- en uitademing grove crepitaties en soms ook piepende rhonchi hoorbaar. De rhonchi verplaatsen zich of verdwijnen na hoesten. Bij chronische of recidiverende bronchitis moet men bedacht zijn op cystic fibrosis, ciliadisfunctie, immuundeficiënties, anatomische afwijkingen van de luchtwegen en chronische irritatie van de luchtwegen door onder meer gastro-oesofageale reflux of passief roken.

Op de thoraxfoto zijn meestal geen afwijkingen te zien of een versterkte bronchiale tekening, passend bij peribronchitis. Wanneer een longsegment door een taaie slijmprop wordt afgesloten, kan een atelectase ontstaan. Deze geeft een typische meestal driehoekige schaduw op het röntgenbeeld (figuur 5-2). Atelectasen van de middenkwab (en lingula) komen het vaakst voor. Antibiotica zijn geïndiceerd wanneer er aanwijzingen voor een bacteriële infectie bestaan.

Acute bronchiolitis

Bronchiolitis treedt vaak in het najaar en het begin van de winter op en is een ontsteking waarbij voornamelijk de perifere luchtwegen zijn aangedaan. De veroorzaker is vaak het RS-virus, maar ook andere virussen kunnen een rol spelen. Obstructie door slijmvlieszwelling en slijm op het niveau van de perifere luchtwegen veroorzaakt een sterke vermindering van de ventilatie. Ten gevolge van ventielstenoses treedt overvulling met lucht op. Onvoldoende gaswisseling met hypoxemie en hypercapnie zijn het gevolg. De aandoening komt voornamelijk in het eerste levensjaar voor en treedt meestal op in aansluiting aan een infectie van de bovenste luchtwegen. Ernstige kortademigheid beheerst het beeld. De patiënt is onrustig en hoest weinig. Soms bestaat cyanose; supraclaviculaire en inter- en subcostale intrekkingen treden op. Het ademgeruis is verzwakt; verspreid over beide longen zijn tijdens de in- en uitademing veel fijne crepitaties hoorbaar. Een enkele maal bestaat decompensatio cordis. Het klinisch syndroom bronchiolitis kan vaak niet worden onderscheiden van astma. Bij astma ontbreken meestal de crepitaties en staat het piepen meer op de voorgrond. Wanneer een astmatische component lijkt te bestaan kan een bronchusverwijdend medicament worden gegeven; bij de meeste patiënten heeft dit een beperkt effect. Antibiotica en lokale corticosteroïden hebben geen, systemische corticosteroïden mogelijk enig effect met betrekking tot verkorting van de opnameduur en indicaties voor beademing. Indicaties voor opneming in het ziekenhuis zijn: slecht drinken, verergering van kortademigheid en intrekkingen, toenemende ademhalingsfrequentie en grauwe kleur. Bij preterme neonaten en kinderen met een corvitium of pre-existente longafwijking zoals bronchopulmonale dysplasie is het beloop van bronchiolitis vaker ernstig. Deze kinderen moeten klinisch worden behandeld. Bronchiolitis gedurende het eerste levensjaar wordt vaak beschouwd als een belangrijke risicofactor voor de ontwikkeling van astma en allergie. Daarnaast blijkt dat kinderen die na bronchiolitis astma ontwikkelen hiertoe gepredisponeerd zijn door een in aanleg geringere luchtwegdoorgankelijkheid.

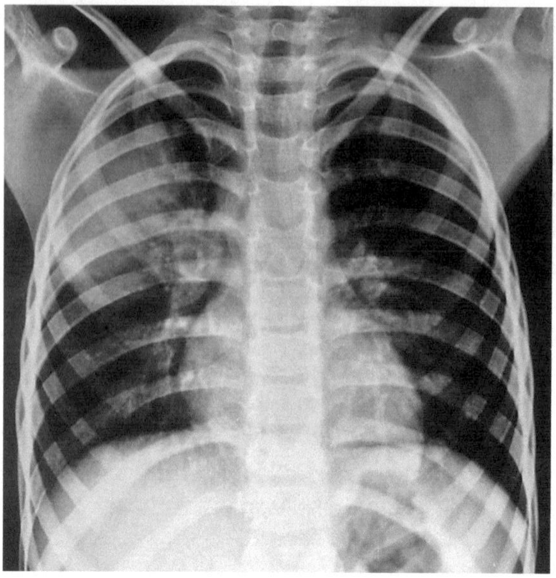

Figuur 5-4 Pneumonie in het gebied van de rechter bovenkwab
Op een dwarse opname was te zien dat deze afwijking zich bevond in het posteriorsegment.
Bron: Van den Brande JL, Heymans HSA, Monnens LAH, eds. Kindergeneeskunde. Maarssen: Elsevier/Bunge, 1998.

Pneumonie

Tussen kinderen en volwassenen bestaan geen verschillen van betekenis in de diagnostiek en symptomatologie van longontsteking. Pathofysiologisch gaat het hier om een ontsteking van het longparenchym met als gevolg het ontstaan van exsudaat en infiltraat, kans op abcesvorming (necrose) en pleuritis (figuur 5-4). De overgang van bronchitis naar pneumonie is geleidelijk. Infiltratieve afwijkingen rond de bronchi heten bronchopneumonieën; bij uitgebreidere ontstekingen ontstaan lobulaire of lobaire pneumonieën. De verschijnselen zijn afhankelijk van de veroorzaker en de uitgebreidheid. Bij percussie kan een demping bestaan. Het ademhalingsgeruis bij auscultatie is verzwakt; soms is bronchiaal ademen hoorbaar. Boven het infiltraat zijn fijne crepitaties tijdens de inademing hoorbaar; daarnaast zijn in aangrenzende longdelen vaak grove crepitaties bij in- en uitademing te horen. Verdere symptomen zijn: hoesten, soms opgeven van sputum, voorts kortademigheid en bij uitgebreide pneumonie cyanose. Röntgenologisch manifesteert het ontstekingsinfiltraat zich als een schaduw.

Bij kinderen verdienen de volgende vormen speciale aandacht:

- Aspiratiepneumonie. Deze kan ontstaan door aspiratie van voedsel bij braken, door verslikken of slikstoornissen bij cerebraal beschadigde patiënten of bij convulsies, bij verdrinking, bij sondevoeding en bij aspiratie van een stukje speelgoed, pinda, et cetera. Indien een bacteriële infectie bestaat, moeten antibiotica gericht op zowel aërobe als anaërobe micro-organismen worden gegeven. Bij luchtweginfecties ten gevolge van aspiratie zijn vaak penicillinegevoelige anaërobe bacteriën in het spel.
- Recidiverende pneumonieën. In hetzelfde gebied ontstaan deze meestal als gevolg van congenitale of verworven anatomische afwijkingen; voorbeelden zijn bronchiëctasieën en longsekwestratie. Met behulp van moderne radiologische technieken waaronder computertomografie met hoge resolutie, waarbij op transversale 'coupes' door de thorax afwijkingen van de luchtwegen, het longparenchym of de bloedvaten zichtbaar kunnen worden gemaakt, kan de basisafwijking meestal wor-

den vastgesteld. Recidiverende pneumonieën in wisselende longdelen kunnen ontstaan als gevolg van niet-herkend astma, stoornissen in de immunologische afweer of de ciliafunctie. Bij congenitale immunologische stoornissen bestaan vaak tevens recidiverende ontstekingen van de bovenste luchtwegen en de huid.

- Pneumonieën die gepaard gaan met abcesvorming. Pneumonieën die worden veroorzaakt door *Staphylococcus aureus* en Gram-negatieve micro-organismen zoals *Klebsiella pneumoniae* en *Pseudomonas aeruginosa* hebben de neiging tot abcederen. Wanneer het abces doorbreekt naar de pleura, ontstaat een empyeem eventueel in combinatie met pneumothorax. De fysisch-diagnostische kenmerken zijn een demping bij percussie en verzwakt of opgeheven ademgeruis naast andere symptomen van een longontsteking. Bij een patiënt met een pneumonie in wiens familie een stafylokokkeninfectie voorkomt (steenpuist, geïnfecteerd eczeem) moet men denken aan de mogelijkheid van een stafylokokkenpneumonie.
- Pneumonieën door virussen en andere niet-bacteriële micro-organismen. De meest voorkomende pneumonieën bij kinderen zijn die welke veroorzaakt worden door *Mycoplasma pneumoniae*, adenovirus en para-influenzavirus. Adenoviruspneumonieën kunnen ernstige blijvende longbeschadiging veroorzaken. Mycoplasma-infecties komen vooral voor bij kinderen vanaf de basisschoolleeftijd en zijn gevoelig voor macroliden en voor tetracyclines.
- Pneumonie bij mazelen en kinkhoest. Omdat vrijwel alle zuigelingen in Nederland worden ingeënt tegen mazelen en kinkhoest, komen deze kinderziekten nog maar weinig voor. Zij kunnen een ernstige longontsteking veroorzaken, met als restverschijnsel bronchusdeformaties. Lichte vormen van kinkhoest (diagnostiek: stijging van antilichamen die tot de IgA-klasse behoren) worden de laatste tijd vrij regelmatig gezien bij gevaccineerde kinderen, mogelijk mede omdat tussen 1974 en 1984 in Nederland een vaccin is gebruikt met matige antigene activiteit dat niet bij alle kinderen tot een optimale immunisatie heeft geleid. *Bordetella pertussis* is voor een aantal antibiotica matig gevoelig. Bij een mazelenpneumonie kan alleen de secundaire bacteriële infectie met antibiotica worden behandeld.
- Pneumonie veroorzaakt door Chlamydia trachomatis. Bij jonge zuigelingen (meestal jonger dan vier maanden) kan een longontsteking optreden die wordt veroorzaakt door *Chlamydia trachomatis*. Kenmerken zijn: rhinitis, prikkelhoest, tachypnoe en conjunctivitis; röntgenologisch zijn hyperinflatie en vlekkig infiltratieve afwijkingen zichtbaar; het serum-IgG en IgM is verhoogd en vaak is er eosinofilie. Behandeling met erytromycine of een ander macrolide-antibioticum lijkt het klinische beloop gunstig te beïnvloeden.
- Legionella-pneumonie. Longontsteking door *Legionella pneumophila* is bij kinderen zeer zeldzaam. De symptomen zijn dezelfde als die bij volwassenen.

Pleuritis

Soms treedt bij een pneumonie pleuritis op: vochtophoping tussen de pleurabladen. Pleuritis kan een- of dubbelzijdig zijn. Bij virale infecties, tuberculose, longembolie, maligne aandoeningen, aandoeningen in de buik die het diafragma prikkelen en bij auto-immuunziekten is het vocht meestal exsudaat. Transsudaat komt voor bij decompensatio cordis, vena-cava-superiorsyndroom en hypoalbuminemie. Bij bacteriële infecties is de pleuritis nogal eens purulent: empyeem. De kenmerken van pleuravocht zijn weergegeven in tabel 5-3.

Tabel 5-3 Kenmerken van pleuravocht

	Transsudaat	Exsudaat	Empyeem
aspect	niet-purulent	niet-purulent	purulent
Gram-prep.	negatief	negatief	positief
eiwit	< 30 g/l	> 30 g/l	> 30 g/l
LDH	laag	> 1000 U/l	> 1000 U/l
pH	> 7,30	< 7,30	< 7,30
glucose	~ bloedwaarde	< 2,0 mmol/l	< 2,0 mmol/l
leukocyten	< 1000/mm³	> 1000/mm³	> 1000/mm³

Symptomen zijn: gedempte percussie en opgeheven ademgeruis. Vochtophoping in de thorax kan ook optreden bij veranderde colloïd-osmotische druk in de vaten of niet-microbiële ontstekingen. Voorbeelden zijn: nefrotisch syndroom, longoedeem, decompensatio cordis, ontstekingsprocessen in de buik, acuut reuma en auto-immuunziekten.

Recidiverende of chronische ontstekingen

Aandoeningen die gepaard gaan met recidiverende of chronische ontstekingen van de (onderste) luchtwegen en het longweefsel zijn:

Astma

Kinderen met astma hebben vaak virale en bacteriële luchtweginfecties met een geprotraheerd beloop. De redenen hiervan zijn onduidelijk. Een afwijkende samenstelling en belemmerde drainage van het bronchiale slijm en een verminderde mucociliaire klaring door bronchusobstructie kunnen een rol spelen. De bacteriën die worden gevonden zijn voornamelijk *Haemophilus influenzae* en pneumokokken.

Cystic fibrosis (CF)

Zie § 5.8.

Stoornissen in de afvoer van slijm

Stoornissen in de afvoer van slijm treden op bij:

- stenose door aangeboren afwijkingen van de luchtwegen, zoals tracheomalacie, of externe druk door cysten of klieren, corpora aliena of overvulling van het pulmonale vaatbed bij aangeboren hartafwijkingen met een links-rechts-shunt;
- bronchiëctasieën ten gevolge van ernstige recidiverende of chronische ontstekingen;
- congenitale aandoeningen (zelden);
- afwijkingen in de beweeglijkheid van de cilia: aanlegstoornissen in de bouw van de microtubulaire structuur van de cilia veroorzaken stoornissen in de motiliteit (ciliaire dyskinesie). Een van de klinische verschijnselen is het syndroom van Kartagener (bronchiëctasieën, chronische sinusitis, situs inversus). Recidiverende ontstekingen kunnen overigens ook secundair afwijkingen van de structuur en de functie van de cilia veroorzaken.

Stoornissen in de immunologische afweer

Bij stoornissen in het immunoglobuline- of complementsysteem of in de functie van de leukocyten ontstaan meestal ernstige bacteriële infecties van de luchtwegen en de longen. Bij een ernstige vermindering van de cellulaire immuniteit (T-celfuncties) worden de infecties vaak veroorzaakt door verwekkers die normaal niet worden gevonden zoals *Pneumocystis carinii*, het cytomegalie- of herpesvirus en schimmels. Meestal ontstaan hierbij interstitiële ontstekingen, waarbij kortademigheid, hypoxemie en prikkelhoest op de voorgrond staan. Een van de meest gevoelige beginsymptomen is een toeneming van de ademhalingsfrequentie. Stoornissen in de afweer kunnen zowel congenitaal als verworven zijn.

Bij zuigelingen behoeven de symptomen niet ernstig te zijn en kunnen zij uitsluitend bestaan uit wat hoesten, zonder de klassieke kenmerken van een ontsteking zoals koorts en algemeen ziek-zijn. Aanbevolen wordt bij kinderen met recidiverende luchtweginfecties van enige betekenis en bij alle zuigelingen die vaker dan incidenteel hoesten — zeker als zij bovendien verterings- of groeistoornissen hebben — verder onderzoek te verrichten. In elk geval moeten een algemeen bloedonderzoek, een röntgenonderzoek van de longen en de bovenste luchtwegen en zo mogelijk een sputumonderzoek worden verricht. Bij onvoldoende gewichtstoeneming of lengtegroei of bij stoornissen in de vertering is een zweettest noodzakelijk om CF uit te sluiten.

Meestal zal geen specifieke oorzaak worden gevonden en zal per exclusionem de diagnose astma worden gesteld. Anders dan bij volwassenen bestaan nog geen goede criteria voor astma bij jonge kinderen.

Tuberculose

Zie § 5.7.

Verworven immunodeficiëntiesyndroom (aids)

Bij kinderen met aids komen opportunistische longinfecties voor, vooral met *Pneumocystis carinii*, maar ook met *Aspergillus fumigatis*, *Candida*, atypische mycobacteriën, cytomegalie- en herpesvirus. Ook atypisch verlopende infecties met *Mycobacterium tuberculosis*, stafylokokken en andere bacteriën komen voor. Deze infecties dienen onderscheiden te worden van de lymfocytaire interstitiële pneumonie (LIP) of nodulaire lymfoïde hyperplasie, een niet-infectieuze en langzaam progressieve aandoening. Broncho-alveolaire lavage (BAL) door middel van flexibele bronchoscopie is hierbij een belangrijk diagnostisch hulpmiddel, waarmee in veel gevallen de veroorzakende micro-organismen worden aangetoond.

5.6.5 Behandeling van luchtweginfecties bij kinderen

5.6.5.1 *Inleiding*

Bij het kiezen van een behandelingsschema is het van belang of het om recidiverende dan wel incidentele luchtweginfecties gaat en of er sprake is van een virale dan wel bacteriële infectie. Recidiverende ontstekingen van de lagere luchtwegen op de kinderleeftijd kunnen anatomische veranderingen tot gevolg hebben die vergelijkbaar zijn met die welke bij chronische bronchitis bij volwassenen worden waargenomen: hypertrofie van de mukeuze klieren, toeneming van slijmvormende cellen in

de bronchiale mucosa, ontstaan van deze cellen verder naar de periferie en verdikking van de basale membraan. De versterkte bronchiale tekening op de röntgenfoto die vaak zichtbaar blijft nadat er al geruime tijd geen luchtweginfecties meer zijn geweest, kan erop wijzen dat de anatomische afwijkingen niet altijd volledig verdwijnen. Ook incidenteel optredende ontstekingen kunnen, zij het zelden, tot het ontstaan van irreversibele afwijkingen leiden.
Het is niet altijd mogelijk om vast te stellen in hoeverre respiratoire verschijnselen veroorzaakt worden door een infectie of door andere factoren. Speciaal bij kinderen met een astmatische aanleg is dit moeilijk. Sputumonderzoek is vaak niet mogelijk en vooral bij 'low-grade'-luchtweginfecties die langdurige verschijnselen kunnen veroorzaken zonder acuut ziek-zijn, ontbreken vaak temperatuurverhoging en een infectieus bloedbeeld.

Kort samengevat dienen de volgende overwegingen te worden betrokken bij de beslissing op welke wijze een patiënt met respiratoire verschijnselen moet worden behandeld:

- Bestaat er wel of geen infectie?
- Is de infectie viraal of bacterieel? Niet elke bacteriële infectie hoeft met antibiotica te worden behandeld. De indicatie hangt af van de ernst van de klinische verschijnselen, het te verwachten natuurlijke beloop op grond van ervaringen die bij eenzelfde patiënt eerder zijn opgedaan en de kans op complicaties.
- Speciaal bij patiënten met recidiverende infecties moet rekening worden gehouden met een risico voor het ontstaan van afwijkingen van de anatomie van de bronchuswand.

5.6.5.2 *Bacteriële infecties*

In principe staat een groot aantal antibiotica ter beschikking. Indien geen bacteriologisch onderzoek is verricht, is het niet gemakkelijk te bepalen of bij een luchtweginfectie kan worden volstaan met een smalspectrumantibioticum — dat werkzaam is bij bepaalde Gram-positieve micro-organismen, maar niet bij de regelmatig voorkomende *Haemophilus influenzae* — of dat behandeling met een breedspectrumantibioticum noodzakelijk is. In de praktijk betekent behandeling met antibiotica bij luchtweginfecties meestal dat een middel met een breed spectrum wordt toegediend. Bij patiënten met recidiverende infecties van de bovenste of onderste luchtwegen speelt *Haemophilus influenzae* zo vaak een rol, dat bij hen behandeling met een op deze bacterie gericht antibioticum vanaf het begin van de behandeling de voorkeur verdient. Continue behandeling met antibiotica is zelden geïndiceerd. Een dergelijke behandeling kan op klinische gronden noodzakelijk zijn bij patiënten met ernstige anatomische afwijkingen, cystic fibrosis of stoornissen van de afweer.
Bij de behandeling van een pneumonie moeten de volgende punten in aanmerking worden genomen. Hoewel bacteriële pneumonieën het meest frequent worden veroorzaakt door pneumokokken, moet men rekening houden met de mogelijkheid van andere veroorzakers. De meest voorkomende zijn: *Haemophilus influenzae* (vooral bij zuigelingen en patiënten met recidiverende luchtweginfecties), *Staphylococcus aureus* (vooral bij jonge zuigelingen, bij patiënten met cystic fibrosis, bij patiënten met stafylokokkeninfecties van de huid of in de nabije familie, en tijdens influenza-epidemieën) en *Mycoplasma pneumoniae*. Bij jonge zuigelingen moet ook worden gedacht aan *Chlamydia trachomatis*.

Klinisch en röntgenologisch is het meestal niet mogelijk tussen de verschillende verwekkers te differentiëren. Bacteriologisch en eventueel virologisch onderzoek zijn daarom in principe gewenst. Zij zijn noodzakelijk indien de ontstekingsverschijnselen niet verbeteren binnen 2-3 × 24 uur na een behandeling waarmee is begonnen op grond van de meest waarschijnlijke verwekkers. Een neus- of keelkweek heeft hier geen zin omdat deze geen informatie geven over de microorganismen die zich in de long bevinden. Betrouwbare sputumkweken zijn bij kinderen moeilijk te verkrijgen. *Mycoplasma pneumoniae*, een frequente verwekker van pneumonie, moet op een speciaal medium worden gekweekt. Klinisch is een mycoplasma niet goed te onderscheiden van bacteriële pneumonie. Behandeling kan het best gebeuren met een macrolide zoals erytromycine of claritromycine.

Pneumonieën die tijdens verblijf in een ziekenhuis ontstaan kunnen worden veroorzaakt door penicilline-ongevoelige stafylokokken of Gram-negatieve bacteriën, zoals *Pseudomonas aeruginosa* of *Klebsiella pneumoniae*. Bij kinderen met immuunstoornissen en bij kinderen die met immunosuppressiva worden behandeld moet men bedacht zijn op moeilijk te diagnosticeren en te behandelen verwekkers.

Het verdient aanbeveling een pneumonie, ook wanneer verdenking bestaat op een virale etiologie, altijd met antibiotica te behandelen om de kans op anatomische beschadiging zo gering mogelijk te maken.

Bij de behandeling van empyeem is drainage in een vroeg stadium aangewezen.

5.6.5.3 *Virusinfecties*

De beschikbare in Nederland geregistreerde antivirale middelen die van belang zijn bij luchtwegaandoeningen zijn: amantadine, aciclovir, ganciclovir, foscamet, interferon-γ en ribavirine. Deze chemotherapeutica worden niet routinematig gebruikt bij virusinfecties, maar alleen op indicatie bij ernstige infecties, kinderen met een al dan niet verworven afweerstoornis en kinderen met een onderliggende ziekte met een verhoogd risico op een ernstig ziektebeloop. Amantadine kan gegeven worden bij influenza-A-infecties, aciclovir bij herpes simplex en varicella, ganciclovir en foscamet bij cytomegalievirus, interferon-γ bij larynxpapillomatosis. Ribavirine werd wel toegepast bij RSV-bronchiolitis. Van ribavirine is bij RSV-infecties echter geen belangrijke effectiviteit aangetoond; deze behandeling kan dus achterwege worden gelaten.

5.6.5.4 *Immunisatie*

Omdat van chemotherapeutische behandeling van virusinfecties op korte termijn slechts beperkte resultaten mogen worden verwacht blijft bij virusinfecties preventie door middel van immunisatie van betekenis. Influenzavaccinatie met geïnactiveerd virus wordt op grote schaal toegepast en is aan te bevelen bij alle patiënten voor wie een influenza-infectie een verhoogd risico inhoudt. Tot deze categorie behoren de patiënten met chronische longaandoeningen zoals astma en cystic fibrosis. Het nut van influenzavaccinatie bij kinderen met astma is niet goed onderzocht. Pragmatisch wordt wel gesteld dat kinderen met matig tot ernstig astma die een onderhoudsbehandeling met inhalatiesteroïden gebruiken, voor influenzavaccinatie in aanmerking komen. Kinderen kunnen al vanaf de leeftijd van zes maanden worden geïmmuniseerd met levend trivalent influenzavaccin.

Vaccinatie tegen mazelen vindt plaats met verzwakt levend virus. De bereiding van vaccins tegen RS- en para-influenza-virus verkeert in het ontwikkelingsstadium. Vaccins tegen bacteriën zijn het pneumokokkenvaccin dat wordt toegepast bij personen met een sterk verhoogd risico voor ernstige pneumokokkeninfecties, zoals bij (functionele) asplenie, het *Haemophilus influenzae* type b (Hib)-vaccin dat deel uitmaakt van het vaccinatieschema van zuigelingen ter preventie van otitis, meningitis en epiglottitis door *Haemophilus influenzae* type b en het binnenkort operationele meningokokkenvaccin tegen infecties met *N. meningitides.*

5.7 TUBERCULOSE

In een groot aantal ontwikkelingslanden komt tuberculose nog endemisch voor. Het aantal volwassenen en kinderen met tuberculose is in de westerse landen door verbetering van de levensstandaard, de gezondheidstoestand en de tuberculostatica de laatste decennia sterk afgenomen. Hierdoor dreigt in deze landen veel kennis over tuberculose verloren te gaan. Per jaar worden in Nederland nog altijd tientallen kinderen besmet met tuberculose en wereldwijd sterven jaarlijks circa drie miljoen mensen, zowel volwassenen als een hoog percentage kinderen, aan tuberculose. Mogelijk zal de komende jaren in Nederland het aantal besmettingen met tuberculose groter worden door een toename van het aantal met HIV besmette kinderen en kinderen afkomstig uit endemische gebieden. Het is daarom belangrijk bij kinderen met aanhoudend hoesten, malaise of koorts rekening te houden met de mogelijkheid van besmetting met de tuberkelbacterie.
In 1882 toonde Koch aan dat *Mycobacterium tuberculosis* de verwekker is van tuberculose bij mensen. Het is een zuurvast staafje, een obligaat aërobe bacterie, die langzaam deelt (iedere 20 tot 30 uur). Het heeft de eigenschap om mutanten te genereren, die resistent zijn voor een of meer antibiotica. Dit betekent dat er bij actieve tuberculose altijd een aantal mutanten aanwezig is. In het donker kunnen deze bacteriën maanden in leven blijven, maar door direct zon- en ultraviolet licht worden zij gedood.
Tuberculose is voornamelijk een druppelinfectie. De primaire infectie van de luchtwegen volgt op inhalatie van druppeltjes die een tot drie levende tuberkelbacillen bevatten. Bij een kind dat niet immuun voor de bacterie is, treedt fagocytose door de alveolaire macrofagen op, waarna de meeste tuberkelbacillen gedood worden, of zich intracellulair vermenigvuldigen. Daarna verspreiden ze zich van de alveoli naar de regionale lymfeklieren. Vervolgens ontstaat een lymphadenitis en kunnen ze zich lymfogeen of hematogeen verspreiden. Meestal zijn in deze fase ziekteverschijnselen afwezig. Bij de meeste kinderen resulteert dit na zes tot tien weken in een verworven immuniteit, in combinatie met genezing en calcificatie van de primaire haard. In de verkalkte lymfeklieren, waar de omstandigheden voor de *Mycobacterium tuberculosis* ongunstig zijn om zich te vermeerderen, kan een gering aantal bacteriën langdurig aanwezig blijven in een 'slapende' toestand, en deze kunnen weer gaan delen in situaties met verminderde afweer.
De infectie met tuberkelbacteriën bij kinderen heeft een ander beloop dan bij volwassenen. De kleine primaire longhaard vertoont de neiging tot lokalisatie in de periferie van de middenkwab en de onderkwabben. Meestal is er één, soms zijn er enkele haardjes. Bij volwassenen zijn de longhaarden meestal in de apicale gebieden van de bovenkwabben gelokaliseerd. Bij kinderen zijn de regionale lymfeklieren sterker vergroot dan bij volwassenen. Primaire haard en regionale lymfeklieren

tonen neiging tot verkalking, bij volwassenen wordt veeleer fibrosering gezien. De kans op hematogene uitzaaiing is bij jonge kinderen veel groter dan bij oudere kinderen en volwassenen. Miliaire tuberculose en tuberculeuze meningitis komen vooral in de eerste levensjaren voor.

5.7.1 Klinische verschijnselen

Na besmetting kunnen een cellulaire immunologische respons en vertraagd-type-overgevoeligheid optreden. De tuberculinehuidreactie wordt positief. Soms wordt bij een niet ziek kind op de thoraxfoto in het hilusgebied of in het longparenchym een kalkhaard gevonden. De tuberculinereactie is positief, maar er zijn geen ziekteverschijnselen. Er is dan waarschijnlijk sprake van een inactieve vorm van tuberculose. In die situaties is nauwkeurige controle gedurende enkele jaren vereist.
De meest voorkomende uitingsvorm is hiluskliertuberculose. Het kind is meestal weinig ziek. Soms is er wisselend koorts, soms een droge hoest. De thoraxfoto toont meestal een kleine parenchymhaard en in de regel een eenzijdige vergroting van regionale lymfeklieren. De voorkeursplaats is het hilusgebied, soms paratracheaal. Er is dan sprake van een primair complex: perifere haard en regionale lymfeklierontsteking. Bij hiluskliertuberculose bestaat kans op bronchusafsluiting door uitbreiding van het ontstekingsproces naar de bronchuswand of door doorbraak van een klier, waardoor granulatieweefsel en kaas afsluiting veroorzaken. Het gevolg kan atelectase zijn. Een enkele keer ontstaan een obstructie-infiltraat en regionale hyperinflatie. Bij klierdoorbraak kan herhaalde bronchoscopie nodig zijn om kaas en granulatieweefsel te verwijderen.

Uitgaande van de hiluskliertuberculose kan het proces zich op verschillende wijzen ontwikkelen. Bij lokalisatie van de ontsteking dichtbij de pleura kan tuberculeuze pleuritis ontstaan. Het exsudaat hierbij is sereus. Bij jonge kinderen kan via hematogene uitzaaiing miliaire tuberculose of tuberculeuze meningitis ontstaan. Een tragere en in de regel pas na maanden optredende complicatie is uitzaaiing naar andere organen, zoals gewrichten, botten, nieren en bijnieren. Bij geringe cellulaire afweer bestaat kans op verkazende tuberculeuze pneumonie. Apicale longlaesies zoals bij adolescenten en volwassenen worden gevonden, kunnen het gevolg zijn van een jaren later optredende endogene reïnfectie.
Van typische klinische verschijnselen is bij tuberculose geen sprake. Het kind hoest vaak. Voorts bestaan ook in wisselende mate malaise, koorts en slechte eetlust.

Miliaire tuberculose

Door hematogene uitzaaiing ontstaan talloze kleine haarden verspreid in de longen en andere organen (figuur 5-5). Het kind wordt in korte tijd ernstig ziek. De symptomen zijn: hoge koorts, een snelle ademhaling en boven beide longen soms verspreid crepitaties. Het beeld op de thoraxfoto is karakteristiek: de talloze kleine witte vlekjes doen aan een sneeuwstorm denken. Bij oogspiegelen worden in fundo miliaire haardjes gezien.

Meningitis tuberculosa

Dit is een vroege complicatie van primaire tuberculose die vooral bij jonge kinderen optreedt. Er is een infectie van de meningen vanuit een tuberculeuze haard in

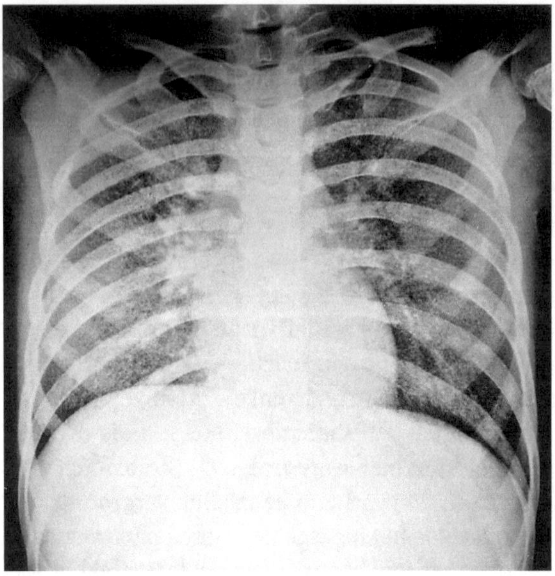

Figuur 5-5 Miliaire tuberculose bij een meisje van 10 jaar Rechts zijn grote hilusklieren te zien. Over beide longvelden tekent zich een fijne 'sneeuwjacht' af, bestaande uit talrijke gierstekorrelgrote (miliaire) tuberculeuze ontstekingshaardjes. Bron: Van den Brande JL, Heymans HSA, Monnens LAH, eds. Kindergeneeskunde. Maarssen: Elsevier/Bunge, 1998.

cerebro. De afwijkingen zijn vooral gelokaliseerd basaal rond de hersenstam, met kans op uitval van hersenzenuwen. In het begin is het ziektebeeld sluipend. Tuberculeuze meningitis voert onbehandeld binnen enkele weken tot de dood. De symptomen zijn: lusteloosheid, anorexie, koorts, sufheid, hoofdpijn en braken. Er is matige nekstijfheid. De symptomen van Kernig en Brudzinski zijn veelal positief. Wanneer behandeling uitblijft, is het beloop progressief met toenemende sufheid, ptosis, strabismus en visusklachten. Soms bestaan ook symptomen van encefalitis, zoals verwardheid, tremoren, spraakstoornissen en bewegingsafwijkingen. Geleidelijk ontstaat coma, opisthotonus en uiteindelijk treedt de dood in. De liquor lijkt helder, maar bevat tot 300 cellen/mm^3; aanvankelijk zijn dat voor een groot deel polynucleaire, later vooral mononucleaire leukocyten. Tevens bestaan een hoog eiwitgehalte, een laag glucosegehalte en eerst een normaal, later een verlaagd chloridegehalte. Belangrijk voor de diagnostiek zijn: bacteriologisch onderzoek van de liquor, de tuberculinereactie, oogspiegelen (waarbij tuberculomen in de chorea kunnen worden waargenomen) en aangezien de primaire haard vaak in de longen is gelokaliseerd, de thoraxfoto.

5.7.2 Diagnostiek

Voor de tuberculinereactie wordt 0,1 ml PPD (purified protein derivative) intracutaan toegediend op de strekzijde van de linker onderarm. 0,1 ml bevat 1 TE (tuberculine-eenheid). Bewaren bij 2-10 °C in het donker is nodig. De houdbaarheid is drie maanden. De PPD wordt na 72 uur afgelezen. De induratie wordt uitgedrukt in mm. Negatief: 0-4 mm, dubieus: 5-9 mm, positief: 10 mm of meer.
Een fout-negatieve reactie kan optreden in de incubatieperiode (3-8 weken), bij een slechte conditie van het kind, bij koorts, bij leukocytose, blootstelling aan ultraviolet licht, zinkdeficiëntie, psoriasis, uremie, pernicieuze anemie, bij een zeer foudroyant verlopende tuberculose, bij gebruik van steroïdmedicatie en tijdens de anergische fase na mazelen, rubella, waterpokken, influenza, bof en HIV-infecties. Ook een technisch onjuist uitgevoerde test (te diepe injectie) kan een vals-negatieve uitkomst

geven. Een fout-positieve reactie kan optreden bij verontreiniging van de vloeistof of door infectie bij de uitvoering. De uitslag kan positief zijn na BCG-inenting, en bij infectie door atypische mycobacteriën.
Op de thoraxfoto zijn de karakteristieke afwijkingen te zien: soms een kleine perifere haard, voorts vergrote regionale lymfeklieren in het hilusgebied of paratracheaal. Er is kans op een obstructie-infiltraat of atelectase. Een enkele keer is hoge-resolutie-computertomografie nuttig voor nadere precisering van de afwijkingen. Cavernen komen bij kinderen weinig voor.
Voor bacteriologisch onderzoek van sputum, nuchtere maaginhoud of ander materiaal wordt een kleurpreparaat volgens Ziehl-Neelsen (carbolfuchsine) gemaakt; tuberkelbacteriën zijn waarneembaar als fijne rode staafjes. Kweken worden verricht op de voedingsbodem volgens Löwenstein-Jensen (6-8 weken) en Bactec® (1-3 weken). Door middel van DNA-probes kan in enkele dagen nadere typering van de *Mycobacterium*stam worden gedaan.
Recentelijk zijn gevoelige tests ontwikkeld voor snelle detectie van tuberkelbacillen. De meest belovende lijkt de polymerase-kettingreactie (PCR) met name voor de DNA-sequentie IS6110. Deze kan onder meer worden gedaan op het sputum, maaginhoud, witte bloedcellen, liquor, bronchiale-lavagevloeistof, pleuravocht en urine. Vals-positieve uitslagen ten gevolge van contaminatie komen veel voor, hetgeen het nut van de test vooralsnog beperkt. Uitslag van deze test kan binnen 48 uur worden verkregen en is specifiek voor *Mycobacterium tuberculosis*. Een andere techniek is de DNA-fingerprinting, welke de restrictie-fragmentlengte-polymorfisme (RFLP)-methode gebruikt. Met name is deze techniek goed toepasbaar bij de bestudering van gevoeligheid voor tuberculostatica, bij resistente stammen, en voor het aantonen van overeenkomst tussen stammen.

5.7.3 Vaccinatie en medicamenteuze behandeling

5.7.3.1 *BCG-vaccinatie*

Dit is een inenting met levend verzwakt *Mycobacterium bovis*. Er wordt 0,1 ml vaccin intracutaan in de bovenarm gespoten, bij jonge zuigelingen 0,05 ml in elk van beide bovenarmen. De houdbaarheid van het vaccin is maximaal vijf dagen. De effectiviteit van BCG voor preventie van tuberculose varieert van 0 tot 80 procent, met slechts 38 tot 75 procent bescherming tegen pulmonale tuberculose. Deze variabiliteit wordt veroorzaakt door verschillen in immunogeniciteit van de gebruikte stammen, de techniek van toediening, immuun- en voedingstoestand van het kind en de eventuele aanwezigheid van coïnfectie met andere mycobacteriën.
In Nederland wordt BCG-vaccinatie verricht bij kinderen die naar gebieden gaan waar veel tuberculose heerst, zoals het thuisland van buitenlandse werknemers of een ontwikkelingsland. Het geeft met name protectie tegen tuberculeuze meningitis en gedissimineerde of miliaire tuberculose, veel minder tegen longtuberculose. Mogelijke complicaties zijn: regionale lymfeklierzwelling in de oksel en lokale abcesvorming (fenomeen van Koch). Een enkele keer ontstaat een haard op afstand (bijvoorbeeld osteomyelitis).

5.7.3.2 *Medicamenteuze behandeling*

De meest gebruikte anti-tuberculosemiddelen zijn: isoniazide (INH), rifampicine, pyrazinamide, ethambutol en streptomycine.

Tabel 5-4 Tuberculostatica bij kinderen

Medicament	Dagelijkse (max) dosis (mg/kg/dag)	Piekconcentratie in uren	Toediening
isoniazide	5-10 (300)	1-2	oraal, i.m., intrathecaal
rifampicine	10-20 (600)	1,5-2	oraal, i.v.
pyrazinamide	15-30 (2000)	2	oraal
ethambutol	15-25 (2500)	2-4	oraal
streptomycine	20-40 (1000)	1	i.m.

INH is relatief weinig toxisch, bactericide, makkelijk toe te dienen en goedkoop. De opname is 100%, het penetreert goed in alle lichaamsvloeistoffen, weefsels en holten. De belangrijkste complicatie is hepatitis en vanwege interactie met het pyridoxinemetabolisme ook perifere neuropathie. Perifere neuropathie wordt vooral gezien bij kinderen in een slechte voedingstoestand. Bij adequate voeding en goede voedingstoestand is suppletie van pyridoxine dan ook niet nodig.
Rifampicine is bactericide en relatief weinig toxisch. Ongeveer 75% wordt aan eiwit gebonden, het penetreert de weefsels en cellen goed. Het dringt alleen de liquor binnen indien de meningen ontstoken zijn. De belangrijkste bijwerkingen zijn: gastro-intestinale klachten, huiduitslag, hepatitis en slechts zelden trombocytopenie en cholestatische icterus. Het wordt uitgescheiden in de urine, traanvloeistof, zweet en andere lichaamsvloeistoffen en geeft die een oranje kleur.
Pyrazinamide is bactericide in een zure omgeving. Het penetreert goed in alle weefsels en ook in de hersenen. De belangrijkste bijwerking is toename van hepatotoxiciteit wanneer toegevoegd aan INH en rifampicine. Verhoogd urinezuur komt eveneens vaak voor. Af en toe worden huiduitslag en gastro-intestinale intolerantie gemeld.
Ethambutol heeft een bacteriostatisch effect. De belangrijkste bijwerking is retrobulbaire neuritis optica en de kans hierop neemt toe bij een verminderde nierfunctie.
Streptomycine is bactericide en kan alleen parenteraal worden toegediend. Het dringt alleen bij ontstoken meningen door in het centraal zenuwstelsel. De belangrijkste bijwerking is duizeligheid en gehoorverlies. Daarnaast kan het nierinsufficiëntie veroorzaken. Vanwege de ototoxiciteit is de maximale duur van de behandeling vastgesteld op twee maanden.
Alle kinderen met een recente tuberculineomslag (positief worden van de PPD zonder afwijkingen op de thoraxfoto, klinische of laboratoriumaanwijzingen van tuberculose) worden gedurende negen maanden profylactisch behandeld met eenmaal-daagse toediening van isoniazide (INH); bij een resistente stam wordt hieraan eenmaal daags rifampicine toegevoegd (doseringen in tabel 5-4).

Bij hiluskliertuberculose wordt de eerste twee maanden gestart met drie tuberculostatica: INH, rifampicine en pyrazinamide. Na de initiële periode van twee maanden worden gedurende nog vier maanden twee middelen (INH en rifampicine) voorgeschreven (tabel 5-4). Indien het kind besmet is door een patiënt afkomstig uit een gebied met een hoog percentage resistente stammen en bij klier-, bot-, miliaire tuberculose en tuberculeuze meningitis wordt gestart met vier tuberculostatica:

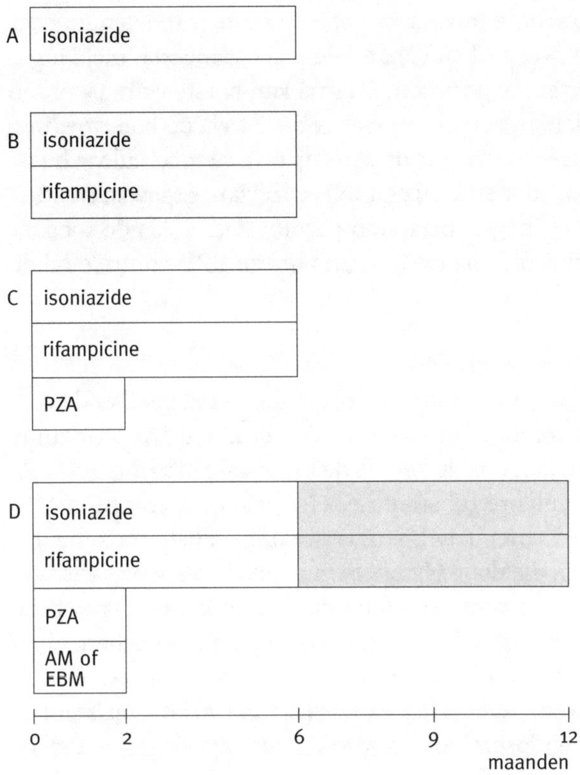

Figuur 5-6 Behandelingschema bij tuberculose
A = profylaxe
B = profylaxe bij mogelijke INH-resistentie
C = longtuberculose
D = longtuberculose met verdenking op resistentie, ongecompliceerde infecties

NB: Bij vermoeden op resistentie: beleid bepalen in overleg met tbc-consulent

Bron: Van den Brande JL, Heymans HSA, Monnens LAH, eds. Kindergeneeskunde. Maarssen: Elsevier/Bunge, 1998.

INH, rifampicine, pyrazinamide en streptomycine of ethambutol. Na twee maanden wordt gedurende vier maanden met twee middelen behandeld (INH + rifampicine) (zie figuur 5-6). In verband met mogelijke neurotoxiciteit van INH wordt bij kinderen beneden de 1 jaar en kinderen in een slechte voedingstoestand pyridoxine 10 mg/dag aan de medicatie toegevoegd. Bij klier-, bot-, miliaire en meningeale tuberculose wordt na twee maanden gedurende 4-10 maanden op twee middelen overgegaan (INH + rifampicine). Zeven tot acht procent van de *Mycobacterium*-stammen zijn resistent voor INH. Eenzelfde percentage resistente stammen wordt gevonden voor streptomycine. Multiresistentie voor zowel INH als streptomycine is bij 3% van de stammen aangetroffen.

5.7.4 Tuberculose bij pasgeborenen en zuigelingen

Congenitale tuberculose komt in Nederland vrijwel niet voor en wordt veroorzaakt door transplacentaire passage van *Mycobacterium tuberculosis* van moeder naar de vrucht of door inhalatie of aspiratie van met tuberkelbacillen besmet vruchtwater voor of tijdens de geboorte. Een pasgeborene kan ook door aanhoesten van de moeder of anderen in de omgeving besmet raken. Met name bij een moeder die asymptomatisch is, kan dit door de late herkenning veel morbiditeit veroorzaken en zelfs fataal zijn.

Na enkele weken wordt het kind ziek waarbij het slecht drinkt, suf is, bleek ziet en soms al respiratoire verschijnselen vertoont. Bij heel jonge kinderen treedt miliaire uitzaaiing op met dyspnoe en crepitaties, vergrote lever en milt. Ook is er een grote kans op meningitis tuberculosa. De PPD is in de eerste twee levensmaanden negatief.

Wanneer verdenking bestaat op actieve tuberculose van de moeder moeten moeder en kind worden gescheiden. Na twee weken behandeling is dat meestal niet langer nodig omdat het besmettingsgevaar is geweken. Daarna kan borstvoeding worden gegeven. Anti-tuberculosemiddelen worden wel overgebracht via de borstvoeding, maar in niet-therapeutische concentraties. Als de kans op actieve tuberculose bij de moeder gering lijkt, wordt aan moeder en kind een INH-profylaxe gegeven. De PPD wordt bij de baby na twee, vijf en negen maanden gecontroleerd. Als de moeder vroeger tuberculose heeft gehad, wordt na twee maanden een PPD-controle bij de baby gedaan.

5.7.5 Infectie door atypische mycobacteriën

Er zijn niet-tuberculeuze mycobacteriën waarvan sommige op tbc gelijkende ontstekingsverschijnselen kunnen veroorzaken, vaak in de vorm van lymphadenitis colli, soms lymphadenitis elders. Een enkele keer is de lokalisatie intrathoracaal als hilaire klierontsteking of zelfs miliaire tuberculose. Het beloop is chronisch. De ontstekingsvorm is granulomateus met neiging tot verweking en fistelvorming. De meest voorkomende infecties zijn die door *Mycobacterium avium* en *Mycobacterium scrophulaceum*. Op dezelfde wijze als voor humane tuberculose kunnen specifieke huidtests worden verricht, de humane PPD is vaak ook positief. De behandeling bestaat in operatieve verwijdering van de klieren. Als dat niet mogelijk is, worden anti-tuberculosemiddelen gegeven. Aangezien *Mycobacterium avium* resistent is tegen de gebruikelijke anti-tuberculosemiddelen worden afhankelijk van het resistentiepatroon hogere doseringen en andere medicijnen gegeven.
Bij kinderen met immunologische afwijkingen en kinderen in een slechte voedingstoestand is de kans op ziekteverschijnselen door infectie met atypische mycobacteriën toegenomen. Dit geldt met name voor patiënten met aids. Systemische atypische infecties met mycobacteriën zijn vaak lastig of niet behandelbaar en kunnen fataal verlopen.

5.8 CYSTIC FIBROSIS

Cystic fibrosis (CF, oude namen: pancreasfibrose, mucoviscoïdosis) is een autosomaal recessief erfelijke ziekte die in Nederland bij omstreeks 1 op 3500 pasgeborenen voorkomt. Ongeveer 1 op de 30 Nederlanders is drager van één CF-mutatie. Dit betekent dat de kans ongeveer 1 op 900 is dat twee partners beiden drager zullen zijn; de kans op een aangedaan kind is dan vervolgens 1 op 4. Bij een geboortecijfer van circa 150.000 betekent dit ongeveer 40 tot 50 nieuwe ziektegevallen per jaar in Nederland.
Bij CF bestaat een defect van het Cl^--kanaalsysteem van epitheliale celmembranen. In 1989 identificeerden de Canadees Chui en de Amerikaan Collins het CF-gen op de lange arm van chromosoom 7. De belangrijkste mutatie die bij circa 75% van de CF-genen voorkomt, bestaat uit deletie van één fenylalaninecodering op positie 508 van het gen. Inmiddels zijn meer dan 600 verschillende (merendeels zeldzame) mutaties in het CF-gen ontdekt. Het CF-gen codeert voor het CF-transmembraan-conductantie-regulator-eiwit (CFTR). Dit eiwit functioneert als chloridekanaal, en is ten gevolge van de mutatie onvoldoende werkzaam. Hierdoor is er beperkt chloridetransport en, hieraan gekoppeld, watertransport over de epitheliale apicale membraan. Dit leidt tot abnormaal viskeuze secreten in exocriene klieren, zoals slijmklie-

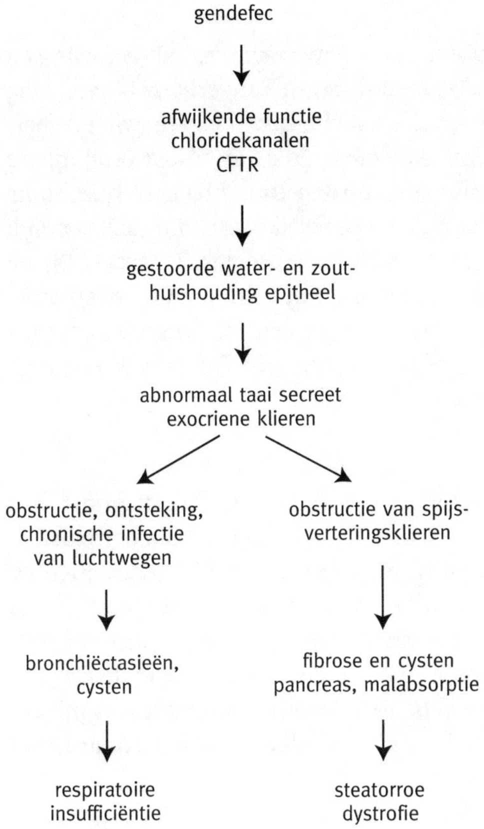

Figuur 5-7 Pathofysiologie van cystic fibrosis Bron: Van den Brande JL, Heymans HSA, Monnens LAH, eds. Kindergeneeskunde. Maarssen: Elsevier/ Bunge, 1998.

ren in de luchtwegen en spijsverteringsklieren in de pancreas en ook in de lever. Het abnormaal taaie secreet verstopt luchtwegen en klieren en geeft zo aanleiding tot chronische ontstekingsreacties en infectie. Hierdoor ontstaat uiteindelijk weefseldestructie met cystevorming (figuur 5-7). De ziekte wordt dan ook gekenmerkt door een vaak ernstige voedselverteringsstoornis en luchtweginfecties. Fanconi (1936) en Andersen (1938) waren de eersten die het ziektebeeld bij jonge kinderen hebben herkend. De ziekteverschijnselen zijn vooral het gevolg van de productie van taai secreet door exocriene klieren, waardoor klierafvoergangen en kleine luchtwegen verstopt raken. In 1947 werd tijdens een hittegolf in New York ontdekt dat de patiëntjes ernstige elektrolytstoornissen kregen door sterk verhoogde zoutuitscheiding (NaCl) in het zweet. Sindsdien is de diagnostiek vooral gebaseerd op het aantonen van deze verhoogde zoutuitscheiding (zweettest).

De relatie tussen fenotype en genotype is momenteel onderwerp van onderzoek. Het staat wel vast dat ook andere factoren, bijvoorbeeld de aanwezigheid van alternatieve chloridekanalen, de expressie van het ziektebeeld in sterke mate bepalen. Zo kunnen patiënten met dezelfde CF-mutatie een zeer uiteenlopend klinisch beloop vertonen. Heterozygote dragers, zoals ouders en andere kinderen in een CF-gezin, onderscheiden zich niet van gezonden.

5.8.1 Pathologische anatomie

In de prenatale periode bestaan al afwijkingen in de pancreas: verbindweefseling en vervetting met cysteus verwijde klieren. De eilandjes van Langerhans blijven lang intact. De darmwand vertoont weinig karakteristieke afwijkingen: wijde, deels verstopte slijmkliertjes en overvulde slijmbekercellen. In de lever kan verstopping van galgangen optreden met verspreide fibrose en op den duur biliaire cirrose, soms met portale hypertensie. De afvoergangen van de speekselklieren zijn vaak verwijd. De zweetklieren hebben in de regel een normaal microscopisch aspect. Bij de geboorte lijken de longen normaal te zijn. Ophoping van slijm leidt tot obstructie, ontsteking en, vaak al op jonge leeftijd, tot bronchiëctasieën. Bij jongens is het vas deferens vrijwel altijd atretisch. Er is in de regel azoöspermie. Bij meisjes en jonge vrouwen zijn de slijmkliertjes in de cervix uteri uitgezet.

5.8.2 Klinische verschijnselen

Meestal zijn er vanaf de zuigelingenleeftijd symptomen. Een late diagnose kan gevolg zijn van lichte ziekteverschijnselen, maar ook — omdat het een betrekkelijk zeldzame ziekte betreft — van late herkenning. Bij ongeveer 5-10% van de patiënten ontstaat na de geboorte een meconiumileus (een ileus door buitengewoon taai meconium, karakteristiek ter hoogte van het distale ileum; hierbij bestaat dikwijls een microcolon doordat in de darm distaal van de obstructie onvoldoende passage heeft plaatsgevonden). Mogelijk speelt al voor de geboorte een tekort aan (muco) proteolytische enzymen een rol. Vaker dan bij andere kinderen treedt darmatresie of volvulus op.

Het hoge zoutverlies met het zweet kan op de zuigelingenleeftijd tot ernstige daling van het natrium- en chloorgehalte van bloed en weefselvocht leiden. Braken en sufheid zijn het gevolg. Na de geboorte blijven sommige kinderen lang icterisch, waarschijnlijk door stuwing als gevolg van ingedikte gal. Er is een tekort aan spijsverteringsenzymen, vooral lipase. Slechte eiwitvertering veroorzaakt een negatieve stikstofbalans. De malabsorptie heeft tot gevolg dat de ontlasting stinkend en volumineus-brijachtig is en veel vet bevat. Vaak is een opgezette buik het gevolg. Het valt op dat de ontlasting moeilijk uit luier of potje is weg te spoelen. Het kind neemt onvoldoende in gewicht toe.

Bij de meeste patiënten treden al op jonge leeftijd longafwijkingen op. Zonder erg ziek te zijn, hebben veel zuigelingen een lichte tachypnoe en is de thorax wat bol. Ze hoesten regelmatig. In andere gevallen ontstaat een bronchiolitisachtig ziektebeeld dat moeilijk herstelt. Veel kinderen geven al op jonge leeftijd dagelijks purulent sputum op. De thorax wordt vatvormig en er ontstaan trommelstokvingers en -tenen. Uiteindelijk treedt al in rust ernstige kortademigheid op en ten slotte respiratoire insufficiëntie.

Bij auscultatie zijn door de ontsteking grove crepitaties hoorbaar. Hoewel de afwijkingen diffuus zijn, kunnen bepaalde longgedeelten erg zijn aangetast en andere gebieden relatief lang gespaard blijven. CF-patiënten hebben tevens een chronische sinusitis. Er kunnen neuspoliepen optreden die na verwijdering meestal recidiveren. Het heftige hoesten bevordert het ontstaan van lies- en navelbreuken. Slechte voedselvertering werkt rectumprolaps in de hand.

Door de geleidelijk verbeterende prognose worden nu veel late gevolgen van CF gezien: pneumothorax en haemoptoe door voortschrijdende parenchym- en bron-

chuswandbeschadiging. Cor pulmonale treedt op bij verergerende respiratoire insufficiëntie. Grotere kinderen kunnen bij slechte voedselvertering obstipatie en buikpijnaanvallen tonen; dit wordt het distaal intestinaal obstructiesyndroom (DIOS) of meconiumileus-equivalent genoemd, omdat het enigszins doet denken aan de meconiumileus bij de pasgeborene. Levercirrose leidt soms tot portale hypertensie met vergrote milt en kans op slokdarmbloeding door varices. Miltvergroting bij een kind met CF is vaak het eerste teken van portale hypertensie. Uiteindelijk ontstaat soms door fibrosering van de pancreas diabetes mellitus.
De puberteit treedt laat in. In vergelijking met gezonde leeftijdsgenoten zijn CF-patiënten vaak klein en tenger. Mannen zijn als regel onvruchtbaar. Vrouwelijke CF-patiënten kunnen wel degelijk zwanger raken. Hierbij moet bedacht worden dat bij de verteringsstoornis orale anticonceptie onvoldoende effectief kan zijn. In de regel vormen deze zwangerschappen een zware belasting, die nogal eens leidt tot verslechtering van de klinische toestand. De kans op een baby met CF is klein indien de partner geen CF heeft. In deze situatie zal dragerschapsonderzoek zinvol zijn, waarmee de aanwezigheid van de meest voorkomende, maar niet alle CF-mutaties bij de gezonde partner kan worden nagegaan. Zekerheid is ook hiermee dus niet te verkrijgen. Ook bij partners bij wie in de familie CF voorkomt, is onderzoek naar dragerschap mogelijk. Prenatale diagnostiek kan in een vroeg stadium van de zwangerschap aantonen of de foetus CF heeft, waarna zwangerschapsonderbreking kan volgen.
Nieuwe ontwikkelingen betreffen de pre-implantatiediagnostiek waarbij een embryo in vitro wordt gegenereerd en, voorafgaand aan implantatie in de baarmoeder, wordt onderzocht op CF-mutaties. Implantatie vindt dan uitsluitend plaats wanneer CF bij het embryo is uitgesloten. Dit komt bijvoorbeeld in aanmerking wanneer beide partners drager zijn, hetgeen bekend is doordat zij een kind met CF hebben.

5.8.3 Diagnostiek

De zweetproef volgens Gibson-Cooke met behulp van pilocarpine-iontoforese is meestal doorslaggevend. Deze dient dan wel in een centrum te worden verricht waar veel ervaring bestaat met de test. Op een hoge uitzondering na hebben de patiënten een te hoge Na^+- en Cl^--uitscheiding in hun zweet: een Na^+- en Cl^--concentratie van boven 70 mmol/l of meer is zo goed als bewijzend; waarden lager dan 30 mmol/l zijn normaal. Bij een gehalte tussen 30 en 70 mmol/l verdient het aanbeveling de bepaling te herhalen en eventueel DNA-analyse en elektrofysiologisch onderzoek te laten verrichten.
Het is mogelijk om met een rectum-zuigbiopt, dat pijnloos en gemakkelijk is af te nemen, de functie van de epitheliale chloridekanalen in vitro elektrofysiologisch te onderzoeken. Hiermee kan een betrouwbare indruk worden verkregen van de chloridesecretieresponsen van het darmepitheel. Dit sterk gespecialiseerde onderzoek biedt vaak duidelijkheid wanneer andere tests onvoldoende betrouwbare gegevens opleveren, doch wordt slechts in een enkel academisch centrum verricht.
Sinds de ontdekking van het CF-gen is directe diagnostiek van CF-mutaties in leukocyten veelal mogelijk. De meeste CF-genen bij patiënten (circa 75%) tonen één mutatie (delta F508), maar bij de overige zijn inmiddels al meer dan 600 andere mutaties gevonden, en dit aantal neemt nog steeds toe. Met DNA-diagnostiek kan daardoor CF wel bewezen, maar nog niet altijd uitgesloten worden, omdat niet alle

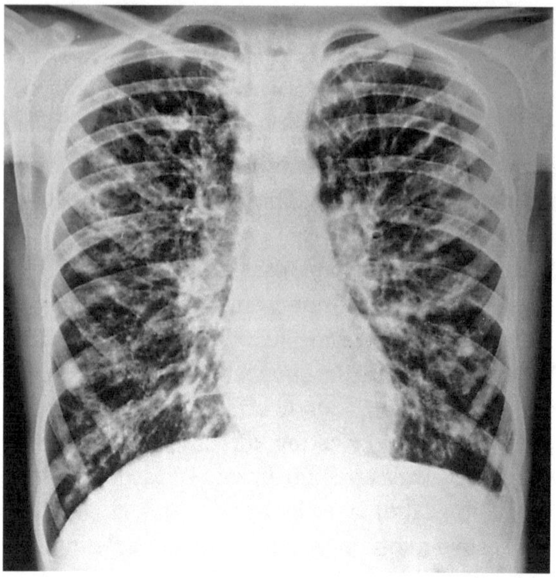

Figuur 5-8 Thoraxfoto van een meisje van 13 jaar met CF
Multipele vlek- en streepvormige afwijkingen in beide longen, veroorzaakt door kleine atelectasen en abcessen en door verdikking van ontstoken bronchuswanden. Zeer forse klierschaduwen door klierpakketten.
Bron: Van den Brande JL, Heymans HSA, Monnens LAH, eds. Kindergeneeskunde. Maarssen: Elsevier/Bunge, 1998.

mutaties herkenbaar zijn. DNA-diagnostiek komt in aanmerking bij sterke klinische verdenking, ook indien de zweettest niet bewijzend is, en kan worden toegepast bij genetische advisering of prenatale diagnostiek.

De ontlasting bevat vaak al op jonge leeftijd een te hoog vetgehalte. De verteringsstoornis is het best te beoordelen aan de hand van een vetbalans. Bij een normale vertering wordt meer dan 95% van het toegediende vet geresorbeerd. CF-patiënten hebben vaak resorptiecoëfficiënten die onder de 75% liggen. Dystrofie is dan ook een belangrijke reden om aan CF te denken.
De recidiverende longinfecties veroorzaken geleidelijk duidelijker wordende afwijkingen op de thoraxfoto: hiluskliervergroting, verdikte bronchuswanden (tramlijnfenomeen), cysteuze en bulleuze structuren, infiltraten en atelectasen. Het typische CF-beeld is gemakkelijk herkenbaar (figuur 5-8).

Uit sputum, dat zelfs jonge CF-patiëntjes al regelmatig opgeven, wordt aanvankelijk vaak *Haemophilus influenzae* gekweekt. Ook ontstaat al op jonge leeftijd vaak infectie met nauwelijks te verdrijven stafylokokken. Bij veel patiënten ontstaat als ze wat ouder zijn kolonisatie met *Pseudomonas aeruginosa*. De chronische infectie leidt tot hoge gammaglobulinegehalten in het bloed, die prognostisch slecht zijn.
Al vroeg kan door ongelijkmatige ventilatie een lichte daling van de arteriële pO_2 worden aangetroffen.

5.8.4 Differentiële diagnostiek

Het bronchitis- of bronchiolitisbeeld op de zuigelingenleeftijd doet soms ten onrechte aan kinkhoest of CARA denken. Vroege cyanose en tachypnoe geeft wel eens verwarring met een hartaandoening. Bij meconiumileus moeten andere oorzaken van neonatale ileus worden uitgesloten. Bij coeliakie bestaat wel steatorroe, maar de zweetproef is negatief en er zijn geen longafwijkingen. Meconiumileus-equivalent geeft wel eens verwarring met appendicitis acuta. Bij alle kinderen met recidiverende neuspoliepen en bij kinderen die slecht groeien moet aan cystic fibrosis worden gedacht. Zeldzame oorzaken van een fout-positieve zweettest, waarbij dus abnormaal hoge elektrolytconcentraties in het zweet worden aangetroffen die niet berusten op chloridekanaaldisfunctie, zijn: pseudohypoaldosteronisme, waarbij ook longinfecties worden gezien, ectodermale dysplasie (een heterogene groep aanlegstoornissen van huid, tanden, haren, nagels en huidklieren), nefrogene diabetes insipidus, hypothyreoïdie en mucopolysaccharidosen. Meestal zal de klinische presentatie van deze zeldzame aandoeningen verwarring met CF onwaarschijnlijk maken. De waarde van de zweettest op oudere leeftijd is niet goed onderzocht: hier zijn hogere chlorideconcentraties in het zweet fysiologisch.

5.8.5 Behandeling

De luchtweginfecties moeten intensief en consequent behandeld worden, met op grond van het resistentiepatroon gekozen antibiotica. Op den duur lukt het niet meer de bacteriën te verdrijven en wordt volstaan met antibiotische behandeling van exacerbaties, terwijl sommige patiënten met ernstige afwijkingen een onderhoudsbehandeling met antibiotica krijgen.

Fysiotherapie zoals houdingsdrainage met geforceerde uitademingmanoeuvres en een optimale hoesttechniek, die oudere patiënten zelf kunnen uitvoeren, zijn een goede ondersteuning van de expectoratie. De fysiotherapie wordt vaak voorafgegaan door inhalatie van een fysiologische zoutoplossing (NaCl 0,9%) via een vernevelaar. Het nut van mucolytica (acetylcysteïne, broomhexine, mesna oraal of per verneveling) is onvoldoende aangetoond. Een nieuw mucolyticum, het enzym DNAse, heeft een beperkt effect bij geselecteerde patiënten.

Het tekort aan spijsverteringsenzymen wordt gecompenseerd door toediening van pancreasenzymen. Veel patiënten op de zuigelingenleeftijd zijn goed te helpen met pancreatinepoeder of -granulaat. Toediening in de vorm van granula met maagzuurresistente coating heeft sterk de voorkeur. Deze behandeling dient bij alle voedsel te worden ingenomen. Bovendien worden vetoplosbare vitaminen gesuppleerd. Het dieet moet calorierijk zijn (120-150% van de aanbevolen normale inname aan kcal), waarvan circa 40% in de vorm van vet, verrijkt met meervoudig onverzadigde vetzuren. Het hoge energieverbruik van de patiënten maakt dit nodig. Een goede voedingstoestand versterkt de afweer tegen infecties. Soms wordt een tijdlang nachtelijke sondevoeding gegeven als het kind niet voldoende kan eten. Indien dit onvoldoende effect heeft en de patiënt katabool blijft, kan voeding via een maagfistel worden gegeven.

De beste behandelingsresultaten worden gemeld door centra waar een groot aantal patiënten wordt behandeld en begeleid. Goede regionale samenwerking tussen behandelende specialisten, vooral de kinderartsen, maar ook de longartsen in perifere klinieken en academische centra is nodig. Dit houdt tevens multidisciplinaire samenwerking met fysiotherapeut, diëtist en maatschappelijk werker in. Onderwerpen die daarbij aan bod komen, betreffen naast medische problemen ook zaken als school en werk, wonen, relaties, erfelijkheidsvoorlichting en levensverwachting. Door de verbeterde prognose bereiken veel CF-patiënten de volwassen leeftijd. Overdracht van de behandeling aan een centrum waar ervaring bestaat met volwassen CF-patiënten zal daarom meestal geïndiceerd zijn. De longarts wordt dan doorgaans hoofdbehandelaar.

De identificatie van het basisdefect bij CF heeft geleid tot een aantal nieuwe therapeutische ontwikkelingen, met als voornaamste doel het corrigeren van dit defect. Het is nog niet te voorzien op welke termijn medicamenteuze beïnvloeding van chloridekanaalfunctie, gentherapie of toediening van het genproduct kan worden toegepast, en wat de invloed op de prognose zal zijn.

5.8.6 **Prognose**

Tot in de jaren zestig stierf het grootste deel van de kinderen met CF op jonge leeftijd. De meesten werden niet ouder dan 5-10 jaar. Beter inzicht in de verschillende aspecten van de ziekte heeft een meer adequate behandeling mogelijk gemaakt. Vooral de toegenomen keus aan antibiotica was belangrijk. Thans is op de leeftijd van 27 jaar meer dan de helft van de patiënten nog in leven in een vaak redelijke conditie. De verwachting is dat patiënten die tegenwoordig gediagnosticeerd worden een nog betere prognose hebben.
Over de gehele wereld is bij enkele honderden CF-patiënten met redelijk resultaat longtransplantatie verricht. Het gaat om hart-longtransplantatie of dubbelzijdige longtransplantatie. Beschikbaarheid van geschikte donoren is een belangrijk knelpunt.

5.8.7 **Screening en antenatale diagnostiek**

Het is mogelijk pasgeborenen op CF te screenen. Vroeger werd daarvoor de meconiumtest gebruikt. Meconium van zuigelingen met CF heeft vaak een verhoogd albuminegehalte. Dit kan met een kleurtest worden aangetoond en vervolgens kwantitatief worden bepaald. Door het relatief grote aantal fout-negatieve en fout-positieve uitslagen is deze test uit de gratie geraakt. Betere resultaten worden behaald met de bepaling van immuunreactief trypsine (IRT) in het bloed van pasgeborenen. Dit uit de pancreas afkomstige IRT is echter alleen verhoogd bij pancreasobstructie en dus vals-negatief in geval van normale pancreasfunctie, hetgeen toch bij ongeveer 5-10% van alle CF-pasgeborenen voorkomt. Landelijke invoering van screening voor CF is voorshands niet waarschijnlijk, onder meer omdat andere gezondheidszorgmaatregelen in het overheidsbeleid een hogere prioriteit krijgen.
De identificatie van het CF-gen heeft geleid tot verdere verbetering van de antenatale diagnostiek door DNA-onderzoek van vruchtwatercellen of chorionvlokken, waardoor vroeg in de zwangerschap zekerheid kan worden verkregen over de vraag of een embryo al of niet CF heeft. Verder kunnen heterozygote dragers worden opgespoord. Dit is belangrijk voor familieleden en hun partners. DNA-onderzoek is ook van betekenis voor diagnostische twijfelgevallen. Ten slotte moet hier de pre-implantatiediagnostiek worden vermeld, een nieuwe ontwikkeling waarbij na in-vitrofertilisatie het embryo wordt onderzocht op CF-mutaties voordat het wordt geïmplanteerd.

5.9 ACUTE EN CHRONISCHE ZELDZAME LONGAANDOENINGEN BIJ KINDEREN

Zeldzame acute en chronische longaandoeningen kunnen lang onopgemerkt blijven. Vaak verraden ze zich echter door afwijkingen in het ademhalingspatroon, zoals tachypnoe, frequent optredende luchtweginfecties of sluipend ontstaan van hypoxemie.

5.9.1 Vochtophoping in de thorax

Bij vochtophoping in de thorax dient onderscheid gemaakt te worden in transsudaat, exsudaat, pus, chylus en bloed (tabel 5-3). Oorzaken van transsudaat zijn: overhydratie (hartfalen, veneuze hypertensie, pericarditis) en een laag albuminegehalte in het bloed (nefrose, levercirrose al dan niet met ascites). Oorzaken van exsudaat zijn: longinfectie met pleuritis, SLE, reumatoïde artritis, sarcoïdose, tumor of long/pleurametastasen, longinfarct, virale hepatitis en subfrenisch abces in de buik of retroperitoneale holte.

Exsudaat, transsudaat of chylus kan gevonden worden bij: mediastinale bestraling, vena-cava-superiorsyndroom, pericarditis, tuberculose, (non-)Hodgkin-lymfoom, erfelijk lymfoedeem en congenitale chylothorax. Bloed wordt gevonden bij een trauma, spontane ruptuur van een vat, vaatbeschadiging bij een neoplasma of cystic fibrosis, een ziekte met een verhoogde bloedingsneiging en ten slotte als iatrogeen verschijnsel, bijvoorbeeld als gevolg van het inbrengen van een katheter in de vena subclavia.

De klinische verschijnselen zijn gerelateerd aan de hoeveelheid vocht en het onderliggend lijden. In de regel is er sprake van dyspnoe. Afhankelijk van de hoeveelheid vocht en het ziektebeeld zal een punctie of een thoraxdrainage worden gedaan, waarbij vooral de diagnostiek van belang is. Het vocht dient zowel anaëroob als aëroob gekweekt te worden. Daarnaast moet het afhankelijk van het onderliggend lijden onderzocht worden op het totale eiwit-, glucose-, LDH- en eventueel hemoglobinegehalte, pH, celaantal met leukocytendifferentiatie, eventueel cytologie van het celmateriaal en bij melkachtig aspect ook het triglyceridengehalte. Bij empyeem wordt altijd een drain achtergelaten. Empyeem bevat veel eiwit en fibrine, hetgeen vaak lange tijd fibrineuze verdikking van de pleurae en fibrineschotten kan veroorzaken. In de oude literatuur wordt dit ook wel zwoerdvorming genoemd. Uiteindelijk is het beloop hiervan gunstig, behandeling is dan ook niet nodig.

5.9.2 Pneumothorax

Een pneumothorax is een ophoping van lucht in de pleuraholte door een defect in de thoraxwand of door een ruptuur van alveoli. Spontane pneumothorax bij kinderen is zeldzaam en wordt gevonden bij ongeveer 1% van de pasgeborenen, mogelijk direct volgend op de eerste ademhaling. Sporadisch kan pneumothorax bij kinderen van elke leeftijd optreden. Andere oorzaken voor pneumothorax zijn: diagnostische en therapeutische procedures, zoals longbiopsie, resuscitatie en beademing met hoge drukken, IRDS, aspiratie, astma-aanval, cystic fibrosis, tuberculose, pneumonie, bronchiolitis, maligniteit en trauma.
Bij een acute pneumothorax staan een stekende pijn in de borst en kortademigheid op de voorgrond. Wanneer niet een spanningspneumothorax bestaat, kan worden afgewacht. Kinderen dienen wel ter observatie te worden opgenomen. Bij een spanningspneumothorax dient thoraxdrainage plaats te vinden.

5.9.3 Chronische granulomateuze ziekte

De ziekte begint soms met een slecht genezende granulomateuze ontstekingshaard in de long. De verwekkers zijn catalase-positieve bacteriën zoals *Staphylococcus aureus*, *Aerobacter*- en *Serratia*-soorten; verder *Aspergillus fumigatus*. Gunstige resultaten worden bereikt met co-trimoxazolbehandeling gedurende langere tijd. De prognose blijft niettemin slecht.

5.9.4 Idiopathische pulmonale hemosiderose

De klinische verschijnselen worden bepaald door capillaire bloedingen in de alveoli, waardoor in korte tijd ernstige anemie optreedt. Kenmerkend is aanvalsgewijze tachypnoe met bleekheid, soms koorts. De oorzaak is niet bekend. Mogelijk is er sprake van een auto-immuunziekte zoals bij het verwante Good-Pasture-syndroom, waarbij door de productie van antilichamen tegen glomerulaire basale membranen tevens ernstige glomerulonefritis optreedt. Soms lijkt koemelkallergie een rol te spelen.

De thoraxfoto toont wolkige afwijkingen met matglasaspect; in sputum, maaginhoud of broncho-alveolaire lavagevloeistof zijn siderofagen (ijzerpigment bevattende macrofagen) aantoonbaar. Een enkele keer is bij atypische klinische verschijnselen of bij negatieve diagnostische tests open longbiopsie nuttig. De behandeling bestaat uit langdurige toediening van corticosteroïden, in resistente gevallen in combinatie met cytostatica en zo nodig erytrocytentransfusie. Gunstige resultaten zijn ook beschreven van behandeling met hydroxychloroquine.

De prognose is wisselend. Soms is er een heftig en fataal beloop, soms dooft de ziekte na jaren uit. Het beloop met herhaalde verergeringen kan leiden tot diffuse longfibrose. Daarnaast zijn ook patiënten bekend bij wie vrijwel restloze genezing optreedt.

5.9.5 Cryptogene fibroserende alveolitis (usual interstitial alveolitis)

Er is sluipend toenemende kortademigheid en uiteindelijk cyanose als gevolg van diffuse interstitiële ontstekingsverschijnselen. Uiteindelijk treden cyanose en clubbing op. Er bestaat een sterk afnemende inspanningstolerantie. De thoraxfoto toont een diffuus fijnvlekkig beeld met in latere stadia vooral in de ondervelden een fijne honingraatstructuur. De diagnostiek vindt plaats met behulp van een thoraxfoto en open longbiopsie.

De oorzaak is onbekend. Een auto-immuunproces behoort tot de mogelijkheden. Er treedt beschadiging op van de alveolaire basale membranen met interstitiële celvermeerdering. Op den duur ontstaat verbindweefseling waarbij de alveolaire structuur verloren gaat. In sommige gevallen reageert de ziekte op behandeling met hoge doses systemische steroïden. Gunstige resultaten worden verkregen bij langdurige behandeling met chloroquine. De mate van activiteit van het ziektebeeld en het effect van de ingestelde behandeling kunnen worden onderzocht door middel van longfunctieonderzoek (diffusie) en broncho-alveolaire lavage.

5.10 CONGENITALE AFWIJKINGEN

5.10.1 Thoraxwand en diafragma

De trechterborst (pectus excavatum) waarbij het onderste deel van het sternum naar dorsaal is verplaatst geeft geen of nauwelijks symptomen; een enkele keer wordt om cosmetische redenen geopereerd; operatieve correctie geeft geen functieverbetering van de longen. De kippenborst (pectus carinatum) is meestal niet aangeboren, maar

ontstaat geleidelijk bij kinderen met ernstig astma of andere longaandoeningen met obstructie zoals bronchopulmonale dysplasie (BPD). Het sternum promineert hierbij. Op de aanhechtingsplaats van het diafragma zijn de ribben naar binnen getrokken, waardoor een pseudo-Harrisonse groeve ontstaat (een echte Harrisonse groeve treedt op bij rachitis).
Afwijkingen aan de wervelkolom zoals kyfoscoliose en multipele wervelmisvormingen gaan nogal eens gepaard met ribafwijkingen en kunnen beduidende longfunctiestoornissen veroorzaken, tot zelfs respiratoire insufficiëntie.
Grote defecten in het diafragma gaan gepaard met longhypoplasie en veroorzaken bij de geboorte al ernstige ademhalingsmoeilijkheden. Na de operatie volgt nog een moeilijke periode waarbij de long geruime tijd nodig heeft om geleidelijk de thoraxholte op te vullen en doorgaans slechts zeer beperkt functioneert. Ook contralateraal bestaat vaak longhypoplasie. Een kleinere hernia diaphragmatica kan jarenlang onopgemerkt blijven.
Ontbreken van spierweefsel in het diafragma kan aanleiding zijn tot hoogstand (eventratie) van het diafragma met als gevolg dyspnoe en recidiverende luchtweginfecties. Beschadiging van de nervus phrenicus na stuitbevalling of tangverlossing kan resulteren in een beeld dat klinisch niet is te onderscheiden van eventratie. De behandeling bestaat uit operatief reven van het diafragma.

5.10.2 Luchtwegen en longen

Congenitale afwijkingen in de longen zijn zeldzaam. Eenzijdige aplasie en hypoplasie kunnen vooral in de periode na de geboorte oorzaak zijn van bemoeilijkt ademhalen. Tracheastenose kan het gevolg zijn van een vaatring, bijvoorbeeld door een dubbele aortaboog. Deze leidt tot hoorbaar belemmerde ademhaling, vooral inspiratoir (stridor). Een oesofagotracheale fistel, een abnormale buisvormige verbinding tussen oesophagus en trachea met als gevolg aspiratie en infectie gaat meestal samen met oesophagusatresie, maar kan ook geïsoleerd voorkomen. Bij een ruime fistel kan zich veel lucht in maag en darm ophopen. Soms geven hart- en vaatafwijkingen door kaliber- of positieverandering aanleiding tot atelectase of hyperinflatie. Afwijkingen met volumebelasting als gevolg van een links-rechtsshunt, zoals bij atrium- en ventrikelseptumdefect, gaan gepaard met luchtweginfecties.

Bronchogene cyste, tumoren en sekwester

Cysten

Cysten ontstaan als congenitale misvorming van perifeer bronchiaal weefsel. Door een ventielmechanisme in de aanvoerende luchtweg kunnen ze soms vrij groot worden. Een enkele keer is de cyste met vocht gevuld. Cysten blijven vaak lang onopgemerkt, maar kunnen door druk op de omliggende structuren ook aanleiding vormen tot recidiverende luchtweginfecties; dan is operatie noodzakelijk.

Tumoren

Nog zeldzamer zijn goedaardige tumoren zoals hamartomen, lipomen en angiomen. Primaire of metastatische kwaadaardige nieuwvorming in de long bij kinderen komt eveneens zelden voor.

Sekwester

Een longsekwester is een cysteus deel van het longweefsel met een eigen systeemarterie, vaak ontspringend uit de abdominale aorta. Een intralobaire sekwester maakt deel uit van een overigens normale longkwab. Een extralobaire sekwester ligt buiten de long. Sekwesters zijn meestal achter-onder in de thorax gelegen. Ze geven soms jarenlang geen symptomen, maar verraden hun aanwezigheid ook vaak door het steeds weer optreden van infectie op dezelfde plaats. Resectie is dan nodig.

Lobair emfyseem

Kortademigheid bij jonge zuigelingen kan veroorzaakt worden door een geleidelijk verergerende hyperinflatie van een longkwab. Meestal betreft het een bovenkwab. Doordat de rest van de long en soms ook het hart, het mediastinum en de long aan de andere kant worden verdrongen, ontstaat dyspnoe. De oorzaak is een ventielstenose in een bronchus door een lokale afwijking, zoals een bronchomalacie of een slijmvliesplooi. In de regel is resectie van de cysteuze longkwab nodig.

5.11 LONGBESCHADIGING DOOR ASPIRATIE EN INHALATIE

5.11.1 Aspiratie van een vreemd voorwerp

Geaspireerde pinda's of andere corpora aliena geven vaak plotselinge hevige benauwdheid met hoesten, stridor en soms cyanose. Spoedbronchoscopie is nodig. Als een corpus alienum niet is opgemerkt, ontstaat soms lokaal een atelectase (bij volledige afsluiting van een bronchus) of hyperinflatie (bij partiële afsluiting met ventielwerking). Dit gaat vaak gepaard met ontstekingsverschijnselen. Pinda's bevatten etherische oliën die chemische ontsteking in de hand werken. Bij een kind dat schijnbaar zonder oorzaak langdurig blijft hoesten, moet aan aspiratie worden gedacht.

Pinda's en plastic voorwerpen kunnen op een thoraxfoto niet gezien worden. In die situaties is het raadzaam om een foto te maken zowel bij in- als bij uitademing. Door het ventielmechanisme van het corpus alienum zal bij uitademing het diafragma

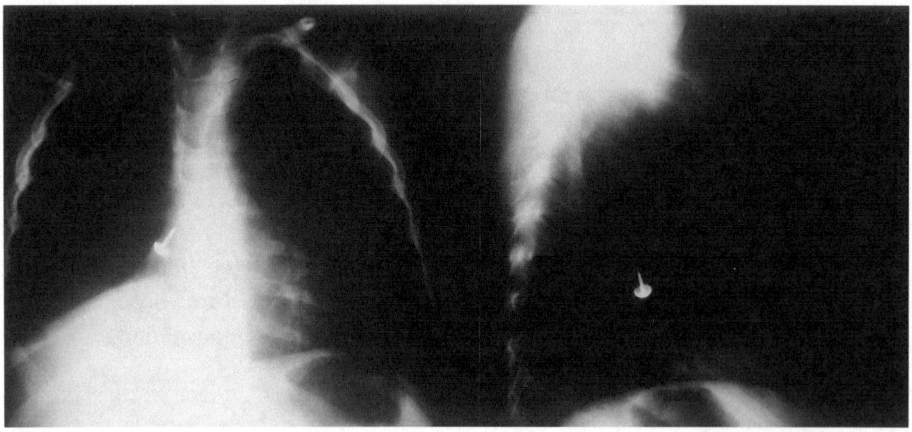

Figuur 5-9 Thoraxfoto met corpus alienum
Bron: Van den Brande JL, Heymans HSA, Monnens LAH, eds. Kindergeneeskunde. Maarssen: Elsevier/ Bunge, 1998.

aan de zijde van het corpus alienum niet verplaatsen terwijl dit aan de gezonde zijde wel wordt waargenomen (fenomeen van Holzknecht-Jacobsen).
Bij kinderen met neurologische afwijkingen is het verslikken vaak chronisch waardoor hardnekkig hoesten en recidiverende aspiraties kunnen optreden. Zuigelingen die zich verslikken hebben vaak afwijkingen in de bovenkwabben omdat zij in liggende houding aspireren; bij grotere kinderen is de rechter onder- en middenkwab door positie en diameter van de bronchi een predilectieplaats.

Vloeistoffen

In veel huishoudens zijn petroleum, thinner, wasbenzine of lampolie voorhanden. Dorstige of nieuwsgierige kleuters drinken er soms in een onbewaakt ogenblik van. Aspiratie en inademing van de damp kan leiden tot een aanvankelijk chemische pneumonie. Maagspoelen heeft geen zin en kan de kans op aspiratie zelfs verhogen. Secundaire pneumonie kan door middel van antibiotica worden voorkomen. Primaire preventie door goed wegbergen en veiligheidssluitingen op de flessen zijn belangrijk. Etsende en zure vloeistoffen geven vooral laesies van mond, keel en slokdarm en kunnen stricturen van de slokdarm veroorzaken.

Tabaksrook

De schadelijke invloed van tabaksrook op de luchtwegen van kinderen is al tientallen jaren bekend. De belangrijkste afwijking die optreedt, is een niet-microbiële ontsteking in de perifere luchtwegen. Zuigelingen en peuters die passief meeroken hebben meer last van hoesten, piepen en kortademigheid dan kinderen die niet aan sigarettenrook worden blootgesteld. Ook grotere kinderen hebben meer last van hoesten; de groei van hun longfunctie blijft in geringe doch meetbare mate achter bij die van niet-passief rokende leeftijdsgenoten. Kinderen met aanleg voor astma hebben meer last van hun luchtwegen als ze aan sigarettenrook worden blootgesteld. Passief roken is een van de risicofactoren voor het optreden van bronchiolitis.
De schadelijke invloed van tabaksrook tijdens de zwangerschap blijkt onder andere uit het geboortegewicht van kinderen van rokende zwangeren. Het ligt gemiddeld 200 g onder dat van pasgeborenen van niet-rokende moeders. De voornaamste boosdoener is dan waarschijnlijk het koolmonoxide dat zich gemakkelijk aan het foetaal hemoglobine hecht.
In Nederland rookt 21% van de 12- tot 15-jarige kinderen. In gezinnen waar gerookt wordt, is de kans dat de kinderen gaan roken driemaal zo groot als in niet-rokende gezinnen. Ons land onderscheidt zich wat roken betreft ongunstig van de Verenigde Staten, Australië, Groot-Brittannië, België en Scandinavië. In 65% van de gezinnen met schoolgaande kinderen wordt gerookt. Driekwart van de leerlingen wordt op school met een rokende leraar geconfronteerd en in 1983 rookte nog meer dan de helft van de huisartsen. De artsen hebben een duidelijke preventieve en voorlichtende taak bij gezinnen waar gerookt wordt en zullen bij herhaling ouders erop moeten wijzen dat dit niet alleen voor hen, maar ook voor de kinderen schadelijk is.

5.12 LONGBESCHADIGING DOOR ROOK EN VUUR

Kinderen die aan brand blootgesteld zijn, lopen gevaar van slijmvliesbeschadiging door de hitte, door het inhaleren van roetdeeltjes en van vergiftigingsverschijnselen door koolmonoxide. Er is soms huid- en slijmvliesverbranding te zien en tevens stridor, dyspnoe en intrekkingen. Een kind dat aan vuur en rook was blootgesteld, moet gedurende 24 uur nauwkeurig geobserveerd worden. Bij toenemende stridor door larynxoedeem moet intubatie worden verricht met zo nodig beademing.

Literatuur

Bierman CW, Pearlman DS, Shapiro GG, Busse WW. Allergy, asthma and immunology from infancy to adulthood. 3rd edition. Philadelphia: Saunders, 1996.
Chernick V, Kendig EL. Kendig's disorders of the respiratory tract in children. 5th edition. Philadelphia: Saunders, 1990.
Silverman M. Childhood asthma and other wheezing disorders. London: Chapman & Hall, 1995.

6 Chronisch obstructief longlijden (COPD)

dr. P.N.R. Dekhuijzen, prof.dr. M. Decramer

6.1 INLEIDING

Chronisch obstructief longlijden ('chronic obstructive pulmonary disease', COPD) wordt gekenmerkt door een chronische, irreversibele en meestal progressieve luchtwegobstructie. COPD omvat drie groepen van afwijkingen in de luchtwegen en longen: chronische bronchitis, chronische bronchiolitis en emfyseem. In de meeste gevallen wordt COPD veroorzaakt door roken. Een breed klinisch spectrum – van lichte en incidentele klachten tot chronische symptomen, invaliditeit en uiteindelijk overlijden – kan bij deze patiënten worden aangetroffen.
In standaarden over de diagnostiek en behandeling van COPD wordt een indeling van de ernst van COPD aangegeven op grond van de mate van luchtwegobstructie. De meest gebruikte maat hiervan, de FEV_1 (de hoeveelheid lucht die iemand in één seconde maximaal kan uitademen), is redelijk tot goed gecorreleerd met de mate van klachten, inspanningsbeperking, optreden van complicaties en de prognose. De in Europa gehanteerde indeling van de ernst van COPD op basis van de FEV_1 is weergegeven in tabel 6-1.

Tegenwoordig wordt internationaal en in ons land een onderscheid gemaakt tussen COPD en astma. Astma wordt beschouwd als een inflammatoire luchtwegaandoening met een reversibele luchtwegobstructie, dit in tegenstelling tot COPD. Er zijn inderdaad grote verschillen in pathologische veranderingen, pathogenese en pathofysiologie. Tegelijkertijd kunnen er ook patiënten zijn met kenmerken van beide aandoeningen. Dit is grafisch weergegeven in figuur 6-1. Ook is het van belang zich te realiseren dat andere longaandoeningen dan COPD gepaard kunnen gaan met chronische luchtwegobstructie. Voorbeelden van dergelijke aandoeningen zijn bronchiëctasieën en cystic fibrosis (zie tabel 6-2).

Tabel 6-1 Indeling van de ernst van COPD, gebaseerd op de FEV_1 (ERS-criteria 1997)[1]

licht	$FEV_1 \geq 70\%$ voorspeld
matig	FEV_1 50-69 voorspeld
ernstig	$FEV_1 < 50\%$ voorspeld

1 Deze indeling geldt in aanwezigheid van obstructie gedefinieerd door een FEV_1/VC-ratio < 88% voorspeld bij mannen of < 89% bij vrouwen (i.e. > 1,64 maal de residuele standaarddeviatie onder de voorspelde waarde).

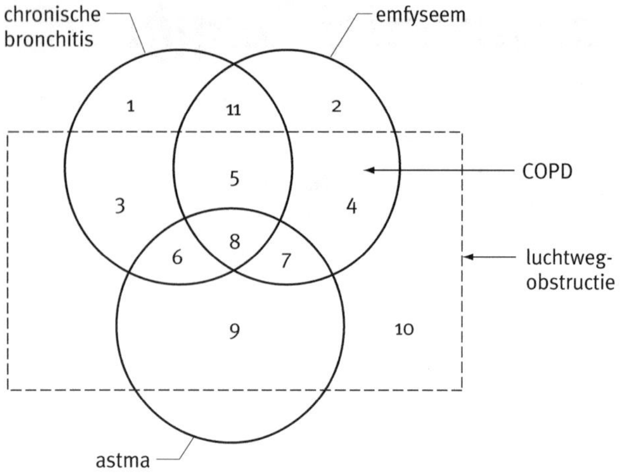

Figuur 6-1 Overzicht van de verschillende componenten van COPD (chronische bronchitis en emfyseem) en astma
Dit niet-proportionele Venn-diagram (ATS-statement 1995) laat zien dat astma, chronische bronchitis en emfyseem deels separaat voorkomen bij patiënten, maar vaak ook in combinaties van twee of zelfs drie componenten. Ook wordt duidelijk dat niet alle patiënten met chronische bronchitis en/of emfyseem een chronische luchtwegobstructie (COPD) hebben. Ook zijn er patiënten met een chronisch obstructief gestoorde longfunctie die geen chronische bronchitis, emfyseem of astma hebben (zie ook tabel 6-1).*

** De cijfers in het diagram geven een classificatie van de combinaties van afwijkingen, bijvoorbeeld: obstructie, emfyseem, chronische bronchitis = 5.*

Tabel 6-2 Aandoeningen die kunnen leiden tot chronische irreversibele luchtwegobstructie

– Chronische bronchitis – Chronische bronchiolitis – Emfyseem	COPD
– Bronchiëctasieën – Chronisch astma – Primaire ciliaire dyskinesie – Cystic fibrosis – Longtuberculose – Sarcoïdose	

6.2 ETIOLOGIE EN PATHOGENESE

De belangrijkste oorzaak van COPD is roken. Daarnaast komt ook een erfelijke vorm van emfyseem voor ten gevolge van een afwijking in het alfa-1-antiprotease. In het algemeen ontstaat COPD als er een verstoord evenwicht bestaat tussen de hoeveelheid proteases en de hoeveelheid antiproteases in de long. Het evenwicht slaat dan uit in de richting van een te grote concentratie van proteases, die het longweefsel kunnen afbreken. Een dergelijke disbalans is ook beschreven met betrekking tot de hoeveelheid oxidanten (vrije radicalen) en de hoeveelheid antioxidanten. Ook een te grote hoeveelheid oxidanten leidt tot afbraak van longweefsel en kan bovendien de endogene antiproteases inactiveren. De effecten van rook op deze systemen worden hieronder besproken.

Verder zijn er een aantal risicofactoren die COPD op zich (vermoedelijk) niet veroorzaken, maar die de ernst van het COPD kunnen verergeren en daarmee de prognose beïnvloeden. Deze factoren worden hieronder besproken.

6.2.1 Roken

Algemeen

Ongeveer 80-90% van alle gevallen van COPD wordt veroorzaakt door roken. Andere gastheer-gebonden factoren (vermoedelijk genetische) moeten echter ook een rol spelen omdat slechts circa 15% van alle rokers COPD krijgt. Bij de rokers die COPD ontwikkelen, ontstaat dit gemiddeld na 10-20 'pack years' (een pack year is het roken van een pakje sigaretten per dag gedurende een jaar). Een absolute 'ondergrens' wat betreft de duur en hoeveelheid van het roken is echter niet bekend. Ook het roken van pijp en sigaren geeft een verhoogd risico op het ontwikkelen van COPD, hoewel niet in die mate als het roken van sigaretten. Blootstelling aan tabaksrook in de omgeving ('passief roken') kan wel leiden tot luchtwegklachten en hyperreactiviteit, maar waarschijnlijk niet tot COPD.

Bestanddelen van tabaksrook

De rook van een brandende sigaret bestaat voor 90% uit een gasfase en voor 10% uit een partikelfase. De gasfase bevat ingeademde omgevingslucht, koolmonoxide (CO), kooldioxide (CO_2), waterstofcyanide, en meer dan 500 andere bestanddelen. De partikelfase bevat vooral teer (75%) en nicotine (7%). Teer is eigenlijk een verzamelnaam voor meer dan 4000 afzonderlijke componenten. De bekendste hiervan zijn aromatische koolwaterstoffen, N-nitrosamines, aldehyden, nitraten, en verschillende organische verbindingen (zoals benzeen). Nicotine is, via zijn 'prettige' effecten op het centraal zenuwstelsel, verantwoordelijk voor het optreden van een farmacologische verslaving. Hiernaast bevat rook ook metalen (zoals arsenicum en cadmium), radionucleïden (bijvoorbeeld lood-210 en kalium-40), en vrije radicalen.

Veranderingen in de long ten gevolge van tabaksrook

De verschillende componenten in tabaksrook kunnen een aantal pathologische reacties in de long veroorzaken. De permeabiliteit van de luchtwegwand neemt toe; er ontstaat een ontstekingsproces in de kleinere luchtwegen (de 'small airways disease') met in verloop van tijd ook peribronchiolaire inflammatie; er treedt hypertrofie van de mucosa op; er is een transformatie van ciliair naar squameus epitheel; er is een toename van het aantal slijmbekercellen en er is toegenomen mucussecretie; de mucociliaire klaring neemt af; er treedt een influx en activering van neutrofielen en macrofagen op die onder andere elastase afgeven; tabaksrook inactiveert de natuurlijk voorkomende proteaseremmers; en ten slotte treedt er een destructie van de alveolaire wanden op.

6.2.2 Alfa-1-proteasedeficiëntie

Bij minder dan 1% van de patiënten met COPD is er sprake van een deficiëntie in het alfa-1-proteaseremmend systeem. Het alfa-1-antiprotease (ook wel alfa-1-antitrypsine genoemd) is de belangrijkste remmer van elastase in de longen. Dit proteaseremmend (protease inhibitor, Pi-)systeem bestaat uit meer dan 75 varianten. De meeste mensen hebben een PiMM-vorm, dat wil zeggen een homozygote vorm van de M-mutatie, met een gemiddelde plasmaconcentratie van 2 g/l. Combinaties zoals MZ, MS en SS gaan gepaard met een alfa-1-antiprotease-serumconcentratie van

> 50% van de PiMM-waarde, en zijn niet geassocieerd met een verhoogd risico op het ontwikkelen van emfyseem. De homozygote vorm van de Z-mutatie (PiZZ) gaat gepaard met de laagste serumconcentraties van alfa-1-antiprotease (minder dan 20% van de PiMM-waarde). Andere combinaties zoals PiSZ gaan gepaard met verlaagde concentraties van alfa-1-protease tot 30-40% van de PiMM-waarden, en met een verhoogd risico op het ontwikkelen van emfyseem.

6.2.3 Risicofactoren

Hoesten, sputumproductie, infecties

In het verleden werd verondersteld dat zowel hoesten, chronische productie van sputum als recidiverende infecties bijdroegen aan de progressie van COPD. Een groot, acht jaar durend prospectief onderzoek door Fletcher en medewerkers in West-Londen in de jaren zeventig weerlegde deze opvatting: hypersecretie werd geacht een onschuldige factor te zijn die niet bijdroeg aan de progressie van de afname in longfunctie. Recente prospectieve onderzoeken echter weerlegden deze opvallende resultaten: zeker bij al bestaande luchtwegobstructie draagt hypersecretie bij aan een verdere afname van de longfunctie.

Eenzelfde discussie speelt zich af rond de vraag of recidiverende lagere-luchtweginfecties een versnelde achteruitgang in longfunctie veroorzaken. Dit zou te verwachten zijn vanwege de grote aantallen ontstekingscellen (macrofagen en neutrofiele granulocyten) die zich ophopen in luchtwegen en longweefsel ten tijde van infecties. Deze cellen produceren onder meer grote hoeveelheden proteolytische enzymen die het longweefsel kunnen aantasten. Prospectieve onderzoeken hebben echter niet met zekerheid aangetoond dat lagere-luchtweginfecties inderdaad de longfunctie versneld achteruit doen gaan.

Luchtverontreiniging

Verschillende componenten van luchtverontreiniging, zoals roet, diesel en zwaveldioxide (SO_2), dragen bij aan de mate van longfunctiedaling bij patiënten met COPD. Ook industriële blootstelling en factoren binnenshuis (zoals dampen ten gevolge van koken en verwarming, met daarin stikstofdioxide [NO_2], SO_2), en passief roken kunnen een rol spelen.

Overige factoren

Ook andere factoren kunnen een rol spelen bij de mate van achteruitgang in de longfunctie bij patiënten met COPD. Het belang van deze individuele factoren is echter moeilijk aan te geven, temeer omdat deze factoren meestal niet geïsoleerd aanwezig zijn.

Tot deze risicofactoren behoren het geslacht (mannen lijken gevoeliger voor het krijgen van COPD, ook na correctie voor rookgewoonte), leeftijd (groter risico op oudere leeftijd), bronchiale hyperreactiviteit (hoe ernstiger, hoe groter het risico), beroep (zoals mijnwerkers), sociaal-economische status (hoe lager, hoe hoger het risico), dieet (weinig fruit en veel alcohol verhogen het risico), laag geboortegewicht, en chronische luchtwegaandoeningen als kind.

6.3 PATHOLOGIE

Algemeen

Pathologische veranderingen bij COPD worden gevonden in de grote (centrale) luchtwegen, de kleinere (perifere) luchtwegen, en in het longparenchym. Ook in de pulmonale circulatie, en op den duur in de rechter harthelft, treden veranderingen op.

6.3.1 Centrale luchtwegen

De belangrijkste afwijkingen in dit compartiment zijn de veranderingen in de slijmproducerende cellen en mukeuze klieren. Er is sprake van vergroting van de tracheobronchiale submucosale klieren en hyperplasie van slijmbekercellen. Bovendien zijn deze klieren ook aanwezig in de meer perifeer gelegen luchtwegen. Deze verdikking van de slijmklieren kan worden uitgedrukt met behulp van de index van Reid, die de verhouding tussen de klierdikte en de totale wanddikte weergeeft. Deze index is toegenomen van (normaal) 0,4 naar 0,6 of hoger.

Er is ook een ontstekingsinfiltraat (inflammatie) aanwezig in de submucosa. Dit bestaat voornamelijk uit mononucleaire cellen in de mucosa en neutrofiele granulocyten in het epitheel. Neutrofielen bevatten een aantal granula waaruit enzymen kunnen vrijkomen, zoals elastase, myeloperoxidase en collagenase. Deze enzymen tasten het 'steunskelet' van de long aan met beschadiging en uiteindelijk destructie van alveolaire wanden. Ook bevatten de granula chemotaxinen, die bij vrijkomen opnieuw granulocyten en monocyten aantrekken. Weer andere granula in de neutrofiele granulocyten bevatten het nicotine-adenine-dinucleotide-fosfaat-hydroxyl (NADPH)-oxidase. Dit enzym draagt bij aan de vorming van vrije radicalen. Ook eosinofiele granulocyten worden hier aangetroffen. De accumulatie van deze ontstekingscellen wordt gemedieerd door vasculaire adhesiemoleculen. Atrofie van kraakbeen kan optreden in zeer gevorderde stadia.

Deze veranderingen kunnen ook optreden bij de ongecompliceerde (dat wil zeggen niet door obstructie vergezelde) chronische bronchitis, en hebben dus geen relatie met de ernst van een eventueel aanwezige obstructie.

6.3.2 Perifere luchtwegen

De verhoogde luchtwegweerstand bij COPD wordt vooral veroorzaakt door pathologische veranderingen in de kleinere bronchi en bronchioli. Verschillende termen zijn in het verleden wel gebruikt om deze pathologie aan te duiden: 'small airways disease' of 'peripheral airways disease' of 'chronic obstructive bronchiolitis'. De veranderingen bestaan uit toename van het aantal slijmbekercellen en submukeuze klieren, toegenomen intraluminaal mucus, inflammatie, toegenomen gladspierweefselmassa, fibrose, obliteratie en vernauwing van de luchtwegen. Ook is er sprake van verlies aan alveolaire aanhechtingen.

6.3.3 Longparenchym

Emfyseem wordt pathologisch-anatomisch gekenmerkt door destructie van alveolaire septa distaal van de terminale bronchioli, zonder belangrijke fibrose. Het gevolg van deze destructie is dat de resterende alveolaire ruimten samenvloeien en dus groter worden. Deze veranderingen dragen bij aan het gekronkelde en vernauwde aspect van de bronchioli en het verlies van zijtakken.

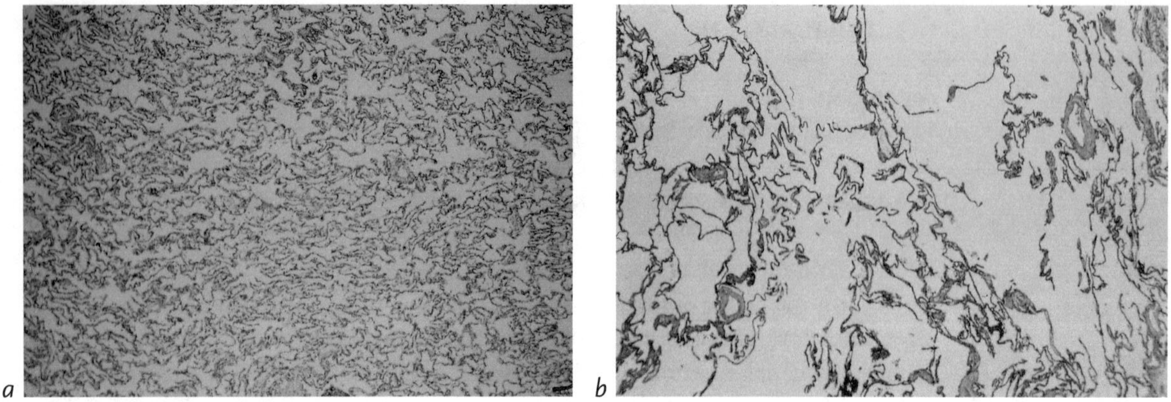

Figuur 6-2 Centrilobulair emfyseem
Een histologische sectie van longparenchym (a) met lichte verwijding van de respiratoire bronchioli (b) en verlies van alveolaire septa. Het omgeven parenchym is normaal.

Twee verschillende vormen van emfyseem worden onderscheiden: het centriacinaire en het panacinaire emfyseem (zie figuur 6-2). Het centriacinaire emfyseem is de meest voorkomende vorm (85%) van door roken geïnduceerd emfyseem en bestaat uit destructie van respiratoire bronchioli, alveolaire ductuli, en alveoli in het centrale deel van de acinus. De omringende alveoli blijven intact. Deze veranderingen treden vooral op in de bovenvelden, omdat deze longdelen het beste geventileerd worden (en dus het meest met tabaksrook in aanraking komen).

Bij het panacinaire emfyseem (de overige 15%) worden ook alveoli in het perifere gedeelte van de acinus afgebroken. Deze vorm treedt op bij patiënten met een alfa-1-antiprotease-deficiëntie. Heel kenmerkend treedt het panacinaire emfyseem vooral op in de onderste longvelden. Ook worden deze afwijkingen soms gevonden in de longbases van rokers.

6.3.4 Circulatoire veranderingen

Bij ernstig COPD (dat wil zeggen bij patiënten met een FEV_1 lager dan 50% van de voorspelde waarde, zie § 6.6.4) treden er veranderingen op in de pulmonale circulatie en vervolgens in de rechter harthelft. Ten gevolge van emfyseem verdwijnt een deel van het vaatbed. Hypoxie veroorzaakt een hypertrofie van de media- en intimalagen van de middelgrote en kleine pulmonale arteriën. Deze fenomenen tezamen verhogen de druk in de a. pulmonalis en secundair in de rechter ventrikel. Ook een toename in de viscositeit van het bloed door een te hoge hematocriet kan hierbij een rol spelen.
Op den duur kan vergroting van de rechter ventrikel ontstaan ten gevolge van verwijding en/of hypertrofie.

6.4 PATHOFYSIOLOGIE

6.4.1 Veranderingen in longvolumes

De vroege fasen van COPD worden gekenmerkt door onregelmatig verdeelde vernauwing van de perifere luchtwegen. Dit reflecteert zich in afname van de luchtstroomsterkte in deze perifere luchtwegen en een toename van de luchtweg-

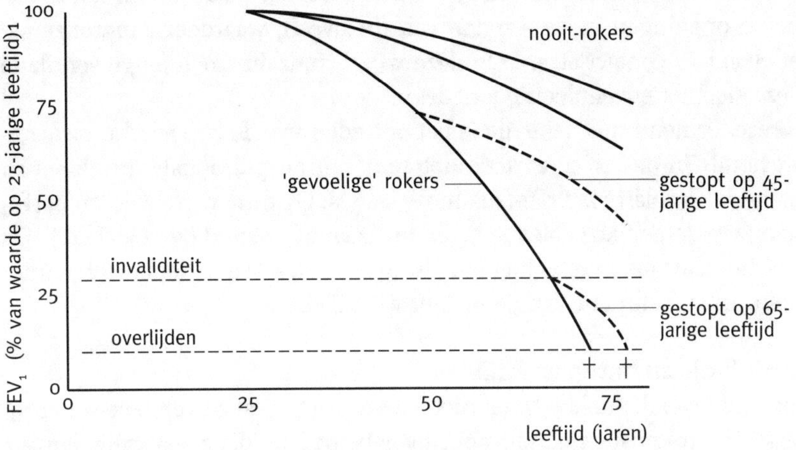

Figuur 6-3 Veranderingen van de FEV_1 met de leeftijd
Deze figuur toont de verandering in de FEV_1 (als percentage van de waarde bereikt op de leeftijd van 25 jaar). Nooit-rokers tonen een geleidelijke (fysiologische) achteruitgang in de loop der jaren. Rokers die geen luchtwegobstructie krijgen ten gevolge van roken tonen eenzelfde beloop. Een versnelde achteruitgang van de FEV_1 wordt gevonden bij de 'gevoelige' roker. Stoppen met roken brengt de mate van achteruitgang van de FEV_1 terug tot het niveau van de nooit-roker.

weerstand. Bij progressie treedt een afname van de FEV_1 en de expiratoire vitale capaciteit (VC) op, terwijl het residuaal volume (RV) toeneemt. Deze afname van de FEV_1 is groter dan bij gezonde personen (zie figuur 6-3).
Indien zich emfyseem ontwikkelt, neemt de elastische retractiedruk af, met andere woorden: de compliantie ('meegaandheid') van de long neemt toe. Ook de diffusiecapaciteit voor koolmonoxide (KCO) neemt af ten gevolge van verlies aan gaswisselend oppervlak. De totale longcapaciteit (TLC) neemt toe.

6.4.2 Ongelijkmatigheid in ventilatie-perfusieverhouding

Het belangrijkste mechanisme waardoor de gaswisseling wordt verstoord bij COPD is de ongelijkmatige verdeling tussen ventilatie en perfusie. Enerzijds zijn er gebieden in de long waar er veel meer ventilatie dan perfusie is (de 'dode-ruimteventilatie'). Dit wordt vooral gevonden in gebieden met emfysemateuze laesies; hier zijn de alveoli en het pulmonale vaatbed gedestrueerd.
Anderzijds zijn er gedeelten waar wel perfusie maar geen of nauwelijks ventilatie aanwezig is (het 'shunting'-fenomeen). Dit vindt plaats in gebieden waar de luchtwegen vrijwel geheel zijn afgesloten, bijvoorbeeld door slijmproppen of door obliteratie van de kleinste luchtwegen. Deze ongelijkmatigheid in ventilatie-perfusieverhoudingen ('ventilation-perfusion [V/Q] mismatch') is aanwezig in alle fasen van COPD, onafhankelijk van het feit of er veel of weinig emfyseem aanwezig is, en kan bij toename leiden tot arteriële hypoxemie en hypercapnie.

Collaterale ventilatie en hypoxische vasoconstrictie

Er bestaan enkele compensatoire mechanismen in de long om deze ongelijkmatigheid in verhouding tussen ventilatie en perfusie tegen te gaan. Het longweefsel dat distaal is gelegen van de geobstrueerde luchtwegen kan geventileerd worden door middel van de zogenoemde 'collaterale ventilatie'. Dit betekent dat lucht uit andere,

wel geventileerde alveoli, de afgesloten alveoli kan bereiken via de poriën van Kohn. Dit zijn kleine openingen in de wanden van de alveoli, waardoor aangrenzende alveoli met elkaar in contact staan. Op deze wijze vindt dus toch enige ventilatie plaats in deze slechter geventileerde longdelen.
Een ander beschermend mechanisme is het optreden van de hypoxische vasoconstrictie. Dit houdt in dat er constrictie optreedt van de pulmonale arteriolen in gebieden waar de alveolaire zuurstofspanning laag is. Op deze wijze worden perfusie en ventilatie in dergelijke gebieden beter op elkaar afgestemd ('gematched'). Als deze hypoxische vasoconstrictie echter langdurig bestaat, kan deze leiden tot pulmonale hypertensie en disfunctie van de rechter ventrikel.

6.4.3 Hyperinflatie en 'intrinsic PEEP'

Wanneer de ernst van de luchtwegobstructie toeneemt, ontstaat een belemmering van de expiratoire stroomsterkte. Aanvankelijk gebeurt dit tijdens inspanning, maar later ook in rust. Er is toenemende hyperinflatie met een toename van de functionele residuale capaciteit (FRC). Deze toename wordt ten dele veroorzaakt door statische factoren (afname van de elastische retractiedruk en toename van de compliantie). Ook dynamische factoren spelen een rol: de snelheid van lediging van de long is afgenomen, en tijdens de uitademing krijgt de long niet de gelegenheid om zich te legen tot aan het normale expiratoire rustvolume. Dit betekent dat er aan het eind van de uitademing nog een positieve druk blijft bestaan in de long. Deze druk wordt de intrinsieke positieve eindexpiratoire druk ('intrinsic PEEP', PEEPi) genoemd. Deze PEEPi vormt dus als het ware een inspiratoire 'drempeldruk' die door de inspiratoire spieren allereerst overwonnen moet worden aan het begin van een nieuwe inademing. Pas dan kan een negatieve alveolaire druk worden gegenereerd en kan lucht gaan stromen. Dit fenomeen, de zogenoemde dynamische hyperinflatie, treedt eerst bij inspanning op, maar bij progressieve luchtwegobstructie uiteindelijk ook in rust.

Gevolgen van hyperinflatie

De toegenomen hyperinflatiestand van de thorax is dus het gevolg van een aantal structurele en pathofysiologische veranderingen. Het voordeel van deze stand is dat het kaliber, en dus de doorgankelijkheid van de luchtwegen, groter is dan op normaal FRC-niveau. Het nadeel is echter dat de inspiratoire spieren, en vooral het diafragma, al voor-verkort zijn op dit verhoogde FRC-niveau, en dat hun onderdrukgenererend vermogen dus is afgenomen. Hiermee neemt ook hun capaciteit als volumeverplaatser af.

6.4.4 Veranderingen in de ademhalingsspieren

Naast deze ademmechanische belemmering van de functie van het diafragma treden ook andere factoren op die de functie van de ademhalingsspieren ongunstig beïnvloeden. Lichamelijke inactiviteit en een slechte voedingstoestand leiden tot atrofie van skeletspierweefsel. Ook stoornissen in arteriële bloedgassen (hypoxie, hypercapnie en acidose) en in concentraties van elektrolyten (tekorten aan calcium, kalium, magnesium) leiden tot een verslechtering van de functie van de ademhalingsspieren. Langdurig gebruik van orale corticosteroïden kan ook leiden tot myopathie en atrofie van deze spieren. Al deze factoren kunnen optreden bij ernstig COPD en beïnvloeden zowel de ademhalingsspieren als de perifere skeletspieren.

6.4.5 Acute respiratoire insufficiëntie bij COPD

Acute respiratoire insufficiëntie wordt gekenmerkt door een acute verslechtering van de arteriële bloedgassen, waarbij hypoxie (PaO_2 < 8 kPa), al dan niet gecombineerd met hypercapnie ($PaCO_2$ > 6 kPa), optreedt. Hieraan ten grondslag ligt een tijdelijke verergering van de ventilatie-perfusie-ongelijkmatigheid, bijvoorbeeld door een pneumonie. Zowel deze ongelijkmatigheid als alveolaire hypoventilatie veroorzaken de hypercapnie. In deze situatie is er sprake van een toegenomen luchtwegweerstand; het eindexpiratoire longvolume en de PEEPi zijn toegenomen. De afwijkingen in de bloedgassen in deze situatie kunnen verergerd worden door veranderingen in minuut-ventilatie, cardiac output, en zuurstofconsumptie.

Deze veranderingen in de gaswisseling moeten door de long aan de inspiratoire zijde worden opgevangen. Er is sprake van een normaal of verhoogd ademminuutvolume. Het adempatroon is echter veranderd: het teugvolume is afgenomen en de ademfrequentie is verhoogd. De centrale inspiratoire aansturing ('drive'), gemeten met de mond-occlusiedruk, is toegenomen. Deze factoren leiden tot een verhoogde activiteit van de ademhalingsspieren. Gecombineerd met de matige functie van deze spieren in deze situatie, kan een en ander leiden tot vermoeidheid van deze spieren. Dit fenomeen wordt in de praktijk ontweken door verkorting van de duur van de inademing.

6.4.6 Chronische respiratoire insufficiëntie

Bij ernstig COPD is er dikwijls sprake van een chronische respiratoire insufficiëntie. Deze kan partieel zijn, dat wil zeggen alleen chronische hypoxie, dan wel totaal, dat wil zeggen gecombineerd met chronische hypercapnie. Een dergelijke situatie kan optreden bij een FEV_1 lager dan 30-40% van de voorspelde waarde (zie ook hoofdstuk 22).

6.5 KLINISCHE VERSCHIJNSELEN

6.5.1 Anamnese

De belangrijkste symptomen waarmee patiënten met COPD zich melden, zijn kortademigheid en hoesten. Soms is er piepen op de borst of sputumproductie. Vaak treden er pulmonale infecties op, vooral in de winter. De meeste patiënten met COPD hebben een lange rookgeschiedenis.

De kortademigheid ontstaat langzaam in de loop der jaren, en manifesteert zich aanvankelijk alleen bij inspanning. Later treden deze klachten ook op tijdens normale dagelijkse activiteiten en uiteindelijk zelfs in rust. Vaak bemerken de patiënten piepen op de borst. De klachten kunnen verergeren door contact met aspecifieke prikkels zoals wisselingen in temperatuur en vochtigheid, scherpe geuren en rook.

Chronisch hoesten komt ook frequent voor als presenterende klacht. Meestal is de hoest productief, vooral 's ochtends. In het algemeen is er weinig sputumproductie, waarbij het slijm wit of grijzig en taai van aspect is. Ten tijde van een infectie kan de sputumproductie toenemen, waarbij het vaak een gele of groene kleur krijgt. Een grote hoeveelheid sputum (bijvoorbeeld 30 ml/dag) wijst ook op de mogelijke aanwezigheid van bronchiëctasieën. De ernst van het hoesten en de eventuele sputumproductie zeggen niets over de ernst van de luchtwegobstructie.

Het ophoesten van bloederig sputum kan voorkomen bij COPD, met name tijdens een exacerbatie en bij de aanwezigheid van bronchiëctasieën. Behalve deze omstandigheden moet primair met andere oorzaken rekening gehouden worden, zoals de aanwezigheid van een bronchuscarcinoom.
Pijn op de borst is geen kenmerk passend bij COPD. Wel kan er, met name tijdens verergering van de kortademigheidsklachten, een drukkend gevoel op de borst bestaan, dat niet uitstraalt naar armen of hals.

6.5.2 Lichamelijk onderzoek

De aanwezigheid van afwijkingen bij lichamelijk onderzoek van patiënten met COPD wordt bepaald door de ernst van de luchtwegobstructie en de mate van hyperinflatie.
In geval van ernstig COPD kan er sprake zijn van zichtbare kortademigheid in rust of bij omkleden. Soms is 'pursed-lips breathing' zichtbaar, het uitademen met getuite lippen. Met dit adempatroon probeert de patiënt de flow en daarmee de collaps van de luchtwegen bij uitademing te verminderen. De thorax kan zich in inademingsstand bevinden, waarbij de hulpademhalingsspieren zijn aangespannen. In dat geval is de thorax ton- of vatvormig, omdat de voor-achterwaartse diameter toegenomen is. In geval van een duidelijke hyperinflatiestand van de thorax is het adempatroon vooral abdominaal. Bij patiënten met een chronische obstructieve bronchitis zonder emfyseem treden dergelijke veranderingen in de vorm van de thorax niet op.
Bij percussie staan de longgrenzen laag in het geval van emfyseem, en bewegen nauwelijks of niet bij diepe inademing. In dat geval is de lever naar caudaal verplaatst. De percussietoon is hypersonoor en de hartfiguur is klein of verdwenen. Het ademgeruis is verzwakt en de uitademing is verlengd. Deze verlengde uitademing kan gemist worden vanwege het verzwakte ademgeruis. Crepitaties of rhonchi worden niet gehoord bij ongecompliceerd emfyseem, maar worden wel waargenomen bij chronische obstructieve bronchitis.

6.5.3 Pink puffer en blue bloater

In het verleden werd vaak een onderscheid gemaakt tussen de 'pink puffer' en de 'blue bloater'. De kenmerken van de 'pink puffer' (emfyseemtype, type A-COPD-patiënt) zijn: intense dyspnoe, vaak met 'pursed-lips breathing', weinig sputumproductie, mager postuur, zelden rechts-decompensatio cordis, ernstige luchtwegobstructie, hyperinflatie, verlaagde diffusiecapaciteit (DCO), langdurig normale arteriële bloedgassen, en op de thoraxfoto tekenen van emfyseem.
De 'blue bloater' (bronchitistype, type B-COPD-patiënt) daarentegen wordt gekarakteriseerd door: lichte dyspnoe, veel sputumproductie met vaak infecties, adipositas, vaak rechts-decompensatio cordis, matig ernstige luchtwegobstructie, normale totale longcapaciteit (TLC), bijna normale diffusiecapaciteit (DCO), arteriële hypoxie en hypercapnie, en op de thoraxfoto geen tekenen van emfyseem.

Hoewel er zeker patiënten zijn die in één van deze twee categorieën vallen, hebben de meeste COPD-patiënten kenmerken van beide typen. Deze indeling wordt daarom niet meer gehanteerd.

6.5.4 Complicaties

COPD kan leiden tot een aantal complicaties, zowel pulmonaal als extrapulmonaal.

Pulmonale complicaties

Tot de pulmonale complicaties behoren progressieve luchtwegobstructie, recidiverende infecties, en bronchiëctasieën. Hoewel COPD gekenmerkt wordt door versnelde achteruitgang van de longfunctie, is er een grote variatie in de ernst van deze achteruitgang. Waar de gemiddelde normale afname in FEV_1 per jaar zo'n 25-30 ml betreft, is dat bij patiënten met COPD vaak 40-75 ml per jaar. Er zijn zelfs patiënten bij wie de afname meer dan 100 ml per jaar is. Deze 'rapid decliners' kunnen alleen worden opgespoord door frequente longfunctiemetingen.

Het optreden van recidiverende luchtweginfecties is een groot probleem bij een minderheid van de COPD-patiënten. De meeste infecties worden veroorzaakt door virussen, zoals (para-)influenza-, rhino- en adenovirussen. Bacteriële infecties worden vooral veroorzaakt door *Haemophilus influenzae, Streptococcus pneumoniae,* en *Moraxella catarrhalis.* Vaak is er sprake van kolonisatie van de lagere luchtwegen met een of meer van deze bacteriën. Op gezette tijden kan dan een endogene reïnfectie ontstaan.

Bronchiëctasieën zijn vaak aanwezig bij patiënten met COPD. Deze worden doorgaans veroorzaakt door doorgemaakte (ernstige) infecties. Deze bronchiëctasieën zijn op hun beurt een goede voedingsbodem voor verdere bacteriegroei. Andere bacteriën zoals *Staphylococcus aureus* en *Klebsiella pneumoniae* kunnen zich hier ophopen en mede leiden tot recidiverende infecties. Ook zijn bronchiëctasieën predilectieplaatsen voor het ontstaan van hemoptoe, vanwege een sterke toename van de bronchiale circulatie aldaar.

Extrapulmonale complicaties

Tot de extrapulmonale complicaties behoren afwijkingen in het circulatoire apparaat, de stofwisseling, en het spierapparaat. Bij ernstig COPD, met name als er sprake is van emfyseem, neemt de druk in de a. pulmonalis toe. Dit wordt veroorzaakt door de destructie van het capillaire vaatbed. Daarnaast treedt hypoxische vasoconstrictie op ten gevolge van een daling van de PaO_2. Bij langdurig bestaande pulmonale hypertensie treedt dilatatie en later hypertrofie van de rechter harthelft op. Er is dan sprake van een cor pulmonale. Bij toenemende hypoxie kan een gedecompenseerd cor pulmonale optreden. Deze rechts-decompensatio cordis uit zich door een verhoogde centrale veneuze druk, opgezette lever en perifeer oedeem. De prognose van patiënten met COPD bij wie eenmaal of vaker een gedecompenseerd cor pulmonale optrad, is slecht.

Metabole veranderingen kunnen ook optreden bij COPD. Al bij licht COPD (FEV_1 groter dan 70% van de voorspelde waarde) kan er sprake zijn van een verhoogd rustmetabolisme. Dit betekent dat het verbruik van energie groter is dan de inname. Dit wordt veroorzaakt door een verhoogd gebruik van energie door de ademhalingsspieren. Bij ernstiger COPD kan deze disbalans verergeren. Een verhoogde calorische inname wordt bij deze patiënten vaak bemoeilijkt door het optreden van kortademigheid tijdens het eten en door hoogstand van het diafragma bij een volle maag.

Veranderingen in het spierapparaat werden boven al besproken. Bij ernstig COPD kan gegeneraliseerde spierzwakte optreden. Hierbij zijn dus zowel de ademhalingsspieren als de perifere skeletspieren betrokken. Zwakte van de ademhalingsspieren draagt bij aan klachten van kortademigheid, een afname van de inspanningstolerantie, en hypercapnie. Zwakke skeletspieren beïnvloeden de inspanningstolerantie ook ongunstig. Zwakte van been- en armspieren leidt op den duur tot beperkingen in het uitvoeren van dagelijkse activiteiten.

6.6 DIAGNOSTIEK

6.6.1 Anamnese en lichamelijk onderzoek

Anamnestische gegevens die in de richting van COPD wijzen, zijn de langzaam progressieve kortademigheid, een al dan niet productieve hoest, en nicotineabusus in het verleden. Deze gegevens zijn overigens weinig specifiek voor COPD. Er wordt gesproken van een chronische bronchitis als een patiënt gedurende ten minste twee opeenvolgende jaren gedurende ten minste drie maanden aaneensluitend hoest met opgeven van al dan niet-purulent sputum.
Bij lichamelijk onderzoek wijzen de tonvormige thorax, de laagstaande longgrenzen, het verzwakte ademgeruis en een verlengde uitademing op de aanwezigheid van emfyseem. Bij veel patiënten met COPD ontbreken dergelijke bevindingen echter.

6.6.2 Laboratoriumonderzoek

Er zijn geen specifieke bevindingen bij laboratoriumonderzoek die in de richting van COPD wijzen. Afhankelijk van de ernst van het COPD kan hypoxemie (verlaagde PaO_2) worden gevonden, eventueel gecombineerd met hypercapnie (verhoogde $PaCO_2$). Bij jonge patiënten met COPD (dat wil zeggen onder de vijftig jaar), alsmede bij diegenen met weinig of geen pack years in de voorgeschiedenis, dient het alfa-1-antitrypsinegehalte bepaald te worden.

6.6.3 Röntgenologisch onderzoek

Er zijn verschillende afwijkingen waarneembaar op de thoraxfoto (achter-voorwaarts én dwars) van patiënten met COPD. Bij emfyseem is er sprake van een inademingsstand met horizontaal verlopende ribben. Er is afvlakking van de contour van het diafragma op zowel de achter-voorwaartse als de dwarse foto. In ernstige gevallen lijkt het hart opgeheven van het diafragma. Bij emfyseem geïnduceerd door roken is er geringe vaattekening in de longvelden, met name in de bovenvelden. Bij emfyseem op basis van alfa-1-antiproteasedeficiëntie is er juist sprake van vaatarme ondervelden (zie figuur 6-4). Het centrale gedeelte van de pulmonale arteriën is fors, maar er is een afname van het kaliber van de vertakkende vaten; in gebieden met alveolaire destructie zijn de kleine vaten zelfs geheel verdwenen. Soms worden bullae gezien. In geval van een chronische bronchitis kunnen de centrale luchtwegen een verdikte wand tonen. Men spreekt dan van zogenoemde 'tramlines'.

Overigens treden deze afwijkingen alleen op bij zeer uitgesproken emfyseem. Bij lichte vormen van emfyseem en bij COPD op basis van een chronische obstructieve bronchitis hoeven deze afwijkingen niet aanwezig te zijn. De mate van functionele

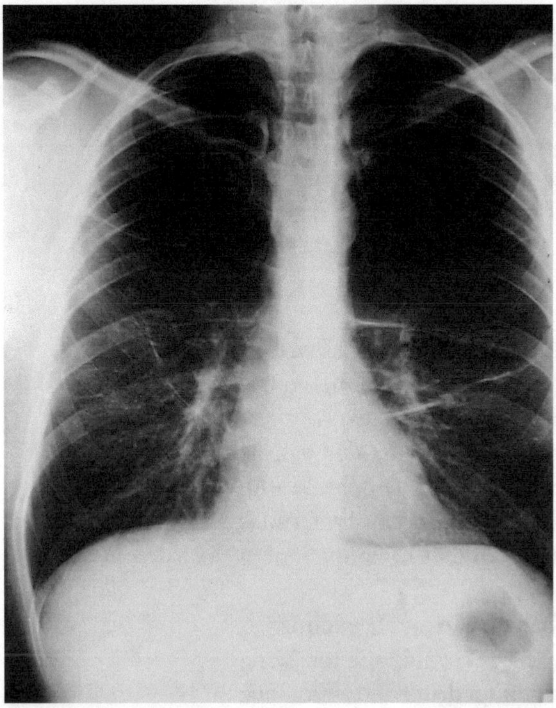

a

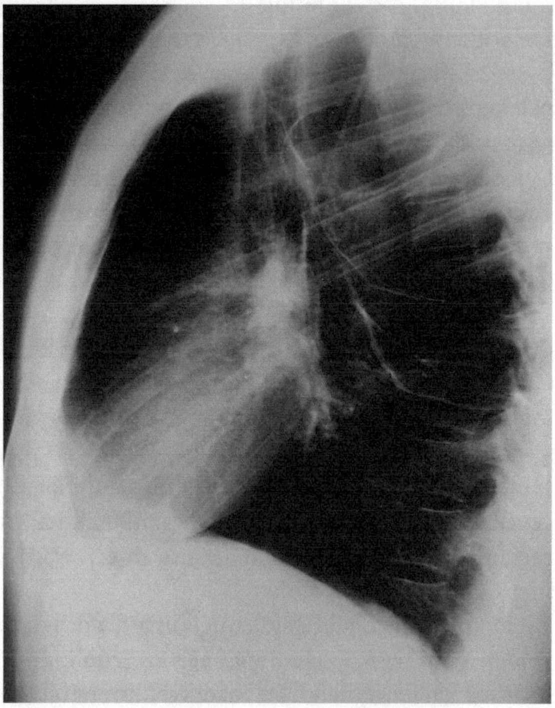

b

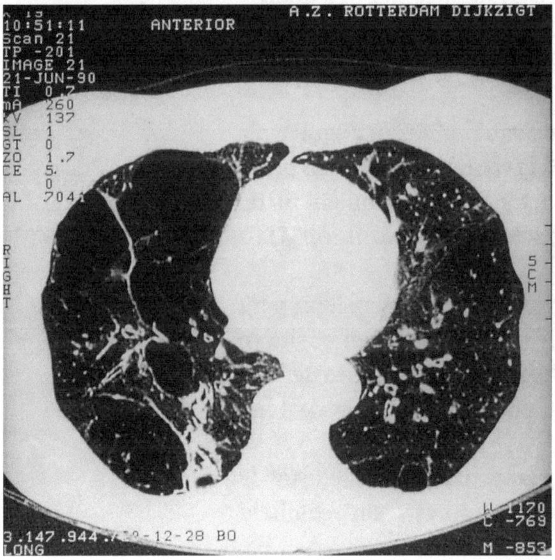

c

Figuur 6-4 Thoraxfoto en CT-scan bij emfyseem met bullae
Op de thoraxfoto (a en b) is een typisch beeld van ernstige hyperinflatie zichtbaar, met vlak verlopende hemidiafragmata. Er is een afname van de perifere vaattekening. Er zijn verscheidene bullae zichtbaar. De CT-scan (c) laat bulleuze structuren zien.

stoornis is dus niet aan de foto af te lezen. Het belang van het maken van een thoraxfoto ligt daarom mede in het aantonen dan wel uitsluiten van andere pathologie, zoals een tumor of bronchiëctasieën. Dit geldt in iets mindere mate voor de high-resolution-CT-scan van de thorax. Met deze techniek is het mogelijk om de 'longdichtheid' te bepalen: hoe lager deze dichtheid, hoe meer weefselafbraak c.q. emfyseem aanwezig is. De longdichtheid toont wel een beter verband met de mate van functionele stoornissen.

6.6.4 Longfunctiemeting

De gouden standaard voor de aanwezigheid van COPD is per definitie de aanwezigheid van chronische, niet of nauwelijks reversibele luchtwegobstructie. Dit betekent dat de FEV_1 als percentage van de voorspelde waarde verlaagd is. Ook de ratio tussen FEV_1 en inspiratoire vitale capaciteit, de zogenoemde Tiffeneau-waarde, is verlaagd. Deze waarden blijven ook na toediening van acuut-werkende bronchusverwijders te laag. De mate van ernst van het COPD wordt bepaald aan de hand van de mate waarin de FEV_1 verlaagd is ten opzichte van de referentiewaarde. De indeling van de ernst wordt weergegeven in tabel 6-1.

Ook indices van de doorgankelijkheid van de kleinere luchtwegen zijn gestoord bij COPD. De maximale expiratoire stroomsterkte op 50% en 25% van het totale longvolume ('maximal expiratory flow', MEF_{50} en MEF_{25}) is afgenomen. De piekstroom ('peak expiratory flow rate', PEF), een maat van doorgankelijkheid van de grote luchtwegen, is ook vaak afgenomen, maar kan normaal zijn. Omdat de PEF geen informatie geeft over de doorgankelijkheid van de kleinere luchtwegen (waar juist bij COPD de pathologie zich bevindt), wordt meting van de PEF bij patiënten met COPD niet aanbevolen.
De mate van reversibiliteit kan gemeten worden na inhalatie van een bronchusverwijder. Zowel een β_2-agonist als een anticholinergicum als een combinatie van beide kan worden toegediend. De mate van reversibiliteit wordt uitgedrukt als percentage van de voorspelde waarde, omdat hiermee beter wordt aangegeven in welke mate de waarde na bronchusverwijding nog beneden de voorspelde waarde ligt. Bovendien is deze waarde niet afhankelijk van de uitgangswaarde. Dit waren de nadelen van de vroegere gewoonte om de reversibiliteit uit te drukken als percentage van de uitgangswaarde.
Meting van de statische longvolumes toont een toename van de FRC, RV en RV als percentage van de TLC bij patiënten met COPD. De TLC is vooral toegenomen bij de aanwezigheid van emfyseem. Er wordt dan ook een toename gevonden in de statische longcompliantie en een afname in de elastische retractiedruk op TLC-niveau.
De plaats van provocatietests met histamine of methacholine is, in tegenstelling tot de situatie bij astma, zeer beperkt bij COPD. Bij zeer licht COPD kan een positieve test iets voorspellen over de kans op versnelde achteruitgang van de FEV_1 in de loop der jaren. Bij meer uitgesproken COPD reflecteert een positieve uitslag vooral het afgenomen luchtwegkaliber bij het begin van de test.
De diffusiecapaciteit voor koolmonoxide (KCO) is een belangrijke maat van de totale gaswisselende oppervlakte in de long. Deze is verlaagd in geval van aanwezigheid van emfyseem.
Meting van de functie van de ademhalingsspieren wordt meestal verricht door meting van de maximale inspiratoire (PI_{max}) en expiratoire druk (PE_{max}) aan de mond. Bij ernstig COPD kunnen deze drukken verlaagd zijn.
Meting van arteriële bloedgassen in rust reflecteert wat de nettofunctie van de long is als gaswisselaar. Bij licht COPD zijn de bloedgassen meestal niet gestoord. Bij ernstiger vormen treedt eerst hypoxemie op, bij sommige patiënten later gevolgd door hypercapnie.
Inspanningsonderzoek is geïndiceerd als er veel klachten van kortademigheid bij

inspanning zijn. Dit onderzoek kan plaatsvinden door middel van een test op een loopband, of meestal op een fietsergometer. Met een per tijdseenheid (bijvoorbeeld twee minuten) oplopende uitwendige belasting wordt een indruk verkregen van de inspanningstolerantie (uitgedrukt in een extern opgelegd vermogen zoals wattage) en de aard van het mechanisme waardoor de inspanning belemmerd wordt. Een dergelijk onderzoek dient plaats te vinden onder controle van hartritme en perifere zuurstofsaturatie, en dient niet te worden verricht ten tijde van een exacerbatie of tijdens hartritmestoornissen of angineuze klachten.
Afhankelijk van de ernst van de obstructie en de mate van emfyseem kunnen verschillende vormen van inspanningsbeperking worden waargenomen:

- Een circulatoire beperking. Hierbij bereikt de patiënt de individueel voorspelde maximale hartfrequentie (220 – leeftijd [jaren]). Ook heeft er in de perifere spieren een flinke belasting plaatsgevonden, hetgeen zich uit in een daling van de base-excess met meer dan 10 mmol/l ten opzichte van de uitgangswaarde. Dit is de 'gewone' conditionele beperking die ook bij gezonde personen optreedt, en wordt meestal gevonden bij patiënten met een FEV_1 boven 60% van de voorspelde waarde.
- Een ventilatoire beperking. Hierbij treedt alveolaire hypoventilatie op tijdens inspanning, hetgeen zich uit door een stijging van de arteriële PCO_2; de minuutventilatie bij maximale inspanning is groter dan 80% van de voorspelde maximale waarde (37,5 maal de FEV_1). Deze ventilatoire beperking wordt veroorzaakt door de expiratoire luchtwegobstructie; de FEV_1 is meestal tussen 40% en 60% van de voorspelde waarde. Zwakte van de ademhalingsspieren kan bijdragen aan het ontstaan van deze ventilatoire beperking (het 'pompfalen').
- Een beperking in het zuurstoftransport (diffusie). Hierbij daalt de arteriële PO_2 tijdens inspanning. Dit treedt vooral op bij patiënten met een ernstige luchtwegobstructie (< 40% van de voorspelde waarde) en bij patiënten met emfyseem en een verlaagde diffusiecapaciteit (< 50% van de voorspelde waarde).
- Een beperking in de perifere spierfunctie. Dit treedt op bij patiënten met uitgesproken perifere spierzwakte.
- Een psychogene beperking. Er is geen (patho)fysiologische beperking van de inspanningstolerantie in de zin van een van bovengenoemde mechanismen, maar de patiënt stopt eerder met de inspanningstest, bijvoorbeeld door angst voor toegenomen dyspnoe.

6.6.5 Elektrocardiogram

In het geval van hypertrofie van de rechter ventrikel kan het ECG afwijkingen tonen passend bij een cor pulmonale: een hoge p in afleidingen II, III en/of aVF ('p-pulmonale'), een te hoge R in V1, en/of een te diepe S in I en V5.

6.7 BEHANDELING

6.7.1 Algemeen

De doelstellingen van de behandeling van patiënten met COPD zijn: vermindering van klachten en verbetering van de kwaliteit van leven, optimalisering van de longfunctie, preventie dan wel behandeling van exacerbaties, en vermindering van de versnelde achteruitgang in longfunctie. Verschillende medicamenteuze en niet-medicamenteuze interventies zijn hierbij van belang.

Tabel 6-3 Onderhoudsbehandeling van patiënten met COPD

Stap 1 Preventieve maatregelen
- stop met roken
- elimineer zo mogelijk irritantia uit omgeving
- jaarlijkse influenzavaccinatie

Stap 2 Behandel met luchtwegverwijders
- anticholinergica of eventueel β_2-sympathicomimetica
- controleer effect na 6 weken
- bij onvoldoende effect andere bronchusverwijder(s) of combinatie
- controleer effect na 6 weken
- bij onvoldoende respons overweeg theofylline
- indien onvoldoende verbetering overweeg *Stap 3A* en/of *3B*

Stap 3
A Proefbehandeling met inhalatiecorticosteroïden
- controleer effect na 6 weken, evalueer opnieuw na 6 maanden

B Proefbehandeling met N-acetylcysteïne bij recidiverende exacerbaties
- controleer effect en evalueer na 6 maanden

6.7.2 Preventie

Gezien de ontstaanswijze van het COPD is het van het allereerste belang dat patiënten stoppen met roken, teneinde verdere irreversibele beschadiging van luchtwegen en alveoli te voorkomen. Na het stoppen met roken zullen de bronchitisklachten in de vorm van hoesten en sputumproductie afnemen. Van groter belang is het effect van roken op de progressieve achteruitgang van de longfunctie. In alle fasen van COPD is er nog een gunstig effect te verwachten met betrekking tot het beloop van de longfunctie (zie figuur 6-3). Dit voordeel op de langere termijn moet duidelijk aan de patiënten worden uitgelegd. Naast (herhaalde) advisering kunnen folders en dergelijke ondersteuning bieden. Pleisters voor transcutane toediening van nicotine en nicotine-bevattende kauwgom kunnen ook een gunstig effect hebben.

Ook de aanwezigheid van luchtverontreiniging door stoffen en dampen in de directe omgeving van de patiënt draagt bij aan verergering van klachten en achteruitgang in de FEV_1. Het vermijden van dergelijke prikkels is dus van groot belang.

Een jaarlijkse influenzavaccinatie reduceert de morbiditeit en mortaliteit ten gevolge van influenza. Een dergelijk preventief effect bij patiënten met COPD is van pneumokokkenvaccinaties niet aangetoond.

6.7.3 Medicamenteuze behandeling

Bij de medicamenteuze behandeling van COPD richt men zich op maximale luchtwegverwijding, onderdrukking van de inflammatie, bescherming tegen oxidantia, en eventueel ademstimulantia. Een stapsgewijze opbouw van de medicatie is weergegeven in tabel 6-3.

Bronchusverwijders

De eerste stap in de medicamenteuze behandeling bestaat uit het voorschrijven van bronchusverwijders. De voorkeur gaat uit naar middelen die per inhalatie worden toegediend vanwege de hoge lokale concentratie en de geringe systemische beschikbaarheid. Bronchusverwijders verminderen de bronchusobstructie door relaxatie van de gladde spiercellen in de luchtwegen. Ook zonder duidelijke verbetering in de FEV_1 kan er een afname van dyspnoe ontstaan, mogelijk door afname van de luchtwegweerstand in de kleinere luchtwegen en de daarmee gepaard gaande afname van de ademarbeid.

De bronchusverwijdende middelen zijn in drie groepen in te delen: parasympathicolytica (anticholinergica), β_2-sympathicomimetica (oftewel β_2-agonisten) en theofyllines. Als eerste keus kan men beginnen met een anticholinergicum of (bij onvoldoende effect) met een β_2-sympathicomimeticum per inhalatie. Deze medicamenten kunnen zowel naar behoefte als volgens een vast regime (bijvoorbeeld 3-4 maal daags) worden geïnhaleerd. Het resultaat van herhaalde instructies en controle van de inhalatietechniek dient te bepalen wat de optimale toedieningsvorm (dosisaërosol of poederinhalator; soort inhalator) voor de patiënt is.

Parasympathicolytica (anticholinergica)

Parasympathicolytica blokkeren muscarinereceptoren op de gladde spiercellen, en voorkomen hiermee dat acetylcholine dat uit de vagale zenuwen vrijkomt, een effect kan hebben op deze receptoren. Er zijn op dit moment vijf subtypen van muscarinereceptoren aangetoond, waarvan een drietal in de luchtwegen aanwezig is. Bij de behandeling worden alleen niet-selectieve muscarinereceptorantagonisten toegepast. Het bronchusverwijdend effect komt tot stand door blokkade van de M3-receptoren op de gladde spiercellen.

Het anticholinergicum ipratropiumbromide heeft een werkingsduur van 5-6 uur. Een nadeel van dit middel is dat het bronchusverwijdend effect pas circa 30 minuten na toediening ontstaat. De maximaal bereikbare luchtwegverwijding is volgens sommige onderzoeken groter bij anticholinergica dan bij β_2-agonisten; andere onderzoeken echter tonen een gelijke respons van de twee soorten luchtwegverwijders. Een bijkomend gunstig effect van het ipratropiumbromide is een afname van de frequentie en ernst van het hoesten, gecombineerd met een vermindering van de hoeveelheid sputum. De exacerbatiefrequentie en de versnelde afname van de FEV_1 worden echter niet beïnvloed door anticholinergica.

β_2-sympathicomimetica

β_2-sympathicomimetica (β_2-agonisten) verhogen na binding aan een β_2-receptor het intracellulaire cyclisch adenosine-monofosfaat (cAMP). Deze verhoging van het intracellulaire cAMP activeert eiwitkinases die de fosforylatie van verschillende eiwitten verandert, waardoor de relaxatie van glad spierweefsel optreedt.

Deze medicamenten zijn, per inhalatie toegediend, eveneens effectief bij COPD, hoewel uit sommige onderzoeken blijkt dat de werking iets minder zou zijn dan van anticholinergica (zie boven). De kortwerkende β_2-sympathicomimetica, zoals salbutamol, fenoterol en terbutaline moeten drie- à viermaal daags worden gebruikt. De langwerkende β_2-agonisten formoterol en salmeterol zijn ook geschikt voor gebruik bij COPD, met name voor de behandeling van nachtelijke kortademigheid.

Bij onvoldoende effect van de eerst voorgeschreven luchtwegverwijder kan gewisseld worden, bijvoorbeeld van ipratropiumbromide naar een β_2-agonist en vice versa. Bij onvoldoende effect van één van deze middelen afzonderlijk, kunnen ze gecombineerd worden toegepast. Door verschillen in aangrijpingspunt resulteert de combinatie in een synergistisch effect op de luchtwegverwijding. Te overwegen valt dan een langwerkende β_2-agonist te geven samen met drie- à viermaal daags ipratropiumbromide, of een kortwerkende β_2-agonist met ipratropiumbromide, beide drie- à viermaal daags, eventueel in een combinatiepreparaat om de therapietrouw te bevorderen.

Methylxanthines

Theofylline is het enige methylxanthinederivaat dat klinisch wordt toegepast. Theofylline remt het intracellulaire fosfosdiësterase, een groep van enzymen die de afbraak van cAMP en cyclisch guanosine-5'-monofosfaat (cGMP) katalyseren.
Theofyllinepreparaten hebben een evident bronchusverwijdend effect, hoewel dit minder sterk is dan dat van de geïnhaleerde bronchusverwijders. Theofylline is effectief bij een serumconcentratie tussen 8 en 15 μg/ml. Bij het toepassen van theofyllinepreparaten zijn regelmatige bepalingen van de serumconcentratie onmisbaar, omdat bij spiegels hoger dan 20 μg/ml de kans op ernstige bijwerkingen, zoals hartritmestoornissen en epileptische insulten toeneemt. Stabiele serumspiegels kunnen alleen worden bereikt door behandeling met preparaten met een vertraagde afgifte. Dergelijke preparaten worden een- of tweemaal daags gedoseerd. Theofyllines gelden als bronchusverwijder van derde keus bij matig ernstig COPD. Theofyllines worden wel meer toegepast bij patiënten met ernstig COPD ($FEV_1 <$ 50% van voorspeld) en dan vaak gecombineerd met een geïnhaleerde bronchusverwijder. De effectiviteit bij dergelijke patiënten heeft mogelijk te maken met andere effecten van theofylline, zoals een centraal stimulerend effect op de ademhaling en mogelijk verbetering van de functie van de ademhalingsspieren.
Na het begin van de behandeling met luchtwegverwijders is het van belang het effect vast te leggen na circa 6 tot 10 weken. Parameters zijn klachten van kortademigheid, exacerbatiefrequentie, de FEV_1 en de anamnestische inspanningstolerantie. Indien het resultaat bevredigend is, zal ten minste iedere zes maanden de patiënt gecontroleerd moeten worden, waarbij gelet wordt op bovengenoemde parameters.

Anti-inflammatoire medicamenten

Veel patiënten met COPD worden behandeld met inhalatiecorticosteroïden (ICS), naar analogie van de behandeling van patiënten met astma. Op grond van verschillen in de pathogenese en pathofysiologie van deze twee aandoeningen is een dergelijke aanpak niet vanzelfsprekend en staat ter discussie. Een aantal onderzoeken bij patiënten met COPD hebben geen of slechts een beperkt effect van ICS aangetoond op klachten en beloop van longfunctie.
Bij enkele subgroepen zijn ICS mogelijk wel effectief. De volgende overwegingen kunnen bij het voorschrijven van een proefbehandeling met ICS van belang zijn:

- Bij patiënten bij wie het COPD (mede) het gevolg is van een progressief verlopend astma zal het geven van ICS zinvol zijn, gezien het pathofysiologisch proces dat eraan ten grondslag ligt.
- Indien patiënten met COPD duidelijke klachten van hyperreactiviteit of met een astmatische component hebben, is het ook zinvol een proefbehandeling met corticosteroïden voor te schrijven.
- Indien er sprake is van een snelle achteruitgang in longfunctie, dan kan een proefbehandeling met corticosteroïden worden overwogen.

Bij het starten van de proefbehandeling met ICS is het van belang de ICS (beclomethason, budesonide of fluticason) voldoende hoog te doseren, bijvoorbeeld 800 tot 1600 μg per dag. Evaluatie van de effectiviteit moet na zes maanden plaatsvinden aan de hand van symptomen, frequentie van exacerbaties en longfunctie. Tussentijds dient controle op inhalatietechniek en therapietrouw plaats te vinden. Afhankelijk van het effect kan behandeling met ICS gecontinueerd dan wel gestaakt worden.

Een andere mogelijkheid is om te beginnen met een orale stootkuur prednison in een dosering van 30-40 mg per dag gedurende minimaal twee tot vier weken. Bij circa 10% van de patiënten met stabiel COPD wordt hierop een verbetering van de FEV_1 van circa 20% van de uitgangswaarde waargenomen. Als er verbetering ontstaat in longfunctie, is voortzetting met een proefbehandeling met ICS zeker te overwegen. Een positief effect van een orale stootkuur betekent echter niet automatisch dat ICS ook een effect hebben.

Antioxidantia

N-acetylcysteïne (NAC) is een cysteïne-bevattend mucolyticum en antioxidans. Bij patiënten met chronische bronchitis en/of COPD kan behandeling met NAC leiden tot een verbetering van symptomen zoals de frequentie van hoesten en een afname van de viscositeit van het sputum. De exacerbatiefrequentie en het aantal ziektedagen nam af tijdens dagelijks gebruik gedurende zes maanden. Waarschijnlijk worden deze effecten verklaard door de antioxidatieve werking van NAC. In het maagdarmkanaal wordt cysteïne uit het NAC afgesplitst. Cysteïne is een voorloper van het glutathion, een niet-enzymatisch antioxidans dat een essentiële rol speelt in de metabole bescherming tegen reactieve zuurstofspecies ('vrije radicalen'). In vitro reduceert NAC de verhoogde productie van reactieve zuurstofspecies door alveolaire macrofagen en neutrofiele granulocyten ten gevolge van sigarettenrook. Onderhoudsbehandeling met NAC bij patiënten met chronische bronchitis en/of COPD vermindert het aantal bacteriële kolonies in de lagere luchtwegen, met als gevolg een afname in de frequentie van exacerbaties. Daarnaast voorkomt NAC de oxidatieve inactivering van alfa-1-proteïnaseremmer (alfa-1-PI), de belangrijkste beschermer van de onderste luchtwegen tegen neutrofiel elastase.

Een recent open onderzoek suggereerde dat NAC in een dosis van 600 mg per dag gedurende twee jaar de versnelde afname in FEV_1 bij COPD-patiënten afremt. Dit effect werd vooral waargenomen bij patiënten ouder dan 50 jaar. Hoewel gecontroleerd onderzoek ten aanzien van de langetermijneffecten van NAC noodzakelijk is, kan bij patiënten met recidiverende exacerbaties een proefbehandeling met NAC gedurende 6-12 maanden worden overwogen.

Mucolytica

Bij patiënten bij wie het opgeven van taai sputum op de voorgrond staat, kan het zinvol zijn om mucolytica per os voor te schrijven. Een verbeterde klaring van sputum kan leiden tot een afname van deze klachten. Bovendien leidt dit mogelijk tot een afname van bacteriële infecties, omdat de 'voedingsbodem' voor bacteriële groei afneemt.

6.7.4 Zuurstof

Chronische zuurstoftoediening verlengt de levensduur van patiënten met een chronische hypoxemie, en vertraagt dan wel voorkomt het optreden van pulmonale hypertensie en cor pulmonale. Dit werd aangetoond in twee klassieke onderzoeken in de jaren tachtig (de 'Nocturnal Oxygen Therapy Trial', NOTT-onderzoek, en de 'Medical Research Council' MRC-trial). Deze onderzoeken toonden aan dat de overleving verbeterde bij toediening van zuurstof gedurende ten minste 15 uur per dag.

Patiënten met een arteriële $PO_2 \leq 7{,}3$ kPa, al dan niet gecombineerd met hypercapnie, komen voor deze behandeling in aanmerking. In sommige landen zijn deze criteria iets ruimer: een PaO_2 van 7,3-7,9 kPa, gecombineerd met pulmonale hypertensie, cor pulmonale, polycythemie, of ernstige nachtelijke hypoxemie.

Het doel van de behandeling is om een PaO_2 van ≥ 8 kPa te bereiken. Meestal is een flow van 1,5-2,5 l/min via een neusslang voldoende om deze PaO_2 te bereiken. Belangrijk dat minstens eenmaal per jaar (of vaker indien de klinische situatie daar aanleiding toe geeft) de PaO_2 wordt gecontroleerd om na te gaan of de ingestelde hoeveelheid O_2 voldoende is. Toediening kan ook plaatsvinden via een transtracheale katheter. Deze toepassing wordt meestal overwogen bij patiënten met een hoge zuurstofbehoefte. De zuurstof zelf kan op verschillende wijzen worden aangeleverd: via gascilinders, via een zuurstofconcentrator, of in cilinders in een vloeibare vorm.

Ook bij patiënten die zowel hypoxemisch als hypercapnisch zijn (dat wil zeggen de patiënten met een chronische totale (type II) respiratoire insufficiëntie, zie hoofdstuk 22) moet zuurstof gegeven worden. Echter, hier is van belang dat dergelijke patiënten een verminderde gevoeligheid voor koolzuur als ademprikkel hebben. De belangrijkste ademstimulus voor deze patiënten is dus het zuurstoftekort. Indien de arteriële zuurstofspanning verhoogd wordt door toediening van extra zuurstof, dan neemt de prikkel tot ademhalen af (zie ook hoofdstuk 2). Het gevolg is dat de hypoventilatie, en dus de hypercapnie, toeneemt. Dit betekent dat kleine hoeveelheden (zelfs soms 0,5 liter per minuut) gegeven dienen te worden en dat het beloop van de arteriële zuurstofspanning gecontroleerd moet worden.

6.7.5 Voeding

Bij patiënten met ernstig COPD en een slechte voedingstoestand moet aandacht besteed worden aan de calorische inname. Energierijke maaltijden, met vooral eiwitten en vetten, met een klein volume worden aanbevolen. Grote hoeveelheden koolhydraten werden in het verleden niet wenselijk geacht vanwege hun omzetting naar CO_2, dat vervolgens weer pulmonaal geventileerd moet worden. De betekenis van dit fenomeen in de klinische praktijk is echter beperkt.

6.7.6 Fysiotherapie

Een goede hoesttechniek vergemakkelijkt het ophoesten van sputum. Technieken zoals huffen en de 'forced expiration technique' (FET) kunnen aan de patiënt geleerd worden zodat hij deze zelfstandig kan uitvoeren. Sommige patiënten hebben veel baat bij het ademen met geperste lippen ('pursed-lips breathing'), en hebben een dergelijk adempatroon vaak spontaan al aangenomen.

Door deze technieken heeft tapotage ('kloppen') geen plaats meer. Ook de vroegere gedachte om het thoracale adempatroon te beïnvloeden door middel van relaxatie van thoracale spieren is verlaten. Het thoracale adempatroon is immers een functionele aanpassing van de stand van de thorax aan de veranderde ademmechanica (hyperinflatie).

6.7.7 **Longrevalidatie**

Longrevalidatie is een multidisciplinaire behandeling waarbij ernaar gestreefd wordt de patiënt op het hoogst haalbare functionele niveau te krijgen en te behouden. Deze behandeling kan worden toegepast bij patiënten met ernstig COPD. Het accent op de verschillende componenten wordt per patiënt bepaald:

- Fysieke training wordt toegepast om spierkracht en algehele conditie te verbeteren. Training op een loopband, op een fietsergometer, en oefeningen om de functie van de bovenste extremiteiten te verbeteren, worden toegepast. De frequentie en intensiteit van deze training worden aangepast aan de hand van de ernst en de aard van de beperkingen tijdens inspanning.
- Gerichte training van ademhalingsspieren kan gebruikt worden om kracht en duurvermogen van deze spieren te verhogen.
- Voorlichting en educatie over de aandoening, de medicatie en de gevolgen van roken zijn belangrijk om de attitude ten aanzien van de aandoening en de behandeling te optimaliseren.
- Op indicatie kan psychotherapeutische begeleiding worden aangeboden.
- Optimalisering van de medicamenteuze aanpak en voedingstoestand kan worden bewerkstelligd.

Verschillende onderzoeken hebben aangetoond dat een aanzienlijke daling in morbiditeit kan worden bereikt met dergelijke programma's. Wel is het van belang dat de patiënt een nazorgprogramma volgt of zelf uitvoert, teneinde de behaalde winst vast te houden op de langere termijn. Het is onbekend of ook de mortaliteit afneemt.

6.7.8 **Behandeling van een exacerbatie**

Een exacerbatie wordt meestal veroorzaakt door virale en soms door bacteriële luchtweginfecties. Dit kan gepaard gaan met een toename van de kortademigheid, verandering van het hoestpatroon en van de aard en productie van het sputum. Exacerbaties moeten worden behandeld door intensivering van de bronchusverwijdende behandeling, eventueel aangevuld met een stootkuur met orale corticosteroïden. Corticosteroïden zijn geïndiceerd bij een achteruitgang van de FEV_1 met 40% of meer ten opzichte van de persoonlijk beste waarde, of als er sprake is van een marginale longfunctie. Bij een ernstige stoornis in de longfunctie kan toediening van zuurstof geïndiceerd zijn, waarbij men beducht moet zijn bij patiënten die hypercapnisch zijn (zie § 6.7.4).
Antibiotica zijn alleen aangewezen bij bacteriële luchtweginfecties als de behandeling met bronchusverwijdende middelen en corticosteroïden onvoldoende effect heeft (of in het verleden heeft gehad).
Bij een zeer ernstige exacerbatie die klinisch behandeld moet worden en eventueel leidt tot beademing, kan behandeling met ademstimulantia zoals doxapram worden overwogen. Een kortdurende behandeling gedurende twee tot vier dagen kan soms beademing voorkómen.

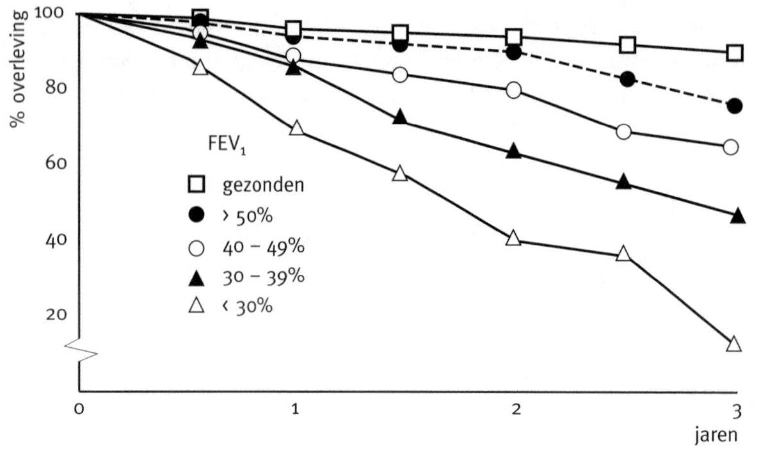

Figuur 6-5 Overleving van patiënten met COPD gerelateerd aan de actuele FEV_1. Hoe ernstiger de luchtwegobstructie, hoe lager de driejaars-overleving.

6.7.9 **Chirurgie**

Er zijn enkele situaties waarbij chirurgisch ingrijpen geïndiceerd is bij COPD.
Bij grote bullae kan resectie worden overwogen, zeker als 'gezond' longweefsel wordt gecomprimeerd. Resectie is ook noodzakelijk als er een pneumothorax ontstaat ten gevolge van scheuren in deze bullae.
Een nieuwe, maar voornamelijk nog experimentele aanpak betreft de zogenoemde longvolume-reducerende chirurgie. Hierbij worden uit beide longen slecht ventilerende delen verwijderd. Een verbetering van de longfunctie en de gaswisseling tot één jaar na deze ingreep is op dit moment aangetoond.
Longtransplantatie biedt de mogelijkheid tot het geheel wegnemen van het COPD. Deze ingreep wordt in het algemeen toegepast bij patiënten die op relatief jonge leeftijd een ernstig COPD hebben ontwikkeld, en bij patiënten met een erfelijke vorm van emfyseem zoals de alfa-1-antiprotease-deficiëntie. Tevens kunnen patiënten die zuurstofafhankelijk zijn en op korte termijn een slechte prognose hebben, hiervoor in aanmerking komen.

6.8 **PROGNOSE**

De prognose wordt bepaald door een combinatie van factoren die bij een individuele patiënt aanwezig zijn. Deze zijn: hogere leeftijd, doorgaan met roken, een FEV_1 < 50% van voorspeld, een versnelde achteruitgang in de FEV_1, geen of geringe respons op een bronchusverwijder, ernstige hypoxie, cor pulmonale, en een slechte algehele fysieke status.
De FEV_1 is op groepsniveau een goede voorspeller van de mortaliteit ten gevolge van COPD. Bij patiënten met ernstig COPD en een FEV_1 van circa 1 liter is de driejaarsoverleving circa 50% (zie figuur 6-5). Wel moet bedacht worden dat juist bij COPD er een grote interindividuele variatie bestaat wat betreft de prognose. Er zijn vele patiënten die met een FEV_1 van minder dan 1 liter een overlevingsduur hebben van acht tot tien jaar.

Literatuur

Anthonisen NR, Wright EC, Hodgkin JE, IPPB Trial Group. Prognosis in chronic obstructive pulmonary disease. Am Rev Respir Dis 1986;133:14-20.

Geijer RMM, Schayck CP van, Weel C van, et al. NHG-standaard COPD: behandeling. Huisarts Wet 1997;40:430-442.

Herwaarden CLA van, Dekhuijzen PNR, Schayck CP van, et al. De medicamenteuze behandeling van chronisch obstructief longlijden. Ned Tijdschr Geneesk 1996;140:761-765.

Schayck CP van, Herwaarden CLA van, Weel C van, et al. De diagnostiek van astma bronchiale en chronisch obstructieve longziekten door de huisarts. Ned Tijdschr Geneesk 1995;39:1966-1971.

Siafakas NM, Vermeire P, Pride NB, et al. Optimal assessment and management of chronic obstructive pulmonary disease (COPD). Eur Respir J 1995;8:1398-1420.

De longen. In: Sitsen JMA, Breimer DD, Cools AR, et al. (red.) Farmacologie. Utrecht: Bunge, 1996:291-306.

7 Bronchitis

dr. W.G. Boersma, prof.dr. H.M. Jansen

7.1 ETIOLOGIE EN PATHOGENESE

De meeste lagere-luchtweginfecties worden veroorzaakt door de respiratoire virussen: influenza-A en -B, para-influenza-virus 1-4, respiratoir syncytieel (RS-) virus, adenovirussen, rhinovirussen, Coxsackievirus-A en -B, ECHO-virussen, coronavirussen. In het algemeen worden deze virussen van mens op mens overgebracht door het inhaleren van druppeltjes afkomstig uit de mondholte en/of de luchtwegen. De overdracht via grote druppeltjes en aërosolen vindt plaats door hoesten, niezen, spreken en ademen. Aërosolen handhaven zich in de buitenlucht langer dan grotere druppeltjes. Overdracht kan ook plaatsvinden bij direct contact (zoenen, handdruk, deurkruk), maar ook via voorwerpen (zakdoeken, speelgoed).
Virale infecties komen het gehele jaar voor, maar infecties door influenza-A en -B, rhinovirussen en RS-virus komen vooral in de wintermaanden voor. Deze infecties tasten gelijktijdig of kort na elkaar verschillende plaatsen van de luchtwegen aan. Slechts zeer zelden is het longparenchym bij infecties betrokken. Bij ouderen (COPD) maar ook bij kinderen met astma zijn virale infecties in vele gevallen de oorzaak van een exacerbatie.
Door beschadiging van het slijmvlies van de luchtwegen kunnen secundaire bacteriële infecties optreden. De volgende bacteriën worden frequent uit het sputum van COPD-patiënten met een acute bronchitis geïsoleerd: *Streptococcus pneumoniae, Haemophilus influenzae* en *Moraxella catarrhalis.* Bij deze patiënten, met name die met gedeformeerde luchtwegen (bronchopathie, bronchiëctasieën) en/of elasticiteitsverlies van de longen (emfyseem) kunnen deze bacteriën ook in de stabiele fase in het sputum worden gevonden.
Infecties met Gram-negatieve bacteriën zoals *Pseudomonas aeruginosa, Escherichia coli, Klebsiella*-soorten, *Proteus*-soorten en *Serratia*-soorten komen vooral bij zeer ernstige COPD-patiënten voor. De laatste tijd worden er steeds meer aanwijzingen gevonden dat *Mycoplasma pneumoniae* en *Chlamydia pneumoniae* een belangrijke rol spelen bij exacerbaties van astma. Daarnaast worden exacerbaties van COPD ook in verband gebracht met een infectie met *Chlamydia pneumoniae.*
Bij patiënten met een chronische bronchitis is de mucociliaire klaring vaak gestoord. Naast de bronchusobstructie en hypersecretie van mucus heeft ook het roken een negatieve invloed op de sputumklaring. Door toedoen van de bronchusobstructie (door virale infecties en blootstelling aan aspecifieke prikkels) en verminderde sputumklaring ontstaat er verhoogde stasis van bronchiaal secreet waardoor bacteriën in het secreet, maar ook in het slijmvlies, in aantal kunnen toenemen (kolonisatie). Als het aantal bacteriën een kritische grens overschrijdt, kan een infectie

optreden en nemen klachten aanzienlijk toe. Het optreden van een infectie wordt tevens bepaald door de virulentie van de bacteriestam.
Chronische of recidiverende luchtweginfecties kunnen uiteindelijk door een continu proces – kolonisatie van endobronchiale bacteriële flora, infectieuze ontstekingsreactie en afweer, verminderde sputumklaring – luchtweg- en longweefselbeschadiging veroorzaken, waardoor recidieven frequenter optreden (vicieuze-cirkeltheorie).

7.2 KLINISCHE VERSCHIJNSELEN

De klachten van virale infecties zijn in het algemeen vrij mild. Meestal zijn de symptomen neusverstopping, waterige of mucoïde neusuitscheiding en een pijnlijke opgezette keel aanwezig. Daarnaast komen klachten van heesheid, pijn achter het borstbeen en niet-productieve hoest voor. Infecties veroorzaakt door *Mycoplasma pneumoniae* en *Chlamydia pneumoniae*, vooral bij kinderen en jongvolwassenen voorkomend, kunnen vergelijkbare klachten geven.
Men spreekt van 'griep' als de patiënt ook algemene klinische verschijnselen heeft zoals koorts, hoofdpijn, spierpijn en gewrichtspijn. Door het optreden of toename van bronchusobstructie en luchtwegreactiviteit ondervinden patiënten met astma en COPD dikwijls meer gevolgen van een virusinfectie dan gezonden. De bronchiale hyperreactiviteit uit zich in een toename van hoesten en kortademigheid, meestal uitgelokt door temperatuurwisselingen, praten, blootstelling aan sigarettenrook en/of andere prikkelende stoffen. Enkele dagen na het begin van de infectie is er sprake van een toename van de bronchusobstructie die in het algemeen maar matig op β_2-sympathicomimetica reageert.
De klachten bij primaire en secundaire (na virale infectie) bacteriële luchtweginfecties bestaan uit: hoesten, toename van kortademigheid, veelal begeleid door piepen, en opgeven van sputum. Ook kan de patiënt kleurverandering van het sputum hebben bemerkt. Soms worden deze klachten begeleid door een meer of minder uitgesproken temperatuurstijging. Een enkele maal kan er zelfs sprake zijn van een pneumonie of bronchopneumonie. Bij lichamelijk onderzoek wordt veelal een toename van bronchusobstructie gevonden, al dan niet gecombineerd met laagfrequente, (voorheen grove of vochtige) met name expiratoire rhonchi.
Behalve een geringe leukocytose laten het laboratoriumonderzoek en de X-thorax geen specifieke afwijkingen zien; een enkele maal wordt mucusimpactie aangetroffen.

7.3 DIAGNOSTIEK

Om virusinfecties aan te tonen worden er in het algemeen twee methoden gebruikt. De eerste methode, het kweken van een virus uit de bovenste luchtwegen, is tijdrovend en kostbaar. De diagnostische opbrengst (circa 20-30%) is in het algemeen teleurstellend. De tweede, indirecte methode van diagnostiek (bijvoorbeeld complementbindingsreactie) is het aantonen van een stijging van de antistoffentiters. Daarbij wordt zowel in de acute als in de reconvalescentiefase, serum afgenomen. Een hoge initiële titer ($\geq$ 128) of een viervoudige titerstijging of meer is bewijzend voor een recente infectie. Tegenwoordig kunnen door middel van directere methoden, zoals het aantonen van een specifiek IgM in serum en antigeendetectie in secreet van de luchtwegen (RS-virus), virusinfecties ook in de acute fase aangetoond worden. Deze laatste diagnostische techniek berust op het aantonen van virus-DNA of virus-RNA. Met behulp van de polymerase-kettingreactie (PCR) kunnen kleine stukjes DNA of RNA die specifiek zijn voor het micro-organisme in onderzoeksmateriaal worden aangetoond. In klinisch onderzoek bij kinderen met astma is recent aangetoond dat virussen bij exacerbaties een veel grotere rol spelen dan aanvankelijk werd verondersteld.

Bacteriële luchtweginfecties worden in het algemeen aangetoond door sputumonderzoek. Van het opgehoeste sputum, bij voorkeur vers materiaal, wordt in het laboratorium een Gram-kleuring verricht en een semi-kwantitatieve kweek ingezet. Het Gram-preparaat van het gewassen sputum wordt beoordeeld op: aantal plaveiselepitheelcellen, erytrocyten, leukocyten, bacteriën en andere micro-organismen. De ingezette voedingsbodems worden na 24-48 uur afgelezen; vervolgens wordt het resistentiepatroon van de geïsoleerde bacteriën bepaald. De meest voorkomende luchtwegpathogenen zijn: *Streptococcus pneumoniae, Haemophilus influenzae, Moraxella catarrhalis* en *Pseudomonas aeruginosa*. Door invasieve methoden als 'protected specimen brush' en broncho-alveolaire lavage (BAL), inclusief de toepassing van kwantitatieve kweekmethoden, zijn bacteriële infecties nauwkeuriger vast te stellen en met name bij patiënten met een chronische kolonisatie met bacteriën.
De meeste pneumonieën die in aansluiting op een virale luchtweginfectie optreden, worden veroorzaakt door een bacteriële superinfectie, veelal door de pneumokok. Gedurende een influenza-epidemie moet rekening worden gehouden met een *Staphylococcus aureus*-infectie. Dit ziektebeeld heeft vaak een foudroyant beloop en heeft een hoge mortaliteit.

7.4 BEHANDELING

7.4.1 Gezonden

Bij een gezond individu is het beloop van een virale infectie in het algemeen gunstig, waarbij in de meeste gevallen de ziekteverschijnselen binnen twee weken verdwenen zijn. De hoestklachten kunnen echter langer blijven bestaan. Deze klachten kunnen in het algemeen symptomatisch met hoestdempende middelen behandeld worden.

7.4.2 COPD en andere risicogroepen

Bij astma en COPD-patiënten kunnen virusinfecties een sterk negatieve invloed hebben op de bronchiale hyperreactiviteit. Wanneer zij een virale infectie doormaken, wordt vrijwel in alle gevallen voor behandeling met corticosteroïden in de vorm van een prednis(ol)on-stootkuur gekozen. Bij het gebruik van een onderhoudsbehandeling met inhalatiecorticosteroïden wordt momenteel geadviseerd de dosering op zijn minst te verdubbelen totdat de klachten van de infectie en hyperreactiviteit vrijwel verdwenen zijn. Het is van groot belang astma- en COPD-patiënten bewust te maken van de gevolgen van een virale infectie, zodat de bronchusobstructie tijdig wordt behandeld en mogelijke exacerbaties kunnen worden voorkomen. De waarde van antibiotica bij exacerbaties is omstreden. Ondanks het feit dat secundaire bacteriële luchtweginfecties voorkomen, herstelt een groot deel van deze exacerbaties door het geven van een prednis(ol)on-stootkuur. Bij patiënten met een zeer slechte longfunctie en/of andere risicofactoren, maar ook bij

Tabel 7-1 Gevoeligheid van de meest voorkomende luchtwegpathogenen bij COPD-patiënten voor een aantal antimicrobiële middelen

Antibioticum/dosis[1]	*S. pneumoniae*	*H. influenzae* β-lactamase (-)	*H. influenzae* β-lactamase (+)	*M. catarrhalis* β-lactamase (–)	*M. catarrhalis* β-lactamase (+)	*P. aeruginosa*
amoxicilline 3 × 750 mg	S	S	R	S	R	R
amoxicilline/clavulaanzuur 3 × 500/125 mg	S	S	S	S	S	R
doxycycline 1 × 100-200 mg	S	S	S	S	S	R
cefradine 4 × 500 mg	S	R	R	S	S	R
cefuroxim 2 × 500 mg	S	S	S	S	S	R
erytromycine 4 × 500 mg	S	I	I	S	S	R
cotrimoxazol 2 × 800/160 mg	S	S	S	I	I	R
ciprofloxacine 2 × 500 mg	R	S	S	S	S	S

1 Bij COPD-patiënten met ernstige anatomische afwijkingen van luchtwegen en longweefsel dient de geadviseerde dosis globaal met een factor twee vermenigvuldigd te worden.
S = gevoelig; I = intermediair; R = resistent

aanhoudende klachten is het voorschrijven van antibiotica ons inziens wel geïndiceerd. Om resistentieontwikkeling te beperken is in het algemeen een regressief beleid bij de prescriptie van antibiotica zeer belangrijk (tabel 7-1).

7.5 PREVENTIE

Het is aan te raden patiënten met chronische ziekten zoals astma, COPD, diabetes mellitus, hart- en vaatziekten, immuunstoornissen, maar ook patiënten boven de 65 jaar jaarlijks te vaccineren tegen influenza-A en -B. Het vaccin dat bestaat uit geïnactiveerde virussen, wordt subcutaan of intramusculair toegediend en geeft doorgaans na circa 2 à 3 weken voldoende antistoftiterstijging voor een adequate protectie. Daar influenza-infecties met name in de wintermaanden optreden, wordt geadviseerd om het vaccin eind oktober-begin november toe te dienen.
Symptomatisch kunnen antiflogistica zoals paracetamol gebruikt worden. Om de klachten van influenza-A af te zwakken wordt ook wel, vooral in het beginstadium van de infectie, het gebruik van amantadine (2 × 100 mg per os) geadviseerd. In circa 50-60% van de gevallen is deze behandeling effectief. Aan de behandeling met amantadine kleven ook bezwaren; bijwerkingen als misselijkheid, verwardheid, verminderd concentratievermogen en depersonalisatie kunnen voorkomen.

Literatuur

Boersma WG, Löwenberg A, Koëter GH. Huidige inzichten betreffende antibiotische behandeling bij CARA-patiënten. Ned Tijdschr Geneesk 1994;138:1413-17.
Jansen HM, Sachs AP, Alphen L van. Predisposing conditions to bacterial infections in chronic obstructive pulmonary disease. Am J Respir Crit Care Med 1995;151:2073-2080.
Murphy TF, Sethi S. Bacterial infection in chronic obstructive disease. Am Rev Respir Dis 1992;146:1047-83.
Sachs APE, Koëter GH, Gronier KH, et al. Changes in symptoms, peak expiratory flow, and sputum flora during treatment with antibiotics of exacerbations in patients with chronic obstructive pulmonary disease in general practice. Thorax 1995;50:758-63.
Wilson R, Dowling RB, Jackson AD. The biology of bacterial colonization and invasion of the respiratory mucosa. Eur Respir J 1996;9:1523-30.

8 Pneumonie

dr. W.G. Boersma

8.1 COMMUNITY-ACQUIRED PNEUMONIE

8.1.1 Etiologie en pathogenese

De *community-acquired* pneumonie (CAP), gedefinieerd als de pneumonie die buiten het ziekenhuis of gedurende de eerste 72 uur van opname ontstaat, wordt bij volwassenen in Nederland geschat op 5 tot 10 ziektegevallen per 1000 individuen per jaar. De huisarts verwijst ongeveer 5-10% van deze patiënten naar de specialist. De mortaliteit van de pneumonie is wereldwijd nog aanzienlijk, en is na hart- en vaatziekten en CVA de derde doodsoorzaak van alle ziekten. Diverse onderzoeken bij gehospitaliseerde patiënten laten een mortaliteit van 8 tot 33% zien. Met name bij ouderen (≥ 65 jaar) en patiënten met een of meer comorbiditeiten neemt de kans op een gecompliceerd, soms dodelijk beloop van de pneumonie toe. Onder comorbiditeit wordt verstaan het gelijktijdig bestaan of kort na elkaar optreden van meerdere gezondheidsproblemen. Voorbeelden van comorbiditeit zijn: alcoholisme, chronische obstructieve longziekten (COPD), hart- en vaatziekten, maligniteiten, diabetes mellitus, nierinsufficiëntie, neurologische ziekten, immunosuppressiva- en/of corticosteroïdgebruik.

De afgelopen 20 jaar zijn er diverse onderzoeken gedaan bij patiënten met CAP. In twee Nederlandse onderzoeken werd geen verwekker gevonden bij respectievelijk 24% en 45% van de opgenomen patiënten (tabel 8-1). De pneumokok (*Streptococcus pneumoniae*) is nog steeds de meest voorkomende verwekker van CAP. Afhankelijk van de uitgebreidheid en nauwgezetheid van het diagnostisch onderzoek, wordt bij ongeveer 30% (spreiding 5-75%) van patiënten met CAP *Streptococcus pneumoniae* als verwekker aangetoond. Andere verwekkers als *Mycoplasma pneumoniae, Legionella*-species, *Haemophilus influenzae* en *Chlamydia*-species (*Chlamydia pneumoniae* en *Chlamydia psittaci*), worden veel minder frequent (5-15%) aangetroffen. Virussen worden meestal als co-infectie aangetoond, hoewel een pure virale pneumonie (bijvoorbeeld influenza-A, varicella-zoster) ook voorkomt.

De frequentie van voorkomen van diverse verwekkers is afhankelijk van leeftijd, onderliggende comorbiditeiten, leefgewoonten (alcoholmisbruik, roken, gebruik van drugs, reisgewoonten), seizoensinvloed en heersende epidemie (influenza-A en -B, *Mycoplasma pneumoniae, Chlamydia pneumoniae*). Tussen de verschillende landen worden soms aanzienlijke verschillen tussen de oorzakelijke verwekkers gevonden (bijvoorbeeld bij legionella-infectie).

Tabel 8-1 Verdeling van verwekkers van *community-acquired* pneumonie in twee Nederlandse onderzoeken

Micro-organisme	Boersma (n=90)[1]	Bothe (n=334)[1]
S. pneumoniae	46 (51%)[2]	90 (27%)
H. influenzae	3 (3%)	26 (8%)
M. pneumoniae	5 (6%)	19 (6%)
Chlamydia-species	5 (6%)	9 (3%)
L. pneumophila	–	8 (2%)
Gram-negatieve bacteriën	5 (6%)	16 (5%)
S. aureus	1 (1%)	4 (1%)
andere bacteriën	2 (2%)	9 (3%)
influenza-A/B-virus	4 (4%)	14 (4%)
para-influenza- virus (1-3)	3 (3%)	8 (2%)
andere virussen	4 (4%)	5 (1%)
longinfarct	3 (3%)	–
onbekend	22 (24%)	151 (45%)
mortaliteit	12 (13%)	26 (8%)

1 inclusief gemengde infecties
2 inclusief pneumokokkenantigeen-positieve (representatieve) sputummonsters

Onder normale omstandigheden zijn de lagere luchtwegen vrij van micro-organismen. Door toedoen van een aantal verdedigingsmechanismen wordt dit bewerkstelligd:

- filterfunctie van de nasopharynx;
- continuïteit en functie (o.a. trilhaarfunctie) van de slijmvliezen van bovenste en lagere luchtwegen;
- reflexen (bijv. hoesten);
- bronchusobstructie;
- fagocytose door alveolaire macrofagen;
- humorale en cellulaire immuunrespons;
- bactericide activiteit van surfactant.

Schiet één of meer van deze verdedigingsmechanismen tekort, dan kunnen, door micro-aspiratie van secreet uit de bovenste luchtwegen en/of inhalatie van aërosolen of grotere druppels, de kleinere luchtwegen en het longweefsel worden geïnfecteerd. Op de laatstgenoemde manier worden infecties van mens op mens, maar ook van dier op mens overgebracht. Ook door hematologische verspreiding of infectie per continuitatum kan een pneumonie ontstaan.
De kolonisatie van bacteriën in de bovenste luchtwegen is afhankelijk van lokale omstandigheden die de adherentie aan de mucosa beïnvloeden. Door infectie met een virus wordt schade aan het epitheel van de bovenste, maar ook lagere luchtwegen toegebracht, waardoor de klaring van bacteriën door afname van de trilhaarfrequentie en de toename van slijmvorming vermindert. Door toedoen van desquamatie van de mucosa neemt de adherentie van bacteriën aan microvilli van de basaalmembraan toe. De effectiviteit van de lokale afweer en de mate van groei van de bacteriën bepalen de ernst van de infectie. Als er sprake is van uitgebreide mucosale schade kan de infectie invasief worden. Berucht zijn infecties met *Staphylococus aureus, Streptococcus pneumoniae* en *Haemophilus influenzae* na een primaire infectie met influenza-A. Deze zijn geassocieerd met een hoge morbiditeit en mortaliteit.

8.1.2 Pathologie

Globaal kunnen we vier verschillende typen pneumonieën onderscheiden: (1) bronchopneumonie; (2) lobaire pneumonie; (3) interstitiële pneumonie; (4) pneumonie met een gemengd patroon.

Het pathologisch beeld is afhankelijk van het type pneumonie. Vanwege de zwaartekracht heeft secreet bij de bronchopneumonie de neiging om naar te onderkwabben te zakken; veelal worden bilaterale en basale infiltraten gezien. Voorbeelden hiervan zijn pneumonie bij COPD-patiënten en aspiratiepneumonie.

De bronchopneumonie is met name gelokaliseerd in de kleinere bronchi, bronchioli en betreffende alveoli; het infiltraat bestaat met name uit neutrofiele granulocyten en macrofagen. Pathogenen die hierbij aangetoond worden zijn: *Streptococcus pneumoniae, Haemophilus influenzae,* Gram-negatieve staven en anaëroben. Bij agressieve pathogenen (anaëroben, *Klebsiella pneumoniae*) kan er sprake zijn van necrose en abcesvorming.

De 'lobaire' pneumonie – meestal niet geheel lobair – wordt gekenmerkt door de fibrinopurulente consolidatie, waarbij de alveolaire ruimten opgevuld zijn met alveolaire macrofagen, neutrofiele granulocyten, fibrine, erytrocyten en bacteriën (met name *Streptococcus pneumoniae,* minder vaak andere streptokokken, *Haemophilus influenzae, Staphylococcus aureus* en *Klebsiella pneumoniae*) (figuur 8-1).

Meestal vindt er in de herstelfase een normaal herstel van de architectuur van de long plaats. Door necrose in het infiltraat kan abcesvorming (bijvoorbeeld bij *Klebsiella pneumoniae, Staphylococcus aureus*) optreden. Door proliferatie van fibroblasten en depositie van collageen kan een en ander uiteindelijk leiden tot definitieve beschadiging van luchtwegen en longweefsel (bijvoorbeeld fibrotische afwijkingen, bronchiëctasieën).

Bij de interstitiële pneumonie is er in tegenstelling tot de andere vormen van pneumonie geen alveolair exsudaat; de alveolaire septa zijn verdikt door een ont-

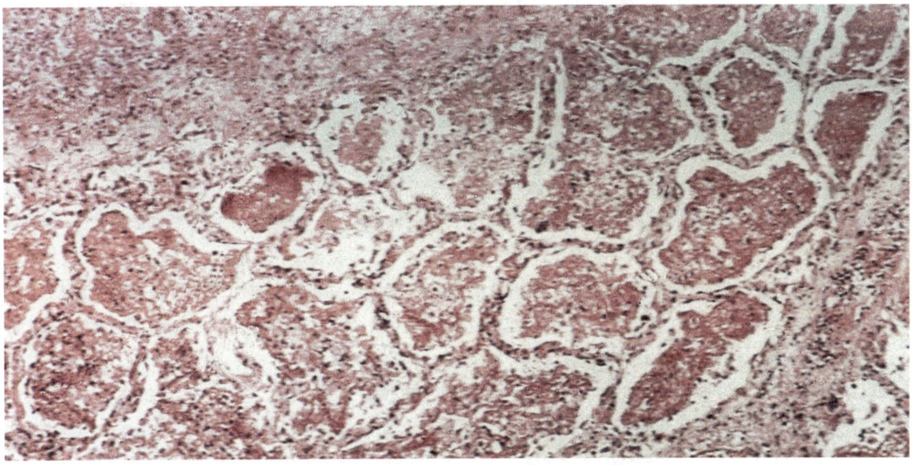

Figuur 8-1 Microscopisch aspect (40×) van een fibrinopurulente consolidatie.
De alveolaire ruimten zijn opgevuld met alveolaire macrofagen, neutrofiele granulocyten, fibrine, erytrocyten en pneumokokken.

stekingsinfiltraat en oedeem. Verwekkers die dit type pneumonie kunnen veroorzaken zijn: *Mycoplasma pneumoniae, Chlamydia*-soorten, *Coxiella burnetii, Pneumocystis carinii* en diverse virussen. Het interstitieel beeld kan lokaal of diffuus zijn. Het infiltraat in de alveolaire septa wordt met name gevormd door een combinatie van lymfocyten, histiocyten en plasmacellen; soms, in het acute stadium, zijn neutrofiele granulocyten ook bij het ontstekingsproces betrokken. Fibrose kan optreden na ernstige virale pneumonie.
Gemengde pathologische beelden van de bovengenoemde pneumonietypen kunnen voorkomen. Dit wordt regelmatig gezien bij gecombineerde virale-bacteriële infecties.

8.1.3 **Klinische verschijnselen**

De pneumonie is een acuut ziektebeeld dat wordt gekenmerkt door koorts, hoesten en kortademigheid. Deze klachten gaan vaak gepaard met sputumproductie (50-60%), pleurale pijn (40%) en koude rillingen (40%). Andere symptomen als hoofdpijn, spierpijn, gewrichtsklachten, gastro-intestinale klachten, klachten van de bovenste luchtwegen en verwardheid worden bij 10 tot 30% van de patiënten met CAP waargenomen. Oudere patiënten hebben in het algemeen minder, maar ook minder ernstige symptomen dan jongere patiënten.
Bij een ‘typische’ pneumonie, door de clinicus vaak geassocieerd met een pneumokokkenpneumonie, zijn de volgende kenmerken aanwezig: acuut begin van de ziekte, koorts, koude rilling, sputumproductie en pijnlijke ademhaling.
De ‘atypische’ pneumonie wordt geassocieerd met een weinig tot matig ernstig ziektebeeld dat meestal meer dan een week bestaat en waarbij de niet-productieve hoest en de niet-respiratoire symptomen op de voorgrond staan. *Mycoplasma pneumoniae, Chlamydia psittaci, Chlamydia pneumoniae, Legionella pneumophila* en respiratoire virussen zijn de meest frequente verwekkers van dit ziektebeeld. Het lijkt weinig zinvol om de begrippen ‘typische’ en ‘atypische’ pneumonie te gebruiken, vanwege de grote overlap van symptomatologie, bevindingen bij fysisch-diagnostisch onderzoek, laboratoriumonderzoek en röntgenologische afwijkingen (X-thorax).
Ook andere anamnestische gegevens als contact met dieren, reishistorie, comorbiditeit(en) kunnen relevant zijn om een bepaalde verwekker te identificeren.

8.1.4 **Diagnostiek**

Bij fysisch-diagnostisch onderzoek worden naast een verhoogde ademfrequentie ($\geq$ 20/min), fijne crepitaties (80%) en grove crepitaties (35%) gevonden. Fysisch-diagnostische aanwijzingen van consolidatie (30%) zijn bronchiaal ademgeruis, versterkte bronchofonie en stemfremitus en een verkorte percussie. Koorts is bij 80% van de patiënten aanwezig.
Het laboratoriumonderzoek is in het algemeen wat betreft de hematologie en chemie, niet specifiek voor een bepaalde verwekker. Bij de ernstige pneumonieën wordt vaak forse leukocytose ($> 30 \times 10^9$/l) of leukopenie ($< 4{,}0 \times 10^9$/l) met een toename van jonge cellen (vooral staafkernigen) in de differentiatie gezien. Een verhoogde ureumwaarde ($>$ 7 mmol/l) en een hypoalbuminemie ($<$ 30 g/l) zijn geassocieerd met een verhoogde mortaliteit. Vaak is er sprake van hypoxemie ($pO_2 < 60$ mmHg of 8 kPa) hetgeen berust op een combinatie van gestoorde ventilatie-perfusieverhoudingen en diffusiestoornissen.

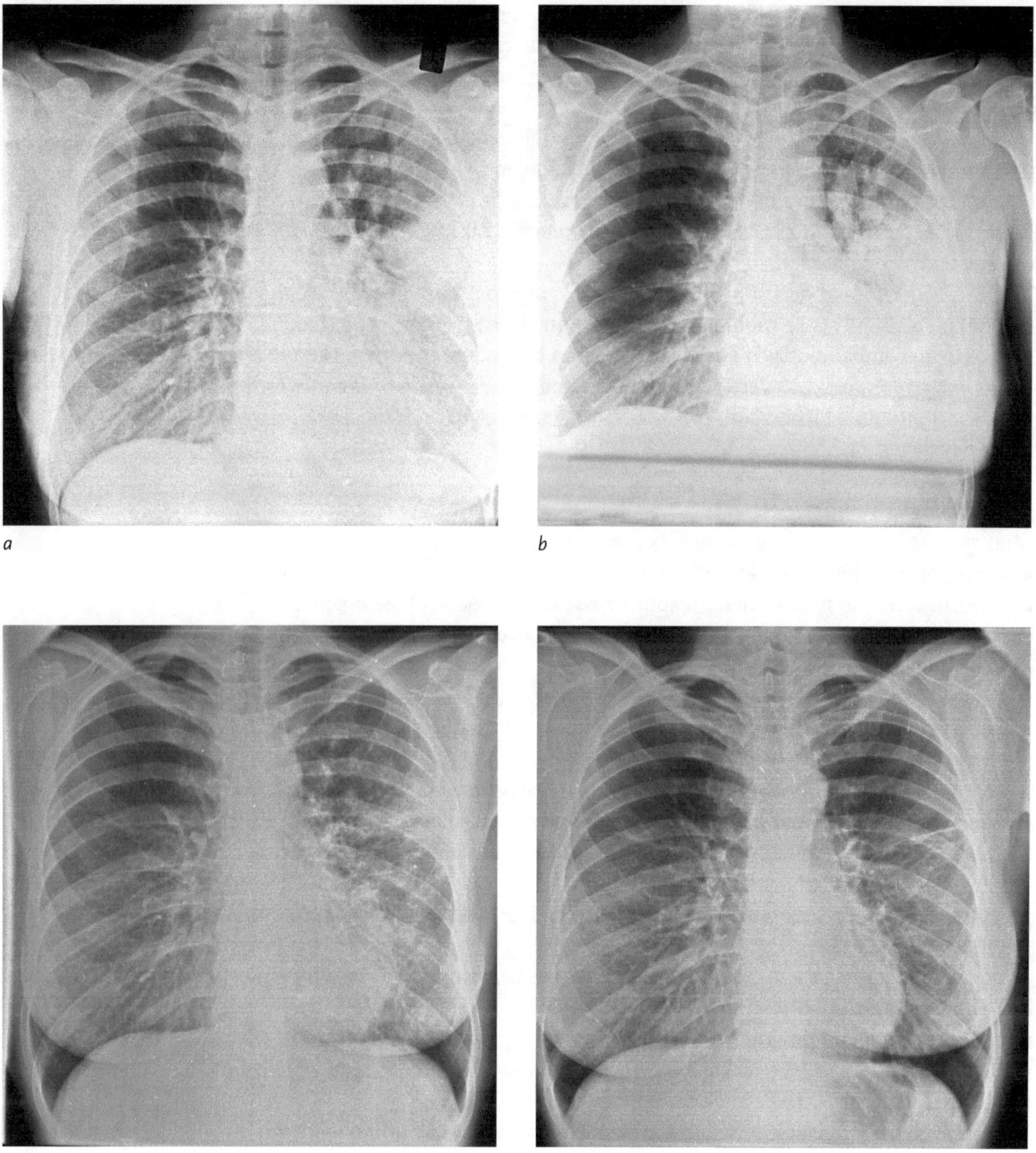

Figuur 8-2 X-thorax van een patiënte met een legionella-pneumonie.
Röntgenologisch is er een tijdelijke toename van de consolidatie. De thoraxfoto's zijn gemaakt op de dag van opname (a), op dag 5 (b), dag 10 (c) en dag 65 (d).

Op de X-thorax kunnen de volgende radiologische patronen worden gezien:

- Alveolaire beschaduwing(en) zowel focaal als multifocaal (als deze confluеren spreekt men van consolidatie) (figuur 8-2).
- Interstitiële afwijkingen (nodulair, reticulair, reticulo-nodulair).
- Gemengd interstitieel-alveolair patroon.

In een omvangrijke consolidatie wordt veelal een luchtbronchogram gezien, wat kenmerkend is voor een open bronchus. Andere radiologische kenmerken als holtevorming met of zonder spiegel, pleuravocht en lymfadenopathie kunnen eveneens aanwezig zijn.
In het algemeen kan gesteld worden dat een bepaald micro-organisme geen specifiek radiologisch beeld geeft. Toch zijn bepaalde radiologische kenmerken als lobaire begrenzing en interstitieel patroon frequenter geassocieerd met een bepaalde verwekker, respectievelijk *Streptococcus pneumoniae* en *Mycoplasma pneumoniae* of virussen.
Met een zogenoemde decubitus-X-thorax (zijligging met horizontale stralengang) kan de hoeveelheid en de mobiliteit van het pleuravocht worden beoordeeld.
Het volledig röntgenologisch herstel, met name bij ouderen, duurt over het algemeen langer dan men zou verwachten; in een onderzoek was de thoraxfoto bij 15% van de 336 patiënten bij ontslag genormaliseerd, na 6 weken 55%, na 100 dagen 75% en na 157 dagen na ontslag 83%.

Microbiologisch onderzoek

Men spreekt van een *bewezen* verwekker van pneumonie bij:

- een positieve bloedkweek;
- identificatie van pathogenen uit sputum of bronchussecreet die normaal niet in de bovenste en lagere luchtwegen voorkomen (virus, *Mycoplasma pneumoniae, Chlamydia pneumoniae, Legionella pneumophila*);
- identificatie van het pathogene micro-organisme uit longweefsel;
- de aanwezigheid van micro-organismen in de Gram-kleuring en/of kweek van pleuravocht;
- aantoonbaar pneumokokkenantigeen in pleuravocht;
- positieve serologie, dat wil zeggen: viervoudige titerstijging of een enkelvoudige titer ≥ 1:64-512 afhankelijk van het micro-organisme en laboratoriumtechniek.

Men spreekt van een *vermoedelijke* verwekker van CAP, als aan één van de volgende criteria wordt voldaan:

- de identificatie van een overmaat van één bacteriesoort in de Gram-kleuring en kweek van het sputum;
- het aantonen van pneumokokkenantigeen in (representatief) sputum;
- het aantonen van één pathogeen en/of pneumokokkenantigeen in broncho-alveolaire lavage (BAL) of de *protected specimen brush* (PSB);
- serologisch onderzoek met titers tussen ≥ 1:32 en ≥ 1:128 afhankelijk van het micro-organisme en techniek.

Het routine microbiologische onderzoek dient in principe te bestaan uit bloedkweken (drie kweken, minimaal ≥ 10 ml/kweek), sputumonderzoek, indien aanwezig onderzoek van pleuravocht en serologisch onderzoek. Bij voorkeur dient dit afgenomen te worden vóór het starten van antibiotische behandeling.
Een spoed-Gram-preparaat van representatief sputum (< 5 plaatepitheelcellen en ≥ 25 leukocyten per gezichtsveld/100× vergroting) en pleuravocht kan conclusief zijn (figuur 8-3).

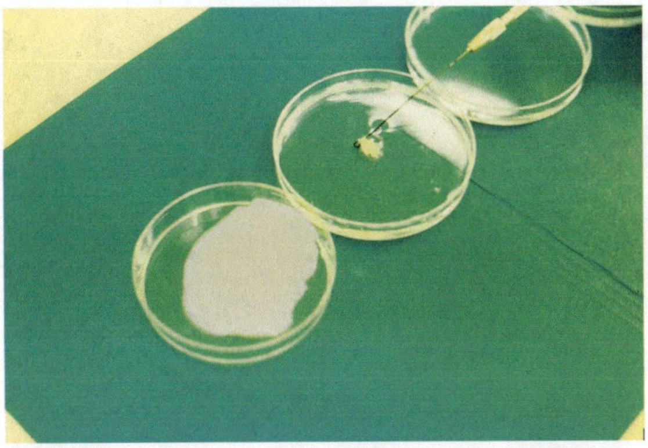

a Procedure van het sputum-wassen om de keel- en speekselflora te verwijderen.

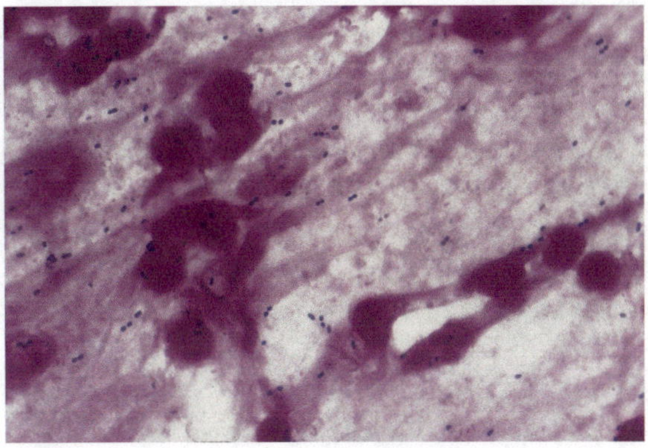

b Representatief sputummonster met pneumokokken (800×).

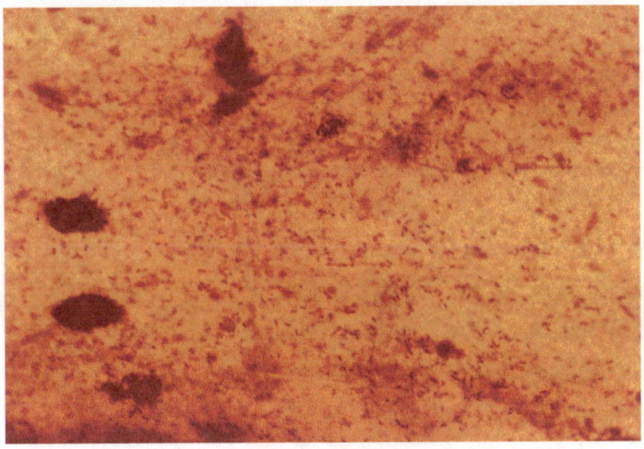

c Representatief sputummonster met Haemophilus influenzae *(800×).*

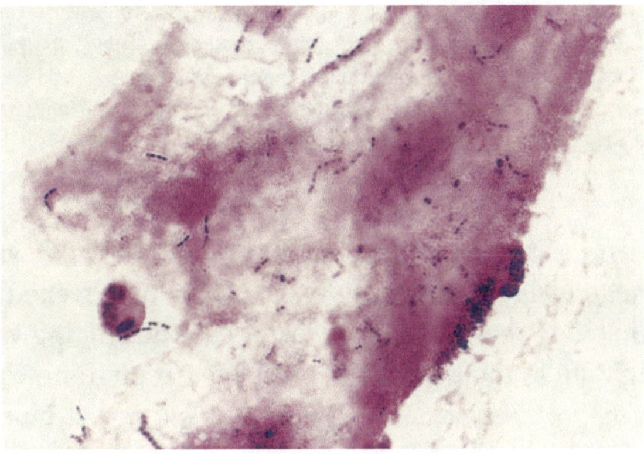

d Niet-representatief sputummonster met enkele neutrofiele granulocyten, meerdere plaveiselepitheelcellen en verschillende soorten bacteriën (800×).

Figuur 8-3

Andere kleuringen, als Giemsa (intracellulair gelegen bacteriën) en Ziehl-Neelsen (mycobacteriën), kunnen op indicatie worden gebruikt. De duur van antibiotische voorbehandeling heeft grote invloed op het Gram-preparaat en de kweekresultaten. Micro-organismen als *Mycoplasma pneumoniae, Chlamydia*-species en *Legionella*-species zijn in het algemeen slecht te kweken. Ook kunnen micro-organismen met technieken als de polymerase-kettingreactie (PCR) (amplificatie van stukjes DNA of RNA van het micro-organisme) in lichaamsvloeistoffen worden aangetoond. *Streptococcus pneumoniae* kan worden aangetoond door het pneumokokken-antigeen (kapselpolysachariden) met latex-agglutinatie in sputum en pleuravocht, ook gedurende een behandeling met antibiotica, te detecteren. Antigeen van *Legionella pneumophila* kan met een redelijke gevoeligheid in urine worden aangetoond.

De afwezigheid van sputum of van kwalitatief goed sputum kan vooral bij de ernstig zieke patiënt een indicatie zijn voor een bronchoscopie met een BAL en/of PSB. Door deze technieken wordt secreet uit de kleinere luchtwegen en/of alveoli, zonder contaminatie van secreet uit bovenste en grote luchtwegen, verzameld. De bronchoscopie is bij een ernstig zieke patiënt vanzelfsprekend extra belastend en niet zonder risico. De diagnostische criteria voor bacteriële infectie zijn: BAL: $\geq 10^4$ kolonievormende eenheden (KVE) door middel van een kwantitatieve kweek; PSB: $\geq 10^3$ KVE.

Tabel 8-2 Risicofactoren die bij CAP aanleiding geven tot een hogere mortaliteit en tot toename van de complicaties leiden

- Leeftijd > 65 jaar
- Chronische ziekten (COPD, diabetes mellitus, chronische nierinsufficiëntie, chronische leverinsufficiëntie, hartfalen)
- Voorafgaande ziekenhuisopname (< 1 jaar)
- Aspiratie
- Psychische stoornissen
- Postsplenectomie
- Alcoholabusus en/of ondervoeding
- Ademfrequentie > 30/min
- Diastolische bloeddruk ≤ 60 mmHg of systolische bloeddruk ≤ 90 mmHg
- Lichaamstemperatuur > 38,3 °C
- Extrapulmonale infectie (bijv. meningitis, artritis)
- Verminderd bewustzijn
- Leukocyten < 4,0 × 10^9/l of > 30 × 10^9/l of neutrofielen < 1,0 × 10^9/l
- Ht < 0,30 of Hb < 9 g/dl
- Kreatinine > 110 mmol/l of ureum > 7 mmol/l
- PaO_2 < 60 mmHg (8 kPa) of $PaCO_2$ > 50 mmHg (6,7 kPa) (bij kamerlucht)
- Aanwijzingen voor orgaandysfunctie en/of sepsis (metabole acidose, trombopenie, stollingsstoornissen)
- X-thorax: infiltraat > 1 kwab, holtevorming, snelle toename infiltraten en pleuravocht
- Behoefte aan mechanische beademing

Een indirecte methode om de juiste diagnose te stellen is de serologie. Deze heeft het nadeel dat de uitslag veelal pas na twee weken of meer bekend is. Bij patiënten met CAP wordt vooral gekeken naar de stijging van antistoftiters (met name IgG, IgM en in mindere mate IgA) tegen respiratoire virussen, *Mycoplasma pneumoniae*, *Chlamydia*-species en *Coxiella burnetii* in het bloed; de meest gebruikte test is de complementfixatietest.

Beoordeling van de ernst van pneumonie

De beoordeling van de ernst van de pneumonie is belangrijk voor de beslissing om een patiënt in een ziekenhuis op te nemen, over te plaatsen naar een intensive-care-afdeling en voor de keuze van de antibiotische behandeling.
Factoren die geassocieerd zijn met een verhoogde sterfte en complicatiegraad zijn vermeld in tabel 8-2.
Een pneumonie wordt als (zeer) ernstig beschouwd als een opname op een intensive-care-afdeling noodzakelijk is. Vaak zijn één of meer van de kenmerken genoemd in tabel 8-2 aanwezig: ademfrequentie > 30/min, respiratoire insufficiëntie (arteriële zuurstofspanning (PaO_2)/fractionele inspiratoire zuurstofconcentratie (FiO_2) < 250 mmHg [33 kPa]) waarbij eventueel beademing noodzakelijk is, röntgenologische aanwezigheid van een multilobaire pneumonie of toename van de afwijkingen met circa 50% of meer binnen 48 uur, shock (systolische bloeddruk ≤ 90 mm of diastolische bloeddruk ≤ 60 mm) of behoefte aan vasopressoren > 4 uur, afgenomen diurese (< 20 ml/uur) of acute nierinsufficiëntie.
Uit recente onderzoeken is gebleken dat combinaties van variabelen zoals de trias: diastolische bloeddruk ≤ 60 mmHg, ademfrequentie ≥ 30/min, serumureum > 7 mmol/l, en de combinatie: hartslag ≥ 90/min, systolische bloeddruk ≤ 80/min, en LDH ≥ 260 E/l, geassocieerd zijn met een sterke toename van mortaliteit bij CAP.
Het meest gebruikte scoresysteem op de intensive-care-afdeling, de *Acute physiology and Chronic Health Evaluation II* (APACHE-II) onderschat de ernst van de pneumo-

nie vergeleken met die van andere pathologie die bij intensive-care-patiënten wordt aangetroffen. De ernstige CAP veroorzaakt door *Streptococcus pneumoniae, Legionella pneumophila, Staphylococcus aureus* en Gram-negatieve staven heeft een hoge mortaliteit. Door middel van een vroege herkenning kan adequate hemodynamische, ventilatoire en brede antibiotische ondersteuning plaatsvinden.

8.1.5 **Complicaties**

Een pneumonie kan gecompliceerd worden door het *adult respiratory distress syndrome* (ARDS) oftewel niet-cardiaal veroorzaakt longoedeem. Het is soms lastig onderscheid te maken tussen progressie van de pneumonie en ARDS (zie ook hoofdstuk 21). Aanvullende diagnostiek in de vorm van bronchoscopisch onderzoek is dan vaak geïndiceerd. Dit geldt eveneens voor atelectase van een kwab of de gehele long. Ook andere orgaanfuncties kunnen gestoord zijn ten gevolge van de pneumonie (figuur 8.4). Begeleidende symptomen als bijvoorbeeld icterus, diarree, huidafwijkingen en neurologische afwijkingen zijn meestal tijdelijk aanwezig. Metastatische infecties komen weinig (< 5%) voor en zijn het gevolg van de bacteriëmie. Voorbeelden hiervan zijn: meningitis, septische artritis, endocarditis en/of een diep abces (milt, nier, cerebrum).

Het longabces als complicatie van een pneumonie wordt relatief weinig gezien en treedt vooral bij ernstige pneumonieën (*Staphylococcus aureus*, Gram-negatieve bacteriën) op. De behandeling bestaat uit hoog gedoseerde antibiotische behandeling en houdingsdrainage. Mocht deze behandeling onvoldoende werkzaam zijn, dan zijn percutane drainage met een *pig-tail*-katheter en lokale spoelingen aangewezen.

De meest voorkomende complicatie van de pneumonie is de parapneumonische effusie of empyeem. Bij 40-60% van de pneumokokkenpneumonieën is pleuravocht röntgenologisch zichtbaar; kweek hierbij is slechts sporadisch (< 5%) positief. Het percentage positieve pleuravochtkweken is afhankelijk van de verwekker; *Escherichia coli*: 80%, *Pseudomonas aeruginosa*: 40%, *Klebsiella pneumoniae*: 20% en anaërobe bacteriën: 90%. Bij de aanwezigheid van pleuravocht is een diagnostische pleurapunctie geïndiceerd. Naast microbiële diagnostiek (onder andere Gram-preparaat, kweek, pneumokokkenantigeen) is biochemisch onderzoek nuttig om de complicatiegraad van de parapneumonische effusie vast te stellen. Dit biochemisch onderzoek dient te bestaan uit: totaal eiwit, glucose, LDH, pH, aantal leukocyten en differentiatie. Het probleem is dat de parapneumonische effusie de neiging heeft om loketten te vormen, waarbij steriel vocht in pus kan veranderen. Drainage van pleuravocht is geïndiceerd bij aanwezigheid van de volgende karakteristieken: pH < 7,0, glucose < 2,2 mmol/l, positief Gram-preparaat en/of kweek en de aanwezigheid van pus. Geloketteerd pleuravocht aangetoond door middel van echografie of CT-scan dient behandeld te worden met intrathoracale drainage, intrapleurale spoelingen met NaCl 0,9% (bijvoorbeeld 3 × 250-500 ml/dag) en intrapleuraal toegediende fibrinolytica (bijvoorbeeld streptokinase 250.000 IE/dag) (figuur 8.5 a en b).

Tegenwoordig is men van mening dat er geen plaats is voor lokale antibiotische behandeling (via thoraxdrain); met intraveneuze antibiotische behandeling worden voldoende hoge weefselspiegels, ook van pleuravocht bereikt. Een uitzondering hierop vormen de aminoglycosiden. Mocht de behandeling met spoelingen en fibrinolytica niet het gewenste resultaat opleveren, dan is chirurgische interventie (verbreken van loketten en/of pleurectomie) aangewezen.

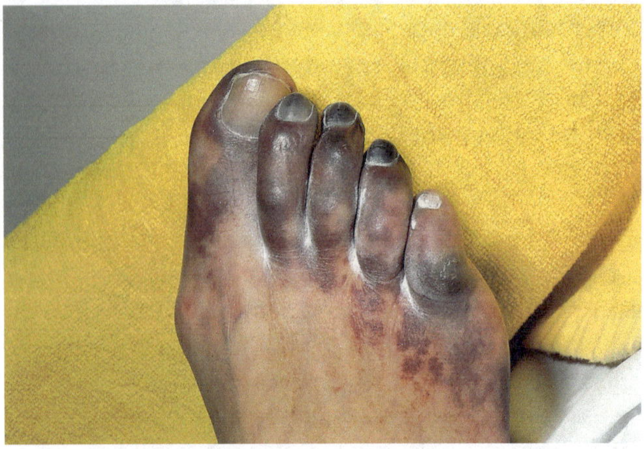

Figuur 8-4 Gevolgen van een pneumokokkenpneumonie: necrose van alle tenen na sepsis met diffuse intravasale stolling en arteriële embolie.

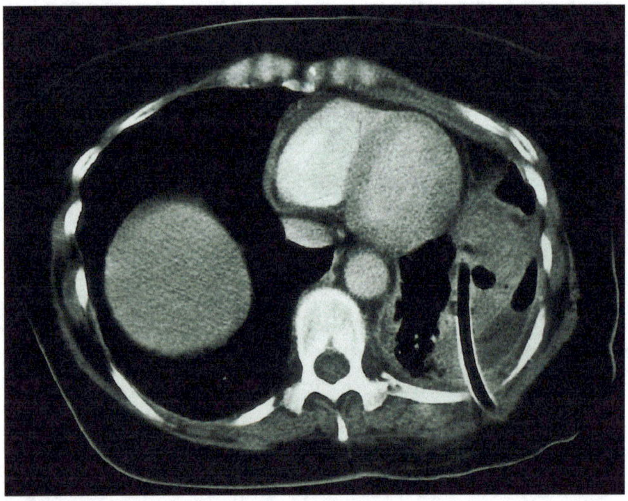

a CT-scan van de thorax: de parapneumonische effusie wordt door middel van een thoraxdrain gedraineerd.

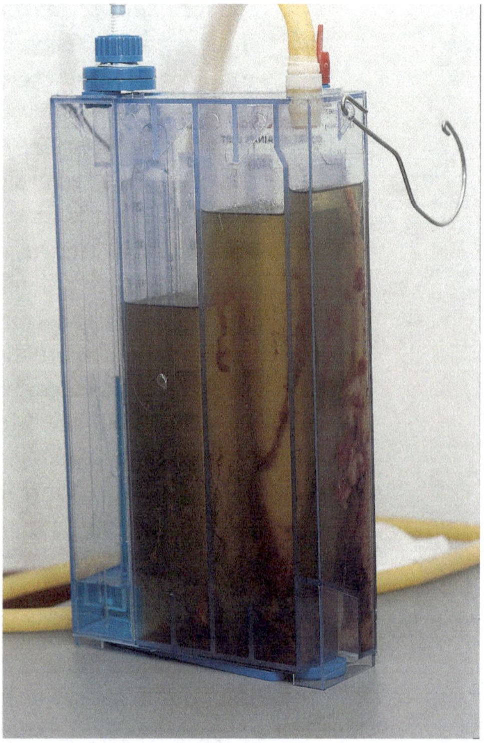

b Resultaat van thoraxspoelingen bij een parapneumonische effusie.

Figuur 8-5

8.1.6 **Behandeling**

Allereerst dient een aantal fysiologische functies, zoals water- en zouthuishouding, circulatie en oxygenatie beoordeeld en eventueel gecorrigeerd te worden. Adequate pijnbestrijding en opheffing van de bronchusobstructie kunnen noodzakelijk zijn. De antibiotische behandeling dient in principe gericht te worden op de verwekker (tabel 8-3). Bij het vaststellen van de dosering moet, met name bij ouderen, rekening gehouden worden met een afwijkende farmacokinetiek. Deze wordt beïnvloed door onder andere verminderde gastro-intestinale absorptie, verminderde nier- en leverfunctie, interactie met andere medicamenten en een tekort aan lichaamsvocht en albumine. De duur van de antibiotische behandeling varieert van 1 (pneumokokkenpneumonie) tot drie weken (legionella-pneumonie) afhankelijk van de pathogenese. Bij een goede klinische respons kan de intraveneuze antibiotische behandeling meestal na een paar dagen omgezet worden in een orale vorm.

Tabel 8-3 Gerichte antibiotische behandeling bij CAP

Pathogeen	Oraal	Intraveneus
S. pneumoniae	amoxicilline 3 × 750 mg	penicilline G 4 × 10^6 E
M. pneumoniae *C. psittaci/pneumoniae* *C. burnetii*	doxycycline 2 × 100 mg/ 2de gen. macrolide[1]	doxycycline 2 × 150 mg/ erytromycine 4 × 1 g
H. influenzae		
β-lactamase -	amoxicilline 3 × 750 mg	amoxicilline 3 × 1 g
β-lactamase +	amoxicilline/clavulaanzuur 3 × 500/125 mg	amoxicilline/clavulaanzuur 3 × 1000/200 mg
S. aureus	flucloxacilline 4 × 500 mg	flucloxacilline 4 × 1 g/ vancomycine 4 × 500 mg ± aminoglycoside 1 × 240-360 mg
K. pneumoniae *M. catarrhalis* *E. coli*	cotrimaxazol 2 × 960 mg/ amoxicilline-clavulaanzuur 3 × 625 mg	cotrimoxazol 4 × 960 mg/ amoxicilline-clavulaanzuur 3 × 1200 mg
P. aeruginosa	ciprofloxacin 2 × 500 mg	aminoglycoside 1 × 240-360 mg + piperacilline 3 × 4 g/ ceftazidime 3 × 1 g
L. pneumoniae	2de generatie macrolide[1]	erytromycine 4 × 1 g ± rifampicine 2 × 600 mg
anaërobe bacteriën	amoxicilline 3 × 750 mg/ clindamycine 4 × 300 mg/ metronidazol 4 × 500 mg	penicilline G 6 × 10^6 E/ clindamycine 3 × 600 mg/ metronidazol 3 × 500 mg

1 roxitromycine 2 × 150 mg; claritromycine 2 × 500 mg; azitromycine 1 × 500 mg

Een empirische behandeling wordt gestart als de verwekker niet wordt gevonden. De keuze hiervan wordt bepaald door de mate van waarschijnlijkheid dat een verwekker de veroorzaker van de pneumonie zou kunnen zijn, alsmede door een adequate dekking tegen het merendeel van de potentiële verwekkers. Dit geldt vooral voor de thuisbehandelde CAP (tabel 8-4). De keuze voor uitgebreide antibiotische werking is met name bij de ernstig zieke patiënt van evident belang. In tabel 8-5 zijn de keuzen van behandeling gegroepeerd naar de mate van ernst van CAP.

Bij een aspiratiepneumonie buiten het ziekenhuis is er meestal sprake van een menginfectie van met name anaërobe bacteriën. De meeste anaërobe bacteriën, behalve *Bacteroïdes fragilis* zijn goed gevoelig voor penicilline (6 × 10^6 E i.v.). Een goed alternatief is clindamycine (3 × 600 mg i.v.), dat eveneens goed werkzaam is tegen *Bacteroides*-species. Bovendien geeft het, ook als het oraal wordt toegediend, zeer hoge intrapulmonale concentraties. Metronidazol (3 × 500 mg i.v.), al dan niet gecombineerd met een penicillinepreparaat, is eveneens goed werkzaam tegen anaërobe bacteriën. Bij alcoholisten met een aspiratiepneumonie kunnen naast anaërobe bacteriën, ook bacteriën als *Staphyloccus aureus* en Gram-negatieven ge-

Tabel 8-4 Antibiotische behandeling bij thuisbehandelde CAP

	Therapiebeïnvloedende factor	Antibioticum[a]
eerste keus		amoxicilline 2-3 × 750 mg
uitzonderingen	'atypische' ziekteverschijnselen (m.n. jongvolwassenen)[b]	doxycycline 2 × 100 mg/ 2de generatie macrolide[c]
	penicillineallergie	doxycycline 2 × 100 mg/ 2de generatie macrolide[b]
	kans op β-lactamase-vormende bacteriën (*S. aureus, M. catarrhalis, H. influenzae*), bijv. COPD	amoxicilline-clavulaanzuur 2-3 × 625-1250 mg
	bij falen van amoxicilline	amoxicilline-clavulaanzuur 2-3 × 625-1250 mg

a duur behandeling: gemiddeld 7 dagen
b 'atypische' verschijnselen zijn onder andere: niet-acuut ziektebeeld, droge hoest, keelpijn, heesheid, spierpijn, gewrichtsklachten, gastro-intestinale klachten, hoofdpijn, verwardheid en huiduitslag
c roxitromycine 2 × 150 mg; claritromycine 2 × 500 mg; azitromycine 1 × 500 mg

Tabel 8-5 Antibiotische behandeling bij in het ziekenhuis behandelde CAP. Middelen van eerste keuze bij intraveneuze antibiotische behandeling, dosis/24 uur

Verpleegafdeling	Intensive-care-unit
– penicilline 4 × 10^6 E – amoxicilline-clavulaanzuur 3 ×1250 mg/ cefuroxim 3 × 1500 mg[a] – cefotaxim 3 × 1 g/ceftriaxon 1 × 1 g[b]	– cefuroxim 3 × 1500 mg/cefotaxim 3 × 1 g/ ceftriaxon 1 × 1 g[d]
en/of	*en/of (verdenking legionella-infectie)*
– erytromycine 4 × 1 g[c]	– erytromycine 4 × 1 g ± rifampicine 2 × 600 mg

a Eerste keuze bij comorbiditeiten als COPD, diabetes mellitus, alcoholisme, en drugsgebruik. Eventueel combineren met macrolide.
b Bij terugkeer uit landen met hoge pneumokokkenresistentie: derde generatie cefalosporine.
c Eerste keuze bij: op de voorgrond staande klachten van de bovenste luchtwegen, contact met dieren, buitenlandse reis, penicillineallergie.
d Verdenking stafylokokkenpneumonie in het influenzaseizoen: flucloxacilline 4 × 1-2 g en tobramycine 4 mg/kg.

kweekt worden. De initiële antibiotische dekking dient daarom breder te zijn (bijvoorbeeld amoxicilline-clavulaanzuur 3 × 1000-250 mg). Bij ernstige anaërobe infecties is langdurige antibiotische behandeling, vaak zes weken, aangewezen.

8.1.7 Preventie

Gezien de ernst van invasieve pneumokokkeninfecties lijkt een preventieve maatregel als pneumokokkenvaccinatie aangewezen. Het huidige 23-valent vaccin bevat kapselpolysachariden van 23 verschillende serotypen, waarmee een dekkingsgraad van 90% van ernstige pneumokokkeninfecties wordt bereikt. Het vaccin is echter weinig immunogeen, daar de polysachariden niet het vermogen hebben om de

T-helpercel en daarmee de geheugenfunctie te activeren. In verschillende onderzoeken werd een effectiviteit, dat wil zeggen reductie van infecties met onder andere in het vaccin aanwezige serotypen bij gevaccineerde individuen, van circa 60% aangetoond. Zowel ouderen als patiënten met recent doorgemaakte pneumonie blijken een goede immuunrespons op het toegediende vaccin te ontwikkelen.

Bij de volgende groepen is een pneumokokkenvaccinatie geïndiceerd:
- ouderen ≥ 65 jaar;
- patiënten met chronische ziekten;
- immuungecompromitteerde patiënten, inclusief asymptomatische en symptomatische HIV-patiënten;
- patiënten met asplenie of een disfunctie van de milt.

Een recente kosten-effectiviteitsanalyse, vertaald naar de Nederlandse situatie, liet, vergeleken met de influenzavaccinatie, een relatief lage kostprijs (f 3.000,-) per gewonnen levensjaar bij 65-plussers zien. Onderzoek naar een meer immunogeen pneumokokkenvaccin zoals het conjungaatvaccin (polysaccharide gekoppeld aan dragereiwit) is gaande.
Ter voorkoming van de *overwhelming post splenectomy infection* dienen patiënten zonder milt in de zeer vroege fase van een infectie een antibioticum te gebruiken.
De meest voorkomende maatregel ter preventie van CAP is de influenzavaccinatie. Het influenzavaccin wordt bereid door het influenzavirus op bebroede kippeneieren te kweken en met formaldehyde te inactiveren; meestal bevat het vaccin antigenen van twee influenza-A-subtypen en één influenza-B-subtype. Het vaccin dient jaarlijks opnieuw toegediend te worden vanwege de kortdurende antilichaamrespons en optredende antigeenvariatie (antigene drift en antigene shift) van de verschillende subtypen. Vanwege deze antigeenvariatie wordt de samenstelling van het vaccin jaarlijks gewijzigd.
Bij jongeren varieert de effectiviteit van het vaccin tussen de 65-85%, terwijl dit percentage bij patiënten in een verpleeghuis tussen 19-26% ligt. Bij ouderen met een chronische ziekte worden ziekenhuisopname en sterfte met 70% gereduceerd. Tijdens het influenzaseizoen hebben patiënten met COPD, hart-vaatziekten, diabetes mellitus en maligniteit een groter risico ten gevolge van CAP in een ziekenhuis opgenomen te worden. Door trilhaarschade die door een virus is geïnduceerd, kunnen superinfecties met *Streptococcus pneumoniae, Staphylococcus aureus* en *Haemophilus influenzae* optreden. Influenzavaccinatie blijkt effectief (31-45%) te zijn om ziekenhuisopnamen voor patiënten met een pneumonie en influenza te voorkomen.
Amantadine-profylaxe (2 × 100 mg), alleen werkzaam bij influenza-A-infectie, is slechts geïndiceerd bij patiënten met een verhoogd risico die niet gevaccineerd zijn of slechts twee weken voor het begin van de epidemie het vaccin hebben ontvangen.

8.2 ASPIRATIEPNEUMONIE

8.2.1 Etiologie en pathogenese

Aspiratie van secreet uit de mond-keelholte en/of maaginhoud treedt met name op bij een toestand van verminderd bewustzijn, gestoorde slikfunctie en/of dysfunctie van de lage oesophagussfincter. Dit komt onder meer voor bij: alcoholabusus, algehele narcose, CVA, epileptisch insult, sondevoeding per maagsonde en drugsgebruik. Peridontitis en gingivitis kunnen ook van etiologisch belang zijn.
De schade die aan de long wordt toegebracht is afhankelijk van de samenstelling van het aspiraat. Aspiratie van zelfs kleine hoeveelheden orofaryngeaal secreet kan een ernstige pneumonie veroorzaken. Dit secreet bevat gemiddeld 10^8 anaërobe en 10^7 aërobe bacteriën per ml.
Maagsap met een pH $< 2{,}5$ kan bij aspiratie een chemische pneumonitis geven; soms geeft dit ernstig longoedeem. Grote voedselbestanddelen kunnen een endobronchiale obstructie veroorzaken, terwijl vettige substanties aanleiding geven tot een ontstekingsreactie. Ondanks dat diverse micro-organismen kunnen worden geaspireerd, geeft slechts een beperkt aantal aanleiding tot infecties. De bacteriële flora die bij aspiratie een rol speelt, is afhankelijk van de omstandigheden waaronder aspiratie plaatsheeft: thuis of in een ziekenhuis. Wanneer in een Gram-preparaat mengflora wordt aangetroffen kan dit goed passen bij een aspiratie. Bij de *community-acquired* aspiratie spelen naast de aërobe bacteriën ook anaërobe bacteriën als *Peptostreptococcus*, *Prevotella*-species, *Fusobacterium*-species, *Bacteroïdes*-species een grote rol.
Naast anaërobe zijn de Gram-negatieve bacteriën en *Staphylococcus aureus* vooral van belang bij patiënten die in het ziekenhuis aspireren. Het spectrum van pathogenen wordt vooral beïnvloed door de ernst van de onderliggende ziekte, voorafgaand gebruik van antibiotica en de duur van de ziekenhuisopname. Zie verder § 8.3.

8.2.2 Klinische verschijnselen

De klinische verschijnselen van een aspiratiepneumonie bestaan meestal uit symptomen als koorts, droge hoest, kortademigheid en soms pleurale pijn. Soms heeft het ziektebeeld een sluimerend beloop (weken tot maanden) met klachten van malaise, gewichtsverlies, droge hoest, subfebriele temperatuur en anemie. Bij lichamelijk onderzoek kunnen de bevindingen uiteenlopen van bronchiaal ademgeruis en verkorte percussie (consolidatie) tot verminderd ademgeruis en verkorte percussie (vocht). Vaak worden begeleidende grove rhonchi gehoord. Het laboratoriumonderzoek levert meestal een verhoogde BSE, leukocytose en anemie op. Röntgenonderzoek van de thorax laat naast infiltratieve afwijkingen, holtevorming en vocht (vaak pus) zien.
De plaats van de infiltratieve afwijkingen is gerelateerd aan de positie van de patiënt gedurende de aspiratie.
De onderkwabben zijn vanwege de zwaartekracht en de anatomie van de luchtwegen het meest frequent aangedaan. Het posterior segment van de bovenkwabben is ook vaak in het ziekteproces betrokken.

8.2.3 Diagnostiek

Sputumonderzoek is van evident belang. Naast de beoordeling van de diverse bacteriën in het Gram-preparaat steunt de aanwezigheid van organisch materiaal (macroscopisch en microscopisch) en/of vetpartikels de diagnose aspiratiepneumonie. Een pH-meting (maagzuur: lage pH; speeksel: hoge pH) van het sputum kan soms behulpzaam zijn. Naast de sputumkweek (aëroob) dienen ook bloedkweken (aëroob en anaëroob) ingezet te worden. Bij de afwezigheid van sputum is een bronchoscopie met BAL en soms PSB aangewezen.
Een enkele maal, vooral bij een longabces, is een percutane longaspiratie zinvol. Wel bestaat tevens het risico van een pneumothorax en/of longbloeding.
Onderzoek van pleuravocht in de vorm van macroscopisch aspect (ook geur), laboratoriumonderzoek (leukocyten, pH, LDH, totaal eiwit, glucose), Gram-preparaat en aërobe en anaërobe kweken, is van groot diagnostisch en therapeutisch belang. Voor de plaatsbepaling van pleurapunctie is de echografie een goed hulpmiddel. Computertomografie van de thorax is geïndiceerd bij het vaststellen van de uitgebreidheid van empyeem of parapneumonische effusie, bij het vermoeden van lokettering, bij de differentiële diagnostiek van longabces en empyeem met bronchopleurale fistel, bij de markering van percutane longpunctie en op indicatie bij het inbrengen van een thoraxdrain.

8.2.4 Behandeling

Daar de meeste anaërobe bacteriën goed gevoelig zijn voor penicilline (6×10^6 E i.v.) is dit antibioticum bij de *community-acquired* aspiratie het aangewezen middel. Bij penicillineallergie en de mogelijkheid van een infectie met *Bacteroïdes fragilis*, vaak penicilline-ongevoelig, is clindamycine (3 × 600 mg i.v.) een goed alternatief. Bovendien geeft het, ook als het oraal wordt toegediend, zeer hoge intrapulmonale concentraties. Metronidazol (3 × 500 mg i.v.), al dan niet gecombineerd met een penicillinepreparaat, is eveneens goed werkzaam tegen anaërobe bacteriën. Bij 'ziekenhuis'aspiratie dient de antibiotische behandeling breder te zijn (zie ook § 8.3). De breedte van antibiotische behandeling is afhankelijk van risicofactoren, duur van opname en ernst van de pneumonie. Een tweede generatie cefalosporine (bijvoorbeeld cefuroxim 3 × 750-1500 mg) gecombineerd met clindamycine (3 × 600 mg) bij verdenking van anaërobe infectie of monotherapie met amoxicilline/clavulaanzuur (3 × 1000/200 mg) is een verantwoorde keuze. De antibiotische behandeling dient afhankelijk van complicaties 3-6 weken gecontinueerd te worden. Vooral bij gecompliceerde infecties als longabces of empyeem is een langdurige behandeling vereist. Daarnaast zijn bij de behandeling van het empyeem drainage, irrigatie en soms fibrinolyse door middel van streptokinase noodzakelijk.
Bij aspiratie is een preventieve behandeling met antibiotica en/of corticosteroïden ter voorkoming van een pneumonie of longschade niet zinvol.

8.3 ZIEKENHUISPNEUMONIE (NOSOCOMIALE PNEUMONIE)

8.3.1 Etiologie en pathogenese

De incidentie van de ziekenhuispneumonie wordt geschat op 5-10 gevallen per 1000 opgenomen patiënten. Kunstmatige beademing verhoogt dit percentage met een factor 6 tot 20. Dit type pneumonie komt vooral voor op chirurgische afdelingen en intensive-care-afdelingen. Patiënten met onderliggende ziekten als COPD, hart- en vaatziekten, maligniteiten, nier- en leverziekten, hebben een grotere kans te overlijden aan de pneumonie of complicaties van de pneumonie. De ziekenhuispneumonie heeft een sterfte tussen 20 en 50%; waarschijnlijk is de helft tot eenderde van deze sterfte direct het gevolg van de infectie. De enterale Gramnegatieve bacteriën (EGNB) kunnen in 50-60% van de gevallen worden aangetoond; *Staphylococcus aureus* en *Streptococcus pneumoniae* worden bij respectievelijk 10-15% en < 3% van de patiënten als verwekker geïdentificeerd. Vooral infecties met *Pseudomonas aeruginosa* en *Acinetobacter*-species hebben een zeer ernstig beloop. Ook virussen, met name bij kinderen, kunnen een pneumonie in een ziekenhuis veroorzaken; soms heeft dit een endemisch beloop. Infecties met *Legionella*-species, ontstaan door gecontamineerd water, worden een enkele maal aangetoond; veelal gebruiken deze patiënten een hoge dosis corticosteroïden.

8.3.2 Pathogenese

De ziekenhuispneumonie ontstaat pas als er sprake is van één of meer van de volgende condities: verminderde afweer van de gastheer, voldoende micro-organismen die de luchtwegen bereiken en de afweer van de gastheer overwinnen of de aanwezigheid van een ernstig infectieus agens.

Het merendeel van de ziekenhuispneumonieën wordt veroorzaakt door micro- of macroaspiratie van sterk gecontamineerd secreet van de bovenste luchtwegen en/of maaginhoud (zie ook § 8.2); bij beademde patiënten kan het secreet langs de endotracheale cuff lekken. Ook kan besmetting ontstaan door inhalatie van aërosolen (bijvoorbeeld legionella) en door hematogene verspreiding (bijvoorbeeld bij intraveneuze lijnen).

Bij patiënten met een verminderde slikfunctie en/of verminderde hoestprikkel, maar ook bij patiënten met een verminderde weerstand (onderliggend lijden, ondervoeding, etc.) bestaat er een verhoogde kans op aspiratie c.q. pneumonie. Gedurende de postoperatieve fase bij de thoraxchirurgie en de bovenbuikschirurgie is de intensiteit van het hoesten vaak gereduceerd ten gevolge van de pijn. Bovendien zijn door de duur en omvang van deze operaties de mucociliaire klaring en cellulaire afweer tijdelijk verminderd.

Bij beademde patiënten neemt de kans op het ontwikkelen van een ziekenhuispneumonie door de endotracheale aspiratie met een factor 4 toe. Verklaringen hiervoor zijn: eliminatie van het filtersysteem van met name de bovenste luchtwegen (bijvoorbeeld niet kunnen hoesten), lokale beschadiging en irritatie van de mucosa waardoor de adherentie van bacteriën toeneemt, lekkend secreet langs de cuff, externe contaminatie (bijvoorbeeld nebulizers en condens in slangen) en antibiotische behandeling waardoor superinfecties met antibiotica-resistente bacteriën kunnen ontstaan.

Door sedativa neemt de kans op aspiratie toe. Door alkalinisatie van de maag (preventie stress-ulcus) neemt de bacteriële kolonisatie van de maag met EGNB toe, hetgeen vermoedelijk door reflux (ten gevolge van maagsonde lagere oesophagussfincterspanning) en aspiratie tot hogere incidentie van de ziekenhuispneumonie leidt. Corticosteroïden en cytotoxische middelen hebben invloed op de afweer van de gastheer. Ook door het antibioticagebruik in een ziekenhuis-setting neemt de kans op een pneumonie toe. In de patiënt vindt er een verschuiving van de endogene flora plaats, waardoor Gram-negatieve bacteriën in de bovenste luchtwegen gaan koloniseren. Door aspiratie worden juist deze bacteriën vaak als oorzaak van de pneumonie gevonden.

8.3.3 Klinische verschijnselen

Een aantal kenmerken van de ziektegeschiedenis kunnen van belangrijke betekenis zijn. Factoren als hoge leeftijd, chronische ziekte (nierinsufficiëntie, COPD, diabetes mellitus), drugsgebruik, coma, schedelletsel, alcoholisme, duur van opname en voorafgaand antibioticagebruik zijn geassocieerd met bepaalde verwekkers (tabel 8-6). De meeste patiënten met een ziekenhuispneumonie hebben symptomen als malaise, koorts, kortademigheid en een productieve hoest. Meestal hebben zij een verhoogde ademfrequentie, rochelende ademhaling, tachycardie en in ernstige gevallen coma, hypotensie en shock. Meestal is er sprake van leukocytose. Bij beademde patiënten zijn deze klinische kenmerken veelal niet-karakteristiek voor pneumonie. Een opname op een intensive-care-afdeling is vereist bij een dreigende of volledige respiratoire insufficiëntie, hypotensie en/of orgaanfalen en/of een verslechtering van de röntgenologische thoraxafwijkingen (tabel 8-7).

8.3.4 Diagnostiek

Een van de lastigste zaken bij de behandeling van de ziekenhuispneumonie is het correct stellen van de diagnose pneumonie en het determineren van de oorzakelijke verwekker(s).
Klinische en radiologische kenmerken van de ziekenhuispneumonie zijn vaak niet te onderscheiden van onder andere COPD (oude X-thoraxafwijkingen), decompensatio cordis, longbloeding, longinfarct, atelectase, medicamenteuze longafwijkingen en *adult respiratory distress syndrome* (ARDS). Het aantonen van elastinevezels in het trachea-aspiraat is zeer suggestief voor pneumonie. Bij de beademde patiënt zijn de lagere luchtwegen meestal gekoloniseerd door potentieel pathogene micro-organismen. Daardoor lijken kweekresultaten van endobronchiaal verkregen secreet (inclusief bronchoscopisch verkregen secreet) minder betrouwbaar voor het aantonen van de verwekker(s) van de pneumonie (redelijke sensitiviteit, lage specificiteit). Wel kunnen de kweekresultaten gebruikt worden om bepaalde verwekkers uit te sluiten, waardoor het antibiotisch regime aangepast en veelal versmald kan worden. De endotracheale kweken geven tevens een indruk van de antibioticaresistentie van de geïsoleerde bacteriën.
Om contaminatie van de centrale luchtwegen te vermijden worden tegenwoordig bronchoscopische technieken als *protected specimen brush* (PSB) en BAL toegepast. Bacteriële concentraties, voor PSB $\geq 10^3$ kolonievormende eenheden (KVE)/ml en BAL $\geq 10^4$ KVE/ml, aangetoond met kwantitatieve kweken zijn zeer suggestief voor een bacteriële pneumonie. Dit geldt ook voor een Gram-kleuring van PSB of BAL waarbij meer dan 5% intracellulair (granulocyten) gelegen bacteriën worden gezien. Blind-verkregen endobronchiaal aspiraat gecombineerd met het kwantitatieve kweekresultaat ($\geq 10^6$ KVE/ml) lijkt qua diagnostische opbrengst slechts een fractie minder gunstig te zijn dan de bovengenoemde technieken.

Tabel 8-6 Classificatie van de ziekenhuispneumonie naar ernst, risicofactoren en duur van ziekenhuisopname

Groep	Risicofactoren	Mogelijke verwekkers	Antibiotische behandeling
1 – mild-matig pneumonie zonder risicofactoren – ernstig pneumonie zonder risicofactoren (opname duur < 5 d)	–	EGNB: *E. coli* *Klebsiella*-spp *Proteus*-spp *Serratia marcescens* *H. influenzae* *S. aureus* *S. pneumoniae*	– amoxicilline-clavulaanzuur – cefuroxim – cefotaxim/ceftriaxon (geen anti-pseudomonas activiteit)
2 – mild-matig pneumonie met risicofactoren (gehele opname)	abdominale chirurgie aspiratie	anaërobe bacteriën	antibiotica groep 1 + clindamycine of amoxicilline-clavulaanzuur monotherapie
	coma schedeltrauma diabetes mellitus nierinsufficiëntie	*S. aureus*	antibiotica groep 1 + flucloxacilline of vancomycine
	hoge dosis corticosteroïden	*Legionella*-spp *A. fumigatus*	antibiotica groep 1 + erytromycine amfotericine B
	lange intensive-care-opname corticosteroïden antibiotica vooraf preëxistente ernstige long-afwijkingen	*P. aeruginosa* *Enterobacter*-spp *Acinetobacter*-spp	aminoglycoside of ciprofloxacin + piperacilline of ceftazidime
3 – ernstige pneumonie met risicofactoren (gehele opname)	spoedchirurgie grote chirurgie CVA myocardinfarct	*H. influenzae* *S. aureus* EGNB	antibiotica groep 1
– ernstige pneumonie zonder risicofactoren (opname ≥ 5 dagen)	antibiotische therapie vooraf kunstmatige beademing ondervoeding corticosteroïden chronische longaandoeningen lange ziekenhuisopname	EGNB *P. aeruginosa* *Acinetobacter* -spp meticilline-resistente *S. aureus*	aminoglycoside of ciprofloxacin + piperacilline of ceftazidime +/- vancomycine

8.3.5 Behandeling

Allereerst is het noodzakelijk om de ernst van de ziekenhuispneumonie vast te stellen (tabel 8-6). Veelal zijn naast het toedienen van antibiotica meer algemene maatregelen ter ondersteuning van de vitale functies noodzakelijk. Op een intensive-care-afdeling betekent dit dat naast hemodynamische ondersteuning kunstmatige beademing noodzakelijk is voor optimale oxygenatie. Tevens is het wenselijk regelmatig endobronchiaal secreet af te zuigen en eventuele bronchusobstructie met corticosteroïden en bronchusverwijders op te heffen.

Tabel 8-7 Definitie van ernstige ziekenhuispneumonie

Opname op intensive-care-afdeling
Respiratoire insufficiëntie: - kunstmatige beademing noodzakelijk - O_2-behoefte > 35% FiO_2 om een zuurstofsaturatie > 90% in het arteriële bloed te behouden
X-thorax: - snelle progressie van de afwijkingen - multilobaire pneumonie - holtevorming in het infiltraat
Ernstige sepsis met hypotensie en/of orgaanfalen: - shock (systolische bloeddruk < 90 mmHg of diastolische bloeddruk < 60 mmHg) - behoefte aan vasopressoren > 4 uur - urineproductie < 20 ml/uur of totale productie < 80 ml/4 uur - acute nierinsufficiëntie waarvoor dialyse

Voor het bepalen van het antibiotisch regime is een indeling in drie groepen noodzakelijk (tabel 8-6):

- Milde tot matig ernstige pneumonie zonder risicofactoren of ernstige pneumonie zonder risicofactoren binnen vijf dagen na opname ontstaan. Bij de ernstige pneumonie spelen *Haemophilus influenzae, Streptococcus pneumoniae* en *Staphylococcus aureus* een belangrijke rol, terwijl bij de andere subgroep afhankelijk van de duur van opname de Enteric Gram-negatieve bacteriën (EGNB) overheersen. Geadviseerde antibiotica zijn: amoxicilline-clavulaanzuur, tweede generatie cefalosporine (cefuroxim), derde generatie (nonpseudomonas) cefalosporine (cefotaxim, ceftriaxon).
- Milde tot matig ernstige pneumonie met risicofactoren. Naast EGNB komen bij deze groep ook frequent infecties met anaërobe bacteriën, *Staphylococcus aureus* en bij langdurige opname op een intensive-care-afdeling en voorafgaand antibioticagebruik resistente EGNB (*Pseudomonas aeruginosa, Enterobacter*-species en *Acinetobacter*-species) voor. Geadviseerde antibiotica zijn: tweede of derde generatie cefalosporine eventueel gecombineerd met clindamycine (bij verdenking anaërobe infectie) of monotherapie met amoxicilline/clavulaanzuur. Bij de mogelijkheid van infectie met resistente EGNB is een aminoglycoside of ciprofloxacin plus een antipseudomonas-penicilline of cefalosporine geïndiceerd.
- Ernstige pneumonie met risicofactoren en ernstige pneumonie zonder risicofactoren met opnameduur langer dan vijf dagen. De veronderstelde verwekkers zijn: EGNB, *Staphylococcus aureus, Pseudomonas aeruginosa* en *Acinetobacter.*

De meest gangbare behandeling is de combinatie van een antipseudomonas β-lactam-antibioticum met een aminoglycoside; in vitro bestaat er namelijk een synergistische werking van beide middelen tegen *Pseudomonas aeruginosa*. Behalve met de potentiële bijwerkingen als oto- en nefrotoxiciteit dient men bij het gebruik van een aminoglycoside rekening te houden met het feit dat het antibioticum in een zuur milieu (bijvoorbeeld empyeem) weinig werkzaam is. Monotherapie (ceftazidime, imipenem, ciprofloxacin) lijkt gelijkwaardig te zijn aan combinatietherapie. Vanwege snelle resistentievorming en superinfecties wordt dit bij ernstige infecties ontraden. Bestaat er een contra-indicatie voor de toediening van een β-lactam-antibioticum, dan is ciprofloxacin of aztreonam een goed alternatief. De ontwikkeling van resistentie voor ciprofloxacin bij sommige pathogenen (*Pseudomonas aeruginosa, Staphylococcus aureus*) kan relatief snel optreden.

Uiteraard is het zinvol en wenselijk om bij het aantonen van de verwekker van de pneumonie het antibiotische regime aan te passen en indien mogelijk te versmallen.

8.3.6 Preventie

Algemene maatregelen als nauwgezette hygiëne (bijvoorbeeld handen wassen), halfzittende houding, microbiële monitoring, isolatie bij multiresistente bacteriën, adequate voeding en luchtwegtoilet (bijvoorbeeld wegzuigen subglottisch secreet) zijn vooral noodzakelijk bij de beademde patiënt. Door orotracheale intubatie is de kans op sinusitis en daarmee ook op een pneumonie minder groot dan bij nasotracheale intubatie. Bij de preventie van het stress-ulcus dient een pH groter dan 4 nagestreefd te worden; sucralfaat heeft in het algemeen minder invloed op de pH dan H_2-blokkers en antacida.
De waarde van selectieve darmdecontaminatie (SDD) is nog steeds omstreden. Hoewel SDD mogelijk de incidentie van de pneumonie reduceert, heeft het nauwelijks of geen invloed op de totale morbiditeit en mortaliteit. Bovendien kunnen preventief toegediende antibiotica juist aanleiding geven tot infecties met *Pseudomonas aeruginosa* en Gram-positieve bacteriën.

8.4 PNEUMONIE BIJ DE IMMUUNGECOMPROMITTEERDE PATIËNT

8.4.1 Etiologie en pathogenese

Patiënten met een afweerstoornis zijn in het algemeen meer ontvankelijk voor infecties, ook voor die van luchtwegen en longweefsel. De dysfunctie van het immuunsysteem is globaal in drie categorieën in te delen, en wel:

Stoornissen in de mechanische afweer

Lokale (respiratoire) afweerstoornis

Een plaatselijke dan wel meer gegeneraliseerde bronchusobstructie kan met name leiden tot een mechanische afweerstoornis. Door stasis van secreet treden bij een obstruerende tumor, corpus alienum en bronchusdeformatie vaak recidiverende luchtweginfecties op.
Directe en indirecte slijmvliesbeschadigingen, en daarmee een defecte mucociliaire klaring, maken de gastheer zeer ontvankelijk voor infecties. Inhalatie van chemische stoffen en rook brengt directe schade toe aan het bronchusepitheel. Ernstige luchtweginfecties als gevolg van slijmvliesschade in combinatie met granulocytopenie wordt bij de behandeling met chemotherapie regelmatig waargenomen.
Bij de immuungecompromitteerde patiënt met aids of orgaantransplantatie, maar ook bij de patiënt met een maligniteit die chemotherapeutische behandeling ondergaat, is er sprake van combinaties van immuundefecten, waardoor de frequentie en de verscheidenheid van luchtweginfecties toeneemt.

Stoornissen in de aspecifieke afweer

Granulocytopenie

Vooral als het totaal aantal granulocyten lager is dan $500/mm^3$ neemt het aantal infecties toe. Deze situatie doet zich regelmatig voor bij patiënten met hematologische maligniteiten en andere oncologische patiënten die met chemotherapie worden behandeld. Infecties met Gram-negatieve bacteriën (bijvoorbeeld *Klebsiella pneumoniae, Escherichia coli, Pseudomonas aeruginosa*) en *Staphylococcus aureus* veroorzaken de meeste infecties bij de granulopenische patiënt. Als gevolg van de behandeling met breedspectrumantibiotica worden door overgroei in later stadium andere infecties met andere micro-organismen als *Candida albicans* en *Aspergillus fumigatus* waargenomen.

Stoornissen in de specifieke afweer

Cellulaire immuundisfunctie

De cellulaire immuniteit is vooral gestoord bij patiënten met de ziekte van Hodgkin, het non-Hodgkin lymfoom en aids. Daarnaast kan de cellulaire immuniteit beïnvloed worden als gevolg van immuunsuppressiva (auto-immuunziekten, orgaantransplantaties) en radiotherapie. De volgende met name intracellulair groeiende micro-organismen worden frequent gezien:

1 **Bacteriën**
- *Legionella*-species
- *Nocardia asteroides*
- *Mycobacterium tuberculosis*
- andere atypische mycobacteriën

2 **Gisten**
- *Cryptococcus neoformans*
- *Histoplasma capsulatum*
- *Coccidioides immitis*

3 **Virussen**
- varicella-zoster-virus
- cytomegalovirus
- Epstein-Barr-virus
- herpes-simplex-virus
- adenovirus

4 **Protozoa**
- *Pneumocystis carinii*
- *Toxoplasma gondii.*

Een aantal van deze infecties berust op reactivering van een latent aanwezig micro-organisme. Door immunosuppressie kan een lokale dan wel gegeneraliseerde infectie optreden.

Humorale afweerstoornis

Door een tekort of disfunctie van immunoglobulinen treden frequent luchtweginfecties op met *Streptococcus pneumoniae* en *Haemophilus influenzae*. Daardoor schiet het opsoniserend vermogen van de alveolaire macrofagen tekort. Voorbeelden hiervan zijn hypo- of agammaglobulinemie, de ziekte van Kahler en chronische lymfatische leukemie.

8.4.2 Klinische verschijnselen en diagnostiek

Daar de immuunstatus van de verschillende patiëntencategorieën erg divers is, lopen klinische verschijnselen sterk uiteen. Vaak zijn er klachten van kortademigheid, hoesten, al dan niet productief, algemene malaise en koorts. Gezien de

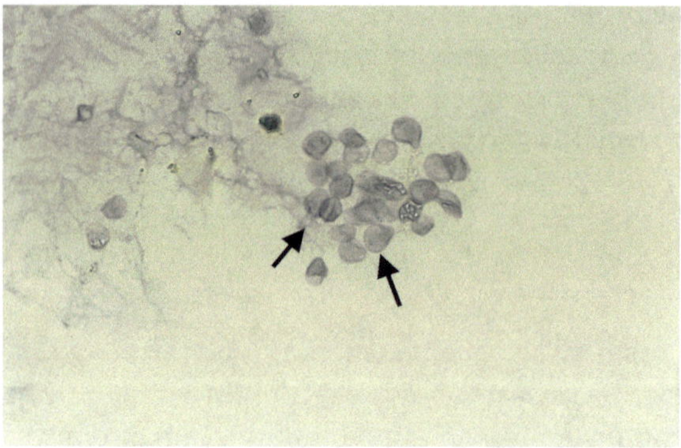

a Een patiënt met acute myeloïde leukemie en infiltratieve afwijkingen op X-thorax. BAL vloeistofpreparaat met Pneumocystis carinii (toluïdine-blauwkleuring).

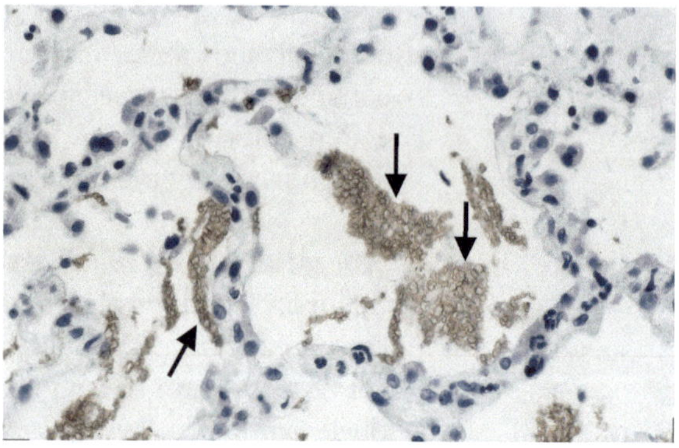

b Longbioptie van een aids-patiënt met een pneumonie waarin P. carinii gelegen in clusters middels een monoclonale antilichaamkleuring zichtbaar zijn.

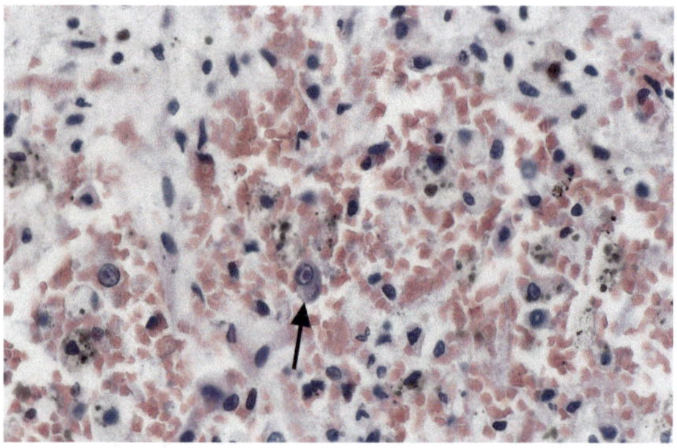

c Longbioptie van een patiënt die vier maanden na een niertransplantatie een CMV-pneumonitis doormaakte. Kenmerkend voor CMV-infecties zijn de zogenaamde 'uilenoog'-inclusies in longweefsel (pijl) (HE-kleuring).

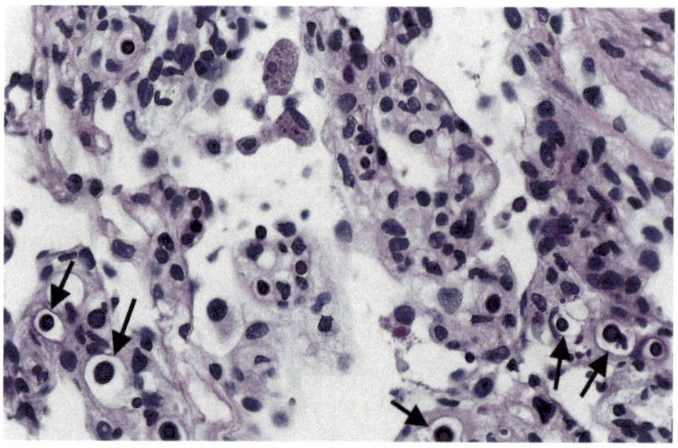

d Zes weken na een episode van een P. carinii-infectie kreeg een aids-patiënt wederom dubbelzijdige infiltratieve afwijkingen op de X-thorax. In het bronchoscopisch verkregen longbioptie werd Cryptococcus neoformans gezien (PAS-kleuring).

Figuur 8-6

ervaring met hun onderliggende ziekte zullen deze patiënten eerder medische hulp zoeken dan patiënten met CAP. Ook kunnen deze infecties in het ziekenhuis ontstaan. De bevindingen van het lichamelijk onderzoek lopen eveneens sterk uiteen: van bronchiaal ademgeruis met verkorte percussie tot enkel fijne crepitaties.

8.4.3 Diagnostiek en behandeling

De onderliggende ziekte heeft meestal invloed op het laboratoriumonderzoek, waardoor dit minder geschikt is om de ziekteactiviteit van de pneumonie vast te stellen. Het röntgenonderzoek van de thorax is van evident belang voor het stellen van de diagnose, maar ook voor de follow-up.

Sputumonderzoek is van grote waarde voor het aantonen van een ziekteverwekker. Van een sputummonster wordt een direct preparaat zoals Gram-, Ziehl-Neelsen- of auramine-, Giemsa- en methenamine-zilverkleuring gemaakt. Representatief sputum ($<$ 5 plaatepitheelcellen en $\geq$ 25 leukocyten per gezichtsveld/100×-vergroting)

is met name voor het juist aantonen van banale verwekkers wenselijk. Op indicatie dienen selectieve kweken te worden verricht. Sputuminductie door middel van ultrasonore verneveling van hypertoon (3%) zout heeft vooral waarde bij het stellen van de diagnose *Pneumocystis carinii*-pneumonie en pulmonale tuberculose.
Het merendeel van de patiënten heeft een niet-productieve hoest of is door de vermoeidheid van de ademhalingsspieren niet in staat sputum naar de keelholte te mobiliseren. Bij deze patiënten bestaat er een indicatie voor een flexibele bronchoscopie met BAL. De kwab, dan wel het aantal segmenten dat correspondeert met de röntgenologische afwijkingen, wordt in verschillende fracties met 120-200 ml NaCl 0,9% gespoeld. De BAL-vloeistof wordt op dezelfde wijze als sputum onderzocht. Het aantonen van een ziekteverwekker die normaliter niet in de bovenste en lagere luchtwegen voorkomt, wordt in het algemeen als bewijs voor de bestaande luchtweginfectie beschouwd (figuur 8.6a). Kwantitatieve kweken kunnen van waarde zijn om een onderscheid te kunnen maken tussen verontreiniging en kolonisatie enerzijds en infectie anderzijds. Als cut-off voor BAL-vloeistof wordt meestal 10^4 KVE/ml genomen. Antibiotische voorbehandeling kan een storende factor zijn voor het juist beoordelen van deze kweekresultaten.

Tabel 8-8 Veelvoorkomende luchtweginfecties en de behandeling daarvan bij de immuungecompromitteerde patiënt

Ziekte	Micro-organismen	Intraveneuze behandeling
maligniteiten met ernstige granulopenie	*P. carinii*	cotrimoxazol 3 × 5/25 mg/kg
	Gram-negatieve bacteriën + *S. aureus*	ceftazidime 3 × 1 g + tobramycine 1 × 3-4,5 mg/kg of imipenem 4 × 500 mg
	A. fumigatus	amfotericine B 0,5-1 mg/kg
	Candida-spp	amfotericine B 0,5-1 mg/kg of fluconazole 1 × 200-400 mg
orgaantransplantaties	cytomegalovirus	ganciclovir 2 × 5 mg/kg of foscarnet 3 × 60 mg/kg
	P. carinii	cotrimoxazol 3 × 5/25 mg/kg
	Legionella-spp	erytromycine 4 × 1 g ± rifampicine 2 × 600 mg
	S. aureus	flucloxacilline 4 × 1 g ± tobramycine 1 × 3-4,5 mg/kg
	P. aeruginosa	cefatazidime 3 × 1 + tobramycine 1 × 3-4,5 mg/kg
	A. fumigatus	amfotericine B 0,5-1 mg/kg
	C. albicans	amfotericine B 0,5-1 mg/kg of fluconazole 1 × 200-400 mg
aids	cytomegalovirus	ganciclovir 2 × 5 mg/kg of foscarnet 3 × 60 mg/kg
	P. carinii	cotrimoxazol 3 × 5/25 mg/kg
	S. pneumoniae	penicilline G 4 × 0,5 10^6 E
	H. influenzae	
	β-lactamase -	amoxicilline 3 × 1 g
	β-lactamase +	amoxicilline/clavulaanzuur 3 × 1000/200 mg
	M. tuberculosis	zie hoofdstuk 9
	M. avium complex	zie hoofdstuk 9
	C. neoformans	amfotericine B 0,5-1 mg/kg of fluconazole 1 × 200-400 mg
M. Kahler	*S. pneumoniae*	penicilline G 4 × 0,5 10^6 E
CLL	*H. influenzae*	
NHL (lage maligniteitsgraad)	β-lactamase -	amoxicilline 3 × 1 g
	β-lactamase +	amoxicilline/clavulaanzuur 3 × 1000/200 mg

In een enkel geval is bij verdenking van opportunistische infectie een open longbiopsie, bij voorkeur thoracoscopisch genomen, geïndiceerd (figuur 8.6b, c, d). Pulmonale infecties worden in een groot aantal gevallen empirisch behandeld, doordat niet of onvoldoende naar een bepaalde verwekker is gezocht of deze niet kon worden gevonden. De empirische behandeling kan ook geïnitieerd worden vanwege het feit dat een bepaalde verwekker een sterke relatie tot de onderliggende ziekte (denk aan aids) heeft (tabel 8-8). Bij voorkeur dient de diagnostiek naar de ziekteverwekker in de acute fase plaats te vinden. Nadere invasieve diagnostiek is zeker aangewezen bij het falen van de antimicrobiële behandeling.

Literatuur

American Thoracic Society. Guidelines for the initial management of adults with community-acquired pneumonia: diagnosis, assessment of severity, and initial antimicrobial therapy. Am Rev Respir Dis 1993;148:1418-1426.

American Thoracic Society. Hospital-acquired pneumonia in adults: diagnosis, assessment of severity, initial antimicrobial therapy, and preventive strategies. Am J Respir Crit Care Med 1995;153:1711-1725.

Bartlett JG. Anaerobic bacterial infections of the lung and pleural space. Clin Infect Dis 1993;16(Suppl 4):S248-S255.

Bartlett JG, Mundy LM. Community-acquired pneumonia. N Engl J Med 1995;333:1618-1624.

Boersma WG, Holloway Y. Investigation of bacterial infections of the lower respiratory tract. Curr Opin Infect Dis 1996;9:76-84.

Rubin RH, Young LS (red.). Clinical approach to infection in the compromised host. 2nd ed. New York/Londen: Plenium Medical Book Company, 1988.

9 Tuberculose

dr. P. Van den Brande

9.1 ETIOLOGIE EN PATHOGENESE

Tuberculose (tbc) wordt veroorzaakt door de tuberkelbacterie (ook nog de Kochbacil genoemd): een zuurvaste, alcoholvaste, strikt aërobe en traaggroeiende bacil met een lengte van 1 à 4 μ. In de groep van de tuberkelbacillen, ook *Mycobacterium* complex genoemd, zijn er drie subspecies: *Mycobacterium tuberculosis*, vroeger ook *Mycobacterium hominis* genoemd, *Mycobacterium bovis* en *Mycobacterium africanum.* In het begin van de twintigste eeuw was *Mycobacterium bovis* nog mede verantwoordelijk voor tbc bij de mens, namelijk door enterogene infectie via besmette melk. Sinds de uitroeiing van de rundertuberculose en het algemeen gebruik van gepasteuriseerde melk, is deze vorm van besmetting vrijwel volledig uitgeschakeld. Besmetting met de tuberkelbacil gebeurt nu haast uitsluitend via aërogene weg, waarbij een aërosol van kleine 'druppelkernen' of 'droplets' wordt ingeademd. Deze kernen zijn 2 tot 10 μ groot en kunnen dus hoogstens een paar tuberkelbacillen bevatten. Ze worden gegenereerd in patiënten met sputum-positieve tbc (meestal caverneuze longtuberculose en meer zeldzaam endobronchiale tbc en ulceratieve larynxtuberculose), die bij het hoesten, niezen, zingen of lachen een besmette aërosol uitstoten. Enkel wanneer deze kleine kernen doordringen tot in de respiratoire bronchiolen, kunnen ze daar een infectie of inentingshaard veroorzaken. De eerste besmetting vindt meestal plaats in de best geventileerde gebieden van de longen, met name het ventrale segment van de bovenkwab, de middenkwab en lingula en de basale segmenten van de onderkwab. Of iemand al dan niet geïnfecteerd wordt, hangt af van tal van factoren met betrekking tot de tuberkelbacil (aantal en virulentie van de bacillen) en de gastheer. Men raamt dat bij een bevolking met een behoorlijke natuurlijke weerstand, de toevallige inhalatie van enkele tuberkelbacillen slechts in de helft van de gevallen aanleiding geeft tot infectie (met het ontwikkelen van histologische afwijkingen in de inentingshaard en met het omslaan van de tuberculine-huidtest).

De geïnhaleerde bacillen worden op het niveau van de alveoli opgevangen door de macrofagen. Via de cellulair gemedieerde immuunrespons wordt een inflammatie veroorzaakt hetgeen zich histologisch manifesteert door een exsudaat met epitheloïde granulomen, een conglomeratie van tuberkels eventueel gevolgd door verkazing. De verkazende pneumonitis die aldus gevormd wordt, is lokaal zeer beperkt, maar gaat veelal gepaard met een uitzwerming van bacillen in de regionale intrapulmonale en bronchopulmonale lymfeknopen, alwaar een identiek histologisch beeld ontstaat. De tuberculeuze primaire infectie gaat eveneens meestal gepaard met een occulte bacillemie, waarbij kleine ontstekingshaarden ontstaan op bepaalde voorkeursplaatsen in het lichaam, namelijk de longtoppen, nieren, bijnieren, metafyse van de lange pijpbeenderen en hersenen. De immuunrespons komt zes tot acht weken na de primaire infectie meestal tot maximale ontwikkeling. Hierbij resorbeert het exsudaat en wordt bindweefsel ingebouwd in de ontstekingshaard, soms gevolgd door kalkafzetting. Aldus blijft van de verkazende pneumonitis alleen een litteken over. Hetzelfde proces speelt zich af in de regionale lymfeklieren en in de perifere uitzaaiingshaarden. Van essentieel belang is echter het feit dat in deze resthaardjes tuberkelbacillen kunnen blijven overleven, zij het in sluimerende toestand, met een zeer laag metabolisme. Deze 'dormante' bacillen delen zich slechts af en toe, maar zorgen tegelijkertijd wel voor het continu onderhouden van de immuunrespons, hetgeen zich overigens manifesteert in de positieve tuberculine-huidtest. De tuberculeuze primaire infectie gaat slechts in 10 à 15% van de gevallen gepaard met een evolutie naar een tuberculeuze ziekte, gespreid over een mensenleven. De tuberculeuze ziekte kan ofwel ontstaan in onmiddellijke aansluiting op de primaire infectie (progressieve primaire tbc) of laattijdig ná de primaire infectie (post-primaire of gereactiveerde tbc). Sommige patiënten hebben een verhoogd risico op ontwikkeling van tbc, namelijk wanneer een gedaalde immuunweerstand aanwezig is zoals bij zeer jonge kinderen, bejaarden, of wanneer immuunonderdrukkende medicijnen worden genomen of bij immuunonderdrukkende ziektetoestanden zoals aids.

9.2 KLINISCH-RADIOGRAFISCHE VERSCHIJNINGSVORMEN

In onze gewesten manifesteert tbc zich in de grote meerderheid van de gevallen als respiratoire tuberculose. Slechts in 10 à 15% van de gevallen bestaat er enkel het beeld van extra-respiratoire tbc. Onder de benaming respiratoire tbc kan een vijftal klinisch-röntgenologische verschijningsvormen ondergebracht worden, namelijk gangliopulmonale tbc, endobronchiale tuberculose, tuberculeuze pleuritis, miliaire tbc, caverneuze longtuberculose. Deze vormen kunnen geïsoleerd, geassocieerd of achtereenvolgens bij eenzelfde patiënt voorkomen. In het begin van de jaren negentig maakte de caverneuze longtuberculose nog ongeveer driekwart uit van alle tbc-gevallen. Dit is niet verwonderlijk aangezien men aanneemt dat deze gevallen van tbc aangetroffen worden bij volwassenen en ouderen die besmet werden in het begin van de twintigste eeuw (een periode van hoge tuberculoseprevalentie) en nu een heropflakkering vertonen vanwege een gedaalde immuunweerstand. Men kan de klachten van tbc onderverdelen in twee groepen, namelijk de algemene klachten en de pulmonale. Deze laatste zullen in belangrijke mate bepaald worden door de lokalisatie van de letsels en worden hieronder beschreven. De algemene klachten bestaan uit nachtzweten, koorts, vermoeidheid, vermagering en eetlustdaling. Soms zijn dit de enige klachten van tbc bij bejaarden. In deze leeftijdsgroep worden ze dikwijls foutief toegeschreven aan andere ziektetoestanden, die overigens ook meer voorkomen bij bejaarden, of worden ze toegeschreven aan het verouderingsproces op zich, hetgeen uitstel van diagnose met zich meebrengt.

9.2.1 Gangliopulmonale tuberculose

Deze vorm kenmerkt zich door de aanwezigheid van gezwollen en verkaasde lymfeklieren in de longhilus en verkaasde niet-verwekende infiltraten in het longparenchym; geïsoleerde hilaire en/of mediastinale klieren kunnen ook voorkomen.

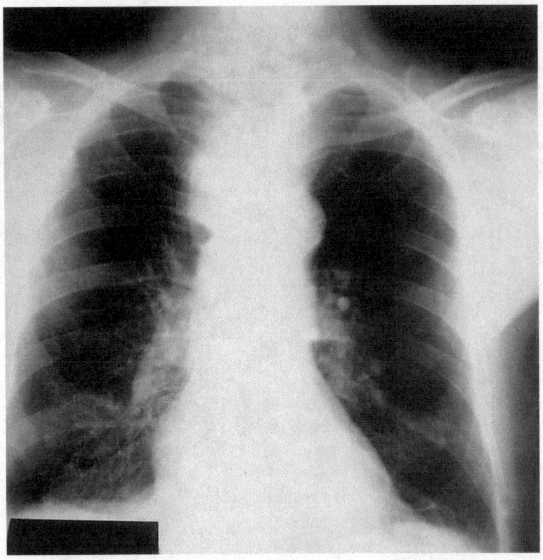

Figuur 9-1 Thoraxfoto van een 82-jarige man met klachten van gedurende twee maanden voorkomende eetlustdaling, gewichtverlies en vermoeidheid
Röntgenologisch onderzoek van de thorax toonde een verbreding van het mediastinum superius zonder infiltraten in het longparenchym. Histologisch onderzoek van een gladde massa in het mediastinum toonde granulomen met necrotisch weefsel in het midden. Bacteriologisch onderzoek toonde de aanwezigheid van zuurvaste bacillen aan.

Gangliopulmonale tbc was de klassieke verschijningsvorm van een ernstige primaire tuberculeuze infectie bij het kind in het begin van de twintigste eeuw en werd daarom ook dikwijls *childhood type* genoemd. Heden ten dage is deze verschijningsvorm eerder zeldzaam geworden en treft men deze vooral aan bij migrantenkinderen die geen BCG-vaccinatie hebben gekregen, en waarschijnlijk ook meer bij bejaarden en patiënten met immuundeprimerende ziekten (bijvoorbeeld aids).
Ziekteverschijnselen zijn zelden of in geringe mate aanwezig (prikkelhoest, eventueel erythema nodosum). Het fysisch onderzoek alsook het laboratoriumonderzoek tonen vaak geen afwijkingen. Het röntgenologisch onderzoek van de thorax kenmerkt zich door een onscherp begrensde hilusschaduw, waarin dikwijls de primaire longhaard (of Ghonfocus) verscholen zit. Wanneer het longinfiltraat verbonden is met de hilusschaduw (door een streepbeeld, veroorzaakt door peribronchiale lymphangitis) herkent men een 'halterbeeld'. Soms treft men enkel hilaire en/of mediastinale klieren aan. Bij volwassenen en zeker bij bejaarden wordt dan vooral in eerste instantie aan andere pathologieën gedacht die in deze leeftijdsgroepen meer voorkomen, zoals tumoren en niet-tuberculeuze granulomateuze aandoeningen (figuur 9-1).

9.2.2 **Endobronchiale tuberculose**

Met deze entiteit worden tuberculeuze letsels aangeduid die zich lokaliseren in de trachea of de bronchi. Bij de volwassene verloopt deze vorm meestal samen met uitgebreide parenchymateuze afwijkingen en is dan ook meestal het gevolg van onmiddellijke uitspreiding van caseus materiaal in de bronchiaalboom, uitgaande van nabijgelegen letsels. Deze theorie wordt de implantatietheorie genoemd.
Bij kinderen ontstaat endobronchiale tbc meestal door de erosie van een verkaasde lymfeklier door de wand van de bronchus. Men kan aannemen dat deze vorm ook

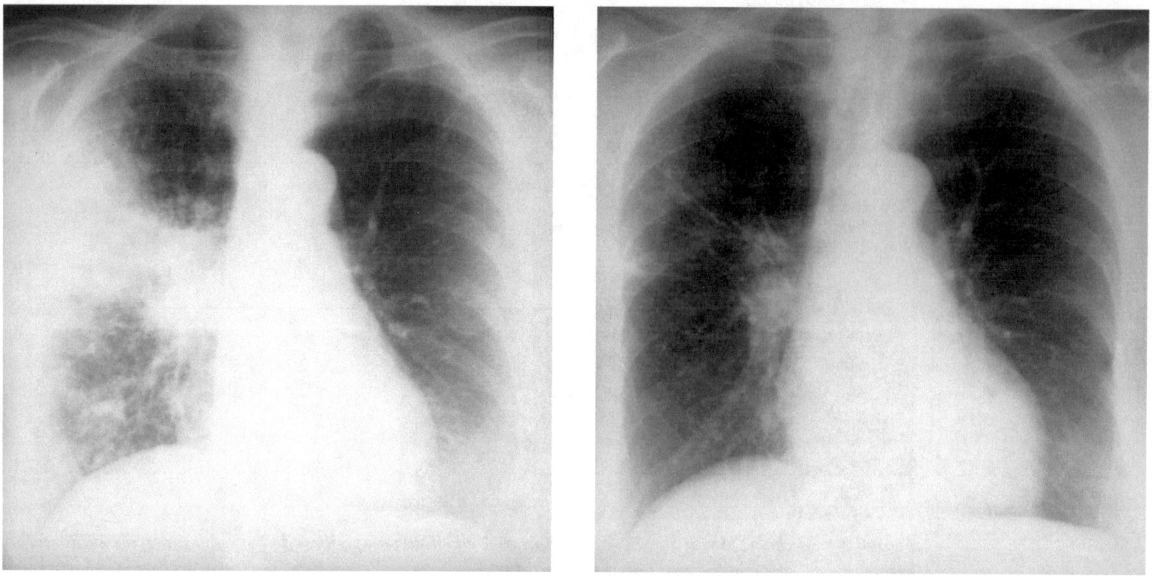

Figuur 9-2 Thoraxfoto van een 81-jarige vrouw die zich presenteerde met hoestklachten, gebrek aan eetlust en gewichtsverlies
De linker foto toont een ruimte-innemend proces in de rechter hilus en een consolidatie van het anterior segment van de rechter bovenkwab. De radioloog dacht aan primair bronchuscarcinoom. Na behandeling met tuberculostatica trad herstel op met resolutie van de afwijkingen (rechter foto).

kan voorkomen bij bejaarden, wanneer 'slapende' bacillen opnieuw metabool actief worden in residuele bronchoganglionale letsels die soms decennia eerder werden opgelopen. Behalve door deze pathogenetische mechanismen, kan endobronchiale tbc ook nog ontstaan door hematogene uitbreiding en uitbreiding van parenchymletsels naar de peribronchiale regio door lymfatische drainage.

De ziekteverschijnselen zijn meestal prikkelhoest, dikwijls soms de enige klacht, al of niet gepaard gaande met sputumproductie. Andere klachten bestaan uit kortademigheid, haemoptoe, heesheid of thoracale pijn. Op de thoraxfoto ziet men infiltraten (figuur 9-2), atelectatische consolidaties en resten van gangliopulmonale tuberculose; soms vindt men helemaal geen afwijkingen. De diagnose wordt gesteld aan de hand van het bronchoscopisch onderzoek. Dit toont partiële of volledige occlusie hetzij door geïnflammeerde mucosa hetzij door een *cobblestone*-mucosa, gepigmenteerde polypoïde massa's, al of niet uitgebreide ulceraties of geërodeerde mucosa. Met antituberculeuze medicatie treedt maar in de helft van de gevallen genezing op en een resterende stenose blijft dan ook dikwijls zichtbaar. In sommige gevallen kan deze stenose nog verder toenemen, gepaard gaan met oncontroleerbare infecties, die soms heelkundig ingrijpen (pneumectomie) vereisen of endoscopische dilatatie. Het systematisch toedienen van corticoïden kan de mogelijke ontwikkeling van stenose allicht niet tegengaan.

9.2.3 Tuberculeuze pleuritis

Deze vorm van tbc werd vooral aangetroffen bij adolescenten als complicatie van een primaire infectie, meestal binnen het jaar na de primaire infectie. Thans vindt men deze aandoening in alle leeftijdsgroepen en moet men bij iedere exsudatieve pleuritis rekening houden met een tuberculeuze etiologie. De tuberkelbacteriën kunnen de pleura bereiken vanuit de hilusklieren via lymfogene of hematogene weg. Men neemt aan dat slechts een kleine hoeveelheid tuberkelbacillen nodig is om een massieve reactie uit te lokken, aangezien een immunologische reactie aan de basis ligt van deze pleuritis. Bij jonge personen ziet men meestal vrij acuut optredende pijn, die toeneemt met de ademhaling of houdingsveranderingen en gepaard gaat met hoge koorts en een droge prikkelhoest. Dyspnoe, niet altijd in verhouding tot de hoeveelheid vocht, komt meer frequent voor bij bejaarden. In de beginperiode is pleuraal wrijfgeruis hoorbaar, hetgeen verdwijnt wanneer de hoeveelheid vocht toeneemt. De thoraxfoto toont een al of niet uitgebreide pleura-uitstorting meestal zonder bijgaande parenchymafwijking, behalve bij volwassenen en ouderen bij wie pleuritis dikwijls een complicatie is van een uitgebreide caverneuze vorm en een tuberculeus empyeem kan doen ontstaan door de doorbraak van een verkaasde longhaard naar de pleuraholte.

De diagnose kan gesteld worden door een pleurapunctie waarbij een exsudaat wordt gevonden met een hoog eiwitgehalte, een laag glucosegehalte, een lage pH, een hoog lactaat-dehydrogenasegehalte en een verhoogd adenosine-deaminasegehalte, een combinatie die kenmerkend maar zeker niet pathognomonisch is voor tbc. In een eerste stadium vindt men veel polynucleaire leukocyten, maar nadien domineren lymfocyten. Omdat tuberkelbacillen zeer weinig frequent aanwezig zijn in het pleuravocht, zal men ze slechts zelden kunnen aantonen door rechtstreeks microscopisch onderzoek. Enting op een vloeibare bodem volgens Sulla levert in tweederde van de gevallen een positieve cultuur na zes tot acht weken. Via thoracoscopie of met behulp van een naald van Abrams, kan men biopsieën nemen van de pleura. De aanwezigheid van verkazende granulomen is zeer suggestief voor de tuberculeuze etiologie, zeker wanneer bovendien ook bacillen gevonden worden door kleuring. De biopsie kan ook gekweekt worden in de klassieke cultuur en de combinatie van histologische en bacteriologische onderzoeken doet de kans op een diagnose toenemen tot ongeveer 90%. De tuberculeuze pleuritis is in de regel een zelflimiterend proces, maar restafwijkingen, al dan niet belangrijk en/of invaliderend, komen dikwijls voor. Het gaat dan om een opgevulde costofrenische sinus, pleurodiafragmatische vergroeiingen of een uitgebreid pleurazwoerd, die waarschijnlijk niet volledig voorkomen kunnen worden door het vroegtijdig toevoegen van corticoïden aan de antituberculeuze behandeling.

9.2.4 Miliaire tuberculose

Deze vorm van tbc is een zeer ernstige vorm waarbij grote hoeveelheden tuberkelbacillen in de bloedbaan terechtkomen en aanleiding geven tot de ontwikkeling van ontelbare korrelgrote tuberkels in de longen en andere perifere organen zoals hersenen, lever, nieren, milt, beenmerg, ogen en hersenvliezen. Tot voor enkele decennia werd acute miliaire tuberculose vooral aangetroffen bij zuigelingen en jonge kinderen (zie ook § 5.7.1) als complicatie van primaire progressieve tbc, maar thans worden ook jongere volwassenen en bejaarden meer en meer aangetast, vooral wanneer een verminderde immuunweerstand aanwezig is. Bij het kind beginnen de ziekteverschijnselen meestal op zeer acute wijze met hoge koorts, adynamie en vooral polypnoe en cyanose. Bij volwassenen begint de aandoening dikwijls sluipend; een vergrote lever en milt zijn dan de enige aanwijzing voor miliaire tbc, naast de aanwezigheid van choroïdale tuberkels in de oogfundus. Het röntgenologisch onderzoek is in het beginstadium veelal zonder afwijkingen; pas na enkele weken ziet men het klassieke miliaire beeld verschijnen, bestaande uit de aanwezigheid van ontelbare kleine vlekjes van gelijke grootte en dichtheid, homogeen verspreid over de beide longvelden (figuur 9-3). In deze periode kan het computertomografisch onderzoek al de afwijkingen tonen, zodat dit onderzoek niet mag worden uitgesteld wanneer miliaire tbc wordt vermoed. In de verdere ontwikkeling wordt het beeld gedomineerd door hoge koorts, gewichtsverlies, anemie, leukopenie of een leukemoïde reactie en leverfunctiestoornissen. Vooral bij bejaarde patiënten wordt de diagnose dikwijls pas gesteld naar aanleiding van kunstmatige beademing, noodzakelijk vanwege respiratoire insufficiëntie, of bij een autopsie. Het intensief zoeken naar zuurvaste staafjes in alle mogelijke vochten en/of biopten (onder andere beenmergaspiratiebiopten, lever- en klierbiopten), is dan ook een absolute vereiste om tijdig een diagnose te kunnen stellen. Onbehandeld heeft miliaire tbc een dodelijk beloop binnen een paar weken (vandaar de naam 'vliegende tering').

9.2.5 **Caverneuze longtuberculose**

Deze vorm van holtevormende longtuberculose, ook ftisis genoemd, was de meest voorkomende vorm van tbc bij volwassenen en bejaarden tot in het midden van de tweede helft van de twintigste eeuw en kwam in die periode slechts zelden voor bij het kind. Meestal ontstond deze vorm uit bronchogeen of hematogeen ontstane uitzaaiingshaarden, die de 'brug' vormden tussen de primaire infectie en de heropflakkering na een soms jarenlang interval. In het geval van bronchogene ftisis bevinden de beginnende longafwijkingen zich meestal subapicaal, terwijl de letsels zich hoogapicaal bevinden bij de hematogene ftisis. Nu ziet men deze vorm meer en meer optreden in directe aansluiting op een primaire infectie of na een exogene reïnfectie. Op pathologisch-anatomisch gebied is ftisis gekenmerkt door een pleiade van afwijkingen, bestaande uit exsudaat, verkazingsnecrose, verweking, holtevorming, fibreuze omkapseling en littekenvorming. De radiografische afwijkingen van

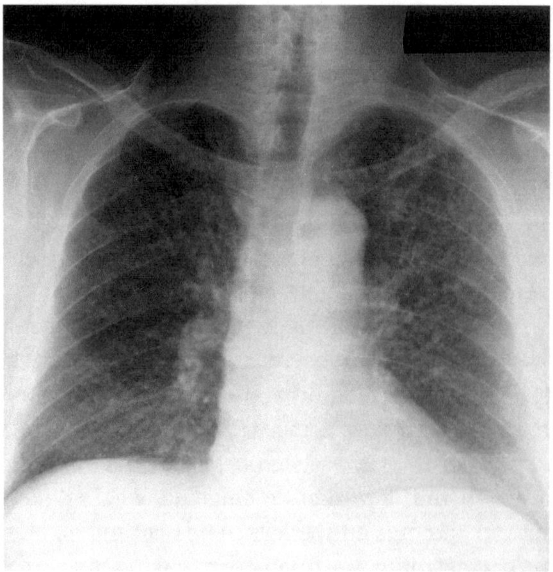

Figuur 9-3 Thoraxfoto van een 50-jarige vrouw met reumatoïde artritis, die binnenkwam met koorts en gebrek aan eetlust Na vier weken waren er op haar thoraxfoto over beide longen talrijke kleine noduli te zien, van gelijke dichtheid en grootte.

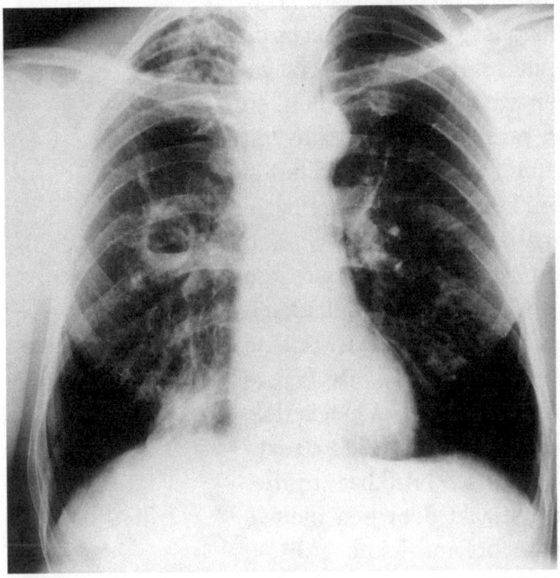

Figuur 9-4 Thoraxfoto van caverneuze tuberculose met een vloeistofniveau in het apicale segment van de rechter onderkwab met een infiltraat.

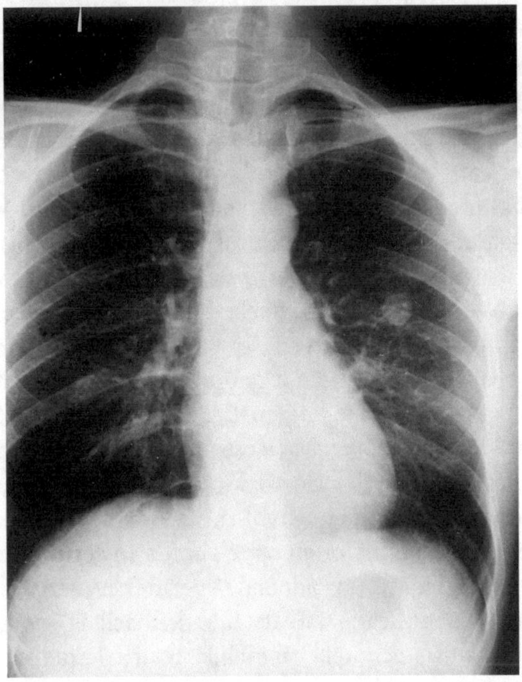

Figuur 9-5 Tuberculoom in het middenveld van de linker long, waarin een ronde afwijking te zien is met aan de buitenzijde een verkalking

ftisis zijn ook zeer uiteenlopend: nodulaire vlekjes, wazige of goed omlijnde verdichtingen, holtebeelden met of zonder vloeistofniveau (figuur 9-4).

Een speciale entiteit is het tuberculoom, hetgeen een verkaasde haard is omringd door een aantal concentrisch gerangschikte fibreuze lagen. Op de thoraxfoto ziet men een scherp begrensde, meestal ronde opaciteit die kalkbrokjes kan bevatten met een excentrisch gelegen spleet, soms omgeven door satelliethaardjes (figuur 9-5).

Wanneer het om een hematogene ftisis gaat, is het begin soms sluipend. De noduli vloeien langzamerhand samen en breiden zich caudaalwaarts uit. Wanneer verweking optreedt, ontstaan symptomen zoals hoesten, opgeven van sputum, en algemene symptomen zoals vermoeidheid of een op griep gelijkende toestand. Vooral wanneer deze episode met griepachtige verschijnselen langer duurt dan enkele weken dient aan tuberculose gedacht te worden. Bij de diagnostiek is computertomografisch onderzoek aangewezen omdat kleine afwijkingen op de standaard thoraxfoto over het hoofd kunnen worden gezien.

9.3 DIAGNOSTIEK

De eerste stap in de diagnostiek is uiteraard het opnemen van tbc in de differentiële diagnostiek, aangevuld door het radiografisch onderzoek van de thorax en het opzoeken en aantonen van de tuberkelbacil in klinische monsters zoals sputum, urine, etter, punctievloeistoffen en weefselbiopten.

De twee meest voorkomende rechtstreekse onderzoeken zijn de kleuring met

basisch carbolfuchsine (Ziehl-Neelsen, Kinyoun) en de auramine-O-(fluorescentie) kleuring die uitgaan van de specifieke eigenschap van de tuberkelbacil, namelijk zuurvastheid. Het rendement van de sputumkleuring hangt grotendeels af van de onderzoeker: de specificiteit is haast 100%, de sensitiviteit is meestal slechts 50%, zelfs lager in niet-caverneuze vormen. De uiteindelijke diagnose van tbc berust op de groei van *Mycobacterium tuberculosis* uit de verschillende monsters. Hiervoor gebruikt men de klassieke eierbodems (Löwenstein-Jensen-medium en varianten) en de agarbodems met oleïnezuur (Middlebrook 7H-10 en varianten). De sensitiviteit van de sputumcultuur is meestal groter dan 80%, variërend van 70% bij infiltraten tot 96% bij caverneuze letsels. Met de klassieke culturen kunnen de tuberkelbacillen aangetoond worden na vier à acht weken. Dit kan nu aanzienlijk ingekort worden tot een à drie weken door gebruik te maken van radiometrische cultuursystemen (zoals een vloeibare bodem BACTEC) waarbij ^{14}C-gelabelde metabole substraten door *Mycobacterium tuberculosis* gemetaboliseerd worden tot $^{14}CO_2$, waarvan al kleine hoeveelheden gedetecteerd kunnen worden en die wijzen op groei. De laatste decennia werden een aantal methoden ontwikkeld om specifieke mycobacteriële antigenen en antistoffen op te sporen in serum en andere lichaamsvochten, maar deze tests bleken onvoldoende specifiek en sensitief om klinisch bruikbaar te zijn. Directe identificatie van de tuberkelbacil is mogelijk gemaakt door een nieuwe moleculaire techniek, namelijk restrictiefragment-lengtepolymorfisme (RFLP). Hierbij wordt gebruikgemaakt van het feit dat enkel in het genoom van de tuberkelbacil een welbepaalde insertievolgorde van DNA voorkomt (bijvoorbeeld IS6110 of MPB64), aanwezig op variabele plaatsen en in wisselende hoeveelheden al naargelang de verschillende stammen, maar altijd zeer specifiek voor één welbepaalde stam. Na klieving door een restrictie-enzym krijgt men door gel-elektroforese een specifiek bandenpatroon, een *DNA-fingerprint* die specifiek is voor een welbepaalde tuberkelbacil. Op deze manier kan enerzijds snel de diagnose gesteld worden en kan ook een onderscheid gemaakt worden met niet-tuberculeuze mycobacteriën, die overigens ook een meer en meer belangrijke pathogene rol spelen. Van dezelfde eigenschap wordt ook gebruikgemaakt in de polymerase-kettingreactie (PCR), waar door middel van een DNA-polymerase, een fragment van het *Mycobacterium tuberculosis*-specifiek DNA, exponentieel wordt vermenigvuldigd en nadien gedetecteerd. Op deze manier kan men in één werkdag in principe één organisme aantonen, maar in de praktijk heeft men meestal 10 à 1000 organismen nodig. De sensitiviteit van dit onderzoek is zeer hoog bij positief rechtstreeks onderzoek, maar onzeker bij negatief rechtstreeks onderzoek, onder andere door de aanwezigheid van inhibitoren die interfereren met het polymerase-enzym. Verdere verbetering en verfijning van deze technieken is dan ook zeker aangewezen, alvorens deze techniek op grote schaal zal kunnen worden toegepast. De techniek schept wel hoge verwachtingen voor het aantonen van bacillen in het perifeer bloed vooral bij die vormen van tbc waarbij maar weinig tuberkelbacillen in het bloed aanwezig zijn.
De DNA- of RNA-fragmenten worden gedetecteerd door de techniek van aminozuurhybridisatie, waarbij een ribosomale RNA-volgorde herkend wordt die specifiek is voor *Mycobacterium tuberculosis.* Op de markt zijn al tal van DNA/RNA-gen probes aanwezig. De laatste tijd zijn er ook steeds meer genen geïdentificeerd die verantwoordelijk zijn voor resistentievorming voor de antituberculeuze medicijnen, waardoor deze nucleotide veranderingen ook gedetecteerd kunnen worden door hun veranderde mobiliteit op de elektroforese-gel.

Een elegante techniek om snel een resistente kiem op te sporen bestaat uit de luciferasetechniek. Het gen dat codeert voor het luciferase-enzym in het vuurvliegje wordt geïncorporeerd in een bacteriofaag. Wanneer deze bacteriofaag een levende tuberkelbacil besmet, wordt het luciferase gesynthetiseerd en wordt licht uitgezonden. Wanneer de bacillen gedood zijn door de antituberculeuze medicatie zenden ze geen licht uit, terwijl levende en dus resistente bacillen wel licht uitzenden.

De tuberculine-huidtest die vooral voor epidemiologische doeleinden wordt gebruikt, namelijk om een doorgemaakte tuberculeuze infectie aan te tonen, heeft weinig diagnostische waarde en de graad van reactie is slechts matig gecorreleerd met het feit of de infectie al dan niet door actieve tbc werd gevolgd. Ongeveer 10 à 20% van de patiënten met actieve en onbehandelde tbc reageert helemaal niet op de tuberculinetest en wordt slechts tuberculine-positief enkele weken nadat de antituberculeuze behandeling werd gestart. Bovendien komt de tuberculine-overgevoeligheid pas tot stand na een pre-allergische periode van drie tot acht weken, zodat een negatieve tuberculine-huidtest een progressieve primaire tbc zeker niet uitsluit. Bij gereactiveerde tuberculose is de huidtest meestal wel positief, behalve bij diverse oorzaken van immuundepressie (door een tegelijk verlopende virale infectie, kwaadaardige processen, medicatie). Ook bejaarden vertonen dikwijls een negatieve tuberculine-huidtest en mede gezien de weinig typische klinische en radiologische presentatie, wordt tbc bij hen dikwijls miskend.

9.4 BEHANDELING VAN TUBERCULOSE

Drie principes dienen te worden gehuldigd in de bestrijding van tbc:

1 detectie en behandeling van tbc-patiënten;

2 screening en preventieve behandeling van groepen die een risico vormen voor ontwikkeling van actieve tbc na besmetting;

3 preventie van de transmissie van de tbc-bacil in de maatschappij.

9.4.1 Detectie en behandeling van tbc-patiënten

Tbc-gevallen kunnen op twee manieren gedetecteerd worden. Allereerst is er de passieve detectie, waarbij patiënten zich naar aanleiding van klachten aanbieden voor medische hulp. Zowel patiënten als zorgverstrekkers kunnen oorzaak zijn van een laattijdige diagnostiek die kan leiden tot uitstel van behandeling en kans op besmetting van de bevolking. Dit *patient and doctor's delay*-fenomeen treedt vooral op in landen met een lage tbc-prevalentie en wanneer klachten kunnen worden toegeschreven aan andere ziekten die vaker voorkomen. Daarnaast is er de actieve detectie waarbij tbc-gevallen opgespoord worden via gericht onderzoek in bepaalde risicogroepen. Hieruit blijkt dat het rendement (uitgedrukt als het aantal onderzoeken dat nodig is om één geval van actieve tbc te vinden) het grootst is bij asielzoekers, gedetineerden, daklozen en in psychiatrische instellingen. Het is dan ook heel belangrijk dat de nodige aandacht besteed wordt aan actieve screening in deze risicogroepen.

Wanneer de diagnose van tbc vermoed of gesteld wordt, kan gestart worden met antituberculeuze chemotherapie. Na 45 jaar ervaring met antituberculeuze medicijnen, weten wij in principe voldoende om tbc correct aan te pakken. We weten dat *Mycobacterium tuberculosis* een obligaat aërobe kiem is die zich om de 20 à 30 uren deelt en die met een voorspelbare frequentie resistente mutanten genereert. De ervaring heeft ook geleerd dat in grote populaties tuberkelbacillen (bijvoorbeeld 10^9 in een caverne) veel resistente mutanten voorkomen en dat behandeling met één medicijn de gevoelige kiemen zal elimineren, maar de resistente in staat zal stellen verder te groeien. Het voorschrijven van minstens twee en liefst drie medicijnen waar de kiem gevoelig voor is, zal deze mutanten kunnen elimineren. En deze aanpak is dan ook een eerste essentiële regel en voorwaarde voor een correcte behandeling. Wij beschikken momenteel over vijf krachtige eerstelijnsmedicijnen, waarvan vier met bactericide werking: isoniazide (INH), rifampicine (RMP), pyrazinamide (PZ) en streptomycine (SM). Ethambutol (EMB) is een in-vivo-bacteriostatisch medicijn. Deze medicijnen vertonen een goede antituberculeuze activiteit en worden meestal goed verdragen. De voornaamste bijwerkingen bestaan uit levertoxiciteit voor INH en RMP, visusstoornissen voor EMB en nier- en ototoxiciteit voor SM (zodat heden ten dage de voorkeur gegeven wordt aan amikacine) (tabel 9-1).

Tabel 9-1 Bijwerkingen van de antituberculeuze medicijnen

Medicijn	Bijwerking
isoniazide (INH)	hepatitis perifere neuropathie met gevoelsstoornissen en/of verlammingen hyperglykemie, metabole acidose bij overdosering potentialisatie van het effect van sommige medicijnen (fenytoïne) hypersensitiviteitsreacties, lupusachtig syndroom agranulocytose en artralgieën
rifampicine (RMP)	hepatitis gastro-intestinale intolerantieverschijnselen 'Flu-like'-syndroom toename metabolisatie van sommige medicijnen (orale contraceptiva, theofyllines, corticosteroïden, digitalispreparaten, ketoconazol, anti-arritmica) immunologische reacties (hemolytische anemie, acute nierinsufficiëntie, trombocytopenische purpura, shocktoestand oranje verkleuring van lichaamsvochten
ethambutol (EMB)	retrobulbaire neuritis met visusstoornissen huidrash
pyrazinamide (PZ)	gastro-intestinale bezwaren verhoogde (meestal asymptomatische) urinezuurspiegels hepatitis
streptomycine (SM)	oto-vestibulaire toxiciteit nierinsufficiëntie

De tbc-bacil is vanwege haar trage groei een ideale kandidaat voor medicijnen met een lage dosis, namelijk eenmaal daags toegediend of, in aangepaste hogere dosering, tweemaal per week (tabel 9-2).

Tabel 9-2 Dosering eerstelijnsmedicijnen

Medicijn	Toediening 7 dagen per week (mg/kg)	Maximale dosis	Toediening 2 dagen per week (mg/kg)	Maximale dosis
isoniazide (INH)	5[1]	300 mg	15	900 mg
rifampicine (RMP)	10	600 mg	10	600 mg
ethambutol (EMB)	25-30	2 g	50-60	–
pyrazinamide (PZ)	25[2]	1,6 g	50	3,2 g
streptomycine (SM)	15	1 g	15	1 g

1 bij kinderen < 3 jaar: 20 mg/kg; 3-10 jaar: 15 mg/kg; > 10 jaar: 10 mg/kg
2 na zes weken wordt de dosis gereduceerd tot 15 mg/kg

Tabel 9-3 Therapeutische schema's met percentage kans op terugval

	Kans op recidief (%)
2 (INH7RMP7PZ7) 7 (INH7RMP7)	0-1
2 (INH7RMP7EMB7) 7 (INH7RMP7)	0-4
2 (INH7RMP7PZ7) 4 (INH7RMP7)	0-2,6
2 (INH7RMP7PZ7EMB7) 4 (INH7RMP7)	1-4
2 (INH7RMP7PZ7) 4 (INH2RMP2)	3,6
6 (INH7RMP7)	9
2 (INH7RMP7PZ7SM7) 2 (INH7RMP7)	8

De cijfers voor de haakjes verwijzen naar het aantal maanden behandeling, de cijfers na de medicijnen verwijzen naar het aantal toedieningsdagen per week.
EMB = ethambutol; INH = isoniazide; PZ = pyrazinamide; RMP = rifampicine; SM = streptomycine

Het is de bedoeling in de beginfase van de behandeling een zo groot mogelijk aantal (meestal extracellulair groeiende) bacillen te elimineren en met een adequate behandeling zal dit gerealiseerd zijn na een à twee maanden. Deze beginfase van twee maanden wordt gevolgd door een onderhoudsfase die de kleinere hoeveelheid (meestal intracellulair levende) bacillen aanpakt. Het intussen op gang gekomen immuunsysteem zal, indien tenminste adequaat, de macrofagen activeren en die zullen de groei van de bacillen remmen en hun activiteit beperken. Wanneer op dat moment een antituberculeus medicijn aanwezig is, wordt de bacil gedood. Het voldoende lang voorschrijven van de medicijnen is dan ook de tweede essentiële regel voor een correcte behandeling. In tabel 9-3 zien wij de meest gebruikte schema's met hun kans op terugval, waarbij een behandeling als succesvol wordt aangemerkt bij een terugval van minder dan 5%. Deze schema's kunnen ook gehanteerd worden bij patiënten met HIV-infectie. Met de klassieke schema's (dagelijkse inname van de medicijnen gedurende minstens zes maanden), zou tbc in principe perfect moeten kunnen worden behandeld, ware het niet dat enkele factoren interfereren.

Therapietrouw

Ongeveer 35% van de patiënten is niet therapietrouw, waarbij overigens niet te voorspellen is bij welke patiënt dit zal zijn. Met de schema's word meer dan 95% van de tbc-bacillen gedood in de eerste weken van de behandeling waardoor de patiënt zich onmiddellijk beter voelt en daardoor de zin van langdurige behandeling niet altijd begrijpt. Therapietrouw (en dus ook succes) neemt toe bij kortdurende schema's, bij gehospitaliseerde patiënten en wanneer de medicijnen toegediend worden onder supervisie. Om de patiënt de mogelijkheid te ontnemen eigenhandig en onvoldoende de medicatie in te nemen (met kans op virtuele monotherapie en ontwikkeling van resistentie), is gecontroleerde inname, zogenoemde *Directly Observed Treatment* (DOT) onvermijdelijk. Wanneer DOT moeilijk of onmogelijk te organiseren is, verdient het de voorkeur een combinatiepreparaat voor te schrijven, ofschoon dit nog niet in alle landen verkrijgbaar is.

Toenemende resistentie

Het probleem van de toenemende resistentie maakt dat de klassieke drieledige behandeling niet volstaat. Wanneer bij de aanvang van de behandeling niet bekend is of de tbc-bacil normaal gevoelig is, of dat de patiënt behoort tot een risicogroep voor resistentie, of dat de kans op primaire resistentie in een bepaald gebied groot is (> 4%), kan het beste worden gestart met vier medicijnen (bijvoorbeeld INH, RMP, PZ, EMB gedurende twee maanden, gevolgd door INH en RMP gedurende zes maanden), eventueel met amikacine als vijfde medicijn, indien al eerder een behandeling heeft plaatsgevonden. Het schema wordt geëvalueerd in functie van het resistentiepatroon en wordt aangehouden tot bacteriologische respons wordt verkregen. In sommige gevallen van multiresistente tbc kan de combinatie met chirurgisch ingrijpen de genezingskans vergroten, maar de kans op succes is gering.

De combinatie van INH, RMP en PZ is potentieel hepatotoxisch en de vraag doet zich dan ook voor naar de optimale monitoring van de leverfunctieparameters. Het preventief en regelmatig controleren van de leverfunctie door middel van tests gedurende de behandeling heeft weinig zin omdat een voorbijgaande verhoging van het transaminasegehalte zeer dikwijls voorkomt (bij 10 à 30% van de gevallen) zonder dat er sprake is van enige klacht. Men zal wel regelmatig navraag doen naar (zelfs zeer vage) klachten die suggestief zijn voor leverpathologie, om dan de leverfunctieparameters te controleren en medicamenteuze leverpathologie te detecteren. In dit geval wordt de behandeling met alle potentieel hepatotoxische stoffen gestopt. Wanneer de leverfunctieparameters weer normale waarden hebben bereikt, kan de behandeling met dezelfde middelen in progressief opklimmende dosis worden hervat. De grootste morbiditeit en mortaliteit wordt overigens gevonden bij patiënten die hun medicatie blijven innemen ondanks klachten, vooral bij alcoholici, bejaarden, patiënten met vooraf bestaande leverpathologie en bij patiënten die gelijktijdig andere hepatotoxische medicijnen gebruiken.

Tabel 9-4 Interpretatie van de Mantouxtest met vijf eenheden tuberculine PPD (criteria volgens American Thoracic Society)

Een reactie van meer dan 5 mm induratiediameter wordt als positief beschouwd bij: – personen met HIV-infectie – personen met zeer nauw contact met besmettelijke tuberculosegevallen – personen met oude tuberculeuze littekens op de thoraxfoto
Een reactie van meer dan 10 mm induratiediameter wordt als positief beschouwd in associatie met andere risicofactoren voor tuberculose bij: – personen uit landen met hoge tuberculoseprevalentie – intraveneuze drugsgebruikers – sociale, raciale of etnische minderheidsgroepen – personen in verzorgingshuizen of gevangenissen – personen met een afwijking of medicatie die het risico op tuberculose vergroot: silicose, gastrectomie, ondergewicht, chronische nierinsufficiëntie, diabetes mellitus, hematologische aandoeningen of maligne processen, hoge doses corticosteroïden of andere immunosuppressiva
Een reactie van meer dan 15 mm induratiediameter wordt als positief beschouwd bij: – alle andere personen

9.4.2 Screening en preventieve behandeling

Naast detectie en behandeling van actieve tbc is screening nodig van groepen met een hoog risico op ontwikkeling van tbc wanneer ze besmet zijn, om bij hen een preventieve behandeling in te stellen.

Tabel 9-5 Doelgroepen met indicatie voor chemoprofylaxe

1	Contacten van patiënten met besmettelijke tbc
2	Immigranten vanuit landen met hoge tbc-prevalentie
3	Recente tuberculine convertors, vooral kinderen
4	Patiënten met immuundeprimerende toestanden (diabetes mellitus, hematologische maligniteiten, ondervoeding, terminale nierinsufficiëntie)
5	Patiënten met immuunonderdrukkende behandelingen (corticoïden, chemotherapie, radiotherapie)
6	HIV-geïnfecteerden en risicopatiënten voor HIV-infectie
7	Daklozen, drugsspuiters, verblijvers in verzorgingshuizen of gevangenis
8	Dragers van uitgebreide restletsels van vroeger doorgemaakte tbc op thoraxradiografie

De tuberculine-huidtest in de vorm van de Mantouxtest zal geïnfecteerden opsporen. In functie van de tbc-prevalentie/incidentie en de infectieprevalentie zijn er, afhankelijk van land tot land, verschillende parameters van positiviteit van de tuberculine-huidtest (zie tabel 9-4).

De doelgroepen bij wie chemoprofylaxe aangewezen kan zijn, worden weergegeven in tabel 9-5. De klassieke preventieve behandeling bestaat uit de dagelijkse toediening van INH, meestal 300 mg, gedurende zes maanden. Ofschoon de optimale duur van preventieve chemotherapie bij HIV-besmetten nog niet definitief werd vastgelegd, behandelt men deze patiënten meestal gedurende twaalf maanden. Wanneer INH-resistentie wordt vermoed, is 600 mg RMP aangewezen en bij vermoeden van multi-resistente kiemen is op theoretische basis een preventieve behandeling van minstens twee medicijnen aangewezen, bijvoorbeeld PZ + EMB of PZ + quinolone.

9.4.3 Preventie van transmissie in de maatschappij

Ten slotte zal men de maatschappij beschermen voor besmetting. Naast de snelle identificatie, isolatie en behandeling van actieve tbc-patiënten zijn nog twee andere maatregelen essentieel. Algemene maatregelen dienen genomen te worden om de verspreiding van besmette droplets te voorkomen door het gebruik van negatieve drukventilatie naar extern, efficiënte luchtfiltratie met *high efficiency particulate air* (HEPA)filters en UV-bestraling. Persoonlijke maatregelen dienen genomen te worden om geen besmetting op te lopen in de vorm van het dragen van efficiënte maskers, zeker in lokalen waar hoest- of aërosol-genererende technieken worden gebruikt.

Wanneer deze maatregelen falen en de transmissie van tbc niet onderbroken kan worden, kan een beroep gedaan worden op een nationaal vaccinatieprogramma, waarmee gepoogd wordt een immuunreactie op te roepen bij niet-besmette personen wanneer zij in contact komen met de tuberkelbacil. De bescherming van het klassieke BCG-vaccin varieert zeer sterk (van 0 tot 80%) en in een maatschappij zoals de onze, waar het risico om een infectie met *Mycobacterium tuberculosis* op te lopen zeer klein is (namelijk minder dan 0,1%), is een algemeen nationaal vaccinatieprogramma voor tbc niet aangewezen. Toch zijn er een aantal risicogroepen waarbij BCG-vaccinatie wel overwogen kan worden. Het klinische beloop van tbc bij jonge kinderen onder de vijf jaar is dikwijls zeer dramatisch door de ontwikkeling van miliaire tbc en tuberculeuze meningitis. Als zo'n kind voortdurend blootgesteld

wordt aan een onbehandelde of onvoldoende behandelde bron, niet of moeilijk uit het besmettelijke milieu gehaald kan worden en geen preventieve behandeling kan krijgen, kan BCG-vaccinatie overwogen worden. Dit is des te meer te overwegen wanneer vermoed wordt dat de bronbacterie multiresistent is. In deze context dient ook de BCG-vaccinatie gezien te worden bij gezondheidswerkers die in contact komen met patiëntengroepen waarin een hoog percentage multiresistente kiemen voorkomt en/of klassieke preventieve maatregelen moeilijk georganiseerd kunnen worden en/of gefaald blijken te hebben.
In de ontwikkelingslanden daarentegen, zal men systematisch niet-tbc-geïnfecteerde kinderen (ook asymptomatische HIV-besmette kinderen) met BCG vaccineren.
In verband met vaccinatie blijven verschillende vragen momenteel nog onbeantwoord. Er zijn met name onvoldoende gegevens over de voor- en nadelen van BCG-vaccinatie bij personen met HIV-infectie, bij personen bij wie de immunologische weerstand verstoord is door corticoïden, cytostatica, radiotherapie en bij personen met leukemie, lymfoom of gemetastaseerde maligniteit. Voor hen is BCG-vaccinatie momenteel dan ook niet geïndiceerd. Het gebruik van andere atypische mycobacteriën zoals *Mycobacterium vaccae* of van naakt DNA, om een specifieke immuunreactie en bescherming tegen tbc uit te lokken, is nog volop in onderzoek.

Literatuur

American Thoracic Society. Diagnostic standards and classification of tuberculosis. Am Rev Respir Dis 1990;142:725-735.

American Thoracic Society. Treatment of tuberculosis and tuberculosis infection in adults and children. Am J Respir Crit Care Med 1994;179:1359-1374.

Broekmans JF, Herwaarden CLA van. De behandeling van longtuberculose: korter en krachtiger. Ned Tijdschr Geneesk 1996;140:2160-2163.

Demedts M, Gyselen A, Brande P van den (red.). Tuberculose. Een blijvende uitdaging. Leuven/Apeldoorn: Garant, 1992.

Haque AK. The pathology and pathophysiology of mycobacterial infections. J Thorac Imag 1990;5:8-16.

10 *Immuundeficiënties*

prof.dr. H.C. Hoogsteden

10.1 ETIOLOGIE

In dit hoofdstuk wordt eerst ingegaan op de normale verdedigingsmechanismen van de long om vervolgens stoornissen in die verdediging te bespreken met de daarbijbehorende klinische verschijnselen en de noodzakelijke diagnostiek. Ten slotte wordt er aandacht besteed aan de huidige therapeutische mogelijkheden.

10.1.1 Normale verdedigingsmechanismen van de long

Tot de verdedigingsmechanismen van de long behoren de mechanische afweer, de aspecifieke fagocytaire afweer door middel van neutrofiele granulocyten en alveolaire macrofagen en de specifieke afweer, dat wil zeggen de humorale en cellulaire immuniteit door respectievelijk de productie van immunoglobulinen door B-lymfocyten en de productie van cytokinen door T-lymfocyten (tabel 10-1).

10.1.1.1 *Mechanische afweer*

Filtratie en impactie

De eerste verdedigingslijn bestaat uit filtratie en impactie. Partikels kunnen nadat ze zijn ingeademd worden gefiltreerd in de neus en kunnen neerslaan op de mucus die de binnenzijde van de luchtwegen bekleedt. Dit heet impactie. Partikels met een grootte van een aërosol dat wil zeggen met een grootte van 2-50 μm slaan neer in de nasopharynx en alleen de heel kleine partikels van 0,1-1,0 μm worden afgezet in de alveoli. Doordat de deeltjes tijdens de inademing worden bevochtigd, kunnen ze in grootte toenemen en daardoor gemakkelijker neerslaan op de mucuslaag die de cilia van het luchtwegepitheel bekleedt. Het is aangetoond dat de kleinere partikels voornamelijk neerslaan op plaatsen waar de luchtwegen zich vertakken.

Tabel 10-1 Verdedigingsmechanismen van de tractus respiratorius

1	mechanische afweer	a	filtratie en impactie
		b	niezen, hoesten, bronchospasme
		c	mucociliair transport
		d	epitheliale barrière door stoffen in mucus (lysozym, lactoferrines, IgA)
2	aspecifieke afweer	a	dendritische cellen
		b	neutrofiele granulocyten
		c	monocyten en macrofagen
		d	NK-cellen
		e	complement
3	specifieke afweer	a	B-lymfocyten
		b	T-lymfocyten

Niezen, hoesten en bronchospasmen

Een tweede verdedigingslijn bestaat uit niezen en hoesten. Bij het hoesten wordt allereerst diep ingeademd waarna de ademhalingsmusculatuur zich samentrekt en er druk opgebouwd wordt bij gesloten glottis. Wanneer de glottis plotseling geopend wordt, ontstaat er een snelle uitademing waarbij de verschillende deeltjes naar buiten gebracht kunnen worden. De hoestreflex wordt opgewekt via zogenoemde irritatiereceptoren (C-receptoren) in de larynx, trachea en de bronchi. Een van de redenen voor het ontstaan van een infectie kan zijn dat er een verminderde hoestreflex is waardoor sputum met micro-organismen in de long achterblijft. Hierdoor kunnen samengevallen longdelen, zogenoemde atelectasen ontstaan.
De ingeademde lucht bestaat voor het grootste deel uit stikstof (78%) en zuurstof (21%). Onder de restgassen bevindt zich koolstofdioxide. Niet alleen organische en anorganische partikels, maar ook een groot aantal gassen treffen wij aan als luchtverontreinigende producten. Dit zijn: koolmonoxide, zwaveldioxide, stikstofdioxide, andere oxiden van stikstof en dergelijke. Deze gassen kunnen ook neerslaan op de mucuslaag en bij hoge concentraties aanleiding geven tot irritatie en bronchoconstrictie. De bronchoconstrictie die optreedt na inademing van deze prikkelende gassen is een natuurlijk verdedigingsmechanisme om blootstelling dieper in de long te voorkomen.

Mucociliair transport

Een derde belangrijke mechanische factor betreft het mucociliaire transport. Het bekledende slijmvlies van de luchtwegen bestaat uit een basaalmembraan waarop epitheliale cellen staan die zich ontwikkelen uit basale cellen (figuur 10-1). Deze epitheliale cellen bezitten trilharen en deze trilharen (ongeveer 200 per cel) hebben een slagrichting naar de larynx. De trilharen bevinden zich in een waterige oplossing: de sollaag en hierop bevindt zich de mucus. Doordat de trilharen in de richting van de larynx slaan, zal de mucuslaag die bovenop de sollaag ligt in de richting van de larynx worden getransporteerd. In gezonde toestand kan de mukeuze laag op deze manier per minuut 5-20 mm opschuiven in de richting van de larynx. Bij bepaalde longaandoeningen, zoals het immobile ciliasyndroom, chronische bronchitis en cystic fibrosis is het mucociliaire klaringsmechanisme ernstig gestoord. Verstoring van dit klaringsmechanisme kan ook veroorzaakt worden door bepaalde irritantia zoals tabaksrook en bepaalde gassen als gevolg van luchtverontreiniging als zwaveldioxide.

Epitheliale barrière door stoffen in mucus

Het vierde mechanisme wordt gevormd door stoffen die opgelost zijn in het slijm aan de binnenzijde van de luchtwegen. Het betreft hier bijvoorbeeld het lysozym dat in staat is om bestanddelen van de celwand van bacteriën, het peptidoglycaan, af te breken. Hierdoor is lysozym bactericide werkzaam. Een andere stof zoals het lactoferrine is door binding van ijzer bacteriostatisch. Ook bevindt zich in het slijm vaak een grote hoeveelheid complement dat zich kan binden aan de bacteriële celwand waardoor bacteriën veel gemakkelijker door alveolaire macrofagen gefagocyteerd kunnen worden. Een speciale vorm van immuunglobine-A, het secretoire IgA, is in staat om zich aan de ingeademde micro-organismen te binden (opsonisatie) waarna het complex zich vervolgens gemakkelijker kan binden aan neutrofiele granulocyten en alveolaire macrofagen. Dit bevordert de fagocytose. Ook kan IgA (gebonden aan de bacteriële celwand) de alternatieve complementroute activeren.

10.1.1.2 *Aspecifieke fagocytaire afweer*

Neutrofiele granulocyten

Onder normale omstandigheden zullen de bovenbeschreven mechanische factoren op een effectieve wijze de ingeademde partikels uit de long verwijderen. Indien echter de ingeademde stoffen de dieper gelegen luchtwegen bereiken, kunnen ze worden gefagocyteerd door neutrofiele granulocyten en alveolaire macrofagen (tabel 10-2).

Deze cellen komen normaal gesproken in zeer geringe aantallen voor in de geleidende luchtwegen en in de alveoli. Ze zijn eigenlijk afwezig in de normale interstitiële ruimten. Door een infectie kunnen neutrofiele granulocyten aangetrokken worden vanuit de bloedbaan. De migratie vindt dan plaats via het interstitium naar de bronchuswand en de alveoli. Nadat de granulocyten de ingeademde partikels hebben gefagocyteerd en gedegradeerd, vallen ze vaak uiteen. Het débris wordt dan verwijderd door het mucociliaire apparaat en/of door middel van fagocytose door alveolaire macrofagen. Bepaalde producten van de celwand van bacteriën zijn sterk chemotactisch voor granulocyten. Ook het complementsysteem en met name het C_{5a} is chemotactisch voor granulocyten en macrofagen. De cellen en mediatoren die betrokken zijn bij de aspecifieke en specifieke afweer, zijn genoemd in tabel 10-2. De neutrofiele granulocyten en alveolaire macrofagen kunnen bacteriën optimaal fagocyteren wanneer die zijn geopsoniseerd, dat wil zeggen wanneer immunoglobuline (Ig)G en complement C_{3b} gebonden zijn aan de bacteriële celmembraan. Bepaalde subklassen immunoglobulinen met name het IgG_1 en het IgG_3 zijn hiertoe eveneens zeer goed in staat.
Nadat de geopsoniseerde partikels zijn gefagocyteerd worden ze opgenomen in fagosomen, dit zijn kleine vacuolen in de cel. Deze fagosomen fuseren vervolgens met lysosomen en daarna kunnen dan de verschillende mechanismen in werking treden om de gefagocyteerde partikels onschadelijk te maken. Deze mechanismen zijn de zuurstofafhankelijke – met name de productie van zuurstofradicalen – en de zuurstofonafhankelijke mechanismen zoals de productie van proteases.

Monocyten en macrofagen

Alveolaire macrofagen zijn normaal gesproken aanwezig in de alveoli (figuur 10-2). Alveolaire macrofagen zijn evenals neutrofiele granulocyten in staat om op een aspecifieke manier geïnhaleerde partikels onschadelijk te maken. Bloedmonocyten zijn de voorlopers van alveolaire macrofagen. Na migratie uit de bloedbaan kunnen ze evenals neutrofiele granulocyten migreren naar het slijmvlies van de bronchi en bronchioli en naar de alveolaire ruimten. Alveolaire macrofagen hebben receptoren op hun oppervlak: Fc-receptoren voor IgG_1 en IgG_3 en voor complement, waardoor ze beter in staat zijn om bacteriën die bezet zijn met immunoglobulinen en complement te fagocyteren. Naast de intracellulaire killing door middel van zuurstofradicalen en enzymen zijn macrofagen ook in bepaalde omstandigheden in staat om antigeen te presenteren aan T-lymfocyten. Daarnaast kunnen alveolaire ma-

Tabel 10-2 Cellen en mediatoren betrokken bij aspecifieke en specifieke afweer

Aspecifieke afweer	
a granulocyten	1 zuurstofafhankelijke antimicrobiële activiteit: productie van zuurstofradicalen (H_2O_2, O_3^-, OH^- etc.) Deze zijn schadelijk voor de bacteriële celwand 2 zuurstofonafhankelijke antimicrobiële activiteit: – lysozym; grijpt aan op de celwand van de bacterie (peptidoglycaan) en is bactericide – lactoferrine; bindt ijzer in de celwand van de bacterie en is daardoor bacteriostatisch – proteases; breken bacteriële eiwitten af – lage pH; maakt dat bacteriën niet kunnen delen en dat vele metabole processen verstoord worden
b macrofagen	1 fagocytose van bacteriën, organisch en anorganisch materiaal 2 intracellulaire killing (d.m.v. zuurstofradicalen en enzymen) 3 antigeenpresentatie (o.a. van gedegradeerde virale eiwitten aan de T-cellen) 4 productie van cytokinen om het specifieke imuunsysteem te stimuleren o.a. IL-1, -6, -8, TNF-α, TGF-β, PDGF. Immunologische reacties worden daardoor op gang gebracht. 5 productie van complementfactoren (C_1-C_5, B, D)
c NK-cellen	1 killing van virusgeïnfecteerde cellen 2 productie van cytokinen (TNF-α en -β)
d complement	1 chemotaxie van neutrofielen en macrofagen 2 hechting aan celwand van de bacterie, opsonisatie 3 beschadiging van de membraan van bacteriën en virussen in combinatie met andere stoffen, zoals het lysozym waardoor de antimicrobiële activiteit toeneemt
Specifieke afweer	
a dendritische cellen	effecten: – presentatie van antigeen aan T-lymfocyten waardoor de productie van cytokinen op gang komt
b humorale immuniteit	B-lymfocyten rijpen uit tot plasmacellen die immunoglobulinen produceren: IgA, IgG, IgM, IgE effecten: – toename van fagocytose door opsonisatie – toename van agglutinatie van bacteriën – neutralisatie van bacteriële toxinen – remming van groei en adherentie – complementactivering – chemotaxie
c cellulaire immuniteit	T-helper (TH)1 en TH2 cellen produceren cytokinen: TH1: IL-2, IFN-γ en TH2: IL-4, IL-5, IL-6, IL-10, IL-13 effecten: – cytolyse van viraal geïnfecteerde cellen – activering van alveolaire macrofagen, toegenomen intracellulaire killing – activering van mestcellen en eosinofielen – inductie van granulomen

crofagen velerlei cytokinen produceren waaronder IL-1, IL-6, IL-8, IL-10, IL-12, TNF-α, en IFN-α en -β. Door de productie van deze cytokinen kan het aspecifieke afweermechanisme het specifieke mechanisme (de humorale en cellulaire afweer) op gang brengen.

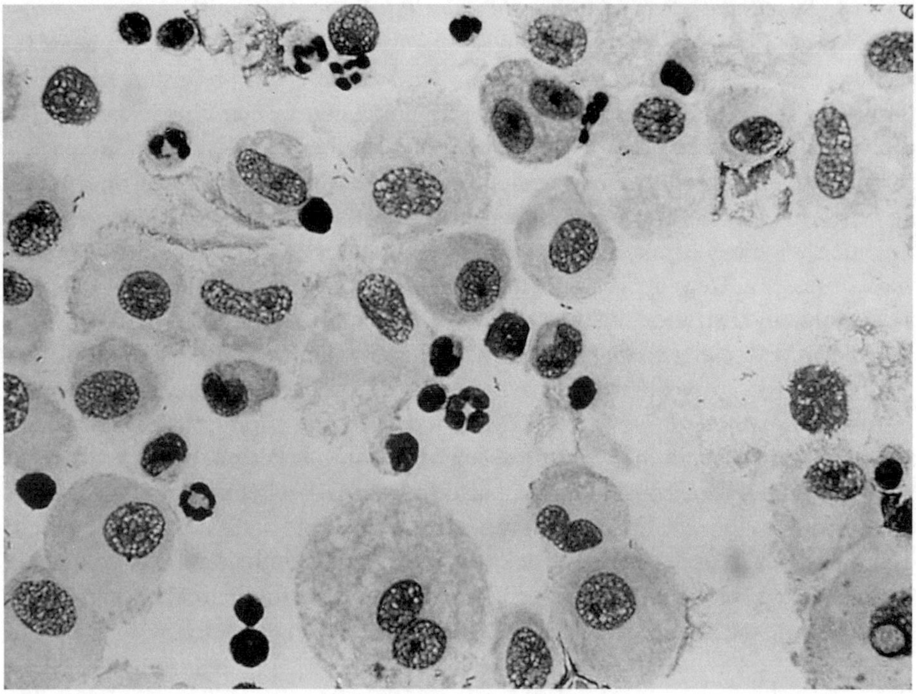

Figuur 10-2 Cellulaire component van broncho-alveolaire lavage van een gezonde niet-roker
Naast macrofagen zijn enkele lymfocyten en granulocyten zichtbaar.

NK-cellen

Een andere niet-specifieke ontstekingscel is de NK-cel. Deze NK-cellen komen normaal gesproken niet in de long voor, maar wel bij een virale infectie. Ze kunnen, evenals de specifieke cytotoxische T-cellen, met virus geïnfecteerde cellen lyseren. Ook zijn ze in staat cytokinen te produceren waaronder TNF-α en -β die weer alveolaire macrofagen kunnen activeren.

Complement

Een vierde component van de aspecifieke afweer betreft het complement. Het complementsysteem speelt samen met antistoffen en fagocyten een zeer belangrijke rol bij de afweer tegen micro-organismen. Het is betrokken bij de activering van allerlei cellen zoals granulocyten, monocyten maar ook B-lymfocyten. Onder normale omstandigheden verkeert het complementsysteem in een niet-geactiveerde staat. Activering kan plaatsvinden na interactie van complementcomponenten met antigeen-antistofcomplexen of door contact met virussen en bacteriën.
Het complement is eveneens belangrijk bij de chemotaxie en activering van fagocytaire cellen zoals de bovengenoemde neutrofiele granulocyten en macrofagen. Complement is in staat om de lokale vasculaire permeabiliteit te vergroten en daardoor chemotaxie te bevorderen van fagocyten. Daarnaast kan het complement hechten aan de bacteriewand waardoor de bacterie gemakkelijker door fagocyten wordt opgenomen.

Het voordeel van de bovengenoemde factoren is dat ze niet specifiek zijn en dus werkzaam zijn bij allerlei ingeademde partikels.

10.1.1.3 *Specifieke afweer (humorale en cellulaire immuniteit)*

Wanneer de ingeademde partikels tussen de epitheelcellen van het slijmvlies terechtkomen, kunnen ze worden opgenomen door antigeen presenterende cellen (figuur 10-3). Deze cellen kunnen bepaalde antigenen in combinatie met MHC-moleculen presenteren aan T-lymfocyten en B-lymfocyten. T-lymfocyten kunnen velerlei cytokinen produceren en spelen daardoor een belangrijke rol bij de specifieke activering van het immuunsysteem (tabel 10-2). Er zijn verschillende soorten T-lymfocyten die gekarakteriseerd worden door expressie van verschillende oppervlakteantigenen. Deze oppervlakteantigenen worden door middel van een CD-code aangeduid, dit staat voor *cluster of differentiation*. Sommige merkers zijn specifiek voor T-lymfocyten en andere komen ook op andere cellen voor. De merkers vormen een heterogene groep die zowel enzymen als glycoproteïnen en receptoren omvat. De uitgedifferentieerde, volwassen T-lymfocyt heeft een rijpingsproces doorlopen vanaf het stamcelstadium. Het expressiepatroon van merkermoleculen is afhankelijk van het ontwikkelingsstadium van de cel. Analyse van het merkerpatroon geeft dus ook informatie over het stadium van de ontwikkeling waarin de cel zich bevindt. T-lymfocyten zijn onder meer betrokken bij de overgevoeligheid van het vertraagde type en bij de cellulaire cytotoxiciteit. De T-lymfocyten die betrokken zijn bij de cellulaire cytotoxiciteit worden cytotoxische T-lymfocyten genoemd.

Een ander celtype, de zogenoemde B-lymfocyt, is verantwoordelijk voor de humorale immuniteit. Na een prikkeling met antigeen, bijvoorbeeld door middel van presentatie van een antigeen door een antigeen presenterende cel, zoals een dendritische cel, zullen de B-cellen kunnen uitrijpen tot plasmacellen en zich vermeerderen. De zo ontstane celpopulatie zal overgaan tot de productie van immunoglobulinen, zoals IgM, IgG, IgA of IgE. Wanneer de antigene stimulus bijvoorbeeld door het genezen van de infectie verdwijnt, neemt ook de productie van specifieke antistoffen af en veranderen de gestimuleerde B-lymfocyten in zogenoemde geheugencellen. Bij een hernieuwde infectie met hetzelfde antigeen zijn de geheugencellen in staat veel sneller te reageren met de vorming van antilichamen. Intrapulmonale depositie van antigeen kan ook een systemische immunisatie geven wanneer de dendritrische cellen via de oppervlakkige en diepe lymfomatoïde plexus naar centraal worden afgevoerd.

10.1.2 Stoornissen in de verdediging van de long

10.1.2.1 *Stoornissen in de mechanische afweer*

Stoornissen in de mechanische afweer van de long kunnen aanleiding zijn tot recidiverende infecties. Wanneer er bijvoorbeeld onvoldoende bevochtiging is van de lucht in de nasopharynx en in de keelholte kan heel gemakkelijk uitdroging van de slijmvliezen ontstaan. Daardoor zal het mucustransport ernstig gestoord raken. Het bronchusepitheel zal ook lokaal beschadigen en dat leidt tot een verminderde klaring van allerlei partikels uit de long. Zo'n situatie kan zich voordoen bij patiënten in het ziekenhuis die zuurstof krijgen toegediend via de neus, via de mondkeelholte of via een tracheacanule waarbij onvoldoende bevochtiging van de toegediende zuurstof plaatsvindt. In zo'n geval kan makkelijk indikking van bronchussecreet ontstaan en treedt korstvorming op in de trachea en grotere bronchi. Chroni-

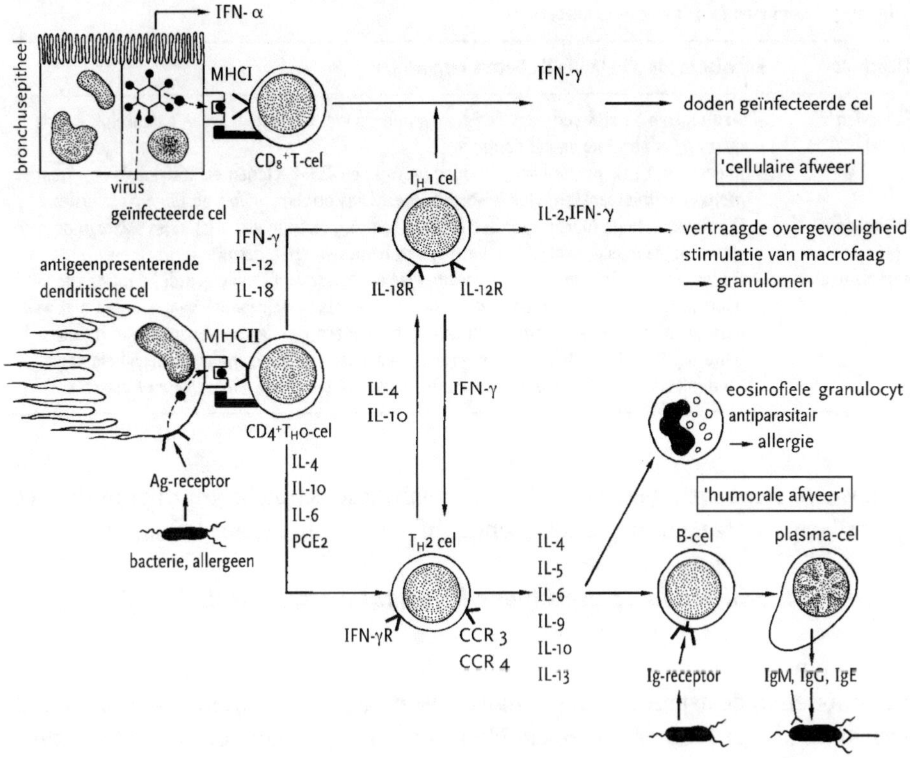

Figuur 10-3 Cellen betrokken bij de immuunrespons
CD = cluster of differentiation
IL = interleukine
Ig = immunoglobuline

sche irritatie door een neusslang kan ook aanleiding geven tot beschadiging van het slijmvlies waardoor bloedingen kunnen ontstaan en indikking van secreet kan plaatsvinden. Hierdoor vermindert de klaring. Primaire afwijkingen aan de trilharen zijn zeer zeldzaam (het immotiele-ciliasyndroom), en kunnen ernstige infecties geven.

Andere oorzaken voor afvloedbelemmering zijn: tumoren in de hogere en lagere luchtwegen, een corpus alienum en anatomische afwijkingen. Bij het laatste kan worden gedacht aan een beschadiging van luchtwegen door een eerder doorgemaakte infectie, bijvoorbeeld een tuberculose. Ook recidiverende infecties met andere micro-organismen kunnen de luchtwegwand beschadigen. Er ontstaat dan een vicieuze cirkel omdat door een beschadigde luchtwegwand de klaring gestoord zal zijn en bacteriën zich gemakkelijk in de long kunnen nestelen. Door de recidiverende infecties zullen bronchiëctasieën ontstaan die door nieuwe infecties nog meer destructie geven.

Een andere oorzaak voor een toegenomen kans op luchtweginfecties is een verminderde hoestreflex. Vooral bij versufte patiënten en comateuze patiënten maar ook bij patiënten met een overdosering aan drugs en bij patiënten met neurologische aandoeningen kan de hoestreflex verminderd zijn. Dit kan gemakkelijk aanleiding geven tot aspiratie waarbij bacteriën uit de mond-keelholte in de long terechtkomen en aanleiding kunnen zijn tot het ontstaan van een pneumonie.

Men dient dus in eerste instantie te denken aan allerlei mechanische stoornissen in de afweer die aanleiding kunnen geven tot infecties voordat wordt overgegaan tot vrij invasieve en ook kostbare diagnostiek naar de functie van het aspecifieke en specifie-

Tabel 10-3 Stoornissen in de aspecifieke afweer

Deficiëntie	Infectieuze complicaties in de tractus respiratorius
fagocyten	– Neutropenie op zich verhoogt de kans op infectie met Gram-negatieven afhankelijk van de duur en het absolute aantal neutrofielen. – Infecties met gekapselde bacteriën (pneumokok) en Coli-bacteriën en Stafylokokken, *Pseudomonas* en Streptokokken. Ook bestaat er meer kans op *Aspergillus*- en *Candida*-infecties.
NK-cellen	– Een stoornis in de functie van de NK-cellen kan resulteren in virale infecties waarvan de voornaamste infectie met of reactivering van herpes-virussen betreft.
complement	– Hogere kans op infecties met *S. pneumoniae* en *Neisseria*. Complementdeficiënties zijn doorgaans erfelijk maar omdat het meestal om selectieve deficiënties gaat, worden niet vaak ernstige infecties waargenomen. Bij deficiëntie van één van de componenten van de klassieke route (C_1, C_4, C_2) kan de alternatieve route compenseren. Een complete afwezigheid van C_3 geeft infecties met *S. pneumoniae, H. influenzae, S. pyogenes, Klebsiella en Neisseria.*

ke afweersysteem van de long. Een goede anamnese is dus belangrijk om de meer gebruikelijke oorzaken van recidiverende infecties op het spoor te komen.

10.1.2.2 *Stoornissen in de aspecifieke fagocytaire afweer (tabel 10-3)*

Fagocyten

Stoornissen in de aspecifieke fagocytaire afweer, het complementsysteem en in de specifieke afweer kunnen onderscheiden worden in primaire en secundaire stoornissen. De primaire stoornissen zijn congenitaal aanwezig en zullen zich doorgaans op de kinderleeftijd uiten, terwijl de secundaire stoornissen op latere leeftijd ontstaan bijvoorbeeld door immuundeficiënties ten gevolge van splenomegalie of ondervoeding, slechte hygiënische omstandigheden of door medicamenteus ingrijpen. Bij congenitale vormen van deze stoornissen kunnen dus allerlei infecties op de kinderleeftijd optreden. Het betreft doorgaans zowel stoornissen in de cellulaire immuniteit als in de humorale immuniteit. Voorbeelden van primaire immuundeficiënties zijn de autosomale recessieve hypogammaglobulinemieën en de X-gebonden agammaglobulinemie (ziekte van Bruton). Deze patiënten hebben een normale T-celfunctie en daarom een normale cellulaire immuniteit tegen virale infecties, maar hebben zeer lage immunoglobulinespiegels. Verder zijn er allerlei selectieve deficiënties in immunoglobulineproductie beschreven. Dit leidt onder andere tot infecties met stafylokokken.
Een andere oorzaak voor een secundaire immuunstoornis betreft infectie met het HIV-virus waardoor het aantal CD4-positieve T-lymfocyten afneemt en secundaire infecties met onder andere *Pneumocystis carinii* en *Candida* ontstaan. Een ander voorbeeld van een secundaire immuundeficiëntie is die welke ontstaat door splenectomie waarbij gemakkelijk infecties met *Streptococcus pneumoniae* en *Haemophilus influenzae* voor kunnen komen.
Omdat de voornaamste functies van de neutrofiele granulocyten het opnemen en doden van bacteriën betreffen, zal een disfunctie van deze cellen leiden tot infecties. De kenmerken van deze infecties zijn dat ze recidiverend optreden en vaak lang duren. De klinische symptomatologie en de ernst van de infectie kan een discrepantie tonen. Vaak zijn deze infecties moeilijk te behandelen met antibiotica en meestal betreft het stafylokokken, *Pseudomonas* en streptokokken.

Een neutropenie komt veel vaker voor dan een disfunctie van neutrofiele granulocyten. Dit komt omdat neutropenie vaak geïnduceerd wordt door chemotherapie toegediend in verband met maligniteiten. Een milde vorm van neutropenie is doorgaans zonder symptomen, maar ernstige neutropenieën kunnen met infecties door de bovenbeschreven micro-organismen gepaard gaan.
Een disfunctie van neutrofiele granulocyten kan de mobiliteit van de cellen betreffen maar daarnaast ook een verminderde fagocytose. Ook bestaat de mogelijkheid dat de intracellulaire killing van gefagocyteerde micro-organismen gestoord is. Een voorbeeld van zo'n aandoening is de *chronic granulomateous disease* (CGD) waarbij granulocyten geen zuurstofradicalen kunnen produceren.
Er zijn ziektebeelden beschreven waarbij sprake is van een gestoorde fusie tussen fagosoom en lysosoom. Dit leidt tot onvoldoende killing van gefagocyteerde bacteriën. Ook kan de chemotaxie gestoord zijn. Daarnaast zijn nog geïsoleerde myeloperoxidasedeficiënties beschreven waardoor fagocyten in verminderde mate een respiratoire *burst* met de productie van superoxide en peroxide tonen na ingestie van bacteriën. Dit hoeft niet per se tot recidiverende infecties te leiden, omdat er ook andere cellulaire mechanismen zijn die uiteindelijk leiden tot het doden van bacteriën.

NK-cellen

Stoornissen in de NK-cellen kunnen aanleiding geven tot een verminderde afweer tegen virale infecties.

Complementsysteem

Ook zijn er stoornissen in het complementsysteem beschreven. Wanneer hiervan sprake is, kunnen gemakkelijk infecties optreden met *Streptococcus pneumoniae, Haemophilus influenzae, Streptococcus pyogenes, Klebsiella* en *Neisseria.* Het betreft dan meestal infecties van de mucosa. Ook andere complementdeficiënties zijn beschreven (C1, C4 en C2); dit betreft dan stoornissen in de klassieke route van complementactivering. Op zich hoeft dit geen aanleiding te zijn tot toegenomen infecties als de alternatieve route intact is en er toch een normale weerstand tegen infecties is. Hoewel er een aantal primaire complementdeficiënties zijn beschreven is de meest voorkomende oorzaak voor een tekort aan complementfactoren een secundaire deficiëntie door consumptie via de klassieke en de alternatieve route. Een voorbeeld daarvan is bijvoorbeeld een ziekte als *systemic lupus erythematosus* (SLE) waarbij er een toegenomen consumptie is van de complementfactoren C1, C4 en C2. Er kan daardoor een verstoorde opsonisatie aanwezig zijn bij deze patiënten.

10.1.2.3 *Stoornissen in de specifieke afweer (tabel 10-4)*

De dendritische cellen, B-lymfocyten en T-lymfocyten vormen tezamen een geïntegreerd systeem om ingeademde antigenen onwerkzaam te maken. Zoals eerder is aangegeven komen dendritische cellen zowel tussen de epitheelcellen van de bronchiale mucosa voor als onder de basaalmembraan. Zij zijn in grote hoeveelheden aanwezig en kunnen het ingeademde antigeen presenteren aan B- en T-lymfocyten. Er zijn nog geen duidelijke primaire stoornissen in de functie van dendritische cellen beschreven. Wel is het zo dat toediening van corticosteroïden secundair een verminderde functie van dendritische cellen geeft. Dit komt doordat het aantal dendritische cellen in de mucosa afneemt. Bovendien is uit in-vitrotests gebleken

Tabel 10-4 Stoornissen in de specifieke afweer

Deficiëntie	Infectieuze complicaties in de tractus respiratorius
T-lymfocyten	– gestoorde cellulaire immuniteit tegen intracellulaire micro-organismen zoals *M. tuberculosis*, virussen zoals cytomegalo-, herpes- en vacciniavirus en gisten en schimmels zoals *Candida*, *Aspergillus* en tegen *Toxoplasma* en *P. carinii*
B-lymfocyten algemeen	– gestoorde opsonisatie en agglutinatie, waardoor infecties van de luchtwegen met vooral extracellulaire gekapselde pyogene micro-organismen zoals: *H. influenzae, S. pneumoniae, S. pyogenes, S. aureus en Neisseria*-species
selectief IgA	– komt als primaire aandoening voor in een hoge frequentie 1:700, kan aanleiding geven tot respiratoire infecties. Anafylactoïde reacties na bloedtransfusie zijn beschreven door antistoffen tegen IgA. Een selectieve IgA-deficintie kan secundair ontstaan door anti-epileptica of antirheumatica
selectief IgG	– een selectieve IgG-deficiëntie kan gemakkelijk worden gemist doordat met name IgG_1 voor het grootste deel bijdraagt aan de IgG-spiegel. Een deficiëntie van IgG_2 kan bijdragen aan recidiverende infecties van long en neusbijholten met gekapselde bacteriën zoals *Haemophilus* – IgG_2-deficiëntie kan voorkomen tezamen met deficiënties van IgA en IgG_4
common variable immunodeficiency	– zeer zeldzaam, treedt op ongeveer 30-jarige leeftijd of later op en wordt gekenmerkt door een intrinsiek B-cel-defect, een regulatiestoornis door T-lymfocyten (verminderde productie van cytokinen) en auto-antistoffen tegen B- of T-lymfocyten. Pneumonie, chronische sinusitis, otitis media en bronchiëctasieën komen frequent voor met pyogene micro-organismen zoals *H. infuenzae, S. aureus*. Daarnaast ook een toename van granulomateuze ontstekingen

dat ook de antigeenpresentatie van dendritische cellen aan B- en T-lymfocyten in negatieve zin door corticosteroïden wordt beïnvloed.

Stoornissen in de B-lymfocyten

Wat betreft de stoornissen in de humorale immuniteit (B-lymfocyten) kunnen twee vormen worden onderscheiden. De eerste vorm betreft een toegenomen verlies van eiwitten en daardoor een daling van immunoglobulinespiegels. Voorbeelden hiervan zijn het nefrotisch syndroom, brandwonden of *protein loosing enteropathy*. Daarnaast zijn diverse ziektebeelden bekend waarbij een verminderde productie van immunoglobulinen op de voorgrond staat. Omdat immunoglobulinen vooral een opsoniserende rol hebben bij infecties, zal een tekort aan immunoglobulines gepaard gaan met infecties met gekapselde pyogene micro-organismen zoals *Haemophilus influenzae, Streptococcus pneumoniae, Streptococcus pyogenes, Streptococcus aureus* en *Neisseria*-stammen.

Een primaire vorm van een stoornis in de productie van immunoglobulinen door plasmacellen is de zogenoemde X-gebonden hypogammaglobulinemie. Hierbij is sprake van een totale afwezigheid van B-lymfocyten en immunoglobulinen doordat er een defect is van de uitrijping van pré B-cellen naar B-lymfocyten. Een en ander betekent dat kinderen op de zuigelingenleeftijd pyogene infecties ontwikkelen zoals otitis media, sinusitis en een pneumonie. Ook zijn bij dit ziektebeeld bronchiëctasieën beschreven.

Selectieve IgA-deficiëntie

Een vorm van een verworven immuundeficiëntie is de selectieve IgA-deficiëntie die kan worden geïnduceerd door anti-epileptica zoals fenytoïne, antirheumatica zoals penicillamine en goudpreparaten. De afwijkingen zijn gewoonlijk reversibel na het staken van het medicament. Bij een selectieve IgA-deficiëntie is het serum-IgA lager dan 0,05 g/l, terwijl het serum-IgM en -IgG normaal of verhoogd zijn. Overigens is de primaire IgA-deficiëntie de meest voorkomende immuundeficiëntie.

Een selectieve IgA-deficiëntie kan zich op elke leeftijd presenteren. De meeste patiënten met een selectieve IgA-deficiëntie zijn overigens gezond. Er is echter een subgroep met recidiverende pulmonale infecties en otitis media met name wanneer de IgA-deficiëntie gepaard gaat met een IgG_2- deficiëntie. Bij deze patiënten worden vaker allergie en maagdarmziekten gezien zoals coeliakie en pernicieuze anemie en ook auto-immuunziekten zoals SLE, de ziekte van Sjögren en reumatoïde artritis en daarnaast ook maligniteiten. Een selectieve IgA-deficiëntie kan ook ontstaan door antistoffen tegen IgA. In dat geval kan er een zeer gevaarlijke reactie optreden na bloedtransfusie en daarom zijn transfusies bij deze patiënten alleen geoorloofd met IgA-vrij bloed. Patiënten met een selectieve IgA-deficiëntie dienen niet therapeutisch met gammaglobuline te worden behandeld tenzij ook een deficiëntie aanwezig is van IgG_2. Wel is het noodzakelijk om de infecties adequaat te behandelen met antibiotica.

Selectieve IgG-deficiëntie

Selectieve deficiënties in subklassen van immunoglobuline G zijn ook beschreven, maar kunnen gemakkelijk gemist worden, omdat de grootste hoeveelheid IgG wordt gevormd door het zogenoemde IgG_1. Een geïsoleerde subklasse-deficiëntie van bijvoorbeeld IgG_2 kan voorkomen tezamen met deficiënties van IgA en IgG_4 en kan in zo'n geval bijdragen tot recidiverende infecties van longen en neusbijholten.

Deficiëntie in T-lymfocyten

Deficiënties van T-lymfocyten komen eigenlijk nooit geïsoleerd voor. Gelet op de centrale rol van T-lymfocyten betreft een deficiëntie aan T-lymfocyten vrijwel altijd een gecombineerde cellulaire en humorale deficiëntie. Meestal manifesteren primaire T-cel-deficiënties zich al op de zuigelingenleeftijd. Een voorbeeld van een primaire deficiëntie van T-lymfocyten is het zogenoemde DiGeorge-syndroom. Dit ziektebeeld wordt gekenmerkt door een hypoplasie van de thymus met lage aantallen functionerende T-lymfocyten. Een en ander betekent dat kinderen met zo'n T-cel-deficiëntie vaak zeer ernstige infecties hebben en op latere leeftijd aan maligniteiten overlijden. Een voorbeeld van een secundaire deficiëntie in de functie van T-lymfocyten is aids dat ontstaat ten gevolge van infectie met het HIV-virus. Hierdoor ontwikkelen zich allerlei opportunistische infecties en kunnen ook tumoren ontstaan zoals het Kaposi-sarcoom.

Omdat solitaire disfuncties van T-lymfocyten vaak gepaard gaan met een abnormale B-celfunctie is uiteindelijk naast de cellulaire ook de humorale immuniteit aangedaan. De klinische verschijnselen worden gekenmerkt door ernstige infecties in de long met allerlei micro-organismen: zowel intra- als extracellulaire bacteriën, virussen, schimmels en ook *Pneumocystis carinii*.

Common variable immunodeficiency

Een gecombineerde deficiëntie van T- en B-celfunctie betreft de *common variable immunodeficiency* (CVID). Deze ziekte komt bij mannen en vrouwen voor en manifesteert zich vaak tussen het 20e en 30e levensjaar. De oorzaak van de afwijking is nog niet geheel bekend; mogelijk is er een intrinsiek B-celdefect, waardoor uitrijping van B-lymfocyten tot Ig-producerende cellen niet optreedt. Ook is het mogelijk dat er een defect is in de regulatie door T-lymfocyten; anderzijds zijn er mogelijk auto-antistoffen tegen B- of T-lymfocyten. In ieder geval is aangetoond dat T-lymfocyten bij stimulatie in verminderde mate in staat zijn tot productie van cytokinen zoals IL-2 en IL-4. Bij deze ziekte is er ook een verlaging van het immunoglobulinegehalte met name van IgG en IgA. De ziekte wordt gekenmerkt door recidiverende pyogene infecties en bij laboratoriumonderzoek is het totaal serumimmunoglobuline lager dan 3,0 g/l en het serum IgG lager dan 2,5 g/l. Er is een verhoogde incidentie van auto-immuunziekten en maligniteiten. Het aantal B-lymfocyten in het bloed is verhoogd, maar kan ook normaal of verlaagd zijn. Bij patiënten met deze aandoening worden nog al eens gastro-intestinale symptomen gezien ten gevolge van infecties met *Giardia lamblia.* De behandeling bestaat uit suppletie met immunoglobulinen, en antibiotica als er sprake is van infecties.

10.2 KLINISCHE VERSCHIJNSELEN BIJ IMMUUNDEFICIËNTIES

De klinische verschijnselen die frequent voorkomen bij immuundeficiënties worden vooral gekenmerkt door het feit dat de infecties vaak chronisch zijn. Meestal gaat het om recidiverende infecties en is er tussen de diverse infecties een onvolledig herstel. Vaak gaat het ook om ongebruikelijke verwekkers. Ook kunnen huidafwijkingen en hepatosplenomegalie aanwezig zijn. In sommige gevallen kunnen ook recidiverende abcessen optreden. Het betreft meestal infecties door pyogenen (extracellulaire bacteriën) en vaak is er dan sprake van een verminderde opsonisatie door een deficiëntie aan antistoffen en/of complement.

Voordat verder onderzoek wordt ingezet naar de mogelijke immuundeficiëntie dienen allerlei andere oorzaken van de recidiverende infecties te worden uitgesloten zoals een afvloedbelemmering die kan voorkomen bij corpora aliena of een tumor in de long of een anatomische afwijking in de long. Ook dient een verminderde lokale weerstand van de slijmvliezen te worden uitgesloten. Wanneer deze oorzaken van recidiverende infecties zijn uitgesloten bestaat de mogelijkheid van een immuundeficiëntie. Deze kan primair zijn en betreft dan vaak een stoornis in de productie van immunoglobulinen, bijvoorbeeld een selectieve IgA-, IgG-, of IgG_2-deficiëntie, maar zelden een deficiëntie van complement of granulocyten. De stoornis kan ook secundair zijn ten gevolge van toediening van bepaalde geneesmiddelen of onderliggende immuunsuppressieve ziekten of ondervoeding.

De infecties die bij een primaire en secundaire immuundeficiëntie in de long voorkomen, zijn dus gekenmerkt door pyogene micro-organismen zoals *Haemophilus influenzae, Streptococcus pneumoniae, Streptococcus pyogenes, Staphylococcus aureus* en *Neisseria*-species. Wanneer er naast een stoornis in de functie van de B-lymfocyten bovendien een stoornis is in de functie van T-lymfocyten kunnen ook allerlei andere infecties optreden zoals met *Mycobacterium tuberculosis,* bepaalde

virussen zoals het cytomegalo-, herpes- en vacciniavirus en met gisten en schimmels zoals *Candida, Aspergillus, Toxoplasma* en *Pneumocystis carinii.*
Het betreft bij immuundeficiënties vaak gecombineerde verschijnselen in de zin van een otitis media met chronische sinusitis eventueel gecompliceerd door een pneumonie. Het komt zelden voor dat er bij een immuundeficiëntie solitaire infecties zijn van de neus-keelholte. Vaak is de gehele tractus respiratorius erbij betrokken. De ziekteverwekkers bij een primaire en een secundaire immuundeficiëntie zijn in principe niet verschillend.

10.3 DIAGNOSTIEK

10.3.1 Anamnese en lichamelijk onderzoek

Voor een goede diagnostiek bij het vermoeden van een immuundeficiëntie zijn anamnese en laboratoriumonderzoek erg belangrijk. Bij de anamnese dient gevraagd te worden wanneer de infecties zijn begonnen, of er een vlot herstel is van een infectie of dat het lang blijft duren en hoe frequent de infecties voorkomen. Ook is het belangrijk na te vragen of er sprake is van een volledig herstel en waar de infecties hebben gezeten. Met name dient nagevraagd te worden of er infecties zijn op kno-gebied en in de long. Het is bovendien belangrijk om te weten of de patiënt vroeger gevaccineerd is geweest en of er contact is geweest met tuberculose. Ook moeten vroegere ziekenhuisopnamen verder worden uitgediept. Bovendien moet het geneesmiddelengebruik in kaart worden gebracht omdat bekend is dat bepaalde geneesmiddelen, bijvoorbeeld immunosuppressiva zoals corticosteroïden, een verminderde afweer kunnen induceren. Indien de gedachten uitgaan naar een primaire immuundeficiëntie is de familieanamnese natuurlijk heel belangrijk. Er dient gevraagd te worden of dezelfde klachten ook bij familieleden voorkomen en of er mogelijk familieleden op jonge leeftijd aan infecties zijn overleden.
De meest voorkomende immuundeficiënties zijn secundaire immuundeficiënties. Het kan zijn dat er een verlies is van immunoglobulinen via de darm. Andere mogelijkheden voor een deficiëntie zijn: maligniteiten, ondervoeding, infecties met virussen (HIV) en bepaalde geneesmiddelen. Het is bekend dat anti-epileptica zoals fenytoïne en antirheumatica een selectieve IgA-deficiëntie kunnen veroorzaken.
Een splenectomie is eveneens een bekende oorzaak van een secundaire immuundeficiëntie. Na splenectomie wordt vaak een daling van de IgM-spiegels gezien en is er een verminderde klaring van micro-organismen uit de circulatie. Ook is de primaire antistofvorming verminderd. Vooral bij jongere kinderen treden daardoor vaak infecties op met *Streptococcus pneumoniae* en *Haemophilus influenzae.* Het is daarom belangrijk om bij de anamnese hierin inzicht te krijgen.
Het is bekend dat ondervoeding ook een belangrijke oorzaak van secundaire immuundeficiëntie kan zijn. Door eiwittekorten kan er een lymfopenie ontstaan en ernstige depletie van T-lymfocyten in T-cel-afhankelijke gebieden. Doorgaans zijn de infecties in ontwikkelingslanden ten gevolge van ondervoeding anders dan in westerse landen. Ook tekorten aan bepaalde essentiële elementen zoals ijzer, zink en bepaalde vitaminen kunnen aanleiding geven tot een verminderde functie van het afweersysteem. Bij ouderen zijn de immuundeficiënties vaak ook een gevolg van deficiënte voeding. Andere onderliggende oorzaken in deze groep zijn diabetes mellitus, waarbij zowel de fagocytose als de chemotaxie gestoord is, en een over-

matig alcoholgebruik waarbij door leverfunctiestoornissen een daling van het serum-complementgehalte kan optreden. Bij sarcoïdose is er sprake van een verminderde T-celfunctie en daardoor is de Mantoux-reactie minder betrouwbaar. Overigens worden bij sarcoïdose niet vaak bacteriële of virale infecties gezien. Samenvattend kan daarom worden gesteld dat de anamnese bij het vermoeden op immuundeficiënties uitermate belangrijk is en dat daaraan veel aandacht dient te worden besteed.

10.3.2 Laboratoriumonderzoek

Het doel van het laboratoriumonderzoek bij infectieproblemen is de infectie te bewijzen door het oorzakelijke micro-organisme aan te tonen. Indien allerlei andere oorzaken zoals afvloedbelemmering en een verminderde lokale weerstand van de slijmvliezen zijn uitgesloten, dient de immunologische stoornis te worden aangetoond (tabel 10-5). In eerste instantie is het hiertoe noodzakelijk om het aantal leukocyten te bepalen met een differentiatie. Voorts dienen de serum-immunoglobulinespiegels te worden bepaald, dus het IgG, IgM, IgA en de IgG-subklassen. Het is belangrijk om te weten of er voldoende complement aanwezig is. Hiervoor dienen de CH50 of AP50 te worden bepaald. Ondervoeding kan worden uitgesloten door het albuminegehalte te bepalen.
Indien men met relatief eenvoudig laboratoriumonderzoek niet verder komt, dient men de patiënt door te verwijzen om verder onderzoek te laten verrichten naar lymfocytensubpopulaties en de functie ervan door middel van lymfocytenstimulatietests.

10.4 BEHANDELING

De behandeling moet erop gericht zijn om het onderliggende lijden te behandelen. In het geval van immuunsuppressie dient de medicatie in een aantal gevallen aangepast te worden. Ook diabetes mellitus moet goed worden ingesteld om verdere infecties te voorkomen. Wanneer het onderliggend lijden adequaat therapeutisch wordt behandeld, moeten recidiverende infecties direct en op een goede manier met antibiotica worden behandeld. Immers wanneer recidiverende infecties een verdere beschadiging van het slijmvlies van de neus-keelholte en van het bronchiale slijmvlies veroorzaken, kunnen anatomische afwijkingen ontstaan. Hierin kunnen zich vervolgens weer bacteriën nestelen waardoor er gemakkelijk recidiverende infecties op kunnen treden en bronchiëctasieën kunnen ontstaan.

Tabel 10-5 Laboratoriumonderzoek bij infectieproblematiek

1	Aantonen van de infectie (bacterie, virus)
2	Uitsluiten van secundaire immuundeficiënties (maligniteiten, ondervoeding, iatrogeen, afvloedstoornis)
3	Aantonen van een immunologische stoornis[1] (B- en/of T-lymfocyten, fagocytose, complement)
4	Bepaling van het aantal leukocyten en verdeling over celtypen
5	IgG, IgA, IgM en IgG-subklassen
6	Complement CH50, AP50 titer

1 NB: Indien met eenvoudig laboratoriumonderzoek de oorzaak van de immuundeficiëntie niet kan worden gevonden, dient verwijzing plaats te vinden.

Bij een selectieve IgA-deficiëntie dienen de infecties adequaat te worden behandeld met antibiotica, maar dient geen gammaglobuline te worden gegeven. Wanneer er tevens sprake is van een IgG_2-deficiëntie, kunnen gammaglobulinen noodzakelijk zijn. In een aantal gevallen is vaccinatie noodzakelijk bijvoorbeeld tegen influenza, of zoals bij patiënten die een splenectomie hebben ondergaan, tegen infecties met *Streptococcus pneumoniae.*

Literatuur

Interactions of Bacteria with Airway Cells and Secretions. Am J Resp Crit Care Med 1996;154:S131-S206.

Sibille Y, Nicod LP, Holt PG. Pulmonary immunology and therapeutic interventions on the mucosal defence mechanisms. Eur Respir Rev 1996; 6:36,127-185.

Pratter MR, Nelson S. Cytokines and Pulmonary Infection. Part I: Host-Pathogen Interactions in Pulmonary Infections. American Thoracic Society 1997;1-52.

Pratter MR, Nelson S. Cytokines and Pulmonary Infection. Part II: The Role of Cytokines in Systemic and Pulmonary Medicine. American Thoracic Society 1997;1-42.

Reynolds HY, Elias JA. Pulmonary Defense Mechanisms against Infections. Fishman's Pulmonary Diseases and Disorders 1998;1:265-275.

Weismann DN, Landreth KS, Wilson NW. Antibody-Mediated Lung Defenses and Humoral Immunodeficiency. Fishman's Pulmonary Diseases and Disorders 1998;1:303-315.

11 Aids

dr. R. Peleman

11.1 ETIOLOGIE

In 1981 werd in de VS een nieuwe ziekte beschreven: aids (*acquired immune deficiency syndrome*). Voorheen gezonde homoseksuele mannen kregen diarree, vermagerden en kwijnden weg. Schimmelinfecties traden op in de longen en sommige patiënten vertoonden een vorm van huidkanker, Kaposi-sarcoom. Het oorzakelijke virus, HIV-1 werd in 1983 ontdekt. In 1985 werd een bloedtest op de markt gebracht om het virus op te sporen. Wat later werd een tweede verwant van het virus ontdekt: HIV-2. Dit laatste virus veroorzaakt ook aids en komt meer voor in West-Afrika. Infecties met HIV-2 zouden trager tot aids evolueren dan infecties met HIV-1.

11.2 EPIDEMIOLOGIE

11.2.1 HIV/aids in de wereld

Aanvankelijk werd een explosieve toename gezien van het aantal gevallen bij homoseksuelen, intraveneuze drugsgebruikers en hemofiliepatiënten. Later kwam er een snelle stijging van het aantal infecties bij vrouwelijke prostituees en nadien trad er een golf op bij de mannelijke klanten van de prostituees. Zo konden ook de partners van deze personen geïnfecteerd worden waardoor het virus zich verder kon verspreiden onder de algemene bevolking. Vanwege de hoge mortaliteit, de gevolgen voor de volksgezondheid en de afwezigheid van een curatieve behandeling of vaccin, vormt de HIV-epidemie een van de grootste gezondheidsproblemen van het einde van de twintigste eeuw. Door het chronische karakter en de recidiverende levensbedreigende aandoeningen zijn de financiële kosten voor patiënten én gemeenschap enorm. In 1996 werd aids gemeld in praktisch alle landen. Het aantal seropositieven schat men rond de 22 miljoen in de hele wereld. De snelste toename zal zich in de nabije toekomst voordoen in Zuidoost-Azië en in India. Het aantal klinische gevallen en sterfgevallen door aids zal met een aantal jaren vertraging deze trend volgen. De gemiddelde tijd die verstrijkt tussen infectie en aids is 10 jaar, wat betekent dat na 10 jaar 50% van de geïnfecteerden aids ontwikkeld zal hebben. Verwacht wordt dat 90% aids zal hebben ontwikkeld na 20 jaar. Men verwacht dat er tegen het jaar 2000, 30 miljoen seropositieve volwassenen en 7 miljoen seropositieve kinderen zullen zijn.

Transmissie

Het HIV-virus werd geïsoleerd uit bloed, semen, vaginale secreties, beenmerg, speeksel, cerebrospinaal vocht, tranen, urine, amnionvocht en moedermelk. Enkel voor bloed, seksuele secreties en moedermelk werd transmissie aangetoond. Er zijn geen aanwijzingen dat er andere transmissiewegen zouden zijn zoals voedsel, water, bloedzuigende insecten of gewoon huidcontact.

Risicofactoren

Overdracht van het virus gebeurt vooral door seksueel verkeer, zowel homoseksueel, als heteroseksueel. De kans op overdracht per contact ligt in de buurt van 1%, maar wordt beïnvloed door vele factoren. Seksueel contact met multipele partners is een risicofactor. Multipel staat hier niet alleen voor contact met meerdere partners, maar ook voor contact met meerdere opeenvolgende partners, over de jaren gespreid. De seropositiviteit bij prostituees is in vele landen zeer hoog. De aanwezigheid van seksueel overdraagbare aandoeningen (SOA) die gepaard gaan met ulceraties (lues, chancroïd, herpes) verhoogt het risico vijfmaal.
Bloedtransfusies en injecties of behandeling met niet-steriele instrumenten vormen een tweede risicofactor. In vele landen wordt bloed voor bloedtransfusie nog onvoldoende getest op HIV. Niet alleen is er onvoldoende controle, er is ook nog het probleem van de vensterfase (de tijd waarin een persoon besmet en infectieus is, maar nog geen antistoffen heeft die opgespoord kunnen worden). Dergelijke personen zijn dus seronegatief en toch besmettelijk. Wie zich accidenteel met een besmette naald prikt, heeft een kans van 0,3% om besmet te worden. Het innemen – liefst binnen de 72 uur – van antiretrovirale middelen wordt aangeraden.

Pasgeborenen en borstvoeding

Een kind geboren uit een seropositieve moeder heeft een risico van 25–33% om besmet te worden rond de geboorte. HIV werd geïsoleerd uit moedermelk en transmissie werd aangetoond. De frequentie van transmissie is waarschijnlijk laag. In die gebieden waar infectieziekten en malnutritie de hoofdoorzaak van kindersterfte zijn, behoudt men borstvoeding als standaard omdat flesvoeding daar vaak gevaarlijk kan zijn. Elders wordt borstvoeding afgeraden en moeten HIV-positieve moeders een veilig alternatief vinden.

11.3 DIAGNOSTIEK VAN HIV-INFECTIE

Screeningstest

De diagnostiek van HIV-infectie berust op het aantonen van antistoffen tegen het virus. Men maakt gebruik van een ELISA-test met recombinant envelopeiwitten en kerneiwitten als antigenen. De huidige tests zijn zeer sensitief en specifiek. IgG is aantoonbaar vanaf 3–6 weken na de acute infectie.

Bevestigingstest

Confirmatie van positieve resultaten door middel van *western blotting* is essentieel voordat de patiënt wordt geïnformeerd over de diagnose. De western blot, waarmee de antistofrespons tegen de afzonderlijke structurele virale eiwitten wordt zichtbaar gemaakt, is zowel zeer sensitief als zeer specifiek.

Andere methoden

Bij pasgeborenen en bij volwassenen met atypische western blots, zijn viruskweken een goed diagnostisch alternatief evenals de PCR (polymerase-kettingreactie) die minieme hoeveelheden viraal materiaal in bloed en weefsels detecteert. De PCR-techniek waarmee de *viral load* kan worden aangetoond is momenteel zeer belangrijk voor het monitoren van het effect van behandeling.

Begeleiding bij de HIV-test

De begeleiding voorafgaand aan een HIV-test moet uitleg bevatten over hetgeen er bij een HIV-test aangetoond wordt. Patiënten moeten begrijpen dat de test op HIV-antilichamen uitgevoerd wordt om een HIV-infectie aan te tonen en dat het geen test is om aids aan te tonen. Patiënten moeten weten dat anonimiteit en vertrouwelijkheid betreffende de uitslag gewaarborgd zijn, maar dat er problemen kunnen optreden bij een eventueel positief testresultaat voor afsluiting van bepaalde verzekeringen of bij sollicitaties. De patiënt moet zijn toestemming verlenen alvorens een HIV-test wordt uitgevoerd. Als de patiënt geen toestemming verleent voor een HIV-test, moet deze beslissing gerespecteerd worden. Vanwege de psychische belasting die een positief testresultaat met zich meebrengt voor de patiënt en de naaste omgeving, dient een indruk verkregen te worden van het incasseringsvermogen van de patiënt en het maatschappelijk netwerk waarvan hij deel uitmaakt.
Bij het meedelen van de uitslag van de HIV-test is een goede individuele begeleiding onontbeerlijk. Voordat de uitslag verteld wordt, moet de patiënt op zijn/haar gemak gesteld worden. De arts moet voorbereid zijn op heftige reacties en moet een begrijpende en ondersteunende omgeving creëren. De uitslag van de test moet ongeacht het resultaat, persoonlijk aan de patiënt meegedeeld worden en niet per telefoon. Nadat de uitslag van de test besproken is, moeten ook de transmissiewijzen van het virus aan de orde komen. Men zal zowel manieren waarop het virus wél als waarop het virus niet wordt overgedragen bespreken, evenals risicobeperkend (condoomgebruik) en risicoverhogend gedrag.
Vrouwen in de vruchtbare leeftijd moeten worden ingelicht over het risico van de perinatale transmissie van het virus.
De diagnose van HIV-infectie brengt een emotionele schok teweeg, die vaak gepaard gaat met een grote mate van ontkenning. In vele gevallen zullen dus vervolgconsulten en/of verwijzingen noodzakelijk zijn. HIV en aids worden gezien als ziekten met een snel dodelijk beloop, hoewel er tegenwoordig meer mogelijkheden bestaan om de infectie te bestrijden door middel van diverse antiretrovirale middelen. Het is belangrijk om te trachten de levensinstelling van 'leven met een HIV-infectie' als tegenhanger van 'sterven door aids' op de patiënt over te brengen. De patiënt moet geholpen worden zich te concentreren op de kwaliteit van het leven ondanks de gediagnosticeerde, vooralsnog ongeneeslijke ziekte. Zo wordt uitgelegd dat er effectieve medicijnen bestaan om het virus te onderdrukken en om opportunistische infecties in het kader van de HIV-infectie of aids te voorkomen en te behandelen. Er wordt benadrukt dat gestart zal worden met antiretrovirale en profylactische antibiotische behandeling op een optimaal moment in het beloop van de ziekte.

11.4 HIV/AIDS: PATHOLOGIE

Infectie

Het virus, ongeveer 0,1 μm groot, bestaat uit RNA omgeven door een kapsel van eiwitten. Hieromheen bevindt zich dan nogmaals een mantelenvelop die eveneens bepaalde eiwitten bevat. Door middel van een eiwit (gp120) hecht het virus zich aan bepaalde cellen. De aanhechting van het virus gebeurt via de koppeling van het virale gp120 met specifieke cellulaire receptoren: CD4 in conjunctie met één of meer cofactoren zoals fusine en CC-CK-R5 (chemokinereceptoren). Bij sommige personen zijn mutaties van deze co-receptoren ontdekt. Patiënten die homozygoot zijn voor een deletie van het CCR5-allel, zijn sterk beschermd tegen infectie met het HIV-virus. Na binding van het virus aan de receptoren wordt het RNA opgenomen in de cel. Het RNA van het virale genoom wordt in twee stappen tot DNA gekopieerd. Vervolgens wordt nieuw virus aangemaakt, worden de eiwitten gesynthetiseerd en geassembleerd.

Immuundeficiëntie

Door de virale replicatie wordt de functie van de CD4-lymfocyten gestoord. Later gaan deze CD4-lymfocyten in aantal afnemen. De vernietiging van deze cellen leidt tot een vermindering en uitschakeling van het immuunsysteem waardoor de patiënt immuundeficiënt wordt. Hierdoor kan hij niet langer reageren op bepaalde infecties en ontwikkelen zich ook tumoren. Het absolute aantal CD4-lymfocyten weerspiegelt vrij goed de immuunstatus en nog steeds bepaalt men in routine-follow-up-onderzoek het aantal CD4/CD8-lymfocyten. Deze ratio blijft belangrijk daar vele virale aandoeningen een toename veroorzaken van het absolute aantal en het percentage CD8-lymfocyten; uitgesproken vermindering van de CD4-subpopulatie is evenwel zeer suggestief voor HIV. Het absolute aantal CD4- cellen is verder belangrijker dan de ratio CD4/CD8 en kan gebruikt worden om op specifieke complicaties van HIV-infectie te anticiperen.

Bij CD4 van 200-500/mm^3 zal men bedacht zijn op tuberculose (tbc), Kaposi-sarcoom, orale leukoplakie, *Candida* stomatitis. Bij een CD4 $< 200/mm^3$ kunnen infecties optreden met *Pneumocystis carinii* of toxoplasma en bij CD4 $< 50/mm^3$ kunnen infecties optreden met atypische mycobacteriën, cytomegalovirus of kan een lymfoom ontstaan.

Opportunistische infecties

Een opportunistische infectie is een infectie met een organisme dat geen ziekte veroorzaakt bij een gezonde persoon, maar wel bij personen met immuundeficiëntie. Infecties bij aids-patiënten zijn vaak ernstig en persisterend en terugval treedt vaak op wanneer met de behandeling gestopt wordt. Na een initiële aanvalsbehandeling is dus vaak een onderhoudsbehandeling noodzakelijk.

11.5 KLINISCHE VERSCHIJNSELEN

11.5.1 Vroegtijdige verschijnselen bij opportunistische infecties

Twee tot zes weken na infectie met HIV kan een griepsyndroom ontstaan, te vergelijken met mononucleosis. Tijdens deze fase is er een explosieve virale replicatie met plasmaviremie. Tijdens deze initiële vensterfase waarbij de persoon asymptomatisch kan zijn, zijn er nog geen antistoffen. De persoon is wel besmettelijk. Vier tot achttien weken na infectie worden antilichamen aantoonbaar (de persoon wordt dan seropostief). Deze antilichamen verlagen de plasmaviremie, maar het virus blijft intracellulair aanwezig. Vervolgens treedt er een asymptomatische periode op waarin de immuniteit van de patiënt zeer geleidelijk vermindert. Aan het einde van deze periode treden er langzamerhand lymfeklierzwellingen, vermagering, koorts, nachtelijk zweten, diarree en jeuk op. Dit correleert met een ontwikkelingsfase die vroeger ook wel persisterende lymfadenopathie en *aids-related complex* genoemd werd. Deze stadia gaan onmiddellijk vooraf aan klinische aids. Dit terminaal syndroom is gekenmerkt door opportunistische infecties, optreden van tumoren of systemische aantasting.

11.5.2 Laattijdige klinische verschijnselen bij opportunistische infecties

Constitutionele prodromen met koorts, nachtzweten, vermagering en orale candidiase gedurende weken, gevolgd door toenemende dyspnoe met een niet-productieve hoest en substernale beklemming met substernale pijnlijke irritatie tijdens diepe inademing, pleiten voor *Pneumocystis carinii*-pneumonie. Deze schimmel is de frequentste oorzaak van ernstige respiratoire infecties. Pleura-irritatie komt vaak voor bij patiënten met bacteriële pneumonie, naast koorts, productieve hoest en snel progressieve dyspnoe. Bacteriële infecties zijn zeer frequent en kunnen voorkomen bij elke fase van de HIV-infectie. De meeste pathogenen zijn gekapselde micro-organismen (*Streptococcus pneumoniae* en *Haemophilus influenzae*). Andere kiemen zijn: *Moraxella catarrhalis, Klebsiella pneumoniae, Neisseria meningitidis, Staphylococcus aureus* en *Pseudomonas aeruginosa.* Vrij typisch voor HIV-patiënten zijn infecties met *Rhodococcus equi, Nocardia asteroides, Pasteurella multocida,* en *Corynebacterium pseudodiphtericum.* Ongeveer 10% is geïnfecteerd met meer dan één pathogeen. Bacteriëmie is vaak aanwezig en de bloedkweek is positief bij 25-75% van de patiënten. Bacteriëmische vormen van pneumokokkenpneumonie hebben een duidelijk slechtere prognose.

Op wereldniveau is tuberculose de belangrijkste opportunistische infectie en de voornaamste doodsoorzaak bij HIV-patiënten. Bij HIV-infectie is de cellulaire immuunrespons tegen tuberculose verstoord, wat een effectieve genezing belet. De mate van reactivering bij personen met een positieve tuberculine-huidtest is hoog, maar de tuberculine-huidtest en de cutane allergietests zijn minder betrouwbaar naarmate het aantal CD4-cellen afneemt. Het effect van antituberculeuze behandeling is vergelijkbaar met dat van patiënten zonder HIV-infectie, maar de overleving na een succesvolle behandeling is verminderd. Longtuberculose presenteert zich klassiek als een longaandoening, maar heeft vaak een versneld klinisch beloop. Tuberculose bij patiënten met *full blown aids* doet zich veel vaker voor als een multi-orgaanaantasting met gedissemineerde verspreiding, zodat men dan het beeld ziet van een systeemziekte. Bij opportunistische schimmelinfecties (aspergillose, cryptococcose) staan koorts, hoest en dyspnoe op de voorgrond en soms is er thoracale pijn of haemoptoe. Cytomegalovirus wordt frequent aangetoond in longbiopten, maar is gewoonlijk niet de oorzaak van klinische longaantasting. De symptomen zijn niet specifiek.

11.5.3 Laattijdige klinische verschijnselen bij niet-infectieuze pathologie

Minimale pulmonale klachten zijn er bij aantasting door het Kaposi-sarcoom. Dyspnoe staat op de voorgrond bij patiënten met interstitiële afwijkingen.
Niet-specifieke interstitiële pneumonie en lymfocytaire interstitiële pneumonie zijn verwante aandoeningen die moeilijk van elkaar te onderscheiden zijn. Klinische afwijkingen variëren van afwezigheid van klachten tot dyspnoe met of zonder hoesten. De klachten verbeteren gewoonlijk bij behandeling met steroïden. Primaire pulmonale hypertensie is frequenter aanwezig bij patiënten met HIV dan bij de globale populatie en is geassocieerd met hetzelfde HLA-DR6-subtype dat wordt gevonden bij patiënten met diffuse infiltratieve lymfocytose.

11.6 DIAGNOSTIEK

Röntgenologische afwijkingen (thoraxfoto)

Alhoewel klassieke röntgenologische afwijkingen overheersen, is de literatuur goed voorzien van casuïstieken met klassieke HIV-geassocieerde aandoeningen die zich presenteren met ongewone radiografische afwijkingen. Bij *Pneumocystis carinii* worden focale infiltraten, lobaire infiltraten, noduli, consolidatie, luchtbronchogram, cysteuze veranderingen, bronchiëctasieën, pneumothorax en pleurale effusies gezien, al dan niet in combinatie met de klassieke bevinding van bilaterale diffuse infiltraten. Karakteristieke bi-apicale infiltraten werden ook beschreven bij patiënten onder profylaxe met pentamidine-aërosol. De overige (niet)-infectieuze longaandoeningen zijn eveneens zeer variabel in hun röntgenologische presentatie.

Röntgenologische afwijkingen (CT-scan)

CT-scan is aangewezen bij patiënten met progressieve aantasting, waarbij vooral wordt gezocht naar de plaats van de letsels en naar geassocieerde afwijkingen in pleura of mediastinum.

Fiberbronchoscopie

Invasieve technieken (geïnduceerd sputum, BAL of longbiopsie) worden aangewend voor het met zekerheid stellen van een diagnose (het aantonen van het organisme in specimen uit de long). Momenteel verkiest een aantal auteurs een empirische aanpak en reserveren zij de meer invasieve technieken voor patiënten die niet reageren op de behandeling.
Bij bronchoscopie manifesteert het Kaposi-sarcoom zich als multipele rode of paarse vlakke letsels in het bronchusslijmvlies. Biopsie wordt zelden verricht, zowel vanwege het risico op bloedingen – de meeste patiënten hebben ook geassocieerde huidaantasting – als vanwege het feit dat de diagnostische opbrengst van een biopsie laag is ten gevolge van de submucosale lokalisatie van de letsels.

11.7 BEHANDELING

11.7.1 Behandeling van opportunistische infecties en tumoren

De keuze van de behandeling van een infectie met *Pneumocystis carinii* hangt af van de ernst van de ziekte en van de mate waarin de patiënt de behandeling verdraagt. Bij mild tot matige aantasting, wanneer arteriële pO_2 zonder O_2-suppletie groter is dan

70 mmHg, kan een behandeling met perorale medicatie volstaan. In een vergelijkend onderzoek bij dergelijke patiënten werd aangetoond dat een schema bestaande uit TMP-SMX, trimethoprim-dapson of clindamycine-primaquine een vergelijkbare klinische effectiviteit en incidentie van bijwerkingen vertoonde. Bij meer ernstige pneumocystisinfectie is TMP-SMX de voorkeursbehandeling. Patiënten die dit niet verdragen kunnen worden behandeld met pentamidine en trimetexaat. Het gebruik van corticoïden als toegevoegde behandeling om vroegtijdige verslechtering van de respiratoire toestand te voorkomen was een belangrijke vooruitgang bij de behandeling van infecties met *Pneumocystis carinii*. Men neemt aan dat corticoïden de inflammatoire respons afremmen die optreedt tijdens de eerste drie tot vijf dagen na het starten van de behandeling. Dit zou worden veroorzaakt door het afremmen van de inflammatoire respons als gevolg van de cellyse van de parasiet onder invloed van de behandeling. Cryptokokkeninfecties worden behandeld met fluconazol of amfotericine B. De behandeling van *Aspergillus* bestaat uit amfotericine B met of zonder flucytosine.
Cytomegalovirusinfecties worden behandeld met ganciclovir (Cymevene®) of foscarnet (Foscavir®). Pulmonair Kaposi-sarcoom wordt behandeld met chemotherapie (vincristine en bleomycine). Liposomale bereidingen met daunorubicine en doxorubicine zijn veelbelovend. Niet-specifieke pneumonitis wordt soms behandeld met prednisolon.

11.7.2 Behandeling van aids

De medicatie die momenteel gebruikt wordt bij de behandeling van HIV-infectie grijpt aan op twee punten in de replicatiecyclus van het virus. Enerzijds zijn er de nucleoside-analogen en anderzijds zijn er de protease-inhibitoren.

Nucleoside-analogen

Azidothymidine (AZT) of zidovudine lijkt op thymidine, een van de bouwstenen van DNA. AZT zal na inbouw in een groeiende DNA-keten de verdere aanmaak van deze keten verhinderen. Het is een omgekeerde-transcriptaseremmer.
Deze stof is actiever op viraal DNA dan op menselijk DNA waardoor de virusreplicatie wordt bemoeilijkt en verdere besmetting van gezonde cellen door het HIV-virus wordt afgeremd. De belangrijkste bijwerking is beenmergtoxiciteit. Het effect van AZT is echter tijdelijk en vrij snel verschijnen er resistente mutanten. Sinds 1992 kwamen didanosine (DDI) of deoxinosine (Videx®) en zalcitabine (DDC) (Hivid®) ter beschikking in het westen. Even later volgden stavudine (D4T, Zerit®) en lamivudine (3TC, Epivir®). Ze worden gebruikt wanneer AZT niet meer werkzaam is of niet verdragen wordt vanwege bijwerkingen.

Proteaseremmers

Indinavir (Crixivan®) en nelfinavir (Viracept®), ritonavir (Norvir®) en saquinavir (Invirase®) zijn proteaseremmers. In tegenstelling tot AZT en gelijksoortige moleculen die HIV-integratie in het genoom bemoeilijken, remmen de proteaseremmers de maturatie van HIV-eiwitten. Ze remmen een viraal enzym (proteïnase) dat virale eiwitprecursoren in afzonderlijke componenten splitst.
Waarschijnlijk zullen er in de toekomst enkel nog combinaties van diverse medicamenten gebruikt worden om de snel optredende resistentie bij monotherapie vóór te

zijn. Initiële trials met diverse combinaties toonden aan dat de virale load (gemeten met PCR-techniek en uitgedrukt in aantal kopieën viraal RNA/ml bloed) duidelijk verminderde. Hoe lang dit effect echter duurt, is momenteel nog onzeker. AZT en andere antivirale farmaca zijn zeer duur en praktisch niet te verkrijgen in ontwikkelingslanden.

11.8 PROFYLAXE

TMP-SMX is het meest effectieve preparaat bij de preventie van PCP (Pneumocystis Carinië-Pneumonie), maar het geeft ook bescherming tegen tal van andere pathogenen zoals *Toxoplasma gondii* en een aantal bacteriën (pneumokokken en *Haemophilus influenza*). Bovendien garandeert een behandeling van, of secundaire profylaxe voor CNS-toxoplasmose met middelen zoals dapson of clindamycine en pyrimethamine een zekere mate van bescherming tegen PCP.

Literatuur

Bassinet L, Chouald C. Pneumonia in Aids patients. In: Torres A (ed.). Eur Resp Monograph. Pneumonia. 1997, Vol.2, Monogr 3, 209-225.
Levine SJ. Pneumocystis carinii. Clin Chest Med 1996,17;4:665-692.
Miller R. HIV-associated respiratory diseases. The Lancet 1996;348:307-312.
Schneir RF, Rosen MJ. Pulmonary complications of HIV infection. Curr Opin Pulm Med 1997;3:151-158.

12 *Cystic fibrosis*

dr. H.G.M. Heijerman

12.1 INLEIDING

Cystic fibrosis (CF, mucoviscoïdose, taai-slijmziekte) is bij het blanke ras de meest voorkomende erfelijke ziekte met een potentieel dodelijke afloop. De ziekte is autosomaal recessief overerfelijk waarbij het genetisch defect is gelegen op chromosoom nummer 7. In Nederland is 1 op de 30 personen asymptomatisch drager van een CF-mutatie waardoor de incidentie van de ziekte 1 op de 3600 levendgeborenen bedraagt (figuur 12-1). In Nederland is de prevalentie van CF ongeveer 900-1000 waarbij ongeveer 30-40% van dit aantal patiënten ouder is dan 18 jaar.

In de jaren veertig, toen de ziekte voor het eerst beschreven werd, overleed 70% van de patiënten vóór het eerste levensjaar. Gedurende de daaropvolgende decennia resulteerde een toename aan kennis, inzicht en behandeling van CF in een sterke verbetering van de prognose. Momenteel is de mediane overleving van patiënten met CF meer dan 27 jaar en een toenemend aantal patiënten wordt ouder dan 40 of 50 jaar. Door deze verbetering van de prognose zal 75% van de CF-patiënten ouder worden dan 18 jaar.

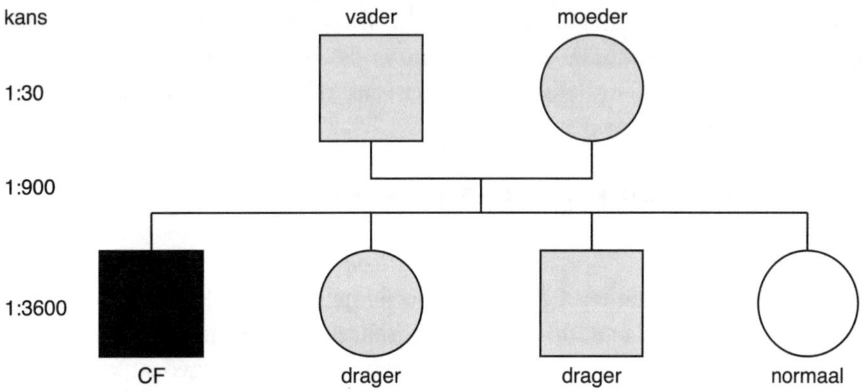

Figuur 12-1 Cystic fibrosis als erfelijke aandoening
Cystic fibrosis is een autosomaal recessief overerfelijke aandoening. In Nederland is 1 op de 30 personen drager. De kans om een relatie aan te gaan met een andere drager is 1 op 900. Per kind dat uit deze relatie geboren wordt, bestaat er 25% kans dat het kind CF heeft; 50% kans dat het asymptomatisch drager is en 25% kans dat het geen CF heeft en geen drager is. Hieruit komt voort dat 1 op de 3600 geborenen in Nederland CF heeft (1/30 × 1/30 × 1/4= 1/3600).

Tabel 12-1 Percentage van CF-patiënten met specifieke aandoening aan het betreffende orgaansysteem

Orgaansysteem	Aandoening	Percentage
longen	chronische bacteriële infectie	95%
kno	chronische sinusitis	>90%
	neuspoliepen	25%
pancreas	exocriene disfunctie	90%
	diabetes mellitus	20%
lever en galwegen	focale biliaire cirrose	25%
	multilobulaire biliaire cirrose	5%
	cholelithiasis	20%
tractus digestivus	meconiumileus	15%
	distale obstructie	25%
geslachtsorganen	infertiliteit bij mannen	> 95%

12.2 ETIOLOGIE EN PATHOGENESE

Het CF-gen is gelokaliseerd op de lange arm van chromosoom 7. Twee mutaties in het CFTR (*CF transmembrane conductance regulator*)-gen zijn nodig om een 'CF-fenotype' te ontwikkelen. CFTR is een cAMP-afhankelijk chloridekanaal. Bij CF is er sprake van een afwijkend CFTR waardoor het chloridetransport over de celwand gestoord is waardoor er tevens een gestoord netto-watertransport ontstaat. De pathogenese van de ziekteverschijnselen in de diverse organen of orgaansystemen wordt dan ook bepaald door enerzijds de veranderde samenstelling (elektrolyten) en anderzijds door het netto-watertekort van het exocriene klierproduct. De relatie tussen de klinische manifestatie van de ziekte (het fenotype) en het genetisch defect (het genotype) wordt mede bepaald door de verschillen in ernst van de stoornis in het chloridetransport. Een verschil in stoornis van het chloridetransport wordt waarschijnlijk bepaald door de verschillende 'klassen' van mutaties. Zo worden 'milde' mutaties geassocieerd met een milder beloop van het ziektebeeld, waarbij dan wordt aangenomen dat de mildste mutatie bepalend is. Inmiddels zijn meer dan 600 mutaties aangetoond die, indien zij op beide allelen aanwezig zijn, CF kunnen veroorzaken. De meest voorkomende mutatie in Nederland is de dF508 welke in 77% van de gevallen aanwezig is. De tweede in frequentie is de A455E-mutatatie (9%), welke een milde mutatie is. Van belang is dat bij ongeveer de helft van de patiënten met een A455E-mutatie, gezien het vaak relatief milde ziektebeeld, de diagnose pas na het 16e jaar gesteld wordt.

12.3 PATHOLOGIE EN KLINISCHE VERSCHIJNSELEN

12.3.1 Algemeen

De klinische verschijnselen van CF worden voornamelijk bepaald door de pulmonale complicaties. Omdat de aandoening gegeneraliseerd in het lichaam voorkomt, zullen ook andere orgaansystemen in meer of mindere mate aangedaan zijn en de klinische verschijnselen bepalen (tabel 12-1).

12.3.2 Longen

Zowel de morbiditeit als de mortaliteit wordt bij 90% van de patiënten met CF door de pulmonale complicaties van de ziekte bepaald. Bij neonaten met CF is de long nog volledig normaal. Al snel (voor het eerste levensjaar) is er een aanzienlijke chronische ontsteking van de luchtwegen, vaak nog zonder aantoonbare bacteriële verwekker. Deze ontsteking heeft twee oorzaken. Allereerst is het secreet in de luchtwegen, als gevolg van het gestoorde chloor- en daarmee watertransport, viskeuzer dan normaal secreet. Dit leidt tot retentie van het taaie secreet met obstructie van de luchtwegen als gevolg hiervan. Deze obstructie faciliteert het ontstaan van bacteriële infecties die, eenmaal verworven, meestal chronisch van aard zijn. Bovendien is het gestoorde chloride- (en daarmee natrium) transport verantwoordelijk voor een te hoog zoutgehalte van het luchtwegsecreet. In gezond luchtwegsecreet zijn endogene bactericide factoren (defensines) aanwezig die effectief zijn tegen de meeste Gram-positieve en Gram-negatieve bacteriën, enige schimmels en sommige virussen. Indien men zout toevoegt aan gezond luchtwegsecreet verdwijnen de bactericide eigenschappen van deze endogene bactericide factoren. Bij CF zijn, door het te hoge zoutgehalte in het secreet, deze bactericide eigenschappen dan ook verdwenen. Hierdoor is men voor de afweer tegen pathogene micro-organismen aangewezen op neutrofiele granulocyten en macrofagen. Deze vorm van afweer is minder effectief en leidt tevens tot het vrijkomen van pro-inflammatoire cytokinen die de ontsteking instandhouden en tot het vrijkomen van proteases (met name elastase) die destructie van luchtwegen en longweefsel veroorzaken. Bij een overmatige inflammatoire reactie gaan er in de luchtwegen veel neutrofiele granulocyten te gronde. Het hieruit vrijkomende DNA versterkt de viscositeit van het sputum. De verminderde klaring van dit taaie sputum beïnvloedt deze moeilijk te doorbreken vicieuze cirkel van infectie en inflammatie op negatieve wijze. Uiteindelijk leidt dit proces tot een progressieve destructie van functioneel longweefsel met als eindresultaat een respiratoire insufficiëntie waaraan het merendeel van de patiënten komt te overlijden.

Samengevat kan worden gesteld dat de longen te gronde gaan aan de chronische infectie en de inflammatoire reactie hierop. De meest voorkomende bacteriële verwekkers bij kinderen zijn aanvankelijk: *Staphylococcus aureus, Haemophilus influenzae* en Gram-negatieve bacteriën. Na het tiende jaar wordt *Pseudomonas aeruginosa* het meest voorkomende pathogeen. Bij volwassen patiënten met CF is er in ongeveer 80% van de gevallen sprake van een chronische infectie met *Pseudomonas aeruginosa*. Naast deze vicieuze cirkel van chronische bacteriële infectie en inflammatie kunnen ook andere factoren, zoals roken en virale infecties, de inflammatie beïnvloeden. Kolonisatie van de luchtwegen met *Aspergillus fumigatus* neemt met de leeftijd toe tot 70% bij volwassenen met CF. Meestal heeft dit geen invloed op het klinisch beloop, ondanks het feit dat zo'n 30% positieve huidreacties heeft met aanwezigheid van precipiterende antilichamen. Een allergische bronchopulmonale aspergillose (ABPA) is een vervelende complicatie en treedt in de loop van het ziektebeeld op bij ongeveer 10% van de patiënten.

Andere complicaties die kunnen optreden zijn: trommelstokvingers (85%), pneumothorax (10-15%) en haemoptoe (mild: 80%, levensbedreigend: 5%).

Ziekteverschijnselen bestaan uit het dagelijks opgeven van purulent sputum, waarvan de hoeveelheid vaak een weerspiegeling is van de ernst van de longaandoening. Met de toename van de longaandoening komen kortademigheid en een afname van inspanningstolerantie meer op de voorgrond te staan. Daarnaast kunnen er exacerbaties optreden, gekenmerkt door een toename van sputum, hoesten, kortademig-

heid, verminderde eetlust, algehele malaise, verminderd inspanningsvermogen en gewichtsverlies. Deze symptomen hoeven niet gelijktijdig voor te komen.
De bevindingen bij lichamelijk onderzoek zijn afhankelijk van het stadium van de longaandoening. In een vergevorderd stadium is er veelal sprake van een hyperinflatiestand van de thorax met zeer matig bewegende longgrenzen. Er wordt in toenemende mate gebruikgemaakt van de hulpademhalingsspieren. De auscultatoire bevindingen kunnen variëren van geen tot uitgebreide in- en expiratoire bijgeluiden (rhonchi en crepitaties) bij een verminderd vesiculair ademgeruis.
De eerste bevindingen bij longfunctieonderzoek zijn die van *air-trapping*: een toegenomen residuaal volume ten opzichte van de totale longcapaciteit, en een beperking van de mid-expiratoire flow, een uiting van obstructie in de kleine luchtwegen. Later is de FEV_1 een goede parameter om de ernst van de longziekte te vervolgen. Indien de FEV_1 is afgenomen tot 30% van de voorspelde waarde bedraagt de tweejaarsoverleving vanaf dat moment slechts 50%. Pas in een heel laat stadium raakt de gaswisseling in rust verstoord en kan er in eerste instantie een hypoxemie en later ook een hypercapnie ontstaan.

12.3.3 **Neus en bijholtes**

Veel CF-patiënten hebben klachten passend bij chronische sinusitis. De röntgenopname van de sinussen laat bij CF vrijwel zonder uitzondering een volledige sluiering zien van alle sinussen. De bacteriën die daarbij een rol spelen, zijn dezelfde als die in de longen. Een deel van de patiënten heeft zoveel klachten dat chirurgische interventie noodzakelijk is waarbij de drainage van de sinussen wordt verbeterd.
Meer dan 25% van alle CF-patiënten heeft klachten van neuspoliepen, vaak recidiverend.

12.3.4 **Pancreas**

Van alle patiënten met CF heeft 80-90% een exocriene functiestoornis van de pancreas. Deze is vrijwel altijd vanaf de geboorte aanwezig en ontstaat prenataal. Door een tekort aan watertransport (tekort aan CFTR) in de ducti en ductuli is de eiwitconcentratie in het secreet te hoog en door precipitatie raken de ductuli en acini door eiwitpluggen geobstrueerd. De pancreasenzymen bereiken hierdoor niet het duodenum en de pancreas gaat te gronde aan autodigestie. In een verder gevorderd stadium gaan, door verlittekening van de pancreas de eilandjes van Langerhans te gronde waardoor een insulineafhankelijke diabetes mellitus (IDDM) kan ontstaan. De prevalentie van IDDM neemt toe met de leeftijd van de patiënt en bedraagt bij volwassenen zo'n 20%.
De klinische verschijnselen worden bepaald door de gestoorde vetvertering en bestaan uit een onvoldoende gewichtstoename na de geboorte, vettige volumineuze ontlasting en buikpijn na de voeding. Door de gestoorde vetopname kan een (symptomatisch) tekort ontstaan aan de vetoplosbare vitaminen A, D, E en K. De IDDM bij CF onderscheidt zich van een 'gewoon type-1-DM' doordat er bij CF in de regel geen ketonen ontstaan door een tekort aan glucagonproductie (ook veroorzaakt door een progressieve destructie van de pancreas). De klinische verschijnselen worden vooral bepaald door een osmotische diurese met glucosurie en dehydratie. De diagnose wordt bevestigd door onder andere het aantonen van te veel vet in de

ontlasting bij volwassenen of een afwijkend serumtrypsinogeen bij pasgeborenen. Ook andere tests zijn voorhanden om de kwantitatieve disfunctie van de pancreas in beeld te brengen. Daarnaast dienen serumspiegels van de vetoplosbare vitaminen en een glucosetolerantietest regelmatig te worden bepaald.

12.3.5 Lever en galwegen

Net als bij de pancreas is het watergehalte in de gal ook verminderd. Dit leidt tot verstopping en vertraagde afvloed, hetgeen een focale biliaire cirrose veroorzaakt bij 25% van de patiënten. Bij slechts een klein gedeelte (5%) ontstaat een multilobulaire biliaire cirrose met portale hypertensie, oesophagusvarices en hypersplenisme. Na de longaandoening is de leveraandoening de tweede verantwoordelijke factor voor de mortaliteit (1-2%) bij CF.

12.3.6 Tractus digestivus

In de darm leidt onder andere een verminderde waterexcretie samen met een verandering van de mucussamenstelling tot een vertraagde darmpassage en dit veroorzaakt bij 10-15% van de pasgeborenen met CF een meconiumileus. Later in het leven wordt ongeveer 25% van de patiënten geconfronteerd met intestinale obstructie, meestal gelokaliseerd in de ileocaecaalhoek.

Een meconiumileus presenteert zich direct na de geboorte en wordt gekenmerkt door een opgezette buik en verschijnselen van ileus. Het distale intestinale obstructiesyndroom (DIOS) presenteert zich met abdominale pijn, meestal in het rechter onderkwadrant.

Echografisch onderzoek is bij verdenking op een meconiumileus of een DIOS geïndiceerd en kan de diagnose meestal bevestigen.

12.3.7 Geslachtsorganen

Het merendeel van de mannen (> 95%) is infertiel op basis van een azoöspermie veroorzaakt door een congenitale bilaterale atresie van het vas deferens. Waarschijnlijk wordt dit veroorzaakt door foetale impactie van taai secreet in het vas deferens. Vrouwen met CF zijn verminderd vruchtbaar door een taaier cervicaal slijm dat niet in staat is om tijdens de vruchtbare periode dunner te worden om zo de doorgankelijkheid voor spermatozoa te verbeteren.

12.4 DIAGNOSTIEK

De diagnose CF wordt gesteld op de bovengenoemde klinische verschijnselen en wordt bevestigd door hulponderzoek. Het belangrijkste hulponderzoek is de zweettest waarbij het chloor- en natriumgehalte in het zweet verhoogd zijn doordat chloor en natrium niet, of verminderd worden teruggeresorbeerd in de afvoergang van de zweetklier. Daarnaast is genetisch onderzoek mogelijk waarbij de aanwezigheid van twee CF-mutaties de diagnose bevestigt.

12.5 BEHANDELING

Een algemeen probleem bij patiënten met CF is ondervoeding en groeiachterstand. De oorzaak hiervan wordt voornamelijk bepaald door de chronische longinfectie, de vetverteringsstoornis en de verminderde eetlust door algehele malaise. Ondanks optimale behandeling en suppletie blijkt dat CF-patiënten 130-150% van de calorie-

inname nodig hebben in vergelijking tot gezonde leeftijdgenoten.
Pulmonaal bestaat de behandeling uit het verbeteren van de sputumklaring (door fysiotherapie, fysieke training en inhalatie van slijmverdunners), behandeling met luchtwegverwijders en antimicrobiële middelen. Fysiotherapie bestaat uit het aanleren van geforceerde uitademingstechniek in combinatie met houdingsdrainage, bij voorkeur samen met fysieke training. Tevoren kan geïnhaleerd worden met luchtwegverwijders (salbutamol of ipratropiumbromide) en de slijmverdunner rhDNase hetgeen het uit de leukocyten vrijgekomen DNA afbreekt. Conventionele slijmverdunners (zoals N-acetylcysteïne) zijn niet altijd werkzaam gebleken. Een deel van de patiënten heeft eveneens baat bij ontstekingsremmers zoals inhalatiesteroïden. Bij de chronische longinfectie kan continue antimicrobiële behandeling gegeven worden, bij *Haemophilus influenzae* en *Staphylococcus aureus* oraal en bij *Pseudomonas aeruginosa* per inhalatie (tobramycine, colimycine). Orale antipseudomonasbehandeling is slechts mogelijk met quinolonen, die echter binnen enkele weken resistentie induceren en daarom niet geschikt zijn als onderhoudsantibioticum. Bij exacerbaties dient op geleide van de sputumkweek intensieve, vaak intraveneuze, antimicrobiële behandeling te worden gegeven in vaak hogere dan gebruikelijke doseringen daar het verdelingsvolume en de renale klaring bij CF-patiënten afwijkend zijn. In het eindstadium van de ziekte is longtransplantatie mogelijk, maar een beperkt aantal donororganen en de lange wachttijd voor transplantatie maken dat dit voor de meeste CF-patiënten geen reële optie is. Voor de naaste toekomst wordt veel verwacht van nieuwe behandelingsmogelijkheden. Veel onderzoek wordt verricht naar de mogelijkheden van gentherapie, activering van het afwijkend CFTR en de waarde van anti-inflammatoire behandeling door middel van anti-proteases en NSAID's.
De behandeling van de exocriene pancreasinsufficiëntie bestaat uit suppletie met pancreasenzympreparaten. Bij onvoldoende klinische effectiviteit kan een protonpompremmer zoals omeprazol gegeven worden waardoor de effectiviteit van de enzympreparaten verbetert. Bij aangetoonde deficiënties van de vetoplosbare vitaminen A, D, E en K dienen deze gesuppleerd te worden.
Het behandelen en voorkomen van de biliaire cirrose verkeert nog in een onderzoeksstadium. Behandeling met ursodeoxycholzuur lijkt hierbij een goede mogelijkheid te zijn.
Een meconiumileus bij de geboorte is een direct levensbedreigende complicatie en kan leiden tot darmperforatie. Acuut operatief ingrijpen is geïndiceerd. Bij een DIOS kan getracht worden met voldoende vochtinname, N-acetylcysteïne en prokinetica (cisapride) de fecale impactie te laten verdwijnen. Bij meer hardnekkige gevallen kan darmlavage worden toegepast. Operatief ingrijpen is slechts bij zeer grote uitzondering noodzakelijk.

CF is een relatief zeldzame en gecompliceerde aandoening waarbij meerdere orgaansystemen zijn betrokken. Ondanks alle medische vooruitgang in de laatste decennia overlijdt toch nog 50% van de patiënten voor hun dertigste jaar. Het is dan ook geïndiceerd dat patiënten met CF behandeld worden in daarin gespecialiseerde centra waarbij een multidisciplinaire aanpak vooropstaat (figuur 12-2). Patiënten die in een centrum behandeld worden, blijken dan ook een significant betere prognose te hebben.

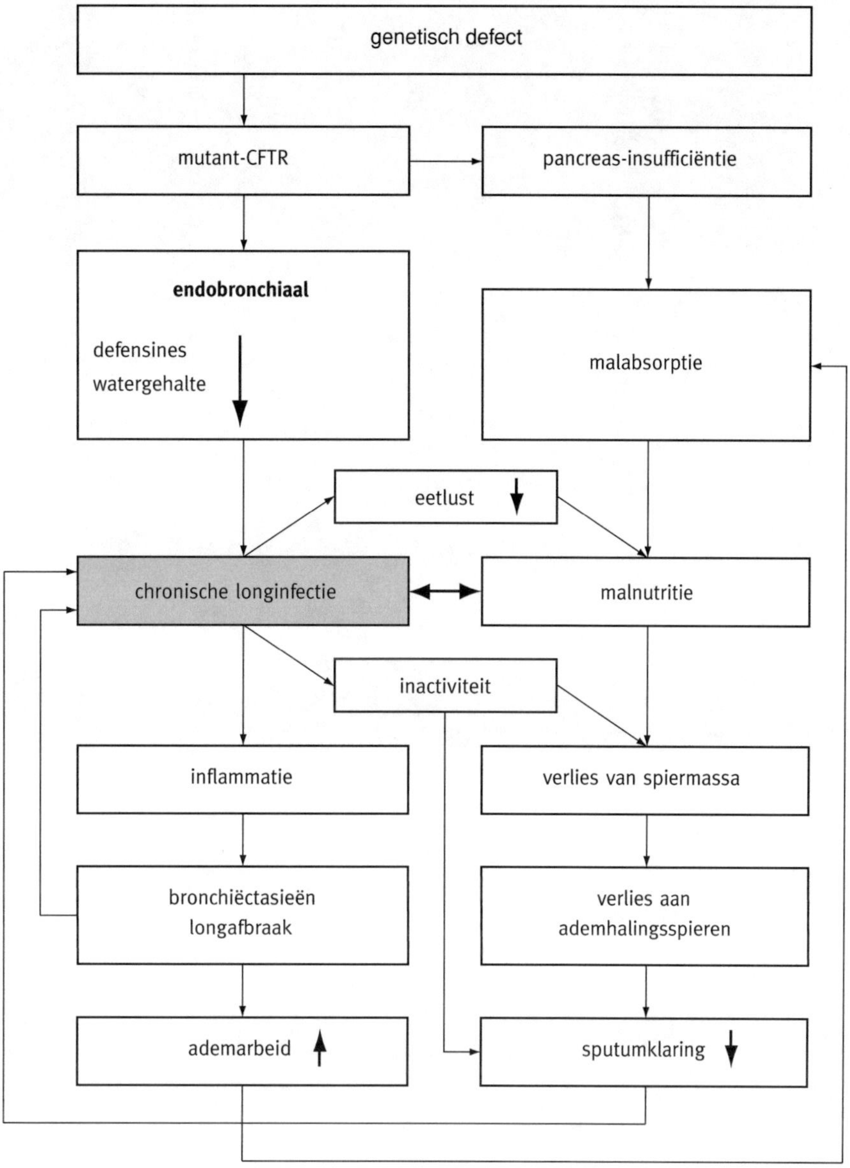

Figuur 12-2 Cystic fibrosis als complexe aandoening
Cystic fibrosis is een complexe aandoening waarbij de stoornissen in verschillende orgaansystemen elkaar op meerdere niveaus op negatieve wijze beïnvloeden. De behandeling dient dus op alle niveaus optimaal te zijn om de prognose van de individuele patiënt te verbeteren. De chronische infectie van de longen staat hierbij centraal. Dit vereist een multidisciplinaire aanpak van specialisten met veel ervaring op het gebied van de behandeling van CF.

Literatuur

Davis PB, Drumm M, Konstan MW. Cystic Fibrosis (state of the art). Am J Respir Crit Care Med 1996;154;1229-1256.

Heijerman HGM (ed.). Present and future aspects of cystic fibrosis. Neth J Med 1995;46:special issue.

Hodson ME, Geddes DM. Cystic Fibrosis, 1st ed. London: Chapman & Hall, 1995.

Ramsey BW. Management of pulmonary disease in patients with cystic fibrosis N Engl J Med 1996;335:179-188.

13 Nieuwvormingen in de long

dr. J.P. van Meerbeeck, prof.dr. H.C. Hoogsteden,

prof.dr. P.E. Postmus

13.1 ETIOLOGIE EN PATHOGENESE

Meer dan 85% van de longcarcinomen wordt veroorzaakt door roken, vooral van sigaretten. De evidentie voor een causaal verband tussen roken en longcarcinoom is overweldigend en al jaren beschreven. Eén op drie à vier zogenoemde tabaksdoden overlijdt aan longcarcinoom. Tabel 13-1 vermeldt andere vermoede oorzaken voor het ontstaan van longcarcinoom.

Sigarettenrook bevat diverse carcinogenen. Covalente binding van carcinogenen met het DNA in de kern van bronchiale mucosacellen is beschreven. Dergelijke bindingen geven aanleiding tot mutaties in oncogenen en inactivering van genen die coderen voor gecontroleerde celgroei, de zogenoemde tumorsuppressorgenen. Na een interval van 10-15 jaren ontstaat een premaligne laesie die op haar beurt kan ontaarden in een invasieve tumor. Op grond van deze causale relatie is het epidemiologisch patroon zoals zich dat nu aftekent goed te verklaren. Longcarcinoom is verantwoordelijk voor 29% van de kankersterfte in de wereld. Schattingen geven aan dat in 2000 wereldwijd meer dan 1.000.000 personen eraan zullen overlijden. Een derde van de nieuwe gevallen doet zich nu al voor in de ontwikkelingslanden. Longcarcinoom is in vrijwel alle geïndustrialiseerde landen de meest frequente kanker bij de man: 33% van de kankersterfte, 8% van de totale sterfte en 16% van de jaarlijkse nieuwe kankergevallen zijn eraan toe te schrijven. Dagelijks sterven in Nederland gemiddeld 23 personen aan longcarcinoom. In 1994 werd bij 7077 mannen de diagnose longcarcinoom gesteld. De leeftijdspecifieke mortaliteit bij de man is sinds de jaren tachtig over haar hoogtepunt heen en daalt in de laatste jaren, behalve bij de oudste leeftijdscohorten. Toch is deze binnen Europa nog zeer hoog (figuur 13-1).

Bij de vrouw is longcarcinoom nog steeds een minder frequente doodsoorzaak. Hoewel wereldwijd de geslachtsratio nog 10 bedraagt, overtreft de longcarcinoom-

Tabel 13-1 Oorzaken van longcarcinoom

- Tabaksrook (vooral de teerfractie)
- Dieet, arm aan fruit en groenten (vitamine A, gebrek aan stoffen die zuurstofradicalen kunnen wegvangen)
- Genetische factoren (enzymdeficiënties)
- Onderliggend longlijden (longfibrose, asbestose, litteken van o.a. tuberculose)
- Voorgaande maligne tumor (hoofd-hals, long)
- Immuunsuppressie (aids, transplantatie)
- Omgevingsfactoren (luchtvervuiling, radon)
- Beroepsblootstelling (o.a. asbest, polycyclisch-aromatische koolwaterstoffen, arseen, nikkel, chroomzouten)

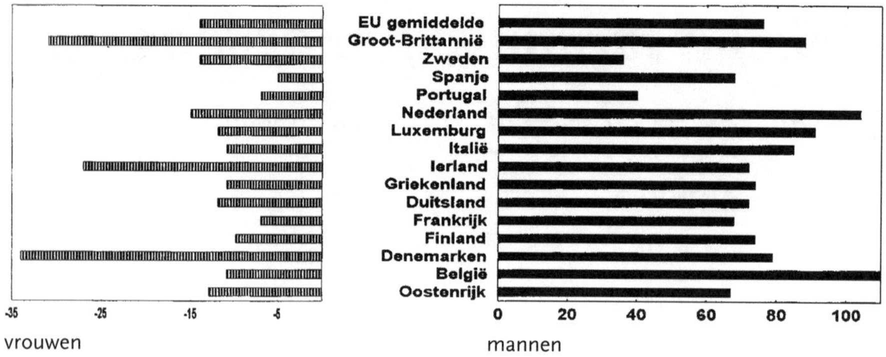

Figuur 13-1 Voor leeftijd gestandaardiseerde mortaliteit door longcarcinoom per 100.000 mannen en vrouwen in de Europese Unie in 1990

sterfte in de Verenigde Staten al de borstkankersterfte. De jaarlijkse groei bij de vrouw ligt wereldwijd momenteel zelfs hoger dan bij de man. Ook bij de Nederlandse vrouw neemt de totale incidentie van het longcarcinoom nog steeds toe: in 1994 werd bij 1754 vrouwen de diagnose longcarcinoom gesteld, wat ten opzichte van 1989 een toename betekent van 26%.

13.2 PATHOLOGIE

Longcarcinomen worden op basis van hun microscopisch voorkomen ingedeeld in kleincellig (small cell lung cancer of SCLC) en niet-kleincellig (non-small cell lung cancer of NSCLC) (tabel 13-2). Deze laatste groep omvat het plaveiselcellig, adenocarcinoom en grootcellig/ongedifferentieerd carcinoom. Het onderscheid tussen deze subtypen van NSCLC heeft geen therapeutische consequentie. Het onderscheid SCLC-NSCLC bepaalt in belangrijke mate het verdere onderzoek en de behandeling. Goedaardige longtumoren vertegenwoordigen een kleine minderheid en vormen zeker bij rokers een uitsluitingsdiagnose.

Tabel 13-2 Histologische classificatie van de longtumoren (WHO 1998) en relatieve frequentiedistributie van maligne tumoren in Nederland in 1994[1]

I	*epitheliale tumoren*	
benigne tumoren		
1	papilloom	
2	adenoom	
maligne tumoren		
1	kleincellig carcinoom (small cell lung cancer of SCLC)	19
2	niet-kleincellig carcinoom (non-small cell lung cancer of NSCLC)	67
	plaveiselcelcarcinoom	36
	adenocarcinoom	20
	grootcellig carcinoom	11
	adenosquameus carcinoom	
	adenocarcinoom van de bronchiale klieren	
	a adenocystisch carcinoom	
	b muco-epidermoïd carcinoom	
3	carcinoïd tumor	4
	carcinosarcoom	
	pleiomorf carcinoom	
II	*metastasen*	
III	*niet-epitheliale tumoren van de weke delen*	
benigne tumoren		
maligne tumoren		
1	mesenchymale tumoren (sarcomen)	
2	lymfoproliferatieve tumoren (lymfomen)	
3	andere	

1 saldo (10%) verdeeld over andere typen

13.3 KLINISCHE VERSCHIJNSELEN

De klinische verschijnselen geassocieerd met het longcarcinoom zijn zeer verscheiden. Meer dan de helft van de patiënten met longcarcinoom is bij diagnose tussen 60 en 75 jaar oud. Bij de meesten van hen zijn er symptomen en is de ziekte in een gevorderd stadium. Slechts in een klein percentage geeft een afwijkende thoraxfoto, om een andere reden genomen, aanleiding tot verdere exploratie. Symptomen kunnen het gevolg zijn van de tumor zelf of van metastasen of van systemische manifestaties zoals paraneoplastische syndromen (tabel 13-3). Deze laatste houden geen verband met directe invasie, obstructie of metastase en vormen dus doorgaans geen bezwaar voor een radicale behandeling.

13.4 DIAGNOSTIEK

13.4.1 Algemeen

De hierboven beschreven symptomen geven veelal aanleiding tot het nemen van een thoraxfoto (figuur 13-2). Daarop kan een van de in tabel 13-4 vermelde afwijkingen zichtbaar zijn.

Tabel 13-3 Symptomen bij het longcarcinoom en hun relatieve frequentie (%) op het moment dat de diagnose wordt gesteld

hoest	8-61
dyspnoe	7-40
thoracale pijn – weke-delenmassa	20-33
haemoptoe	6-31
dysfagie[1]	1-5
botpijn[1]	6-13
supraclaviculaire of halsklieren > 1 cm[1]	15-30
vena-cava-superiorsyndroom[1]	11
pleuravocht[1]	12-33
hepatomegalie[1]	3-20
centrale neurologische verschijnselen[1]	4-21
– hoofdpijn	
– syncope-duizeligheid	
– epileptisch insult	
– gedragsverandering	
– papiloedeem	
lokale neurologische verschijnselen[1]	3-13
– Horner-syndroom (ingroei in sympathische grensstreng)	
– heesheid (n. recurrens-uitval)	
– Pancoast-syndroom (plexus brachialis-ingroei)	
paraneoplastische verschijnselen[1]	
– cachexie-vermagering	20
– anemie	20
– anorexie-malaise	55-88
– clubbing	0-20
– hypertrofe osteoartropathie	5-38
– hypercalciëmie	1
– hyponatriëmie-SIADH[2]	< 1
– Cushing-syndroom	1
– perifere neuropathie	< 1
– LEMS[3]	2-17
– trombo-embolische ziekte	

1 bevindingen suggestief voor gevorderd longcarcinoom
2 SIADH = syndrome of inappropriate ADH secretion
3 LEMS = myastheniesyndroom van Eaton-Lambert

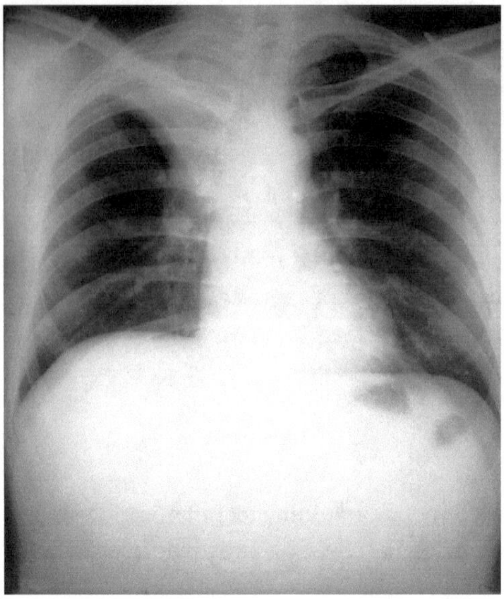

a Thoraxfoto van een 65-jarige roker met recente haemoptoe toont een atelectase van de rechter bovenkwab.

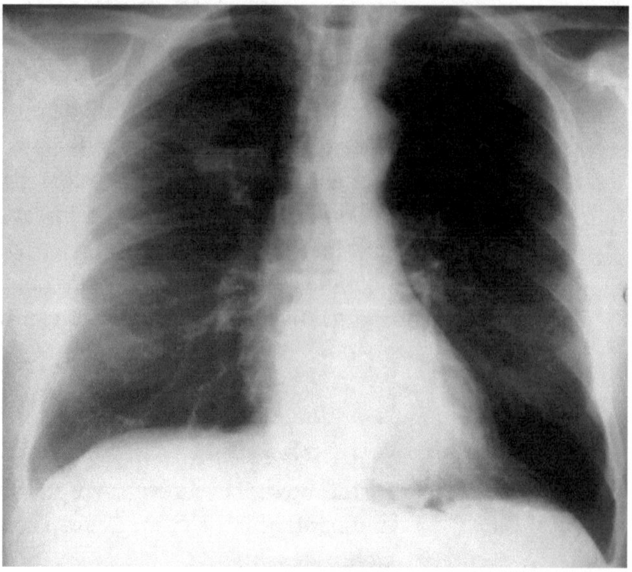

b Thoraxfoto van een 72-jarige vrouw met thoracale beklemming en vermagering toont een tumor van 4 cm diameter in de rechter bovenkwab, met centrale necrose.

Figuur 13-2 Thoraxfoto's

Tabel 13-4 Frequente afwijkingen op de thoraxfoto bij het longcarcinoom

- Solitaire intrapulmonale nodule
- Multipele intrapulmonale nodules, uni- of bilateraal
- Atelectase van 1, 2 longkwabben of de volledige long
- Unilateraal pleuravocht
- Hilaire en/of mediastinale lymfekliervergroting
- Osteolyse van een of meerdere ribben
- Bilateraal alveolo-interstitiële versterkte longtekening (alveolaircelcarcinoom)
- Hoogstand hemidiafragma (nervus-phrenicusparalyse)

Een röntgenologisch vermoeden van longcarcinoom zal de arts met de volgende vragen confronteren:

1 Hoe kan deze diagnose bevestigd worden?
2 Hoe uitgebreid is het gezwel?
3 Komt de patiënt (nog) in aanmerking voor een radicale behandeling?

Slechts in zeldzame gevallen, zoals bij de oude of sterk geïnvalideerde patiënt, behoeven deze vragen geen antwoord aangezien toch geen specifieke behandeling wordt ingesteld. Bij de meeste patiënten zullen evenwel aanvullende onderzoeken aangewezen zijn. Om redenen van duidelijkheid worden deze vragen in deze paragraaf apart behandeld. In de praktijk verlopen de onderzoeken vaak gelijktijdig en kunnen hun resultaten andere onderzoeken nodig of overbodig maken. De in deze tekst aangegeven richtlijnen kunnen slechts gehanteerd worden als men oog heeft voor de specifieke situatie van elke casus. Huisarts en specialist zullen het beleid in overleg uitstippelen. Diagnostiek en stadiëring van een patiënt met vermoed longcarcinoom is immers een complexe bezigheid die een grondige kennis vereist van de mogelijkheden en beperkingen van het modern technisch arsenaal, naast een gedegen klinische ervaring. Het is bij uitstek een specialistische vorm van geneeskunde.

13.4.2 Bevestiging van de diagnose

Longcarcinoom is een pathologische en geen röntgenologische diagnose. Met de beschikbare diagnostische technieken kan bij meer dan 95% van de patiënten een histologische bevestiging van het gezwel verkregen worden. De endoscopie door middel van de flexibele bronchoscoop is een zeer gevoelige techniek voor het aantonen en biopteren van tumoren in de centrale luchtwegen.

Zij gaat gepaard met een lage morbiditeit en mortaliteit. Bovendien verschaft zij informatie over de intrabronchiale uitbreiding en behandelingsmogelijkheden van het gezwel. Bij perifeer gelegen, endoscopisch niet-zichtbare laesies, kan onder doorlichting een bronchoscopisch longbiopt worden verkregen. Hiervoor schuift de longarts door de bronchoscoop een forceps op naar de tumor. Een goed alternatief voor diagnose van perifere tumoren is de CT-scan- of echogeleide punctie. Hoewel beide technieken soms gecompliceerd worden door een pneumothorax, behoeft die slechts zelden drainage. Slechts in uitzonderlijke gevallen zal de diagnose niet gesteld worden aan de hand van één van bovenvermelde technieken. Er staan dan andere diagnostische middelen ter beschikking:

- Sputumcytologie: multipele en bij voorkeur ochtendmonsters hebben de grootste gevoeligheid, zeker voor centrale tumoren.
- Microscopisch onderzoek van biopten uit metastatisch weefsel zoals lever, bot, bijnier, huid, hersenen, pleura, lymfeklieren of cytologie van pleuravocht.
- Diagnostische thoracotomie is bij 4% van de patiënten noodzakelijk om tot de diagnose van longcarcinoom te kunnen besluiten.

De pathologische diagnose brengt de clinicus bij een belangrijk knooppunt van de onderzoeks- en behandelingsbeslisboom (figuur 13-3).

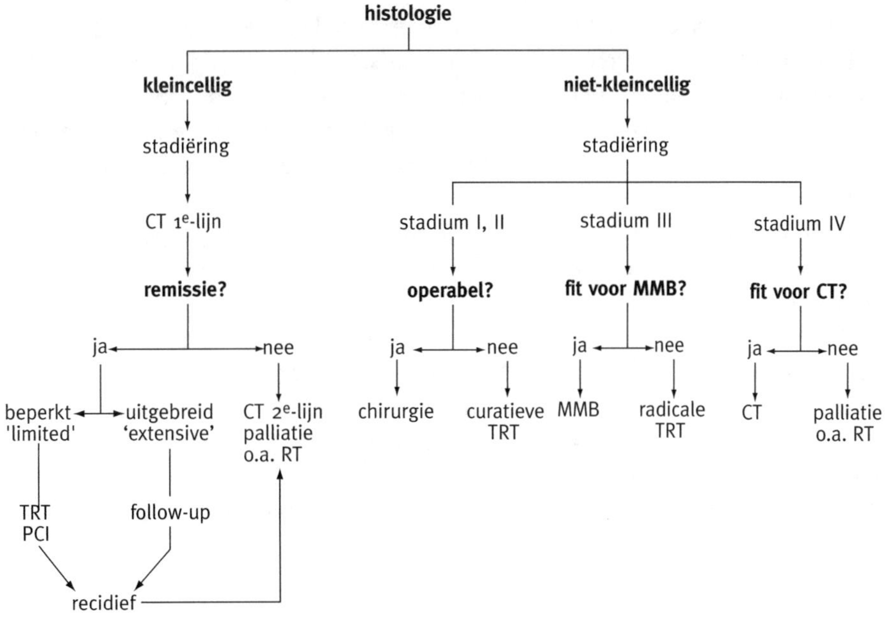

Figuur 13-3 Beslisboom voor onderzoek en behandeling bij het longcarcinoom
CT = chemotherapie
TRT = radiotherapie op de thorax
RT = radiotherapie
MMB = multimodale behandeling: inductie-chemotherapie gevolgd door TRT of chirurgie

Een patiënt met SCLC zal vrijwel steeds eerst met chemotherapie behandeld worden. Bij de patiënt met NSCLC is een antwoord op beide volgende vragen van belang bij het verdere beleid.

13.4.3 Uitgebreidheid van het gezwel

Van alle factoren die het beloop van het longcarcinoom bepalen houden een goede algemene toestand en beperkte tumoruitbreiding bij diagnose het sterkst verband met een gunstige prognose. Bij het NSCLC bepalen zij ook in hoge mate de keuze van initiële behandeling. Alleen tumoren met beperkte uitbreiding komen in aanmerking voor longresectie. Aangezien de prognose van patiënten na een onvolledige resectie gelijk is aan die van niet-geopereerde patiënten, moeten zoveel mogelijk onnodige thoracotomieën vermeden worden. Het zo nauwkeurig mogelijk in kaart brengen van de tumoruitbreiding noemt men stadiëring. Om tumoruitbreiding (T), lymfeklieraantasting (N) en metastasering (M) op een eenvormige en eenvoudige wijze weer te geven, hanteert men een TNM-classificatie (tabel 13-5).

Op basis hiervan zijn min of meer homogene groepen patiënten met vergelijkbare prognose bijeengebracht in stadia (zie kruistabel 13-5). Bij diagnose verkeert 25-30% van de patiënten in stadium I-II, en kan in aanmerking komen voor resectie. Eenderde vertoont stadium IIIA-B, wat niet meer als onmiddellijk resectabel wordt beschouwd. De rest (zo'n 40%) bevindt zich in het gevorderd stadium IV en komt niet meer in aanmerking voor een genezende behandeling.
Aard en aantal van de voor stadiëring noodzakelijke onderzoeken variëren sterk naargelang de presentatie van de tumor. In de praktijk zullen eerst hematogene metastasen uitgesloten worden aan de hand van het disseminatieonderzoek (tabel 13-6).
Sommige klinische bevindingen bij de diagnostiek suggereren al inoperabiliteit (tabel 13-3). Botscintigrafie en CT-hersenen zijn alleen geïndiceerd bij verdenking van uitzaaiing. Lever- en hersenmetastasen geven bij beeldvorming dermate specifieke afwijkingen, dat zij meestal geen histologische verificatie behoeven. Nodules in de bijnier en gebieden met verhoogde opname op de botscintigrafie zijn aspecifiek. Twijfelachtige resultaten vereisen (histologische) bevestiging, zeker als zij het enige bezwaar vormen om tot chirurgisch ingrijpen over te gaan. Invasieve onderzoeken zullen geweerd worden bij de patiënt die om medische redenen inoperabel is. Bij patiënten met een eerder bestaande maligne aandoening zal evidentie van blijvende remissie hiervan gezocht worden door gerichte orgaanonderzoeken. Oppervlakkig gelegen laesies of lymfeknopen zullen waar nodig aangeprikt worden voor histologisch onderzoek. Wanneer bij palpatie van de halsklieren afwijkingen worden gevonden is een grondig kno-onderzoek aangewezen.
Na het zo goed mogelijk uitsluiten van metastasen op afstand komt bij het NSCLC de locoregionale of intrathoracale uitbreiding op de voorgrond (tabel 13.7).
Met de CT-scan van de thorax kan de anatomische relatie van de tumor met het mediastinum en de thoraxwand gevisualiseerd worden, de grootte van de intrathoracale klieren worden gemeten en de eventuele aanwezigheid van satellietnodules in dezelfde of een andere kwab of long worden nagegaan (figuur 13-4).

Tabel 13-5 TNM-classificatie van het longcarcinoom (1997)

T-categorie

Tx: Geen oordeel over primaire tumor mogelijk
óf:
De tumor is wel cytologisch in het sputum of de bronchusspoelvloeistof aangetoond, maar kan niet gevisualiseerd worden

To: Geen aanwijzingen voor primaire tumor

T1: Tumor met diameter tot 3 cm, omgeven door longweefsel of viscerale pleura, zonder uitbreiding proximaal van een kwabsbronchus bij bronchoscopie

T2: Tumor > 3 cm in diameter
óf:
Tumor van willekeurige grootte met één van volgende kenmerken:
- atelectase/obstructiepneumonie tot aan de hilus, maar niet van de gehele long
- ingroei in viscerale pleura
- tumor in hoofdbronchus op minstens 2 cm distaal van hoofdcarina

T3: Tumor van willekeurige grootte die één van volgende structuren ingroeit:
- thoraxwand
- processus transversus van de wervel met sparen van wervellichaam
- diafragma
- nervus phrenicus
- mediastinale of pariëtale pleura/pericard
óf:
Tumor met atelectase/obstructiepneumonie van de gehele long
óf:
Tumor in hoofdbronchus op < 2 cm van hoofdcarina zonder dat deze zelf is aangedaan

T4: Tumor van willekeurige grootte die één van volgende structuren ingroeit:
- mediastinum: hart of viscerale pericard, plexus brachialis, ganglion stellatum, n. recurrens, slokdarm
- mediastinale bloedvaten (truncus pulmonalis, intrapericardiale deel aa. en vv. pulmonales, aorta, v. cava, a. en v. subclavia)
- trachea of hoofdcarina
- wervellichaam
óf:
Maligne pericarditis of pleuritis/pariëtaal pleurabiopt op afstand van primaire tumor
óf:
Tumor met satellietnodules in dezelfde kwab als de tumor

N-categorie

Nx: Geen oordeel over aantasting van regionale lymfeklieren mogelijk

No: Geen aantasting van regionale lymfeklieren

N1: Aantasting van peribronchiale of ipsilaterale hiluslymfeklieren, inclusief directe doorgroei

N2: Aantasting van ipsilaterale mediastinale of subcarinale lymfeklieren

N3: Aantasting van elke scalenus- of supraclaviculaire lymfeklier
óf:
Aantasting van elke contralaterale mediastinale of hilaire lymfeklier

M-categorie

Mx: Geen oordeel over metastasen op afstand mogelijk; geen disseminatieonderzoek verricht

Mo: Disseminatieonderzoek toont geen aantoonbare metastasen op afstand

M1: Disseminatieonderzoek toont metastasen op afstand
óf:
Satellietnodules in een andere kwab of andere long (cave tweede primaire tumor)
óf:
Aantasting van niet-regionale lymfeklieren (axillair, inguinaal, abdominaal)

Stadia

Stadia MO	T1	T2	T3	T4
No	IA	IB	IIB	IIIB
N1	IIA	IIB	IIIA	IIIB
N2	IIIA	IIIA	IIIA	IIIB
N3	IIIB	IIIB	IIIB	IIIB

Elk M1: stadium IV

Tabel 13-6 Disseminatieonderzoek bij het longcarcinoom

- Anamnese en lichamelijk onderzoek (zie ook tabel 13-2)
- Laboratorium: bloedbeeld, nier- en leverfunctie, elektrolyten (o.a. calcium)
- Beeldvorming: echografie of CT-scan bovenbuik (lever, pancreas, bijnieren)
  - CT-hersenen met contrast bij verdenking[1]
  - botscintigrafie bij verdenking[2]
- Naaldpunctie: oppervlakkige laesies en lymfeklieren
  - bij aspecifieke beeldvorming (bijniernodule, botafwijking)

1 centraal-neurologische bezwaren zie tabel 13-2
2 pijnklachten/botpijn, verhoogde alkalische fosfatase, hypercalciëmie, anemie

Tabel 13-7 Onderzoek naar resectabiliteit bij het niet-metastatisch NSCLC

Beeldvorming:
thoraxfoto
CT-thorax met contrast:
- evaluatie mediastinale en hilaire lymfeklieren
- verhouding tussen tumor en mediastinum/thoraxwand
- aanwezigheid van satellietlaesies

MRI mediastinum[1] (ingroei bloedvaten?)
slikfoto[1] (ingroei slokdarm?)
Positron Emissie Tomografie-scintigrafie

Endoscopie/puncties:
bronchoscopie:
- lokale uitbreiding
- afwezigheid van tweede tumor
- transcarinale naaldpunctie[1]
- intrabronchiale echografie

mediastinoscopie
pleurapunctie of thoracoscopie[1]
oesofagoscopie of transoesofageale echografie[1]

1 bij sommige patiënten

Nieuwe technieken zijn de Positron Emissie Tomografie (PET)-scintigrafie en de endoscopische ultrasonografie via slokdarm of luchtpijp met aansluitend gerichte fijne naaldpunctie van mediastinale lymfeklieren. Hun juiste waarde in de stadiëring wordt nog onderzocht. Ondanks alle vorderingen in medische beeldvorming en endoscopische technieken kan de locoregionale tumoruitbreiding nog niet met 100% accuraatheid voorspeld worden. Desondanks is men erin geslaagd het aantal proefthoracotomieën terug te dringen tot $< 5\%$ van de ingrepen. Onvoorziene uitbreiding in het mediastinum (T4 of N2-3) blijkt de meest frequente reden te zijn voor irresectabiliteit. Algemeen geldt dat bij een twijfelachtig resultaat van het niet-invasief stadiëringsonderzoek, dit in de zin van de kleinere tumoruitbreiding en dus in het voordeel van de patiënt wordt geïnterpreteerd.
Gezien de beperkingen van de medische beeldvorming en de noodzaak om nodeloze ingrepen te vermijden, kan niet voldoende de nadruk gelegd worden op het nut van een nauwgezet uitgevoerd preoperatief onderzoek van de bereikbare mediastinale lymfeklieren. De voorkeur gaat hierbij uit naar de routine cervicale mediastinoscopie. In ervaren handen is het een veilige procedure waarmee de meeste mediastinale lymfeklieren bereikt kunnen worden, met uitzondering van die klieren die in

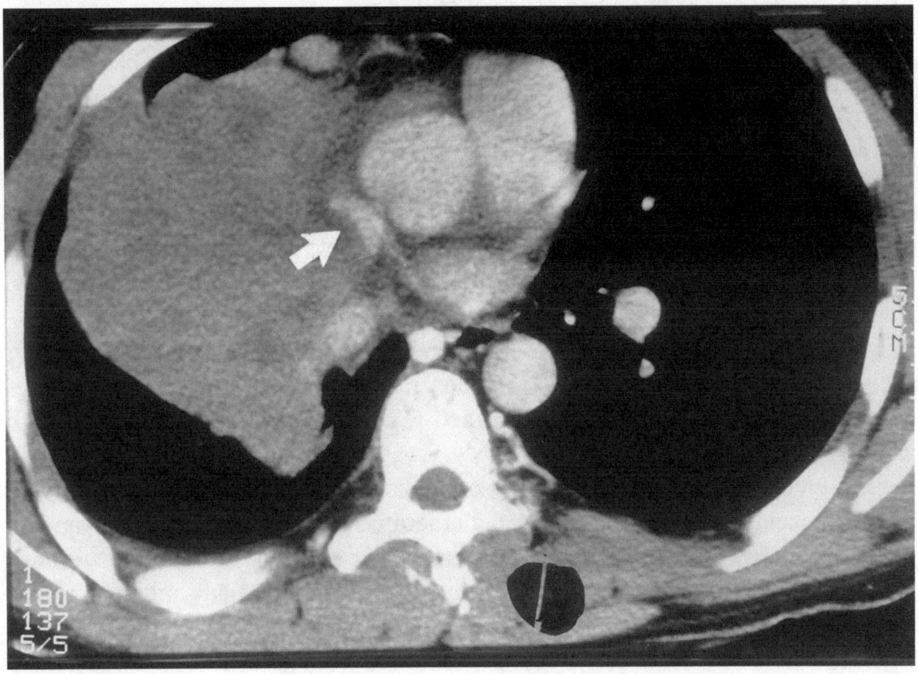

a CT-scan van de thorax toont een groot tumorproces in de rechter bovenkwab, aanliggend en ingroeiend in het mediastinum met compressie van de vena cava superior (pijl).

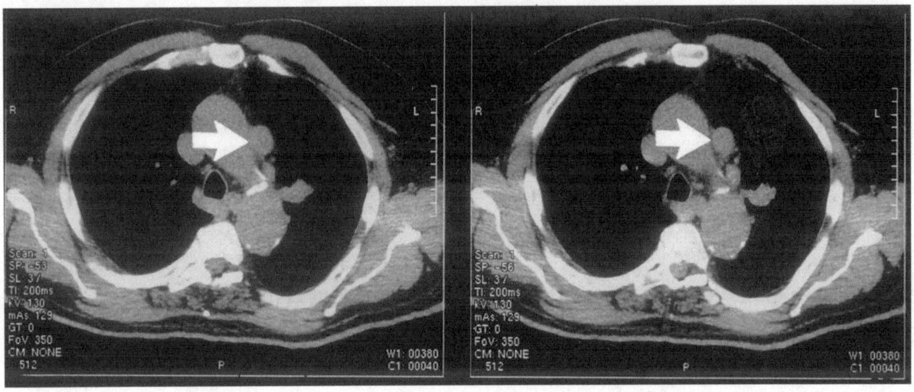

b CT-scan van de thorax toont een tumor ter plekke van de linkerhilus en een vergrote lymfeklier pre-aortisch (pijl). Deze laatste bleek ingenomen door een kleincellig longcarcinoom.

Figuur 13-4

het aortopulmonale venster, achter de trachea en langs het verloop van de slokdarm gesitueerd zijn. Sommige van deze klierstations kunnen bereikt worden via bronchoscopische transcarinale naaldpunctie, de thoracoscopie of de anterieure parasternale mediastinotomie. Het reserveren van mediastinoscopie voor patiënten met lymfeklieren > 10 mm op CT-scan gaat voorbij aan het feit dat in 10 à 20% van de kleinere lymfeklieren nadien toch maligne cellen worden aangetoond. Een uitzondering kan worden gemaakt voor de incidentele patiënt met een klein plaveiselcelcarcinoom perifeer gelegen in de rechterlong en met een overigens onopvallend mediastinum op CT-scan. Het verrichten van een mediastinoscopie bij een patiënt met bekende histologie, die medisch inoperabel is of een eventuele latere thoracotomie weigert, is overbodig, evenals bij een verdachte solitaire pulmonale nodule met ongekende histologie en zonder vergrote mediastinale lymfeklieren. Recent is ook

Tabel 13-8 Classificatie van het SCLC volgens de Veterans Administration

- Beperkt (limited stage): primaire tumor beperkt tot één hemithorax (inclusief ipsilaterale of contralaterale lymfeknopen, recurrensparalyse of vena-cava-superiorsyndroom), exclusief pleura- en/of pericardvocht
- Uitgebreid (extensive stage): elke verdere uitbreiding dan de voorgaande

de thoracoscopie bij het diagnostisch arsenaal gevoegd. Van verdachte pleurale laesies, cytologisch negatieve pleura-effusies en vergrote lymfeklieren die buiten het bereik van de mediastinoscoop liggen, kan à vue een biopt worden genomen. De plaats van de preoperatieve pleurale lavage wordt nog onderzocht.
De voorkeursbehandeling bij het SCLC is eerstelijns chemotherapie. De stadiëring zal bij deze groep patiënten dan ook minder uitvoerig zijn en zich beperken tot het disseminatieonderzoek (tabel 13-6). De meeste clinici neigen nog naar het gebruik van de indeling van het SCLC volgens de *Veterans Administration* in beperkte (of *limited*) en uitgebreide (of *extensive*) ziekteuitbreiding (tabel 13-8). Dit berust op de vroegere standaardbehandeling met radiotherapie in één bestralingsveld van het beperkt tumorvolume. Bij diagnose verkeert 50 à 60% van de kleincellige tumoren al in het uitgebreide stadium; de fractie zonder aantoonbare mediastinale klieraantasting bedraagt < 10% (zogenoemd *very limited stage*).
Tumormerkstoffen zoals carcino-embryonaal antigeen (CEA) of neuro-secretoir enolase (NSE) hebben bij het longcarcinoom een onvoldoende gevoeligheid of specificiteit om als leidraad te dienen bij diagnostiek, stadiëring of follow-up.

13.4.4 Indicatie voor een radicale behandeling

Indien de primaire behandeling bij het SCLC chemotherapie is, zal de arts bij deze patiënten nagaan of de hematologische, hepatische en renale functies adequaat zijn voor toediening van cytostatica. Bij het overigens resectabele NSCLC zal alle aandacht uitgaan naar de functionele operabiliteit met het oog op de reductie van de per- en postoperatieve morbiditeit en mortaliteit (tabel 13-9). Gelet op de mediane leeftijd bij diagnose en het frequent voorafgaande rookgedrag hoeft het geen verwondering te wekken dat het longcarcinoom vaak gepaard gaat met ernstige cardiovasculaire of pulmonale comorbiditeit. Een cardiovasculair onderzoek is dan ook geïndiceerd. Gezien de belangrijke hemodynamische schommelingen tijdens longchirurgie, kan het bij sommige patiënten zelfs aangewezen zijn om vooraf een vasculaire of coronaire correctie te doen door middel van een dotter-, PTCA- of CABG-procedure. De laatstvermelde ingreep kan soms gecombineerd verlopen met de longresectie.

Het is van cruciaal belang om voordat longchirurgie wordt overwogen, een schatting te maken van de postoperatieve longreserve aan de hand van het longfunctieonderzoek. Patiënten met een preoperatieve één-secondewaarde (FEV_1) van > 2 liter zullen zelfs na pneumonectomie voldoende ademreserve overhouden om normale dagelijkse activiteiten te vervullen. Onder deze grens zal het type resectie doorslaggevend zijn. Segmentectomie en lobectomie, zeker indien van een bovenkwab, zullen weinig functioneel verlies met zich meebrengen. Bij pneumonectomie moet aan zekere functionele criteria voldaan worden. Zo moet bij volwassenen een minimum postoperatieve FEV_1 van 800 à 1000 ml nagestreefd worden. Dit kan vrij accuraat geschat worden aan de hand van de kwantitatieve longperfusiescintigrafie.

Tabel 13-9 Onderzoek naar operabiliteit bij niet-metastatisch en resectabel NSCLC

- Obesitas
- Cardiale functie (ECG, verder op geleide van klachten)
- Vasculaire toestand (abdominale bloedvaten, carotiden)
- Longfunctie (spirometrie, diffusiecapaciteit voor CO, VO_2 max)
- Arteriële bloedgasanalyse
- Perfusiescintigrafie[1]
- Ergospirometrie[1]

1 bij sommige patiënten met afwijkende longfunctie of gasanalyse

Hypercapnie ($PCO_2 > 6$ kPa) en/of hypoxemie ($PO_2 < 8$ kPa) in rust zijn eveneens formele contra-indicaties voor longresectie, gelet op de belangrijke postoperatieve complicaties die zich bij deze patiënten voordoen. Zuurstofverbruik bij inspanning geeft een goed beeld van de kans op peri-operatieve verwikkelingen. Bij patiënten met obstructief gestoorde longfunctie loont een intensieve preoperatieve verbetering van de longfunctie zeker de moeite. Vaak wordt daarom een stootkuur met glucocorticoïden gegeven. Stoppen met roken en gewichtsreductie zijn andere nuttige maatregelen. Morbide obesitas, stollingsstoornissen, slechte renale en hepatische functie kunnen een contra-indicatie voor chirurgische interventie vormen. Ten slotte zullen patiënten preoperatief ademhalingsoefeningen moeten doen en aanleren hoe ze moeten hoesten. Zij zullen ingelicht worden over het beloop en de risico's van de procedure. De huidige peri-operatieve mortaliteit bedraagt < 5%, maar kan in geval van pneumonectomie rechts en bij oudere personen meer dan het dubbele bedragen.

Stadiëring vereist een multidisciplinaire aanpak waarbij talrijke specialismen betrokken zijn. De behandelend arts is verantwoordelijk voor de therapeutische beslissing en de verwoording ervan naar de patiënt en diens familie. De praktijk leert dat de patiënt veelal de onuitgesproken diagnose vermoedt en een min of meer lange periode van knagende onzekerheid tegemoet gaat, zeker wanneer er nog aan getwijfeld wordt of operatief ingrijpen mogelijk is (grensoperabiliteit). Om deze periode zo kort mogelijk te houden, kan het aangewezen zijn om de analyse via een ziekenhuisopname, eerder dan via poliklinische consulten te laten verlopen. Op deze wijze kan snel ingespeeld worden op de uitslagen van de onderzoeken, en een intensieve bronchodilatatie gestart worden in geval van obstructief gestoorde longfunctie.

13.5 BEHANDELING

13.5.1 Behandeling bij het niet-kleincellig longcarcinoom (NSCLC)

Bij het niet-kleincellig longcarcinoom zal longresectie verkozen worden voor tumoren beperkt tot de long (stadium I-II) of met slechts beperkte locoregionale doorgroei (T3), en wel bij patiënten die medisch voldoende fit zijn voor een dergelijke ingreep. Chirurgische resectie bestaat uit de radicale verwijdering van de aangetaste longkwabben met bijbehorende regionale lymfeklieren, en soms een stuk van het pericard, diafragma of de thoraxwand. De omvang van de resectie – pneumonectomie of (bi)lobectomie – hangt in hoofdzaak af van lokalisatie en uitbreiding van het proces zoals dat bij open thorax wordt gevonden. Uitzonderlijk zal een parenchymsparende segment- of wigresectie geschieden, of overgegaan worden tot een bronchoplastische procedure zoals mouw- of *sleeve*-lobectomie. De postoperatieve zorg is er vooral op gericht om kortdurende drainage van het wondvocht en bloed uit de thorax en de ontplooiing van de resterende longdelen te bevorderen. In deze periode dreigen complicaties zoals hartritmestoornissen – meestal boezemfibrilleren –, atelectase door slijmophoping, haemothorax, bronchusfistel en thoraxempyeem. Een reïnterventie kan voor sommige van deze complicaties aangewezen zijn. De patholoog zal steeds het resectiepreparaat nakijken en een uitspraak doen over de radicaliteit van de resectie aan de hand van het microscopisch onderzoek van resectievlakken en lymfeklieren. Deze pathologische stadiëring bepaalt in sterke mate de prognose. Hooguit 20% van de patiënten met NSCLC wordt geopereerd en minder dan de helft daarvan zal vijf jaar later nog in leven zijn. Locoregionale en distale (micro)metastasen zijn, ondanks nauwgezette preoperatieve stadiëring, de bron van tumorrecidief. Daarnaast ontwikkelen deze patiënten vaak een tweede tumor – van long, hoofd-hals of slokdarm – of overlijden aan een andere tabaksgerelateerde comorbiditeit.

Radiotherapie kan bij het NSCLC in opzet curatief, radicaal of palliatief zijn. Radiotherapie kan slechts leiden tot genezing bij patiënten met een tumorstadium I-II, die om medische redenen niet operabel worden geacht. Een hoge dosis straling is hiervoor nodig. Bij radicale radiotherapie wordt gestreefd naar locoregionale controle. Het is geïndiceerd indien de levensverwachting hierdoor gunstig wordt beïnvloed; de genezingskans voor deze groep patiënten is immers klein. Naarmate de bestralingsdosis hoger is, neemt de kans op een locoregionaal recidief af. Alleen een longtumor in stadium III komt in aanmerking voor radicale radiotherapie, voorzover prognostisch gunstige factoren aanwezig zijn. Beter is het de fitte patiënten voor te behandelen met chemotherapie (zie verder). De rol hiervan bij het NSCLC is in de afgelopen jaren sterk veranderd. Weinigen twijfelen aan de biologische activiteit van de aangewende cytostatica. Een recente meta-analyse van 52 klinische onderzoeken waarin aan de 'standaardbehandeling' voor NSCLC in de verschillende fasen van de ziekte al of niet chemotherapie werd toegevoegd, gaf verrassende resultaten. Cisplatinum bevattende chemotherapie als aanvulling op symptomatische verzorging resulteerde in een beperkte, maar significante verbetering van de overleving. Ook verbetering van levenskwaliteit en symptomen is regelmatig beschreven. In hoever dit alles betekenisvol is voor de individuele patiënt, is omstreden. Het is vooralsnog onduidelijk of het gebruik van nieuwe cytostaticacombinaties -met taxanen, gemcitabine, topo-isomeraseremmers – hierin een wijziging zal brengen. Gebruik van cytostatica buiten onderzoeksverband kan het beste plaatsvinden na grondige selectie van patiënten zodat de verbetering van hun levenskwaliteit opweegt tegen de toxiciteit van de medicijnen. Tabel 13-10 geeft enkele vaak gebruikte medicijnen en werkzame combinaties.
Gelet op de beperkte overlevingsresultaten met de huidige enkelvoudige behandelingen, zelfs na radicaal geachte resectie, lijkt het voor de hand te liggen twee of meer behandelingsvormen te combineren. In de voorbije decennia is dit uitgebreid bestudeerd, wat aanleiding geeft tot de volgende aanbevelingen met betrekking tot multimodale behandeling:

Tabel 13-10 Frequent gebruikte cytostatica bij het longcarcinoom

Werkzame medicijnen en combinatieschema's	
Kleincellig longcarcinoom	**Niet-kleincellig longcarcinoom**
cis- en carboplatinum doxorubicine cyclofosfamide, ifosfamide etoposide vincristine	cisplatinum mitomycine ifosfamide teniposide, etoposide vindesine
CDE (cyclofosfamide, doxorubicine, etoposide) CDV (cyclofosfamide, doxorubicine, vincristine) PE (cis- of carboplatinum, etoposide) VIP (vincristine, ifosfamide, platinum) ICE (ifosfamide, cis-platinum, etoposide)	PE (cisplatinum, etoposide) MIC (mitomycine, ifosfamide, platinum) MVP (mitomycine, vindesine, platinum)
nieuwe medicijnen topotecan paclitaxel	gemcitabine paclitaxel, docetaxel vinorelbine irinotecan

- Postoperatieve radiotherapie beïnvloedt de overleving bij het NSCLC niet.
- Postoperatieve chemotherapie heeft een te beperkte invloed op de overleving van NSCLC om routinematig te worden gegeven. Het effect wordt nog bestudeerd in grote internationale onderzoeken.
- Chemotherapie voorafgaand aan radiotherapie verleent aan geselecteerde patiënten met stadium-III-NSCLC een overlevingsvoordeel.
- Chemotherapie voorafgaand aan chirurgie zou aan geselecteerde patiënten met NSCLC een overlevingsvoordeel bieden, maar het bewijs is nog onvoldoende om deze vorm van behandeling al routinematig toe te passen.
- Preoperatieve radiotherapie is enkel geïndiceerd bij sommige patiënten met een sulcus-superiortumor en Pancoast- syndroom.
- Combinaties van chemo-, radiotherapie en chirurgie zijn nog experimenteel.

13.5.2 Behandeling bij het kleincellig longcarcinoom

Chemotherapie vormt hier de hoeksteen van de primaire behandeling. Niet alleen resulteert dit in een ontegenzeggelijke verbetering van de levenskwaliteit, maar bovendien is er een opvallende verbetering van de overleving. Onbehandeld bedraagt deze gemiddeld minder dan vier maanden; chemotherapie slaagt erin deze termijn te verdubbelen of te verdrievoudigen, afhankelijk van het stadium bij diagnose. De fractie vijfjaarsoverlevers blijft hoe dan ook beperkt (< 10%). De voorkeur gaat uit naar een combinatie van twee à drie actieve cytostatica gedurende vijf kuren (tabel 13-10). Hiermee wordt bij een meerderheid van de patiënten – 60 à 80% naargelang de uitbreiding bij diagnose – een significante afname van de tumormassa verkregen. Bij een dergelijke goede respons en beperkt ziektestadium zal de chemotherapie worden vervolgd door een thoracale en een profylactische hersenbestraling. Deze combinatie resulteert niet alleen in een afname van de lokale recidieven, maar ook in een significante toename in overleving.

Tabel 13-11 Invasieve technieken met palliatief oogmerk

- Pleurodese of pleuroperitoneale shunting voor symptomatische pleura-effusie
- Invasieve bronchoscopie (lasercoagulatie, tracheobronchiale stenting) voor symptomatische centrale luchtweg-obstructie
- Endoluminale brachytherapie voor haemoptoe of recidiverende obstructieve pneumonie
- Epidurale, intrathecale katheters voor pijnstilling
- Chordotomie en andere neurolytische technieken voor pijnstilling
- Voedingsgastrostomie bij slokdarmingroei
- Orthopedische ingrepen voor (dreigende) osteolytische fracturen en wervelstabilisatie

Meer dan driekwart van de patiënten met longcarcinoom zal vroeg of laat niet meer in aanmerking komen voor curatieve behandeling. Goede kennis van symptomen en hun palliatie is dus vereist voor artsen betrokken bij de behandeling van deze patiënten. De meest voorkomende klachten bij het voortschrijdende longcarcinoom die verlicht kunnen worden, zijn: cachexie, hoest, dyspnoe en pijn. Voor elk van deze is een aangepaste behandeling beschikbaar. De arts zal van geval tot geval beslissen of hij/zij hierbij alleen kiest voor een medicamenteuze benadering, dan wel de tijd nog rijp acht voor een meer invasieve aanpak. Voorbeelden van invasieve technieken met een hoog palliatief gehalte zijn opgenomen in tabel 13-11.

Palliatieve radiotherapie beoogt verbetering van de kwaliteit van leven door vermindering of voorkoming van klachten en/of symptomen. Patiënten met metastatische ziekte in slechte algemene conditie of met meer dan 10% gewichtsverlies komen hiervoor in aanmerking, ongeacht het stadium of histologisch type. Klachten die door radiotherapie goed verlicht worden zijn: haemoptoe, hoest, dyspnoe, pijn door lokale tumordoorgroei of botmetastasen, slikklachten, vena-cava-superiorsyndroom, recidiverende luchtweginfecties door bronchusafsluiting en symptomatische hersenmetastasen. Meestal volstaan lage bestralingsdoses om het beoogde effect te bereiken.

13.6 TOEKOMSTVERWACHTINGEN

Longcarcinoom is de meest frequente kwaadaardige tumor bij de man. De incidentie ervan neemt globaal nog toe, vooral bij de vrouw, en de meest gunstige overlevingscijfers geven nu een vijfjaarsoverleving van circa 13%. Zo'n 10% van de patiënten overlijdt binnen een maand, 50% binnen negen maanden na diagnose en na één jaar is minder dan 40% nog in leven. Histologische variant, tumoruitbreiding en algemene toestand zijn de belangrijkste prognostische factoren die bepalen welke behandeling gekozen wordt. Gelet op deze infauste resultaten, is veel energie gestoken in vroegtijdige detectie door screening van risicopopulaties, met name rokers. Jammer genoeg heeft dit niet geleid tot een verbetering van de overleving, ofschoon wel meer vroegtijdige gevallen werden opgespoord. Screening voor longcarcinoom wordt niet meer aanbevolen. De enige zinvolle preventie is dan ook het rookgedrag onder de bevolking te beïnvloeden, zowel primair door de rookstart te voorkomen, als secundair door rokers ertoe aan te zetten hun verslaving te staken. Gelet op de sterke causale relatie tussen roken en longcarcinoom, zijn de prevalentiecijfers van het rookgedrag onder de bevolking de belangrijkste voorspellers van de longcarcinoomincidentie. De volgende tendensen in de epidemie van het longcarcinoom tekenen zich nu al af:

1 Er is sprake van een explosieve toename van longcarcinoom bij de man in de huidige ontwikkelingslanden, Oost-Europa en China, volgend op hun toenemend rookgedrag. De ziekte schuift van een tiende naar een vijfde plaats in de lijst van de frequentste wereldwijde doodsoorzaken.
2 De mannelijke longcarcinoomsterfte in die geïndustrialiseerde landen die hun piekincidentie bereikt hebben, neemt steeds meer af (VS, Groot-Brittannië, Nederland, Scandinavië, Australië en Nieuw-Zeeland).
3 Stabilisatie gevolgd door een afname van de sterfte doet zich in die landen voor waar de leeftijdspiek zich al in de oudere leeftijdscohorten bevindt (België, Frankrijk, Duitsland).
4 In de geïndustrialiseerde landen zal de mediane leeftijd van de patiënten toenemen en de fractie longcarcinoompatiënten ouder dan 70 jaar zal er meer dan 40% bedragen. Deze verschuiving naar oudere leeftijdscohorten gaat samen met een hoge prevalentie van ernstige cardiovasculaire en pulmonale comorbiditeit bij diagnose, wat belangrijke gevolgen heeft voor de keuze van behandeling.
5 De vrouwelijke longcarcinoomsterfte in alle geïndustrialiseerde landen neemt toe met vermindering van de geslachtsratio tot 1,3.
6 Er is een geleidelijke toename van de vijfjaarsoverleving met 1% per vijf jaar. Hoewel de fractie vijfjaarsoverlevers de laagste is bij alle frequent voorkomende tumoren, is ze in de laatste 30 jaar verdubbeld van 6 tot 13%.
7 Veranderingen doen zich voor in de verdeling van histologische subtypen bij de man, met een toename van het adenocarcinoom en een afname van plaveiselcel- en kleincellig carcinoom.

13.7 THORACALE METASTASEN

De long is een orgaan waarin vaak metastasering optreedt vanuit maligniteiten elders in het lichaam. Meestal zijn pulmonale metastasen asymptomatisch en worden ze bij röntgenologisch onderzoek ontdekt. Bij pulmonale metastasen kan echter een hardnekkige, niet-productieve hoest optreden. Bij centraal gelegen metastasen kan haemoptoe voorkomen en doorgroei in de pleura, iets dat zelden voorkomt bij longmetastasen, kan pijnlijk zijn. Zeer uitgebreide pulmonale metastasering leidt tot dyspnoeklachten. Bij inspiratoire wheezing, die eenzijdig kan voorkomen, en bij recidiverende pneumonieën moet men bedacht zijn op de aanwezigheid van intrabronchiale metastasen. Deze komen het meest frequent voor bij het mammacarcinoom en de Grawitz-tumor en kunnen voorkomen zonder röntgenologische afwijkingen op de thoraxfoto. De diagnose wordt bronchoscopisch gesteld, waarbij bij metastasen van de Grawitz-tumor bij het nemen van het biopt de nodige voorzichtigheid moet worden betracht in verband met hun vaatrijkdom en de daardoor verhoogde kans op bloedingen.

De behandeling van pulmonale metastasen wordt in eerste instantie bepaald door de primaire tumor. Bij metastasen van het mammacarcinoom zal hormonale of chemotherapeutische behandeling de voorkeur hebben boven chirurgische metastasectomie. Bij metastasen van andere solide tumoren, zoals tumoren vanuit het kno-gebied, van sarcomen en Grawitz-tumoren valt metastasectomie te overwegen indien elders in het lichaam geen tumor meer aantoonbaar is. Het aantal metastasen wordt op de thoraxfoto, maar ook op de CT-scan, onderschat. Peroperatief zal de

chirurg palpatoir vaak meer metastasen kunnen ontdekken. De overlevingswinst bij deze ingreep is afhankelijk van het feit of chirurgisch een complete resectie kan worden uitgevoerd en in mindere mate van het aantal metastasen dat verwijderd moet worden.
Bij longmetastasen van het maligne melanoom wordt slechts tot resectie overgegaan als het één metastase betreft. Indien er meer metastasen aantoonbaar zijn, is er geen genezing of levensverlenging te verwachten van een metastasectomie.
Een andere vorm van pulmonale metastasering is de lymphangitis carcinomatosa. Door diffuse groei in de pulmonale lymfevaten treedt een sterke vermindering op van de diffusiecapaciteit. Patiënten presenteren zich met een uitgesproken dyspnoe, aanvankelijk bij inspanning, maar later ook in rust. Deze gaat soms vergezeld van een prikkelhoest. De thoraxfoto toont een streperige tekening in de longvelden als teken van verdikte interstitiële septa. De behandeling is gericht op palliatie van de dyspnoe met toediening van zuurstof, hetgeen ook in de thuissituatie kan worden gegeven, eventueel aangevuld met prednison of diuretica. De prognose is slecht met een mediane overleving van slechts enkele maanden.

Literatuur

ASCO statement. Guidelines in the treatment of inoperable non-small cell lung cancer. J Clin Oncol 1997;15:2996-3012.
ATS/ERS. Pretreatment evaluation of non-small cell lung cancer. Am J Respir Crit Care Med 1997;156:320-32.
CBO/MWR. Consensus Radiotherapie bij het niet-kleincellig longcarcinoom, 1997.
Hughson WG, Fedoruk MJ. Occupational and environmental causes of lung cancer and esophageal cancer. In: Aisner J et al., eds. Comprehensive textbook of thoracic oncology. Baltimore: Williams & Wilkins, 1996:66-89.
Mountain CF. Revisions in the international system for staging lung cancer. Chest 1997;111:1710-1717.
Mountain CF, Dresler CM. Regional lymphnode classification for lung cancer staging. Chest 1997;111:1718-1723.
Zandwijk N van. Consensus diagnostiek longcarcinoom. Ned Tijdschr Geneeskd 1991;135:1915-1919.

14 De pleura

dr. J.A. Burgers, dr. J.P. van Meerbeeck, prof.dr. P.E. Postmus

14.1 ANATOMIE

De pleura bestaat uit een sereuze membraan van platte mesotheelcellen gelegen op een losmazige bindweefsellaag met lymfe- en bloedvaten en een vastere elastische bindweefsellaag. De mesotheelcellen hebben een sterk regenererend vermogen bij beschadiging van de pleura.

De pleura wordt onderscheiden in de pleura visceralis en parietalis. De viscerale pleura bekleedt het gehele longoppervlak tot in de fissuren tussen de longkwabben. De pariëtale pleura bekleedt de binnenzijde van de thoraxholte, het mediastinum en het diafragma. Bij de omslagplooi in de longhilus komen de pleurabladen samen. De lymfevaten van de viscerale pleura draineren via de dieper gelegen peribronchiale en perivasculaire lymfevaten en de lymfevaten aan het longoppervlak op de hilaire lymfeklieren. De lymfevaten van de pleura parietalis draineren naar ventraal in de retrosternale lymfeklieren en naar dorsaal in de paravertebrale lymfeklieren. Het capillaire vaatbed van de viscerale pleura wordt gevasculariseerd door de arteria pulmonalis en de arteriae bronchiales. Op dit niveau bestaat daarmee een shunt tussen de pulmonale en de systemische circulatie. De pariëtale pleura wordt alleen vanuit de systemische circulatie van bloed voorzien, onder meer via de intercostale arteriën.

Alleen de pariëtale pleura heeft een sensibele innervatie. Bij prikkeling hiervan ontstaat de klassieke pleurapijn. Deze pijn is scherp van karakter, zit vast aan de ademhaling en geeft het gevoel de ademhaling af te snijden. Prikkeling van de tegen de borstwand gelegen pleura wordt aangegeven als pijn ter plaatse op de borst, terwijl pijn uitgaande van het diafragmale deel van de pleura parietalis wordt aangegeven in de schouder aan dezelfde zijde van het lichaam ('gerefereerde pijn' of *referred pain*). Pleurale pijn is het hevigst op het moment van de pleurabeschadiging en neemt later in intensiteit af. De viscerale pleura is niet geïnnerveerd.

14.2 FYSIOLOGIE

Tussen de pleurabladen bevindt zich een paar milliliter pleuravocht. Mogelijk draagt dit samen met de microvilli op het oppervlak van de mesotheelcellen bij aan het vloeiende contact tussen beide pleurabladen. Het fysiologisch belang hiervan lijkt gering aangezien er bij obliteratie van deze ruimte door middel van pleurodese geen longfunctieverlies optreedt. Pleuravocht kan ontstaan door uittreden van vocht uit het vaatbed van de pariëtale pleura en de viscerale pleura (bijvoorbeeld bij een linker decompensatio cordis) onder invloed van een drukgradiënt die ontstaat door verschillen in hydrostatische en oncotische druk tussen de capillairen en de pleura-

Tabel 14-1 Criteria van Light ter differentiatie tussen transsudaat en exsudaat

Eiwitratio pleuravocht: serum	> 0,5
LDH-ratio pleuravocht: serum	> 0,6
LDH in pleuravocht	> 2/3 van de bovengrens van de normale waarde in serum

Transsudaat indien aan geen van de criteria wordt voldaan.
Exsudaat indien aan minimaal één van de criteria wordt voldaan.

holte. Het pleuravocht wordt afgevoerd via de capillairen van de kleine circulatie in de viscerale pleura en via de lymfevaten van de pariëtale pleura. Deze lymfevaten monden uit in de pleuraholte via stomata van 2 tot 12 μm en kunnen door hun grootte tevens kleine partikels en cellen afvoeren.
De pleuraholte is in normale toestand een virtuele ruimte. De druk in deze ruimte is negatief en wordt onder meer beïnvloed door de ademhaling en de zwaartekracht. De negatieve druk zorgt ervoor dat de long in een ontplooide toestand blijft. Indien het vacuüm tussen de pleurabladen wordt opgeheven bij een thoracotomie, zakt de long door zijn elasticiteit in tot 70% van zijn oorspronkelijke volume. De thoraxwand neemt dan een iets wijdere stand aan door het ontbreken van de tegengestelde kracht van de long.

14.3 PLEURAVOCHT

Pleuravocht kan ontstaan door een verhoogde productie en door een verminderde resorptie. De mogelijkheid van resorptie is zo groot dat een kleine verstoring in de balans van aanmaak en afvoer niet zal leiden tot de vorming van een klinisch detecteerbare hoeveelheid vocht.
Pleuravocht wordt ingedeeld in transsudaat en exsudaat, waarbij transsudaat de meest voorkomende vorm is. Beide hebben een andere etiologie en worden onderscheiden op basis van een aantal criteria (tabel 14-1).

Transsudaat

Transsudaat ontstaat door een verstoring van de hydrostatische of oncotische druk van aan- en afvoerende vaten en de pleuraholte, waardoor bij een intact pleuravlies het pleuravocht kan toenemen in volume. Het wordt het meest frequent door linker decompensatio cordis veroorzaakt (tabel 14-2). Linker hartfalen leidt via een verhoging van de druk in de venae pulmonales en het capillaire longvaatbed tot de vorming van pleuravocht door toename van de productie van het pleuravocht en afname van de afvoer. Het pleuravocht is hierbij meestal bilateraal aanwezig. Rechter hartfalen leidt minder vaak tot de vorming van pleuravocht, omdat de toegenomen productie door de verhoogde druk in de systemische circulatie meestal gecompenseerd kan worden door de grote reservecapaciteit van het afvoersysteem van het pleuravocht. Ascites als gevolg van levercirrose of dialysevocht gebruikt bij peritoneaaldialyse kan leiden tot de vorming van een transsudaat, dat meestal rechtszijdig is gelokaliseerd. Het vocht kan door lymfevaten en kleine defecten in het diafragma doorlekken naar de thoraxholte. Een transsudaat kan eveneens ontstaan door een lage oncotische druk in de circulatie, zoals wordt gezien bij ernstig eiwitverlies in de urine bij een nefrotisch syndroom. Bij een atelectase van een

Tabel 14-2 Oorzaken van pleuravocht

Transsudaat	Exsudaat
decompensatio cordis	infectieus:
ascites bij levercirrose	– parapneumonisch: bacterieel, tuberculose
nefrotisch syndroom	– empyeem
longembolieën	– subfrenisch abces
peritoneaaldialyse	pleuritis carcinomatosa
atelectase	longembolieën
	collageenziekten:
	– SLE
	– reumatoïde artritis
	gastro-intestinaal:
	– pancreatitis
	– oesophagusruptuur
	mesothelioom
	asbestose
	medicamenteus
	chylothorax/haemothorax

longkwab of gehele long als gevolg van obstructie van een (hoofd)bronchus neemt door verlies van longvolume de onderdruk in de pleuraholte toe, waardoor meer vocht wordt aangetrokken en een transsudaat zich vormt.

Exsudaat

Een exsudaat ontstaat in het algemeen door een aandoening van de pleura (tabel 14-2).

De meest voorkomende oorzaak van een exsudaat is een pneumonie met een begeleidende ontsteking van de pleura. Zestig procent van de pneumokokkenpneumonieën wordt gecompliceerd door een parapneumonische effusie. Ook bij andere verwekkers wordt een pleura-effusie frequent gezien. De hoeveelheid parapneumonisch vocht is vaak gering en noopt zelden tot evacuatie. Het gevaar bestaat echter op het ontwikkelen van een empyeem bij een infectie van het vocht, iets dat tot uiting komt door persisteren van de koorts en een traag herstel van de pneumonie. Een tuberculeuze pleuritis komt met de weer toenemende frequentie van tbc in ons land de laatste jaren weer vaker voor. De diagnose wordt bemoeilijkt doordat zuurvaste staven slechts in 10% van de gevallen aantoonbaar zijn in het pleuravocht en wordt dan ook meestal gesteld op de klinische verschijnselen en de histologie van het longbiopt.

Bij patiënten ouder dan 60 jaar is pleuritis carcinomatosa de meest frequente oorzaak van een exsudaat. Het longcarcinoom heeft de hoogste incidentie bij pleuritis carcinomatosa, gevolgd door het mammacarcinoom. Ovarium- en maagtumoren zijn in 5% van de gevallen de bron, terwijl in 10% de primaire tumor onbekend blijft. Het non-Hodgkin-lymfoom en het maligne mesothelioom kunnen primair van de pleura uitgaan en pleuritis carcinomatosa veroorzaken. Long- en mammacarcinomen kunnen door directe doorgroei zich naar de pleura uitbreiden, maar meestal ontstaat ze door hematogene metastasering. Het pleuravocht ontstaat door een belemmerde lymfeafvloed door tumorgroei in de stomata van de pariëtale pleura, in de pulmonale lymfevaten en de mediastinale lymfeklieren. Tevens neemt

de productie toe door een verhoogde vaatpermeabiliteit ter plaatse van de tumor in de pleura.
Immunologische aandoeningen als systemische lupus erythematodes (SLE) en reumatoïde artritis kunnen enkel- en dubbelzijdig exsudaat veroorzaken.
Bij 50% van de patiënten met longembolieën wordt pleuravocht gevonden. Daarbij kan zowel een transsudaat worden aangetroffen, als een exsudaat met een helder of een hemorragisch aspect. Een transsudaat zou het gevolg zijn van micro-atelectasevorming; hemorragisch vocht ontstaat als gevolg van een longinfarcering en daarop volgende necrose van het longparenchym.
Een minder frequente vorm van een exsudaat is een chylothorax, gekenmerkt door een melkachtig pleuravocht met een hoog vetgehalte. Dit is pathognomonisch voor een letsel van de ductus thoracicus, hetgeen kan voorkomen na een trauma of bij tumordoorgroei. Een haemothorax ontstaat bij vaatletsel, bijvoorbeeld na een trauma of een medische ingreep, waarbij één thoraxhelft meerdere liters bloed kan bevatten.

14.4 KLINISCHE VERSCHIJNSELEN VAN PLEURAVOCHT

Symptomen

De symptomen bij pleuravocht worden vooral bepaald door het onderliggend lijden. Een kleine hoeveelheid pleuravocht veroorzaakt nauwelijks verschijnselen.
Bij grotere hoeveelheden pleuravocht is de meest voorkomende klacht kortademigheid. Dit is mede een gevolg van het verlies van longvolume. Bij drainage van het pleuravocht neemt de vitale capaciteit met ongeveer eenderde toe van het volume gedraineerd vocht. Toch is de dyspnoe slecht gecorreleerd met de hoeveelheid pleuravocht doordat de dyspnoesensatie mede bepaald wordt door de verminderde compliantie van de thoraxwand. De dyspnoe kan tevens gerelateerd zijn aan de pleurale pijn. De pijn is niet direct het gevolg van het pleuravocht, maar is secundair aan de pleura-afwijkingen. De pijn kan een dof, niet duidelijk lokaliseerbaar karakter hebben of als een scherpe, aan de ademhaling vastzittende pijn worden aangegeven. Naast directe pleuraprikkeling kan tumoringroei in de thoraxwand, zoals bij het maligne mesothelioom of bij longtumoren voorkomt, hevige lokale pijn veroorzaken. Een droge, niet-productieve hoest is eveneens een frequent waargenomen symptoom.

Lichamelijk onderzoek

Bij inspectie valt soms een asymmetrische thorax op waarbij een grote hoeveelheid pleuravocht kan leiden tot expansie van de aangedane thoraxhelft. Pleuravocht op basis van een atelectase of een maligne mesothelioom wordt echter gekenmerkt door een ingetrokken thoraxhelft en achterblijven van de ademexcursies. Over pleuravocht wordt een gedempte percussietoon waargenomen met een verzwakt tot opgeheven ademgeruis. Soms wordt bij auscultatie op de overgang tussen het gebied met verzwakt en normaal ademgeruis bronchiaal ademen gehoord. Dit berust op compressie van het longweefsel boven het pleuravocht, waardoor het ademgeruis ter plekke beter wordt voortgeleid. Ook pleurawrijven kan worden waargenomen, een symptoom dat bij massaal pleuravocht verdwijnt.

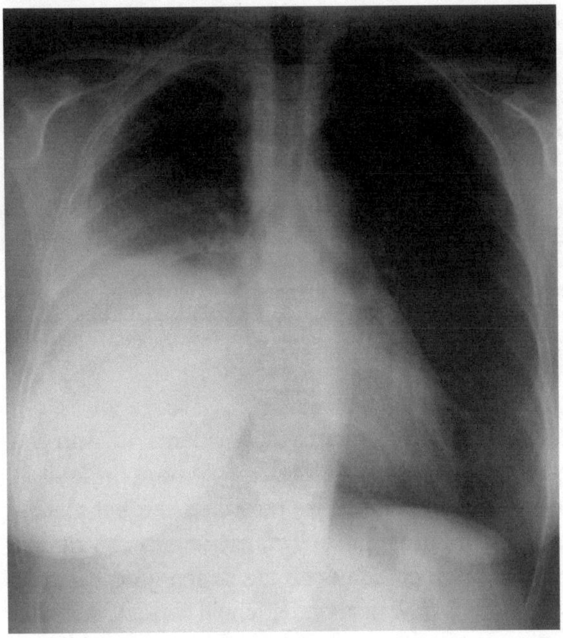

Figuur 14-1 Achtervoorwaartse thoraxfoto met rechtszijdig pleuravocht

14.5 DIAGNOSTIEK

14.5.1 Röntgendiagnostiek

De aanwezigheid van pleuravocht kan worden bevestigd met een thoraxfoto. Een kleine hoeveelheid pleuravocht (circa 500 ml) is het eerst zichtbaar op de laterale thoraxfoto, waarop de dorsale sinus pleurae staat afgebeeld: het diepste punt van de thoraxholte. Bij grotere hoeveelheden vocht ontstaat een sluiering oplopend naar de laterale thoraxwand, die concaaf naar de long toe afgegrensd is (figuur 14-1).

De hoeveelheid vocht kan toenemen tot de gehele thoraxholte is gesluierd, waarbij het mediastinum naar de gezonde zijde kan worden verdrongen. Bij twijfel over de aanwezigheid van pleuravocht kan een opname in zijligging worden vervaardigd. Pleuravocht verplaatst zich dan naar het op dat ogenblik laagst gelegen punt in de thorax: de onderliggende laterale thoraxwand.
Minder typische beelden ontstaan als het vocht geloketteerd is en zich niet vrij kan verplaatsen. Subpulmonaal vocht kan röntgenologisch gelijken op een hoogstand van het diafragma, terwijl interlobair vocht het beeld kan geven van een pseudotumor. Andere afwijkingen op de thoraxfoto kunnen al een aanwijzing geven over de oorzaak van het pleuravocht, zoals verschijnselen van decompensatio cordis, een infiltraat, een tumorschaduw of een primair complex als teken van een vroeger doorgemaakte tuberculose.
Aanvullende informatie kan worden verkregen met echografisch onderzoek of met computertomografie (CT). Hiermee kan vrij vocht worden onderscheiden van massieve afwijkingen uitgaande van de long of pleura. Daarnaast kan worden beoordeeld of er sprake is van één vochtcompartiment of van meerdere loketten, hetgeen van belang is als drainage wordt overwogen. Evenals bij de thoraxfoto geeft CT veel informatie over de organen in de thorax en de oorzaak van het pleuravocht.

Tabel 14-3 Laboratoriumonderzoek van pleuravocht

totaal eiwit en LDH	onderscheid transsudaat en exsudaat (zie tabel 14-1)
glucose	sterk verlaagd bij reumatoïde artritis, empyeem en tbc
pH	$<$ 7,3 bij normale serum-pH: bij reumatoïde artritis, empyeem en tbc lage pH bij pleuritis carcinomatosa correleert met slechte prognose en matig effect van pleurodese
hematocriet	$>$ 25% wijst op haemothorax
triglyceriden	$>$ 1,1 g/l wijst op chylothorax, eventueel te bewijzen door aanwezigheid van chylomicronen aan te tonen
amylase	verhoogd bij oesophagusruptuur (speekselamylase) en pancreatitis

14.5.2 Onderzoek van pleuravocht

Op geleide van de percussie of, bij twijfel, op geleide van echobeelden of CT kan een diagnostische pleurapunctie worden verricht. Analyse van het pleuravocht leidt in 75% van de gevallen tot een diagnose of sluit belangrijke oorzaken van het pleuravocht uit. De punctie dient verricht te worden langs de bovenzijde van een rib om letsel te voorkomen aan de intercostale vaten en zenuwen die in een groeve aan de onderzijde van de ribben lopen. Macroscopisch kan al onderscheid worden gemaakt tussen helder en hemorragisch pleuravocht, troebel purulent vocht, waarbij een empyeem door anaërobe bacteriën zeer kan stinken, en melkachtig chyleus vocht. De meest voorkomende biochemische bepalingen van het pleuravocht zijn samengevat in tabel 14-3. Bij verdenking op een infectie kunnen kweken worden ingezet, evenals specifieke kweken op tuberculose. Cytologisch onderzoek is geïndiceerd bij verdenking op pleuritis carcinomatosa. Complicaties bij een pleurapunctie zoals pijn van de insteekplaats, pneumothorax, infectie, empyeem en bloeding komen maar weinig voor.

Indien het pleurapunctaat geen diagnose oplevert, kan een percutane pleurabiopsie worden verricht indien er voldoende pleuravocht aanwezig is. Dit onderzoek geschiedt met een zijdelings snijdende naald onder lokale anesthesie. Het heeft een hoge diagnostische opbrengst bij pleuritis carcinomatosa en tuberculeuze pleuritis. Meer informatie kan echter worden verkregen tijdens de thoracoscopie. Hierbij wordt onder algehele of lokale anesthesie een pneumothorax aangelegd. Via een kleine incisie wordt intercostaal een holle buis geïntroduceerd, waarmee de thoraxholte wordt geïnspecteerd en onder zicht pleurabiopten kunnen worden genomen. Dit onderzoek is de laatste jaren geëvolueerd tot de *video-assisted thoracoscopic surgery* (VATS). Via meerdere toegangspoorten in de thoraxwand kunnen geavanceerde videoapparatuur en gespecialiseerd chirurgisch instrumentarium worden ingebracht en diagnostische en therapeutische ingrepen worden verricht.
Een operatief pleurabiopt kan worden overwogen indien een thoracoscopie is gecontraïndiceerd, zoals bij multipele pleurale adhesies.
Aanvullend onderzoek naar de oorzaak van pleuravocht kan verder worden uitgebreid aan de hand van de differentieel-diagnostische overwegingen met bijvoorbeeld serologisch onderzoek naar atypische pneumonieën of reumatische aandoeningen. De Mantoux-test en sputumkweken moeten worden overwogen bij de verdenking op tuberculose. De bronchoscopie is geïndiceerd bij een obstructieatelectase ter inspectie van de centrale luchtwegen en materiaalafname voor kweek of histologisch onderzoek.

14.6 BEHANDELING

De behandeling van pleuravocht wordt primair bepaald door de oorzaak ervan. Zo zal bij pleuravocht op basis van decompensatio cordis primair diuretische behandeling geïndiceerd zijn, bij longembolieën behandeling met anticoagulantia en bij tuberculose en andere infecties gerichte antibiotische behandeling.
Daarnaast bestaat de mogelijkheid tot een symptomatische behandeling indien grote hoeveelheden vocht ernstige dyspnoe tot gevolg hebben en het effect van de behandeling gericht op de oorzaak van het vocht niet kan worden afgewacht. In deze situatie moet het pleuravocht worden ontlast en zuurstof worden toegediend om de dyspnoe te verlichten.

Pleuradrainage

Het pleuravocht kan worden ontlast door middel van een pleurapunctie. Met een dikke naald kan het vocht worden opgezogen. Door het vocht via een driewegkraan weg te laten lopen, kunnen herhaalde puncties worden voorkomen. Het inbrengen van een thoraxdrain onder lokale anesthesie, waarbij de drain wordt verwijderd nadat de gewenste hoeveelheid vocht is afgelopen, is een goed alternatief. De hoeveelheid vocht, die met één punctie kan worden verwijderd, wordt beperkt door het optreden van pijn en vasovagale klachten. Daarnaast bestaat er een kans op het optreden van reëxpansie longoedeem: intrapulmonaal vocht als reactie op het zich te snel ontplooien van de long. Dit beperkt het volume pleuravocht dat in één keer kan worden afgenomen tot ongeveer 1000 ml.

14.7 PLEURA-EMPYEEM

Bij pleura-empyeem moet naast gerichte systemische antibiotische behandeling het empyeem door middel van thoraxdrainage worden ontlast. Hiervoor worden één of twee drains met een grote inwendige diameter ingebracht. Aanvullend kan de thoraxholte mechanisch worden gespoeld met fysiologisch zout. Dit wordt via de drain in de thoraxholte ingespoten en weer opgezogen. Dit wordt herhaald tot de spoelvloeistof macroscopisch helder is. Bij geloketteerd empyeem is (eventueel herhaaldelijk) toedienen van streptokinase via de thoraxdrain geïndiceerd om de fibrineloketten op te lossen en toegankelijk te maken voor drainage (zie ook § 8.2.4).

14.8 PLEURITIS CARCINOMATOSA

Bij pleuritis carcinomatosa is de kans groot dat na een eenmalige punctie het pleuravocht recidiveert. Herhaalde pleurapuncties zijn pijnlijk en er kan loketvorming plaatsvinden, waardoor effectief ontlasten via puncties steeds moeilijker wordt. Daarom dient zo spoedig mogelijk gestreefd te worden naar pleurodese door drainage en introductie van een scleroserend middel via de drain met het doel de pleurabladen te verkleven en een recidief pleuravocht te voorkomen. De pleurodese kan worden verricht met talk, tetracycline, bleomycine en andere middelen, waarbij talk het meest effectieve middel blijkt te zijn. Het succes van de pleurodese wordt bepaald door het feit dat de long na drainage weer tegen de thoraxwand aan komt te liggen, zodat de pleura visceralis en parietalis met elkaar kunnen vergroeien. Een nadeel van deze procedure is dat de ingreep klinisch moet worden verricht, hetgeen bij patiënten met een pleuritis carcinomatosa, die vaak in een eindstadium van hun ziekte zijn, minder wenselijk kan zijn. Daarbij is de kans op complicaties zoals

infectie aanwezig. Aantasting van de pleura visceralis door pleuritis carcinomatosa kan voorkomen dat de long zich goed ontplooit en beperkt het succes van de drainage. Ook een persisterende grote productie van pleuravocht (meer dan 200 ml per 24 uur) beïnvloedt het succes van de pleurodese negatief. In tegenstelling tot de pleurodese bij patiënten met een pneumothorax is de pijn door de pleurodese bij patiënten met een pleuritis carcinomatosa vaak beperkt door aantasting van de sensibele innervatie van de pleura parietalis door de maligniteit.
Indien een pleurodese niet succesvol is, kan operatief een pleuro-peritoneale of Denver-shunt worden aangelegd tussen de thoraxholte en de buikholte. De Denver-shunt bestaat uit twee katheters verbonden door een kleine kamer met daarin een pompmechanisme. Eén katheter wordt in de pleuraholte geplaatst, één in de peritoneaalholte. De tussenliggende kamer ligt subcutaan en zorgt dat het vocht alleen van de pleura naar de peritoneaalholte kan. In verband met de onderdruk in de pleuraholte zal niet alle vocht spontaan naar de buikholte lopen. Via druk op de subcutane kamer kan het vocht actief naar de peritoneaalholte toe worden gepompt. De patiënt kan dit zelf naar behoefte regelen. Het gezonde peritoneum is in staat om het extra toegevoerde vocht te resorberen. De ingreep is gecontraïndiceerd bij patiënten met uitgebreide peritoneale adhesies.
Een *Heimlich-valve* is een klepmechanisme dat passage van lucht en vloeistof in één richting toelaat en is aan te sluiten op een pleuradrain. Dit laat ambulante behandeling toe bij een persisterende grote productie van pleuravocht. Hierbij wordt het pleuravocht via de Heimlich-valve opgevangen in een reservoir zonder dat vloeistof of lucht terugloopt naar de thoraxholte. Een dergelijke ambulante behandeling zal slechts bij uitzondering worden toegepast in verband met het gevaar op infectie van de thoraxholte of complicaties verbonden aan drain- of klepdefecten.
Bij therapieresistent recidiverend pleuravocht kan operatieve pleurectomie als therapeutische optie worden overwogen.

14.9 HET MESOTHELIOOM

Het maligne mesothelioom, een tumor uitgaand van de pleura, kan eveneens gepaard gaan met grote hoeveelheden pleuravocht. De ziekte heeft een zeer slechte prognose en is in het algemeen fataal binnen twee jaar na het stellen van de diagnose. Ongeveer 85% van de patiënten met een pleuramesothelioom heeft in het verleden asbestcontact gehad. Asbest werd veel verwerkt in de scheepsbouwindustrie, in remvoeringen van auto's, als isolatiemateriaal en bij verwarmingsinstallaties. De incubatietijd tussen het asbestcontact en de manifestatie van het mesothelioom kan 15 tot 30 jaar bedragen. Asbestcontact kan ook aanleiding geven tot niet-maligne pleura-afwijkingen, die zich eveneens kunnen presenteren met recidiverend pleuravocht.
Het mesothelioom presenteert zich met dyspnoe door de aanwezigheid van pleuravocht, of met pijn door ingroei van de tumor in de thoraxwand. Bij aanvullend röntgenonderzoek worden de pleurale afwijkingen geconstateerd al dan niet met pleuravocht. Op de CT-scan is de uitbreiding van de tumor te visualiseren met groei om de long en in de interlobaire fissuren. In verder gevorderde stadia is ingroei in de mediastinale structuren en de thoraxwand zichtbaar. De tumor vertoont zelden metastasen op afstand.
Cytologisch is de diagnose soms moeilijk te stellen. Dit wordt mede bepaald door de

zeldzaamheid en onbekendheid met het beeld en door de verwarring die kan optreden met pleuritis carcinomatosa van een adenocarcinoom. Histologisch onderzoek van materiaal afgenomen tijdens een thoracoscopie biedt dan uitkomst. In Nederland is een panel van experts samengesteld, het 'mesotheliomenpanel', dat kan zorgen voor een tweede beoordeling van de preparaten.
Het maligne mesothelioom is zeer therapieresistent. Op het moment dat de diagnose wordt gesteld, is curatieve chirurgische interventie bijna nooit meer mogelijk. Chemotherapie bereikt slechts in 25-30% van de gevallen een reductie in tumorload. Radiotherapie is geïndiceerd bij lokale problemen zoals tumordoorgroei door drain- of operatielittekens of pijnlijke thoraxwandinvasie. Momenteel zijn onderzoeken gaande naar de effectiviteit van combinatietherapieën.

Literatuur

Curran D, Sahmoud T, Therasse P, et al. Prognostic factors in patients with pleural mesothelioma: The European organization for research and treatment of cancer experience. J Clin Oncol 1998;16:145-152.
Light RW (ed.) Pleural Diseases. Philadelphia/Londen: Lea & Febiger, 1990.
Sahn SA. The pleura. Am Rev Respir Dis 1988;138:184-234.

15 Mediastinale afwijkingen en metastatische tumoren

dr. J.P. van Meerbeeck, dr. J.A. Burgers, prof.dr. P.E. Postmus

15.1 ANATOMIE

Het mediastinum bevindt zich in het centrum van de thoraxholte, tussen beide pleuraholtes, het diafragma en de thoraxapertuur. Het wordt meestal ingedeeld in een bovenste, voorste, middelste en achterste compartiment om tumoren en aandoeningen die er in voorkomen te kunnen categoriseren naar herkomst en ligging. Er zijn evenwel geen fasciae of anatomische vlakken die de compartimenten scheiden. De indeling van het mediastinum gebeurt het gemakkelijkst op de laterale thoraxfoto (figuur 15-1).

Het bovenste mediastinum is gedefinieerd als de streek achter het manubrium sterni en voor de brachiocefale bloedvaten, dus de regio boven de lijn corpus 5^e^ dorsale wervel en onderzijde van het manubrium sterni. De bovengrens is de thoraxapertuur, de ondergrens de 'angulus Ludovici', waar het overgaat in het voorste mediastinum. Dit ligt op zijn beurt achter het sternum, vóór het hart en reikt tot het diafragma. Het bevat de thymus, vet en lymfeklieren. Het middelste mediastinum op zijn beurt is gedefinieerd als de ruimte die de volgende organen bevat: hart

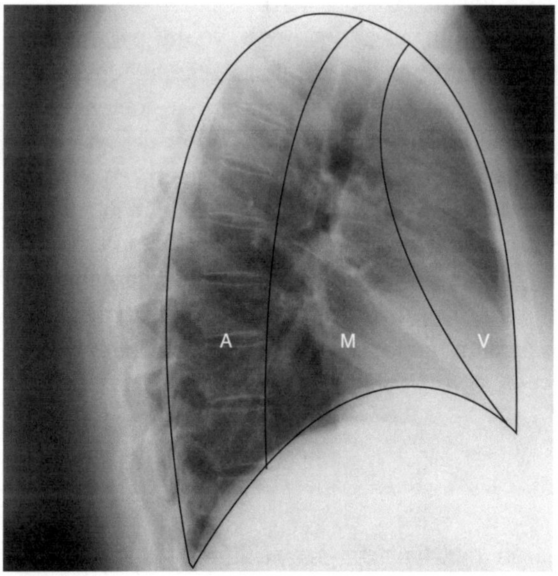

Figuur 15-1 Schematische indeling van het mediastinum aan de hand van de laterale thoraxfoto
A = achterste mediastinum; M = middelste mediastinum; V = voorste mediastinum

Tabel 15-1 Primaire mediastinale processen en hun frequentieverdeling

bovenste mediastinum (30%)	struma en parathyreoïd adenoom kiemceltumoren: teratoom, seminoom, non-seminoom
voorste mediastinum (20%)	thymoom kiemceltumoren lymfoom thymuscyste, -carcinoom of -carcinoïd
middelste mediastinum (30%)	lymfoom, sarcoïdose, tuberculose, silicose, berylliose bronchogene cyste, pericardcyste aortabooganeurysma mediastinale fibrose
achterste mediastinum (20%)	neurogene tumoren lymfoom enterogene cyste slokdarmaandoeningen

en pericard, ascenderende aorta en aortaboog, de brachiocefale bloedvaten, de venae cavae, de grote pulmonale arteriën en venen, de trachea, hoofdbronchi en lymfeklieren rond deze beide laatste. De achtergrens ligt als een lijn over de achterzijde van trachea en hart. Daar bevindt zich het achterste mediastinum dat reikt tot aan de dorsale wervelcorpora. Het omvat de paravertebrale goten en eindigt bij het diafragma en bovenaan de thoraxapertuur. Het bevat de aorta descendens, slokdarm, azygosvenen, de autonome ganglia en zenuwen, de ductus thoracicus, lymfeklieren en vetweefsel.

15.2 PRIMAIRE MEDIASTINALE PROCESSEN

De primaire mediastinale processen vormen een heterogene groep van neoplastische, congenitale en inflammatoire afwijkingen (tabel 15-1).
Neurogene tumoren, thymomen en benigne cysten vertegenwoordigen ongeveer 60% van de laesies, terwijl lymfomen, teratomen en granulomateuze aandoeningen 30% uitmaken en vasculaire afwijkingen zoals het aneurysma aortae goed zijn voor 10%. Tweederde van alle mediastinale tumoren is goedaardig. Meer dan driekwart van alle asymptomatische patiënten met een mediastinale tumor heeft een goedaardige laesie, terwijl bijna tweederde van de symptomatische patiënten een maligne tumor vertoont. Bij enkele meer frequente processen wordt verder ingegaan op symptomen en behandeling. De diagnostische strategie is moeilijk en wordt bepaald door de beeldvorming, lokalisatie van het proces, a-priori-kans van voorkomen, aanwezigheid van symptomen en de demografische kenmerken. Een schematisch overzicht is opgenomen in tabel 15-2.

15.2.1 Het thymoom

Pathologie

Thymomen zijn epitheliale tumoren met typische aanwezigheid van rijpe lymfocyten. De tumor is bij diagnose meestal tussen 5 en 10 cm groot, hoewel afmetingen van 1 tot 34 cm zijn beschreven. Thymomen zijn meestal omringd door

Tabel 15-2 Diagnostische strategie bij mediastinale tumor op thoraxfoto

voorste mediastinum	palpatie hals (struma, lymfeklieren) CT-thorax[1] α-FP en β-HCG, LDH, anti-acetylcholinereceptorantistof of chirurgische excisie/biopsie of anterieure mediastinoscopie of thoracoscopie
middelste mediastinum	palpatie hals (lymfeklieren) CT-thorax[1] cervicale mediastinoscopie of thoracoscopie
achterste mediastinum	neurofibromatose? CT-thorax[1] MRI dorsale wervelzuil chirurgische excisie/biopsie

1 Gelet op mogelijke therapeutische interferentie van het jodiumhoudend contrast met sommige schildklierpathologieën, wordt aanbevolen om de CT-scan eerst zonder contrast te verrichten.

αFP = α-foetoproteïne
β-HCG = β-humaan choriongonadotrofine

een fibreus kapsel. Ongeveer eenderde kan, afgezien van de grootte, door dit kapsel lokaal in de omringende structuren ingroeien. Deze invasieve thymomen zijn microscopisch niet te onderscheiden van de niet-invasieve thymomen, en bij beeldvorming evenmin van het zeldzamere thymuscarcinoom en -carcinoïd. Vaak zal de diagnose van invasie pas met zekerheid gesteld worden bij open thorax of door het microscopisch aantonen van thymoomcellen buiten het tumorkapsel van het resectiespecimen.

Klinische verschijnselen

Het thymoom is bij beide geslachten de meest voorkomende tumor in het voorste mediastinum. De patiënten zijn vrijwel steeds ouder dan 40 jaar en asymptomatisch; bij eenderde manifesteert de tumor zich door lokale compressie of invasieverschijnselen met hoest, dyspnoe of thoracale pijn. De helft van de patiënten kan parathymische symptomen vertonen (tabel 15-3). Ofschoon meestal oorzaak van ernstige morbiditeit en zelfs mortaliteit, geven deze vaak aanleiding tot een vroegdiagnose van het thymoom. Vooral de relatie met myasthenia gravis (MG) is onderzocht: slechts 15% van de patiënten met MG heeft een thymoom. Bij elke – ook asymptomatische – patiënt met een voor thymoom verdachte mediastinale tumor zal preoperatief een bepaling plaatsvinden naar de aanwezigheid van de anti-acetylcholinereceptorantistof om MG uit te sluiten. Dit omdat MG soms pas manifest wordt na de thymectomie en zulks in de postoperatieve periode aanleiding kan geven tot ventilatoire complicaties. Op de thoraxfoto is een thymoom meestal eenzijdig, goed afgelijnd en rond, en ligt meestal ventraal van de ascenderende aorta (figuur 15-2). Calcificaties zijn hoogst ongewoon. CT-scan en MRI kunnen behulpzaam zijn bij de verdere intrathoracale stadiëring naar invasiviteit.

Behandeling

Thymomen worden bij voorkeur chirurgisch behandeld, gelet op overlevingskans en de kans op invasie. Na de ingreep treedt bij ongeveer een kwart van de MG-

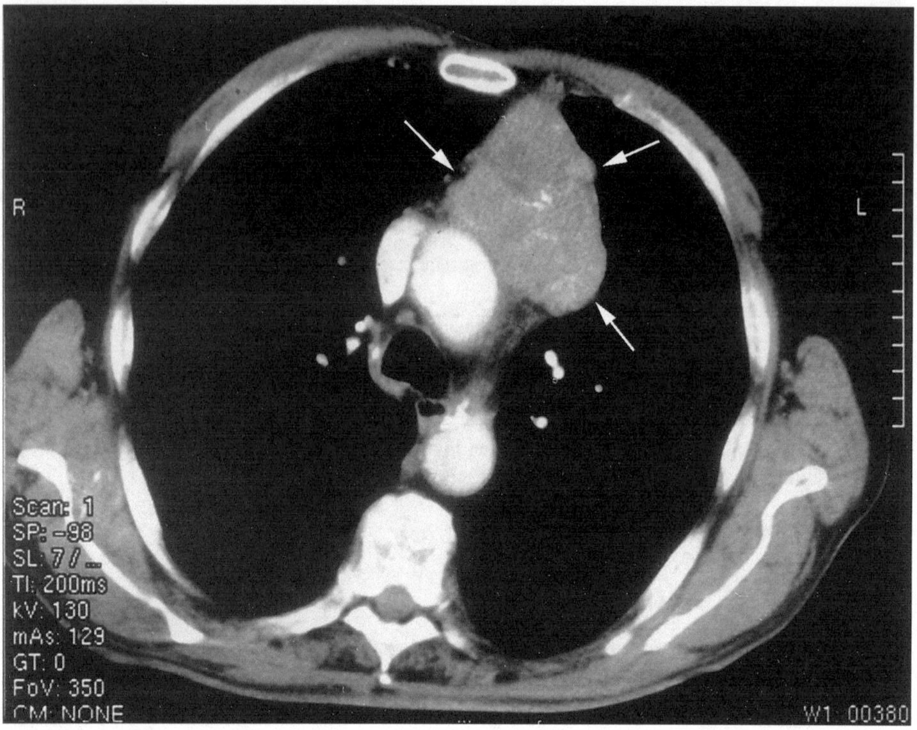

Figuur 15-2 CT-scan van de thorax
De CT-scan toont een tumor in het voorste mediastinum, die na resectie bleek te berusten op een thymoom.

Tabel 15-3 Parathymische verschijnselen bij het thymoom en hun frequentie van voorkomen (%)

myasthenia gravis	30-50
hypogammaglobulinemie	10
aplasie van rode bloedcellen	5
andere auto-immuunfenomenen	< 5

patiënten met een thymoom – vooral bij jonge vrouwen – progressieve verbetering op van de MG. De aanwezigheid van MG heeft verder geen negatief prognostische betekenis. Niet-invasieve thymomen hebben de beste prognose, maar 2-12% kunnen recidiveren, soms na vele maanden of jaren. Periodieke röntgenologische controle is daarom aangewezen. In geval van invasie of onvolledige resectie moet de ingreep worden gevolgd door radiotherapie. Bij recidief of primair inoperabele tumoren, kan met chemotherapie in ongeveer de helft der gevallen een goede en langdurige remissie verkregen worden.

15.2.2 De kiemceltumor

Pathologie

Mediastinale kiemceltumoren vormen een heterogene groep van benigne en maligne processen afkomstig van de primitieve kiemcellen, die tijdens de embryogenese in het mediastinum zijn terechtgekomen. Ze komen voor bij jongvolwassenen en bevinden zich meestal in het bovenste en/of voorste mediastinum, waar ze 10-15% van de tumoren vertegenwoordigen. De meest frequente kiemceltumor is het mature teratoom, dat samengesteld is uit meer dan één van de drie primitieve kiemcellagen: entoderm, ectoderm, mesoderm, en bevinden zich op een anatomische plaats waar deze niet thuishoren. Mature teratomen zijn goedaardig en voor beide geslachten even frequent. Wanneer een kiemceltumor foetaal weefsel of foci van maligniteit bevat, spreken we respectievelijk van immatuur teratoom en teratocarcinoom. Deze en andere maligne kiemceltumoren komen in meer dan 90% van de gevallen voor bij mannen. Men onderscheidt hierbij het seminoom en het niet-seminoom, naargelang het weefsel gelijkenis vertoont met het zaadvormend epitheel van de testis (seminoom), of een zeldzame keer als enige metastase van een primaire gonadale tumor (niet-seminoom). Voor een juiste behandeling is evenwel een goede weefseldiagnose vereist, mede omdat de grens tussen goedaardig en kwaadaardig bij deze tumoren vaak moeilijk te trekken is.

Klinische verschijnselen

Mature teratomen zijn meestal asymptomatisch en vertonen vrij typische röntgenologische kenmerken naargelang het kiemblad dat vertegenwoordigd is. Maligne kiemceltumoren veroorzaken meestal systemische of lokale symptomen. Verhoogde serumwaarden voor α-foetoproteïne(α-FP) en/of β-humaan choriongonadotrofine (β-HCG) zijn kenmerkend en zelfs diagnostisch voor een maligne kiemceltumor, hoewel niet steeds aanwezig.

Behandeling

Resectie van mature teratomen is curatief, maar het specimen moet wel grondig pathologisch onderzocht worden naar de aanwezigheid van immatuur teratoom en teratocarcinoom. De behandeling van deze en andere maligne kiemceltumoren vindt dan ook bij voorkeur plaats in specialistische centra, aangezien vaak een combinatie van chemotherapie en radiotherapie of chirurgie vereist is. De prognose is wisselend en afhankelijk van het type kiemceltumor.

15.2.3 Het intrathoracaal struma

Pathologie

Het substernaal struma is een frequente asymptomatische bevinding op de thoraxfoto van meestal vrouwen met een palpabel cervicaal struma. Het betreft een goedaardige woekering van schildkliercellen, vaak als reactie op een jodiumtekort. Een zeldzame keer kan een intrathoracaal struma ook een koude nodule bevatten, met een jodiumgevoelig schildkliercarcinoom. Maximaal 20% van de cervicale struma's zakt af naar het mediastinum, meestal in het linker bovenste mediastinum.

Klinische verschijnselen

Substernale struma's kunnen compressieverschijnselen veroorzaken bij lokalisatie achter de trachea in het middelste en achterste mediastinum (figuur 15-3). De röntgenologische continuïteit met de cervicale schildklier is kenmerkend, naast de aanwezigheid van calcificaties. Na intraveneuze contrasttoediening is er een karakteristieke intense aankleuring.

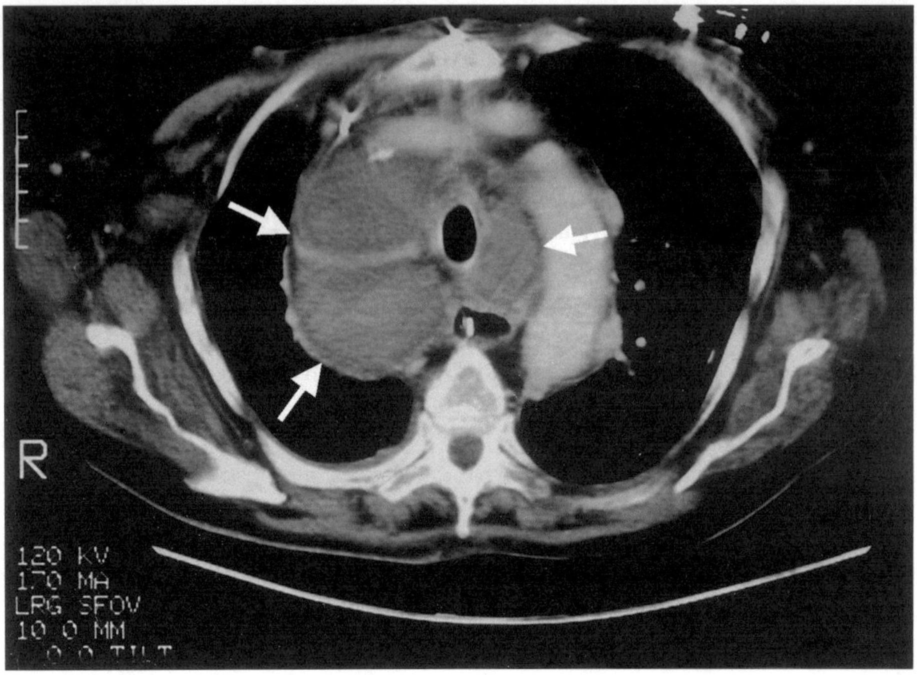

Figuur 15-3 CT-scan van de thorax voor een groot intrathoracaal struma
Er is sprake van uitbreiding in het middelste en achterste mediastinum met symptomatische tracheacompressie, waarvoor een tracheale endoprothese noodzakelijk was.

Behandeling

Symptomatische intrathoracale struma's kunnen het beste chirurgisch verwijderd worden, wat meestal via een cervicale incisie mogelijk is. In sommige gevallen is een sternotomie noodzakelijk. Onoordeelkundig geven van contrast bij verdenking op een struma maakt een behandeling met radioactief jodium van sommige schildklieraandoeningen – struma en jodiumgevoelig schildkliercarcinoom – erg moeilijk.

15.2.4 **Lymfomen**

Pathologie

Lymfomen kunnen in alle mediastinale compartimenten voorkomen, hoewel meestal in het middelste. Zowel Hodgkin- als non-Hodgkin-lymfomen komen beide in het mediastinum voor als eerste en enige lokalisatie, maar vaker als onderdeel van een gegeneraliseerde ziekte. Mediastinale Hodgkin-lymfomen (HL) zijn frequenter dan de non-Hodgkin varianten (NHL). Vooral de nodulair scleroserende vorm van HL heeft een predilectie voor de thymus en kan zich als een thymoom voordoen. Dikwijls is ook de long betrokken in het lymfoom. De diagnostiek van lymfomen vereist adequaat weefsel, dat dikwijls uit een perifere klier verkregen kan worden. Andere oorzaken voor mediastinale klierzwelling zijn: sarcoïdose, kliertuberculose, silicose en berylliose. De beroepsanamnese en het karakteristiek granulomateuze karakter van de klier zijn belangrijke hulpmiddelen voor het stellen van de juiste diagnose.

Klinische verschijnselen

Patiënten met NHL-lymfoom hebben vaker systemische symptomen zoals vermagering en nachtzweten dan patiënten met HL, die vaak klachtenvrij zijn. De thoraxfoto toont een unilaterale paratracheale en/of hilaire klierzwelling. Dit in tegenstelling tot sarcoïdose waar deze klierzwelling klassiek bilateraal is, de zogenoemde *kartoffelhili*. Indien geen vergrote perifere klier beschikbaar is voor diagnostiek, geniet de cervicale mediastinoscopie de voorkeur. De stadiëring van lymfomen volgt de TNM-classificatie niet.

Behandeling

De behandeling geschiedt primair met chemotherapie, al dan niet aangevuld met radiotherapie naargelang de stadiëring. De prognose is wisselend, afhankelijk van leeftijd, histologisch type en subtype en uitbreiding bij diagnose. Genezen patiënten lopen een verhoogd risico op tweede primaire tumoren – met name van hoofdhalsstreek, long en slokdarm – in de decennia na de curatie.

15.2.5 Cysten

Pathologie

Congenitale cysten zijn vermoedelijk het resultaat van een aberrant verlopende ontwikkeling van de primitieve darm.
Bronchogene cysten worden gevormd door een abnormaal vertakken van de ventrale knop die moet uitgroeien tot de tracheobronchiale boom. Ze liggen tegen de trachea of een hoofdbronchus aan, meestal dorsaal en altijd dichtbij de bifurcatie. Ze hebben meestal een vrij dunne wand die uit bindweefsel, spierbundels en soms kraakbeen bestaat. Ze zijn bekleed met trilhaar- of plaveiselepitheel en gevuld met melkachtig of helder slijm.
Enterogene cysten ontstaan door een fout verloop van de dorsale knopvorming bestemd voor het maag-darmkanaal. Het zijn ronde of buisvormige, afgesnoerde segmenten ervan, bekleed met slijmvlies dat meestal aan maag of slokdarm herinnert. Ze liggen in het achterste mediastinum en kunnen al dan niet vastzitten aan de slokdarm, waarmee soms zelfs een kleine open verbinding bestaat.
Pleuropericardiale of coeloomcysten zijn congenitale misvormingen die meestal pas op volwassen leeftijd worden herkend. Het zijn dunwandige, met helder vocht gevulde holtes, die altijd tegen het pericard aanliggen en daarmee soms in open verbinding staan. De meerderheid is geheel ventraal gelegen in de cardiofrenische hoek. Ze komen frequent voor. Rechtszijdige cysten moeten worden onderscheiden van paracardiaal vet en een hernia diaphragmatica door het foramen Morgagnii heen. Hun grootte neemt langzaam toe tot de 6° of 7° decade, maar de diameter wordt zelden meer dan 10 cm.

Klinische verschijnselen

Bronchogene cysten kunnen asymptomatisch blijven, of klachten veroorzaken door compressie van de luchtwegen of slokdarm. Bovendien bestaat het gevaar van infectie en perforatie, zodat na ontdekking verwijdering doorgaans noodzakelijk is.
Enterogene cysten geven meestal vroeg klachten en worden zodoende al bij het jonge kind ontdekt, al treft men ze ook aan bij de asymptomatische volwassene.

Sommige cysten produceren maagsap, hetgeen tot ulceratie en perforatie kan leiden. Pericardiale cysten veroorzaken geen klachten; infectie is uiterst zeldzaam en ontaarding onbekend. Het CT-scanbeeld is karakteristiek.

Behandeling

Bronchogene en enterogene cysten kunnen dan ook altijd het beste na ontdekking chirurgisch geëxtirpeerd worden, hoewel recent ook een thoracoscopische benadering met talkage beschreven is. Resectie van pericardiale cysten is alleen aangewezen bij ernstige twijfel over de diagnose of bij excessief grote omvang.

15.2.6 **Neurogene tumoren**

Pathologie

De neurogene tumoren doen zich altijd voor als ronde of ovale, glad begrensde tumoren, geheel achter in het mediastinum gelegen. Ze kunnen uitgaan van de intercostale zenuwen of sympathische ganglia. Deze tumoren kunnen op alle leeftijden voorkomen, maar zijn relatief frequent op de kinderleeftijd. De volgende typen zijn mogelijk:

- *Neurilemmomen, neurofibromen* en *schwannomen* gaan uit van een intercostale zenuw of een spinale wortel, soms van de nervus vagus. Zij zijn meestal goedaardig, maar een kleine fractie kan op den duur toch degenereren.
- *Ganglioneuromen* gaan uit van een sympathisch ganglion. Deze goedaardige tumor bevat ganglioncellen en zenuwvezels en komt vooral bij kinderen voor.
- *Ganglioneuroblastomen* en *neuroblastomen* zijn slecht gedifferentieerde tumoren ontstaan uit onrijpe ganglioncellen van het sympathische zenuwstelsel. Ze komen ook buiten het mediastinum voor en zijn op het ogenblik van diagnose meestal uitgebreid gemetastaseerd.
- Zeldzaam zijn het *feochromocytoom* en de *paragangliomen* uitgaande van de chemoreceptoren rond de aortaboog.

Klinische verschijnselen

Neurogene tumoren kunnen het foramen intervertebrale ingroeien met gevaar op compressie van het ruggenmerg. Een MRI van de wervelkolom kan nuttig zijn om de juiste relatie van het proces met het wervelkanaal te visualiseren. Neurofibromen kunnen deel uitmaken van de ziekte van Von Recklinghausen. Deze dominant erfelijke ziekte gaat gepaard met het verschijnen van neurofibromen over het gehele lichaam en vooral de huid.

Behandeling

Gelet op de kans op maligne ontaarding of ingroei in het wervelkanaal, moeten neurogene tumoren altijd, ook als zij geen klachten veroorzaken, geëxtirpeerd worden. Afhankelijk van de operatieve bevindingen en de uitslag van het histopathologisch onderzoek is soms aanvullende behandeling aangewezen. Als de tumor benigne is, maar onvolledig verwijderd, is radiotherapie noch chemotherapie zinvol. Als de tumor maligne is en incompleet verwijderd, is radio- en/of chemotherapie te overwegen. Neuroblastomen en ganglioneuroblastomen komen primair in aanmerking voor cytostatische behandeling, gevolgd door chirurgie bij het bereiken van een remissie.

15.2.7 Oesofago-pleurale pathologie

Het grootste deel van de oesofageale pathologie speelt zich af buiten het gezichtsveld van de longarts. De oesophagusperforatie en het oesophaguscarcinoom kunnen echter leiden tot mediastinale en pleurale complicaties. Een oesophagusperforatie kan ontstaan als gevolg van hevig braken, waarbij een scheur ontstaat in de distale oesophagus, het zogenoemde syndroom van Boerhaave, als gevolg van een trauma, als complicatie van een gastroscopie of bij een oesophaguscarcinoom. Het wordt gekenmerkt door acute retrosternale pijn. Door lekkage van lucht door de perforatie ontstaat mediastinaal emfyseem, dat zich kan uitbreiden tot subcutaan in de hals. Hoofd en hals kunnen hierbij fors in omvang toenemen. Het subcutane emfyseem voelt knisperend aan onder de palperende vingers.

Door lekkage van voedsel en verteringssappen ontstaat een mediastinitis, een ernstig ziektebeeld dat gepaard gaat met hoge koorts en retrosternale pijn. De behandeling omvat het onthouden van orale voeding, het geven van antibiotica en indien er röntgenologische aanwijzingen zijn voor abcesvorming in het mediastinum chirurgische drainage.

Een zeldzame complicatie van het oesophaguscarcinoom is fisteling naar de pleuraholte. Dit leidt tot vorming van pleuravocht en een pleuraal empyeem. Bij carcinomen in het bovenste deel van de oesophagus kan doorgroei optreden naar de trachea en de linker hoofdbronchus met het optreden van een tracheo- of broncho-oesofageale fistel. Hierop dient men bedacht te zijn bij het frequent optreden van hoestbuien direct in aansluiting op het doorslikken van eten of drinken. Deze klacht kan verlicht worden met het inbrengen van een oesophagusstent, die de fistelopening afsluit.

Literatuur

Sandler A, Nichols C. Mediastinal germ cell tumors. Seminars in Respiratory Medicine. 1997;18:383-392.

Strollo DC, Rosado de Christenson ML, Jett JR. Primary mediastinal tumors. Chest 1997;112:511-22 en 1344-57.

16 Pneumothorax

dr. F.M.N.H. Schramel

16.1 INLEIDING

Bij een pneumothorax bevindt er zich lucht in de pleuraholte. De lucht kan de pleuraholte bereiken via een opening in de pleura parietalis en thoraxwand of via een opening in de pleura visceralis en het longweefsel. In beide gevallen zal lucht in de pleuraholte dringen omdat in normale omstandigheden de intrapleurale druk lager is dan de atmosferische luchtdruk en de druk in de alveoli. Het gevolg is dat de intrapleurale druk zal stijgen waardoor de long ten gevolge van zijn eigen retractiekracht zal collaberen.

16.2 ETIOLOGIE EN PATHOGENESE

De pneumothorax wordt ingedeeld in de traumatische pneumothorax en de spontane pneumothorax (zie figuur 16-2).

De traumatische pneumothorax ontstaat door een direct of indirect thoraxtrauma. Hiertoe wordt ook de pneumothorax gerekend die ontstaat ten gevolge van barotrauma tijdens kunstmatige beademing en de iatrogene pneumothorax ten gevolge van diagnostisch of therapeutisch medisch handelen.
De spontane pneumothorax ontstaat zonder duidelijk aanwijsbare oorzaak. Indien er sprake is van een onderliggende longziekte spreken we van een secundaire spontane pneumothorax. Vaak voorkomende onderliggende longziekten zijn chronisch obstructieve longziekten zoals emfyseem of *Pneumocystis carinii*-infecties bij aids. Een pneumothorax kan bij vrijwel iedere longziekte optreden.
Indien er geen onderliggende longziekte aantoonbaar is, is er sprake van een primaire of idiopathische spontane pneumothorax. Bij patiënten met een idiopathische spontane pneumothorax is de pathogenese onduidelijk. Een mogelijke verklaring is het scheuren van de wand van alveoli door toegenomen druk. De toename van druk in de alveoli kan het gevolg zijn van obstructie van kleinere luchtwegen ten gevolge van een ontstekingsreactie. Een aantal argumenten ondersteunt deze veronderstelling. Zo komt een idiopathische spontane pneumothorax veel vaker voor bij rokers; het relatieve risico is bij mensen die meer dan 20 sigaretten per dag roken ruim 100 maal hoger dan bij niet-rokers. Zoals bekend hebben rokers bijna altijd een ontstekingsreactie in de distale luchtwegen. Verder is in resectiepreparaten van patiënten met een idiopathische spontane pneumothorax en bulleuze afwijkingen in de perifere luchtwegen een aspecifieke ontstekingsreactie aangetroffen.

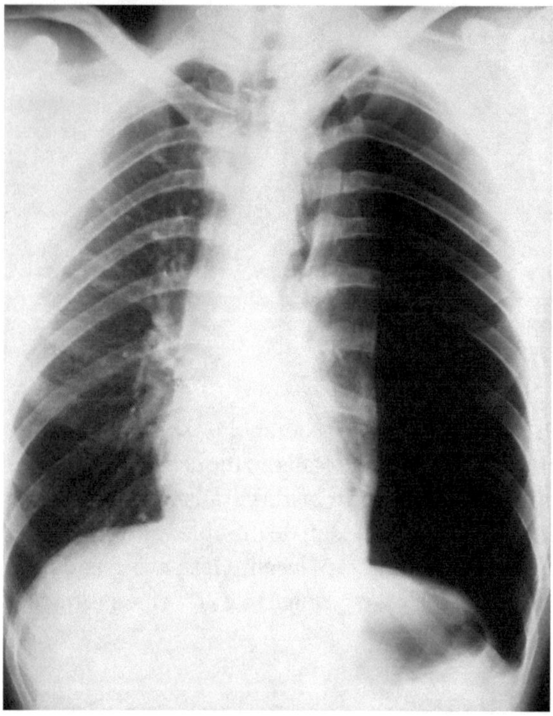

a Spanningspneumothorax links met verplaatsing van het mediastinum naar rechts.

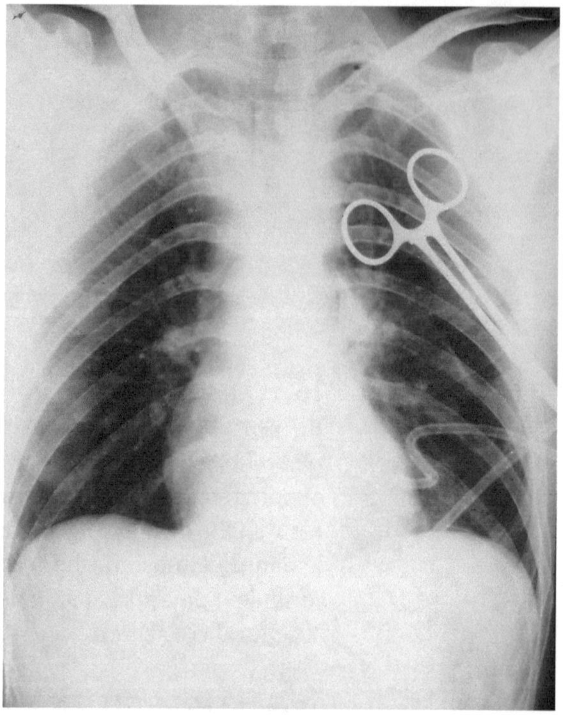

b Dezelfde patiënt met spanningspneumothorax na inbrengen van een thoraxdrain.

Figuur 16-1

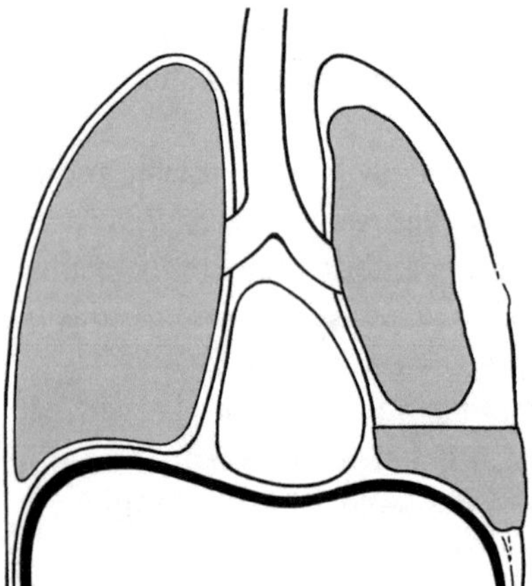

a Traumatische pneumothorax

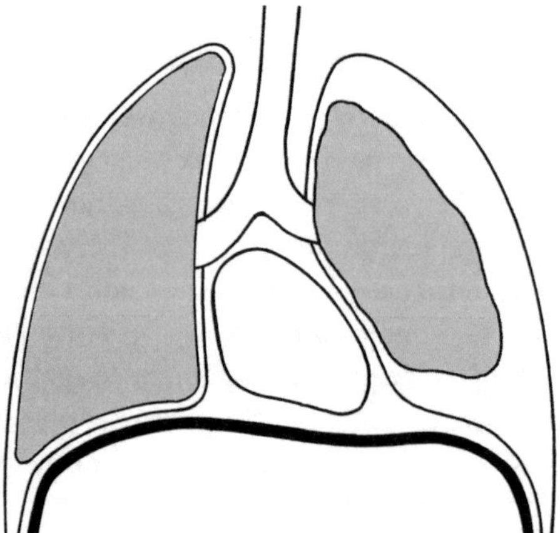

b Spontane pneumothorax

Figuur 16-2 Typen pneumothorax

Bij patiënten met een spontane pneumothorax worden vaak blebs en bullae gevonden (figuur 16-2). Mogelijk ontstaan deze op dezelfde wijze als de spontane pneumothorax waarbij er ook lucht lekt vanuit alveoli en via het interstitium zich ophoopt onder de pleura visceralis resulterend in een bleb. Bij veel patiënten komen deze blebs en bullae bilateraal voor. Het gegeven dat bij patiënten met een recidief

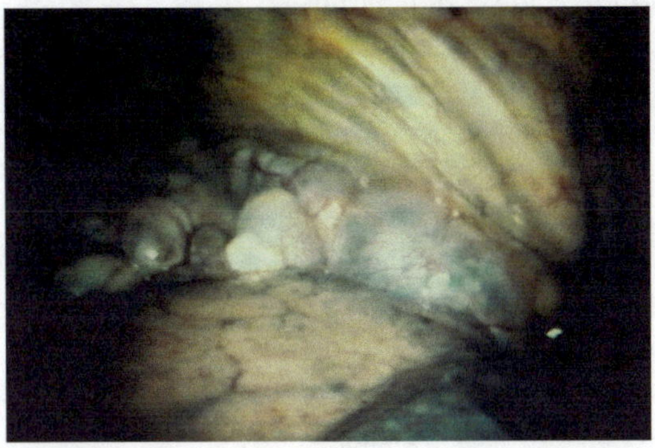

Figuur 16-3 Thoracoscopisch beeld van bullae in de longtop bij een patiënt met een spontane pneumothorax

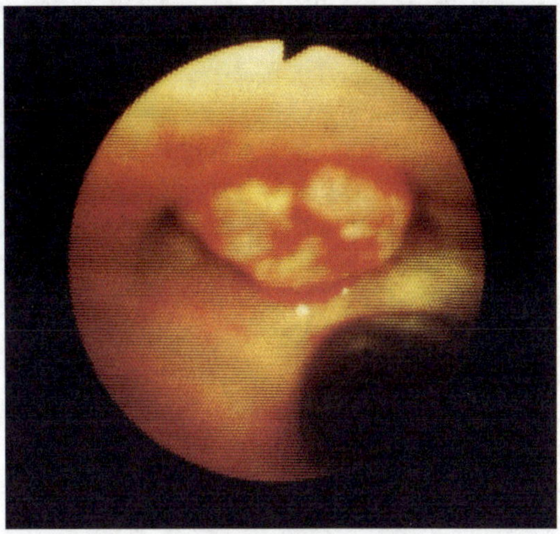

Figuur 16-4 Bronchoscopie bij dezelfde patiënt als in figuur 13-2. De bronchoscopie toont obstructie van de rechter bovenkwab door een endoluminale tumor, die na biopsie op een plaveiselcelcarcinoom bleek te berusten.

pneumothorax afwijkingen niet vaker voorkomen dan bij patiënten met een eerste pneumothorax pleit tegen een oorzakelijk verband tussen deze afwijkingen en de pneumothorax.

Dat verandering in transpulmonale druk van invloed is op het ontstaan van pneumothoraxen blijkt ook uit het feit dat duikers en straaljagerpiloten een grotere kans hebben op het krijgen van een pneumothorax. Ook excessieve atmosferische luchtdrukschommelingen kunnen aanleiding geven tot een verhoogd voorkomen van pneumothoraxen.

16.3 KLINISCHE VERSCHIJNSELEN

Patiënten met een primaire spontane pneumothorax hebben meestal geen voorafgaande klachten van de luchtwegen. De gemiddelde leeftijd ligt tussen de 20 en 40 jaar. De meeste patiënten (85%) zijn mannen.

De voornaamste klachten zijn pijn en dyspnoe. Pijn wordt bij 69 tot 98% van de patiënten met een pneumothorax waargenomen. De pijn ontstaat acuut en is meestal gelokaliseerd in één hemithorax. Dyspnoe is bij 13 tot 90% van de patiënten aanwezig. Slechts zelden komt het voor dat zowel pijn als dyspnoe niet worden aangetroffen bij patiënten met een pneumothorax. Andere, niet vaak voorkomende klachten zijn: hoesten, cyanose en het syndroom van Horner. Dit laatste symptomencomplex ontstaat door tractie aan de sympathische grensstreng ten gevolge van mediastinale shift. Klachten treden meestal op zonder prodromale verschijnselen. Een duidelijke oorzaak is vaak afwezig behalve indien er sprake is van een iatrogene pneumothorax. Er is geen relatie tussen lichamelijke inspanning en het ontstaan van een spontane pneumothorax.

Bij lichamelijk onderzoek kan er sprake zijn van tachypnoe. Bij nadere inspectie van de thorax kan er asymmetrie aanwezig zijn met verminderde ademexcursies van de aangedane zijde. De stemfremitus is afwezig en er is verminderd tot opgeheven ademgeruis. In het geval van cyanose, elektromechanische dissociatie of hypotensie moet men beducht zijn op het bestaan van een spanningspneumothorax. Een spanningspneumothorax is een toestand waarbij de intrapleurale druk tijdens de gehele ademhalingscyclus hoger is dan de atmosferische luchtdruk. Dit is meestal het gevolg van ventielwerking ter plaatse van het luchtlek in de long of de thoraxwand. Tijdens inademing kan lucht in de pleuraholte dringen, maar tijdens uitademing sluit het luchtlek zich weer waardoor de lucht niet meer uit de pleuraholte kan treden. Hierdoor ontstaat overdruk in de pleuraholte resulterend in vermindering van veneuze terugvloed naar de rechter harthelft en daling van arteriële zuurstofspanning (PaO_2) en cardiac output.

16.4 DIAGNOSTIEK

Indien anamnese en lichamelijk onderzoek het bestaan van een pneumothorax doen vermoeden is aanvullend röntgenologisch onderzoek nodig. Op een röntgenopname van de thorax zal de pneumothorax afgebeeld worden als een homogene zone zonder bronchovasculaire structuren. De pleura visceralis van de ingeklapte long kan zichtbaar zijn als een scherpe dunne lijn.
Bij patiënten met een pneumothorax wordt naast de standaardopname bij maximale inademing vaak ook een opname bij maximale uitademing gemaakt. Een aantal onderzoeken heeft echter aangetoond dat de röntgenfoto in uitademingsstand geen aanvullende diagnostische waarde heeft ten opzichte van de röntgenfoto in inademingsstand. Evenmin is er sprake van verbetering van contrast tussen de pneumothorax en het gecollabeerde longweefsel op een röntgenfoto in uitademingsstand bij met name apicale pneumothoraxen. Over het algemeen zal daarom het aantonen van een pneumothorax niet verbeteren door het vervaardigen van een röntgenfoto in uitademingsstand, behalve in die gevallen waarbij de pneumothorax tijdens inademing schuilgaat achter zich over elkaar projecterende structuren zoals ribben of clavicula. De röntgenfoto bij maximale inademing is met name van belang om andere oorzaken van thoracale pijn of dyspnoe te kunnen opsporen, zoals in het geval van een pneumonie of pleuritis. Een uitademingsfoto is daarom alleen gerechtvaardigd indien het zeker aantonen van een pneumothorax belangrijke consequenties heeft voor een patiënt zoals geldt voor mensen die regelmatig vliegen of duiken.

16.5 BEHANDELING

Belangrijkste doelen van de behandeling van patiënten met een pneumothorax zijn: verwijdering van lucht uit de pleuraholte en voorkoming van een recidief pneumothorax na een succesvolle behandeling.
Tegenwoordig zijn veel behandelvormen beschikbaar bestaande uit invasieve en non-invasieve methoden. Tot de non-invasieve methoden behoren bedrust en het toedienen van extra zuurstof. De invasieve methoden bestaan uit aspiratie van lucht uit de pleuraholte, pleuradrainage, chemische pleurodese of chirurgische behandeling.
Verschillende onderzoeken zijn verricht naar risicofactoren voor het ontstaan van een recidief pneumothorax na behandeling. Roken, asthene lichaamsbouw, leeftijd en fibrotische afwijkingen op de röntgenfoto van de thorax zijn onafhankelijke risicofactoren voor het ontstaan van een recidief pneumothorax nadat patiënten een primaire spontane pneumothorax hebben doorgemaakt. Chronisch obstructief

longlijden en de aanwezigheid van blebs en bullae blijken geen extra risicofactoren te zijn voor een recidief pneumothorax na behandeling. De keuze van behandeling moet daarom niet gemaakt worden op grond van aanwezigheid van blebs of bullae of presentatie met een eerste of recidief pneumothorax, maar op grond van beschikbaarheid en kosten/effectiviteit van een behandelingsvorm.

Voor bedrust en toediening van extra zuurstof wordt gekozen bij kleine pneumothoraxen die niet in aanmerking komen voor invasieve behandeling. Dit wordt veroorzaakt door het feit dat de spontane resorptie van lucht uit de pleuraholte slechts 1,25% van het totale volume van de hemithorax per 24 uur bedraagt. Een pneumothorax ter grootte van 15% van de hemithorax zal pas na 12 dagen volledig zijn geresorbeerd indien er geen luchtlekkage meer is! Door het toedienen van extra zuurstof kan de snelheid van absorptie van lucht uit de pleuraholte tot viermaal hoger zijn dan de spontane absorptie van lucht uit de pleuraholte zonder extra zuurstoftoediening. Aspiratie wordt uitgevoerd door het inbrengen van een naald, meestal via de tweede intercostale ruimte midclaviculair. Vervolgens vindt zuigdrainage plaats totdat geen lucht meer wordt geaspireerd waarna de naald verwijderd wordt. Pleuradrainage geschiedt door het plaatsen van een pleuradrain in de pleuraholte. De pleuradrain wordt via de tweede intercostale ruimte midclaviculair of via de vijfde intercostale ruimte midaxillair onder lokale verdoving ingebracht. Vacuümzuigdrainage wordt verricht en gecontinueerd totdat de luchtlekkage is gestopt en de long weer volledig ontplooid is. Het gemiddelde recidiefpercentage na behandeling met bedrust, aspiratie of pleuradrainage bedraagt 30%. De meeste recidieven ontstaan tussen zes maanden en twee jaar na de behandeling.

Het recidiefpercentage kan worden teruggebracht door het verrichten van chemische pleurodese. Hiertoe wordt een chemische stof in de pleuraholte gebracht die een steriele ontstekingsreactie van beide pleurabladen veroorzaakt, dusdanig dat beide pleurabladen met elkaar verkleven. Het inbrengen van de chemische stof kan via een pleuradrain geschieden. Vele chemische stoffen kunnen voor dit doel gebruikt worden. De twee meest gebruikte zijn tetracycline en talksuspensie. Talksuspensie is de meest effectieve met een recidiefpercentage van 8%.

De thoracoscopie wordt enerzijds gebruikt voor de diagnostiek van blebs en bullae en anderzijds voor het verrichten van chemische pleurodese. Onder lokale verdoving wordt meestal in de vijfde intercostale ruimte midaxillair een trocar ingebracht in de pleuraholte. Via de trocar kan een optiek in de pleuraholte worden gebracht waardoor inspectie van beide pleurabladen mogelijk is. Via dezelfde trocar kan talkpoeder in de pleuraholte worden verstoven resulterend in effectieve pleurodese. Het recidiefpercentage na talkpoederpleurodese bedraagt eveneens 8%.

De laatste jaren heeft een snelle ontwikkeling plaatsgevonden van de minimale invasieve chirurgie. Hierbij wordt gebruikgemaakt van de zogenoemde *video-assisted thoracic surgery* (*VATS*). De patiënt, in zijligging gepositioneerd, wordt onder algehele narcose gebracht met gebruikmaking van dubbellumen-intubatie. Hierdoor is het mogelijk beide longen apart te beademen. De beademing van de aangedane long wordt geblokkeerd. Vervolgens wordt meestal via de vijfde intercostale ruimte midaxillair een trocar ingebracht. Na het openen van de pleuraholte zal de long volledig collaberen. Eventueel nog aanwezige lucht kan via de beademingstube worden weggezogen. Via een tweede trocar kan een optiek worden ingebracht. Dit

optiek is verbonden met een videocamera zodat de inspectie op een beeldscherm kan worden gevolgd. De videotechnologie heeft geresulteerd in betere optische beelden zodat een nauwkeuriger inspectie kan plaatsvinden dan met conventionele thoracoscopie onder lokale verdoving mogelijk is. Via een derde trocar kunnen verschillende instrumenten worden ingebracht voor manipulatie van long en pleurabladen. Met geavanceerde nietapparatuur, eveneens toegepast in de gastro-intestinale chirurgie is het mogelijk resecties van bullae te verrichten. Pleurodese vindt plaats via talkpoederinsufflatie, via mechanische opruwing van de pleura parietalis of via pleurectomie. Het recidiefpercentage na behandeling met VATS bedraagt 4%. Pneumothorax kan chirurgisch worden behandeld door middel van posterolaterale/axillaire thoracotomie of mediane sternotomie. Het recidiefpercentage bedraagt na bullectomie en pleurectomie 1,5%. Vaak geven deze methoden meer postoperatieve morbiditeit, met name pijn, in vergelijking met VATS. De primair chirurgische benadering van de pneumothorax geschiedt daarom doorgaans via VATS.
De behandeling van primaire en secundaire spontane pneumothorax is identiek. Patiënten met een secundaire spontane pneumothorax zijn doorgaans respiratoir gecompromitteerd. Daarom is een snelle en effectieve behandeling noodzakelijk. VATS speelt hierbij een voorname rol. Indien VATS niet voorhanden is in de kliniek, is conventionele chirurgische benadering noodzakelijk voor effectieve pleurectomie of pleurodese en eventueel overhechting van een zichtbaar luchtlek. Het verwijderen van bullae blijkt een negatief effect te hebben op het postoperatieve beloop in de zin van langdurige luchtlekkage. Aids-gerelateerde pneumothoraxen ten gevolge van *Pneumocystis carinii*-infecties zijn moeilijk te behandelen. Behandeling met pleuradrainage resulteert in een recidiefpercentage van 65%. Effectieve behandeling is daarom nodig door middel van chemische of chirurgische pleurodese.
In het algemeen kan gesteld worden dat pleurodese door middel van pleurectomie tijdens VATS de beste resultaten boekt wat betreft effectiviteit. Indien VATS niet beschikbaar is in de kliniek, is chemische pleurodese met talk een goed alternatief.

Literatuur

Bense L, Lewander R, Eklund G, et al. Nonsmoking non-alpha 1 antitrypsin deficiency-induced emphysema in nonsmokers with healed spontaneous pneumothorax. Chest 1993;103:433-38.
Kaiser LR. Video-assisted thoracic surgery. Current state of the art. Ann Surg 1994;220:720-34.
Light RW. Pneumothorax. In: Pleural diseases. 3rd ed. Baltimore: Williams & Wilkins, 1995:242-77.
Mathur PN, Astoul P, Boutin C. Medical thoracoscopy. Technical details. Clin Chest Med 1995;16:479-86.
Schramel FMNH. Clinical studies in patients with primary spontaneous pneumothorax. Thesis Vrije Universiteit Amsterdam, 1996.

17 Interstitiële longaandoeningen

prof.dr. H.C. Hoogsteden

17.1 INLEIDING

Interstitiële longaandoeningen zijn ziektebeelden die gekenmerkt zijn door een diffuse verspreiding van de afwijkingen in het longparenchym en vaak ook door lokalisaties buiten de longen. Doorgaans is bij deze ziektebeelden (> 150) niet alleen het interstitium betrokken, maar zijn er ook afwijkingen te vinden in de alveoli (alveolitis) en in de bronchioli (bronchiolitis) en in een aantal gevallen ook in de hogere luchtwegen. Er is echter ook een aantal aandoeningen dat primair een lokalisatie buiten de long heeft, maar waarbij tevens afwijkingen in de long kunnen worden gevonden. De etiologie van deze ziektebeelden is in een groot aantal gevallen niet bekend en het ontstekingsproces in de long kan onafhankelijk van de primaire afwijkingen als eindstadium fibrose doen ontstaan. Het merendeel van deze aandoeningen is van immunologische aard en vaak bestaat de behandeling dan ook uit toediening van immunosuppressiva zoals corticosteroïden.

17.2 SARCOÏDOSE

17.2.1 Inleiding

Sarcoïdose is een systeemaandoening met onbekende etiologie gekenmerkt door granuloomvorming in talrijke organen. De presentatie en het beloop van de ziekte zijn zeer wisselend. De ziekte kan asymptomatisch verlopen met een spontane remissie, maar in een aantal gevallen treedt er progressie op met toename van de klachten en het optreden van longfibrose. De meest frequente lokalisatie van sarcoïdose is in de longen. Karakteristiek is de vorming van niet-verkazende granulomen (figuur 17-1).

Deze granuloomvorming treedt op door een interactie tussen T-lymfocyten en macrofagen. De T-lymfocyten zijn geactiveerd en houden de granuloomvorming in stand. De ziekte komt vooral voor bij jongvolwassenen tussen de 10 en 40 jaar (70-80% van de gevallen). Meestal wordt de ziekte bij toeval ontdekt bij het maken van een röntgenfoto waarop dan vergrote bilaterale hilusklieren zijn te zien met infiltratieve afwijkingen in de longen (figuur 17-2). De ziekte kan zich echter ook presenteren door huid- of oogafwijkingen. De incidentie wordt geschat op 10-20 per 100.000 inwoners bij het Kaukasische ras. Bij mensen van het negroïde ras is de frequentie hoger en het ziektebeloop vaak ernstiger.

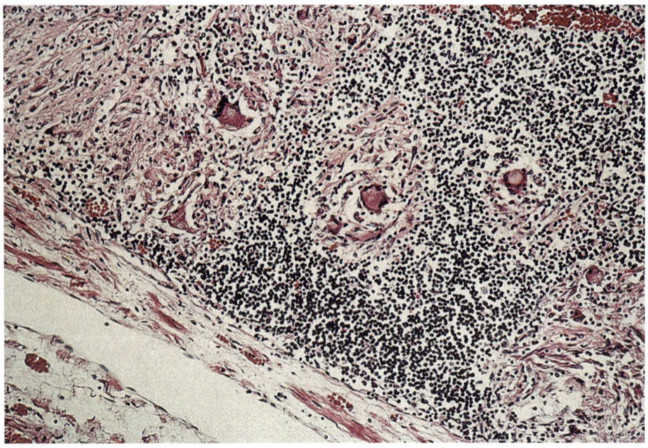

Figuur 17-1 Sarcoïdose
Epitheloïdcelgranulomen met enkele Langhans-reuscellen, omgeven door een krans van lymfocyten.

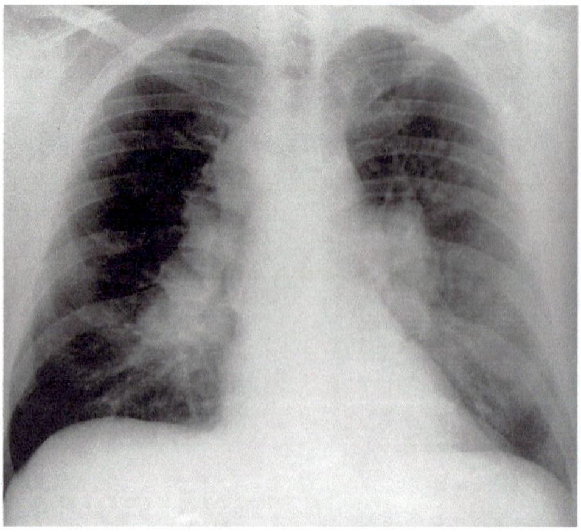

Figuur 17-2 Sarcoïdose
Uitgebreide dubbelzijdige mediastinale en hilusklierzwellingen met interstitiële longafwijkingen.

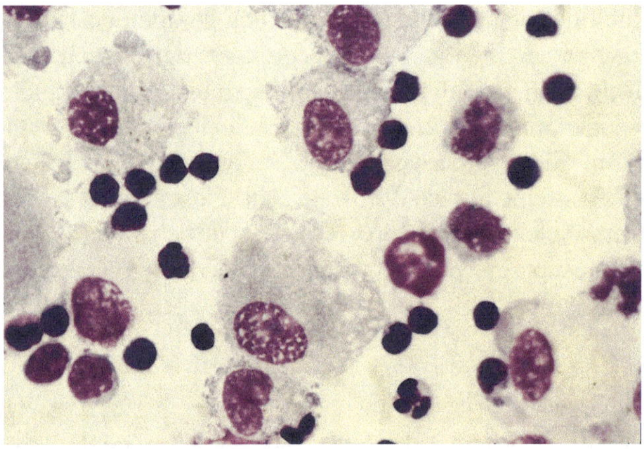

Figuur 17-3 Cellulaire component van bronchoalveolaire lavage van een sarcoïdosepatiënt
Naast macrofagen bestaat het merendeel van de cellen uit lymfocyten.

17.2.2 **Etiologie**

De oorzaak van sarcoïdose is tot op heden onbekend.

17.2.3 **Pathogenese**

Er is een ophoping van geactiveerde T-lymfocyten (CD4-positief) welke bijdragen aan een ophoping van macrofagen en epitheloïdcellen. De afwijkingen zijn het meest uitgesproken in de long. De ziekte kan een zodanige toename geven van T-lymfocyten in de long dat in het perifere bloed een relatieve lymfopenie wordt geconstateerd. De accumulatie in de long betreft met name CD4-positieve T-lymfocyten zodat er een hoge CD4/CD8-verhouding bestaat (figuur 17-3).

In het bloed wordt vaak een heel lage CD4/CD8-verhouding gevonden. Overigens hoeft dit niet altijd strikt het geval te zijn. Er zijn patiënten met een sarcoïdose met normale aantallen lymfocyten in de long en een normaal aantal lymfocyten in perifeer bloed met relatief normale CD4/CD8-verhoudingen. Dikwijls wordt in het bloed een hypergammaglobulinemie gevonden, hetgeen wordt veroorzaakt door een verhoogde lokale productie van immunoglobulinen in de longen. Met name IgG is dikwijls verhoogd. Vanwege de afwezigheid van T-lymfocyten in het perifere bloed door compartimentalisatie in de long zijn de type-IV-huidtests (*delayed type of hypersensitivity*, de tuberculinetest) dikwijls negatief. De oorzaak van de ziekte is niet duidelijk. Er wordt gedacht aan een immunologische reactie op een antigeen, maar vooralsnog is dit nooit aangetoond.

17.2.4 Pathologie

Het histologische beeld wordt bepaald door niet-verkazende granulomen in de alveolaire septa van de long en dikwijls ook langs de wanden van de bronchi en bronchioli, de pulmonale arteriën en venen. Daarnaast is er sprake van een alveolitis die gekenmerkt is door een ophoping van inflammatoire cellen (lymfocyten, monocyten en macrofagen). Deze ophoping gaat vooraf aan de granuloomvorming. De granulomen komen focaal voor en worden gevormd door een ophoping van cellen (monocyten, lymfocyten, macrofagen en fibroblasten). Vaak worden tussen de epitheloïdcellen meerkernige reuscellen gevonden (zogenoemde Langhans-cellen). De meeste granulomen lossen na een tijd weer op en laten geen veranderingen achter. Het kan echter zijn dat er een fibrotische reactie volgt bij het oplossen van het granuloom.
Ongeveer 80% van de granulomen resorbeert restloos en de overblijvende 20% ondergaat hyaliene en fibrotische veranderingen.

17.2.5 Klinische verschijnselen

17.2.5.1 *Algemene klinische verschijnselen*

De algemene klinische verschijnselen zijn vooral: algehele malaise, snelle vermoeidheid en lusteloosheid. De temperatuur is veelal normaal, soms subfebriel, maar de patiënten klagen vaak over nachtzweten. Een slechte eetlust kan gepaard gaan met een verlies aan lichaamsgewicht. Meestal presenteren de patiënten zich met een subacute of chronische vorm van sarcoïdose. Het is echter zo dat 40-60% van de patiënten asymptomatisch is en bij toeval ontdekt wordt bij het maken van een routine thoraxfoto. Bij ongeveer 10-15% van de patiënten is er een acuut begin met erythema nodosum en vaak met een polyartritis van de enkels. Deze afwijkingen in combinatie met hilusklierzwellingen op de thoraxfoto staan bekend als het syndroom van Löfgren.

17.2.5.2 *Intrathoracale afwijkingen*

In 90% van de gevallen zijn er bij sarcoïdose intrathoracale afwijkingen die op grond van röntgenologische criteria in vier stadia kunnen worden verdeeld:

- *Stadium I.* Hierbij is sprake van een bilaterale hilaire lymfadenopathie (figuur 17-2) die vaak gepaard gaat met een vergroting van de paratracheale klier rechts. Bij 50% van de patiënten is dit de eerste manifestatie. Bij 75% van de patiënten treedt er een regressie op van de hilusklieren binnen een tot drie jaar. Daarentegen ontwikkelt 10% chronische vergroting van de klieren die jarenlang kan duren.
- *Stadium II.* Dit stadium bestaat uit bilaterale hilusklierzwellingen met interstitiële afwijkingen die een voorkeur hebben voor de bovenvelden en de middenvelden (figuur 17-4). Ongeveer 25% van de sarcoïdosepatiënten presenteert zich in dit stadium. Bij tweederde van de patiënten verdwijnen de zwellingen en de inter-

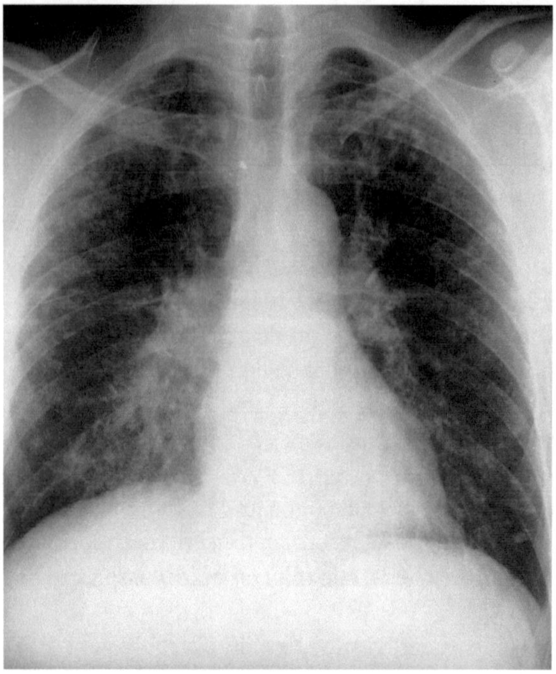

Figuur 17-4 Sarcoïdose, stadium II
Er is sprake van dubbelzijdige hilusklieren, maar de interstitiële afwijkingen staan op de voorgrond.

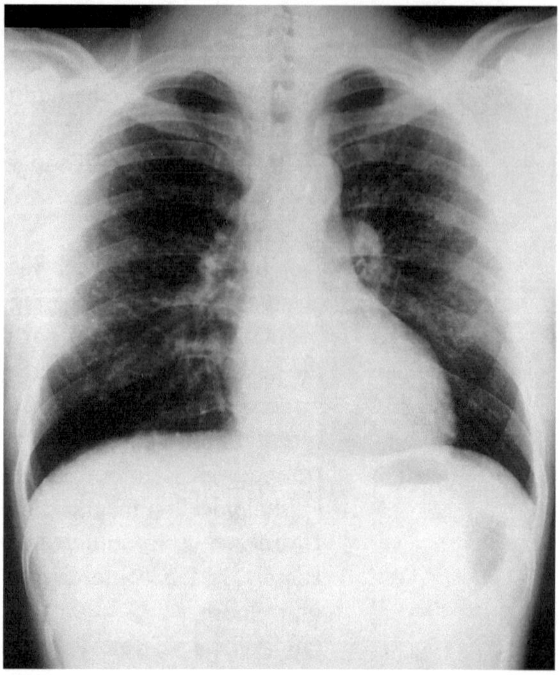

Figuur 17-5 Sarcoïdose, stadium III
Interstitiële longafwijkingen zonder hilusklierzwellingen.

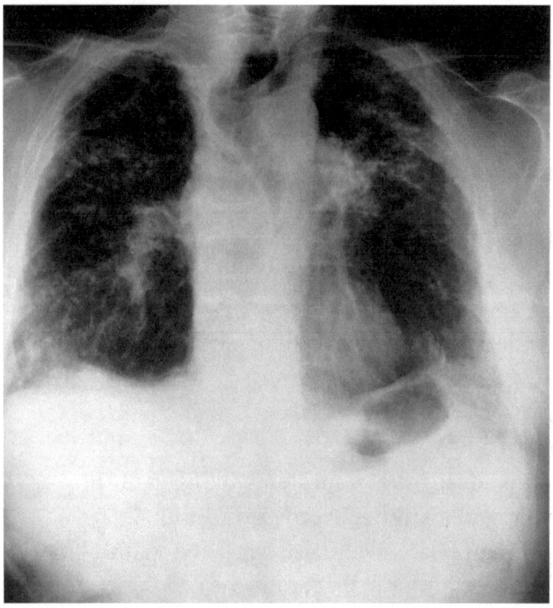

Figuur 17-6 Sarcoïdose, stadium IV
Verschrompeling van de bovenkwabben met opgetrokken hili.

stitiële afwijkingen, bij ongeveer eenderde van de patiënten is er een langzame progressie met weinig klachten. De symptomen kunnen bestaan uit hoesten, kortademigheid, koorts en klachten van snel optredende vermoeidheid.

- *Stadium III.* Interstitiële afwijkingen zonder hilusklierzwellingen (figuur 17-5).
- *Stadium IV.* Een fibrose die vooral gelokaliseerd is in de bovenvelden en gepaard kan gaan met tractie en holtevorming (figuur 17-6).

Bij 40% van de patiënten in stadium I komen endobronchiale afwijkingen voor. Bij 70% van de patiënten in stadium II en III worden niet-verkazende epitheloïdcelgranulomen in de bronchi en bronchioli gevonden. Door middel van bronchoscopisch onderzoek en het nemen van bronchusbiopten kan histologisch materiaal verkregen worden. Doorgaans worden bij auscultatie geen afwijkingen gehoord tenzij er sprake is van fibrose. In dat geval kunnen bij auscultatie grove crepitaties worden waargenomen.

17.2.5.3 *Extrathoracale afwijkingen*

Huidafwijkingen

De huidafwijkingen kunnen bestaan uit plaques (figuur 17-7a), intracutane papels (figuur 17-7b) en noduli (figuur 17-7c). Ook komen er subcutane knobbels voor. Ernest Besnier beschreef de lupus pernio (figuur 17-7d): een roodblauwe symmetrische zwelling van de huid van neus en wangen. Caesar Boeck beschreef de subcutane noduli, de zogenoemde sarcoïdnoduli. Zeer frequent (bij eenderde van alle patiënten) komt erythema nodosum (figuur 17-7e) voor; dat zijn roodblauwe circumscripte zwellingen meestal aan de strekzijde van de benen of armen, gepaard gaande met gewrichtsklachten en met bilaterale hilusklieren op de thoraxfoto. Deze combinatie van verschijnselen is voor het eerst beschreven door Sven Löfgren. Met uitzondering van erythema nodosum kunnen de huidafwijkingen een chronische vorm aannemen (figuur 17-7f).

Oogafwijkingen

Deze komen bij 20% van de patiënten met sarcoïdose voor en zijn in 5% van de gevallen het eerste verschijnsel (figuur 17-8a en b). Het betreft meestal een iridocyclitis, een chorioretinitis of een keratoconjunctivitis (figuur 17-8c en d). Bij oogspiegelen kan een vasculitis worden waargenomen. Hierbij kan men het zeer specifieke teken waarnemen van wat ook wel het *candle wax sign* wordt genoemd (figuur 17-8e). Men ziet dan lokale geelverkleurde verdikkingen van de vaten in de retina die het aspect hebben van een druipende kaars. Een speciaal syndroom werd nog beschreven door Christian Heerfordt en dat betreft een combinatie van uveïtis anterior, parotitis en uitval van de nervus facialis met koorts: de zogenoemde febris uveoparotidea.

Het reticulo-endotheliale systeem

Bij een groot aantal patiënten (ongeveer 40%) komen perifere lymfeklierzwellingen voor en bij 20% is er sprake van hepatosplenomegalie. Om de diagnose sarcoïdose te stellen wordt daarom ook wel een leverpunctie gedaan en bij 75% van de patiënten worden in het leverbiopt ook granulomen aangetroffen. Indien er sprake is van hypersplenisme kan er anemie, leukopenie en trombocytopenie ontstaan.

Spieren en gewrichten

Bij 10-15% van de patiënten is er sprake van een acute polyartritis met erythema nodosum (syndroom van Löfgren). Verder zijn er ook nog cysteuze botafwijkingen beschreven, vooral in handwortels en in de falangen, en deze zijn voor het eerst beschreven door Otto Jüngling. Deze afwijkingen zijn zeer zeldzaam en er is

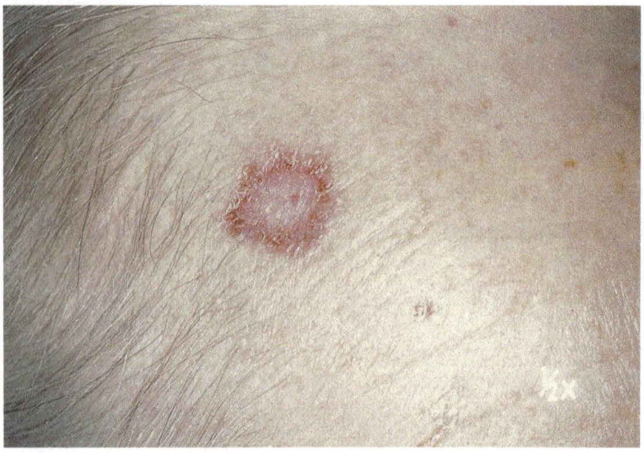

a Sarcoïdose, guirlandevormige plaques

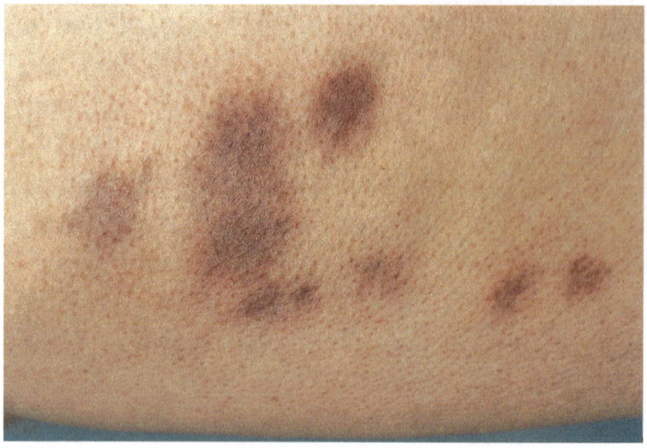

b Sarcoïdose, blauwpaars verkleurde intracutane zwellingen

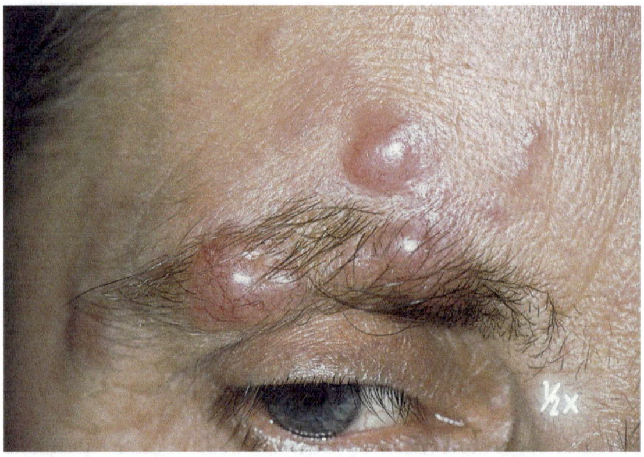

c Sarcoïdose met subcutane noduli rondom het oog

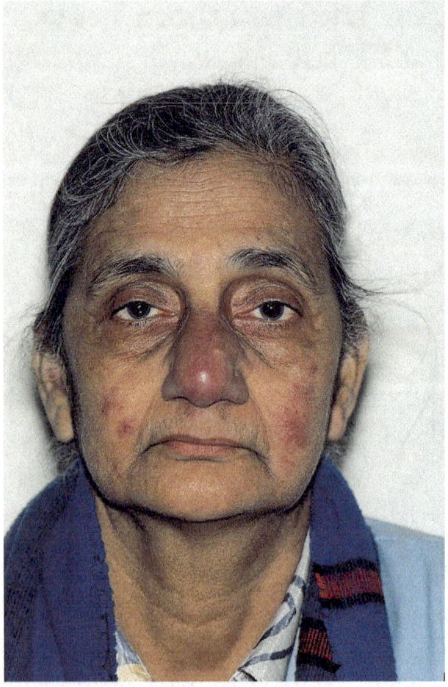

d Lupus pernio, roodblauwe symmetrische zwelling van de huid van neus en wangen

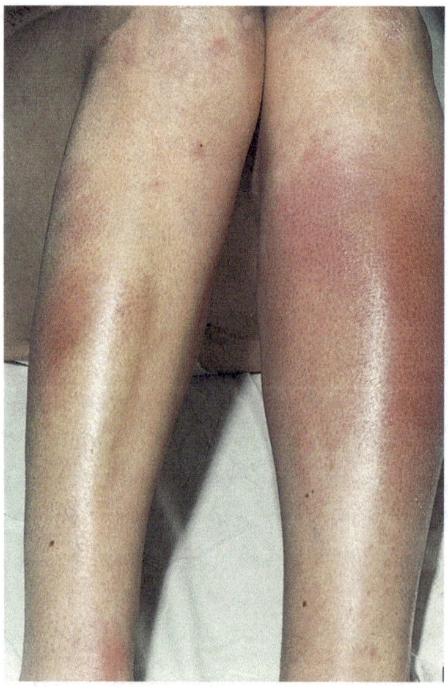

e Erythema nodosum, roodblauwe zwellingen aan de strekzijde van armen of benen

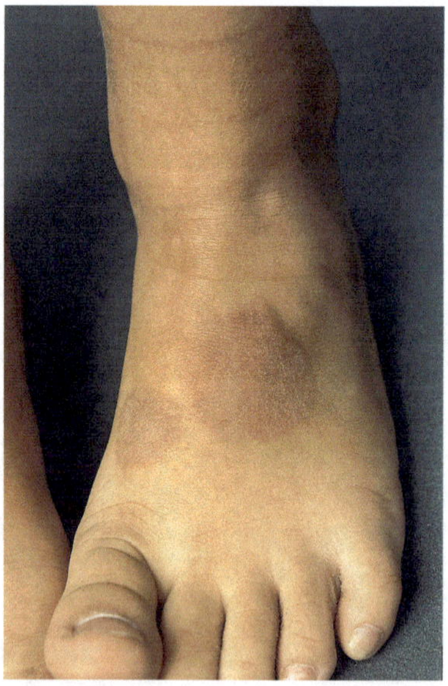

f Sarcoïdose, circumscripte huidafwijkingen op de voet

Figuur 17-7 Huidafwijkingen

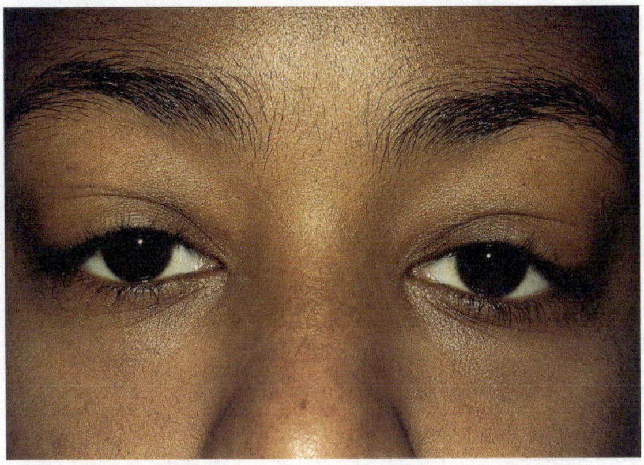

a Sarcoïdose, patiënte met bilaterale zwellingen van de oogleden

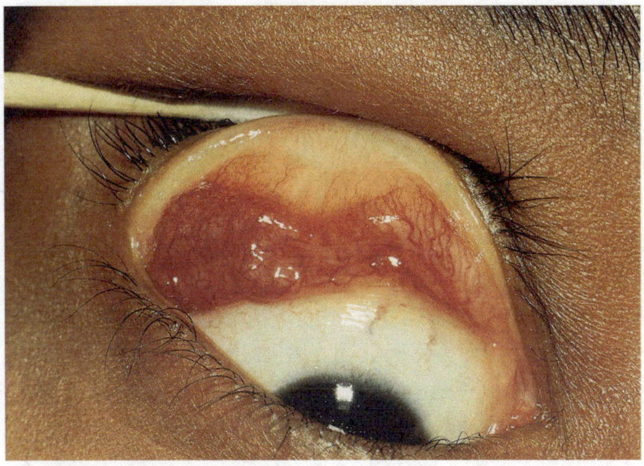

b Zelfde patiënte als in figuur a, de bilaterale zwellingen berusten op granuloomvorming

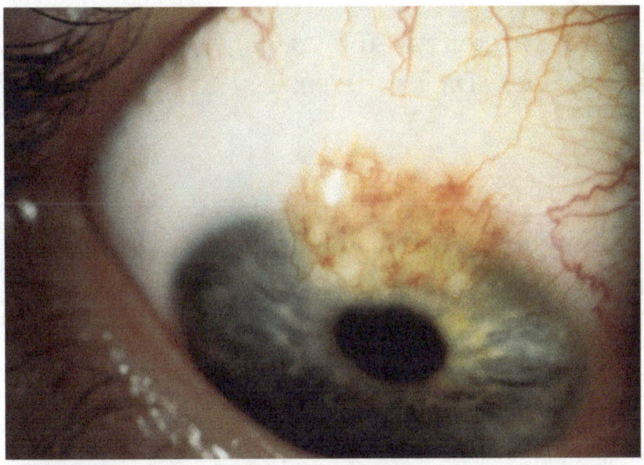

c Sarcoïdose, conjunctivitis met granuloomvorming

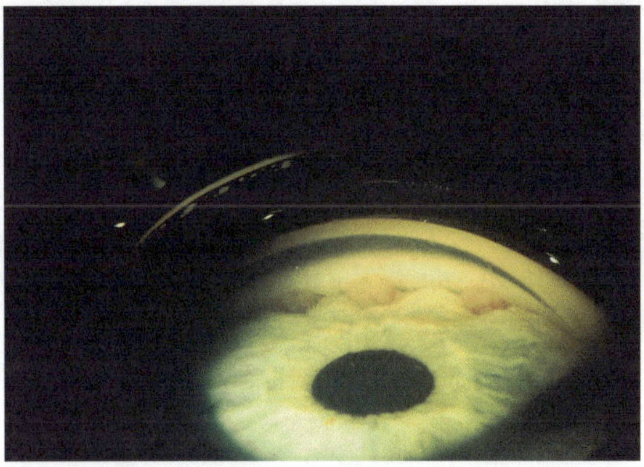

d Sarcoïdose met granuloomvorming in de voorste oogkamer

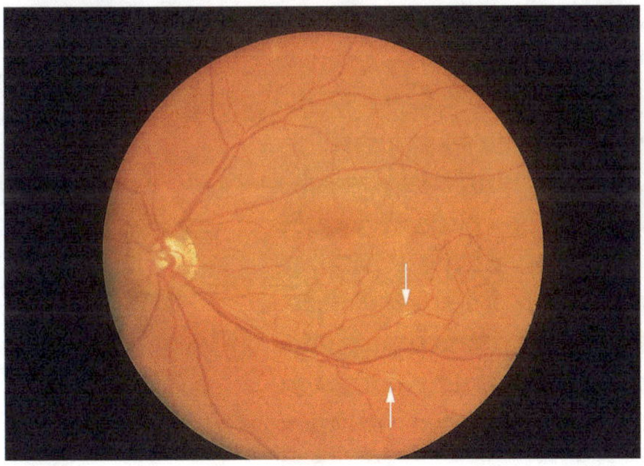

e Sarcoïdose met lokale geelverkleurde verdikkingen van de vaten in de retina die het aspect hebben van een druipende kaars. Dit wordt het 'candle wax sign' genoemd.

Figuur 17-8 Oogafwijkingen

daarom geen indicatie om als routine foto's te maken van de handen. Er komen overigens wel vaak spierafwijkingen voor bij sarcoïdose, waarbij de patiënten kunnen klagen over diffuse spierpijnen. Bij histologisch onderzoek kunnen granulomen in de spieren worden aangetoond. Ook is het mogelijk dat de klachten ontstaan door een myositis.

De exocriene klieren

Een pijnloze zwelling van de speekselklieren treedt op in ongeveer 4% van de gevallen. De keratoconjunctivitis sicca, ook wel het syndroom van Sjögren genoemd, bestaat uit zwelling van de speekselklieren, xerostomie en xeroftalmie. In zeer zeldzame gevallen kan bij sarcoïdose ook een pancreatitis optreden.

De nieren

Granulomateuze infiltratie van de nieren is zeer zeldzaam. Wel worden vaak stoornissen in het calciummetabolisme gevonden. Bij 10 à 20% van de patiënten wordt hypercalciëmie gevonden of hypercalciurie. Ook kan nefrocalcinosis worden aangetoond. De oorzaak is gelegen in de productie van een actieve metaboliet van vitamine D (1,25(OH)2D) door granuloomweefsel. Het nefrotisch syndroom of hypertensie kan als complicatie van sarcoïdose optreden.

Het hart

Indien het ventriculaire septum en het geleidingssysteem betrokken raken bij de sarcoïdose kunnen er ritmestoornissen optreden met syncopes. Dit kan levensbedreigend zijn.

Het centrale zenuwstelsel

Zeer zeldzaam is een basale granulomatoïde meningitis, die vaak moeilijk te onderscheiden is van een tuberculeuze meningitis. Daarnaast kunnen er ook diverse perifere zenuwen uitvallen. Uitval van de nervus facialis komt hierbij het meest voor.

17.2.6 **Diagnostiek**

Bij de diagnostiek zijn de anamnese en het lichamelijk onderzoek heel belangrijk. Daarnaast is uiteraard het maken van een thoraxfoto van belang, evenals aanvullend laboratoriumonderzoek. Histologisch onderzoek kan de diagnose steunen.

Laboratoriumonderzoek

Doorgaans wordt een lichte anemie gezien, vaak in het chronische stadium van de ziekte ten gevolge van hypersplenisme en soms een auto-immuun hemolytische anemie. Bij 5 tot 10% van de gevallen wordt leukopenie gezien en bij ongeveer 25% eosinofilie en lichte monocytose. De bezinking is vaak verhoogd en is geen parameter om de ziekte te vervolgen. Lever- en nierfuncties dienen te worden nagekeken, met name gezien de vraag of er sprake is van hypercalciëmie en hypergammaglobulinemie met positieve reumafactoren. Daarnaast worden vaak lichte stoornissen gevonden in alkalische fosfatase. Bij 75% van de patiënten is er een verhoogd serum-ACE-gehalte, maar dit kan ook bij allerlei andere ziekten optreden zoals een non-Hodgkin-lymfoom. Ook kan er bij sarcoïdose sprake zijn van een normaal ACE. Het beloop van de sarcoïdose kan onder meer worden vervolgd aan de hand van het ACE-gehalte. Men moet er echter ook andere parameters bij betrekken, zoals de thoraxfoto en longfunctieonderzoek.

Longfunctieonderzoek

Het longfunctieonderzoek geeft doorgaans normale waarden. Overigens kan er door granuloomvorming in de bronchi en bronchioli sprake zijn van een aspecifieke hyperreactiviteit die zich uit in een verlaagde histaminedrempel. Vaak zijn dit de patiënten die klagen over hoesten. Bij progressie van de ziekte kan er een daling optreden van de TLC en de VC (een restrictief patroon) en ook kan door fibrosering van de long een daling in de diffusiecapaciteit voor koolmonoxide (DCO) optreden.

Histologisch onderzoek

In een aantal gevallen is het niet nodig om histologisch onderzoek te doen, bijvoorbeeld in het geval van het syndroom van Löfgren. Indien daartoe wel de noodzaak bestaat, kan het beste materiaal worden genomen dat makkelijk te verkrijgen is, bijvoorbeeld door middel van een punctie uit een lymfeklier of mucosabiopten dan wel transbronchiale biopten via bronchoscopie, eventueel een leverpunctie. Een longbiopsie via een video assisted thoracoscopy(VATS)-procedure is zelden noodzakelijk om de diagnose te stellen. Ook is het mogelijk om een broncho-alveolaire lavage te verrichten waarbij een lymfocytose met een hoge CD4/CD8-verhouding suggestief is voor het bestaan van een actieve sarcoïdose. Er zijn echter ook andere aandoeningen waarbij dit kan voorkomen, zoals een non-Hodgkin-lymfoom of bij bepaalde virale aandoeningen. Te overwegen valt om additioneel beeldvormend onderzoek te doen in de vorm van een Gallium-67-scan of een SMS-scan, maar deze zijn ook bij allerlei andere ontstekingsbeelden positief. Overigens kan met dit onderzoek wel de uitgebreidheid van de ziekte worden vastgesteld.

Behandeling

Behandeling is meestal niet nodig. Bij ernstige klinische klachten bij lokalisaties buiten de long, dan wel bij een achteruitgang van het röntgenologisch beeld, een afname van de longfunctie en een daling van de diffusiecapaciteit is er een indicatie om te behandelen met corticosteroïden. De behandeling dient ongeveer drie tot zes maanden gecontinueerd te worden. Het is gebruikelijk om te starten met 40 mg per dag en dan per maand met 5 mg te dalen en de daling zolang voort te zetten totdat de ziekte goed onder controle is. Meestal is dat na zes à acht maanden het geval. Bij patiënten met een aspecifieke hyperreactiviteit zijn inhalatiesteroïden vaak nuttig. In sommige gevallen kan indomethacine pijnklachten van de artritis op een adequate manier verhelpen. Medicamenten als metothrexaat en azathioprine zijn alleen nuttig indien er onvoldoende effect is van de behandeling met corticosteroïden.

De prognose van de ziekte is doorgaans goed, met name bij stadium I, bij patiënten die asymptomatisch zijn en bij het Kaukasische ras. Bij extrathoracale verschijnselen en progressieve pulmonale fibrose is de prognose uiteraard slechter.

17.3 IDIOPATHISCHE PULMONALE FIBROSE

17.3.1 Inleiding

IPF, ook wel genoemd cryptogene fibroserende alveolitis, is een ziektebeeld dat in een lage frequentie voorkomt: ongeveer drie tot vijf per 100.000. Het ziektebeeld treedt op middelbare leeftijd op, gewoonlijk tussen het 40e en 70e levensjaar.

Doorgaans betreft de eerste klacht kortademigheid bij inspanning en een niet-productieve hoest. Bij lichamelijk onderzoek worden zeer fijne crepitaties gehoord aan de longbasis. Verder bestaat bij 40 tot 70% van de patiënten clubbing van de vingers. Een van de latere uitingsvormen van de ziekte is desaturatie en de daarbijbehorende cyanose.

17.3.2 Etiologie

Idiopathische pulmonale fibrose is een ziekteproces waarvan de etiologie niet bekend is en dat gepaard gaat met een progressieve verbindweefseling van de long. De patiënten presenteren zich meestal met kortademigheid bij inspanning en later ook in rust. De idiopathische pulmonale fibrose is een vorm van een chronische interstitiële pneumonitis.

De diagnose idiopathische pulmonale fibrose mag pas worden gesteld wanneer andere fibroserende longaandoeningen zijn uitgesloten. Differentieel-diagnostisch zijn er een groot aantal aandoeningen die nagenoeg hetzelfde beeld kunnen geven.

Longfibrose kan ook als eindstadium ontstaan na:

- infectieuze processen (viraal, bacterieel, mycoplasma en schimmels);
- toxische gassen en dampen en ingeademde partikels;
- immunologische processen (allergische alveolitis of een door geneesmiddelen geïnduceerde longfibrose, bijvoorbeeld ten gevolge van nitrofurantoïne, amiodarone, methysergide, D-penicillamine, bleomycine, cytostatica);
- longvasculitiden (ziekte van Wegener, ziekte van Churg Strauss en periarteriitis nodosa);
- een aantal minder bekende oorzaken (histiocytose-X, alveolaire proteïnose en primaire pulmonale hemosiderose).

17.3.3 Pathogenese

De oorzakelijke factoren zijn onduidelijk, maar er wordt aan genetische factoren gedacht of aan een infectie met een virus. Er is duidelijk sprake van een zogenoemde alveolitis die gekenmerkt wordt door een influx van neutrofiele en eosinofiele granulocyten. Daarnaast worden verhoogde aantallen alveolaire macrofagen en monocyten gevonden, respectievelijk in de alveoli en in het interstitium. De macrofagen/monocyten produceren mediatoren die fibroblasten aantrekken en vervolgens aanzetten tot de vorming van collageen. De neutrofielen bevatten zeer veel enzymen waaronder het elastase en bij het uiteenvallen van deze cellen zullen deze enzymen de normale architectuur van de long verstoren.

17.3.4 Pathologie

Het ziektebeeld is histologisch gekenmerkt door een alveolitis die bestaat uit een toename van mononucleaire cellen (alveolaire macrofagen en lymfocyten) en daarnaast neutrofiele granulocyten. Ook wordt een toename van deze cellen gezien in het alveolaire interstitium.

Door deze cellen worden mediatoren geproduceerd die de longfibrose bevorderen waaronder zuurstofradicalen, fibronectine en groeifactoren, zoals PDGF (*platelet derived growth factor*) dat chemotactisch is voor fibroblasten, en AMDGF (*alveolar macrophage derived growth factor*) dat verantwoordelijk is voor de proliferatie van

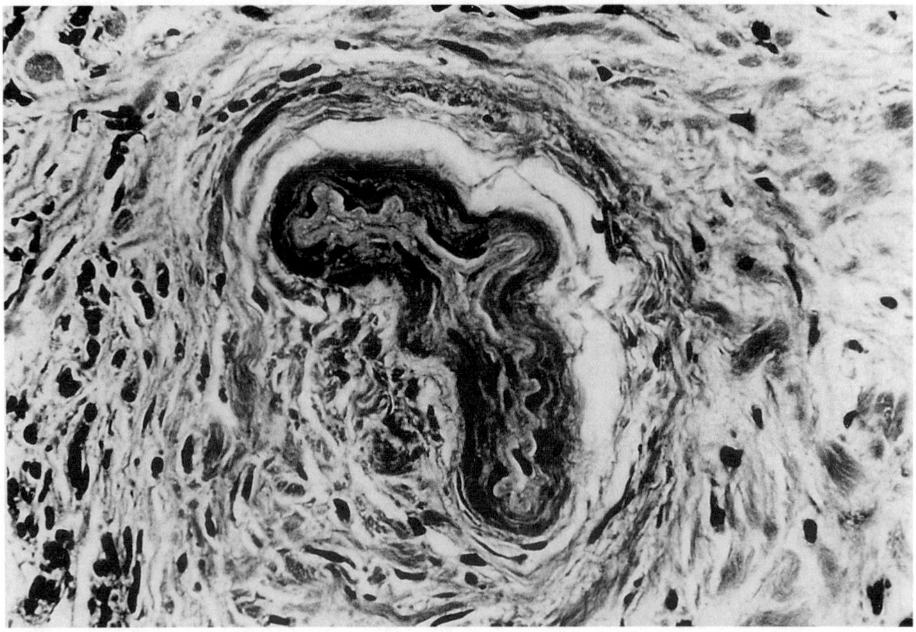

Figuur 17-9 Compressie van een vene door fibrose

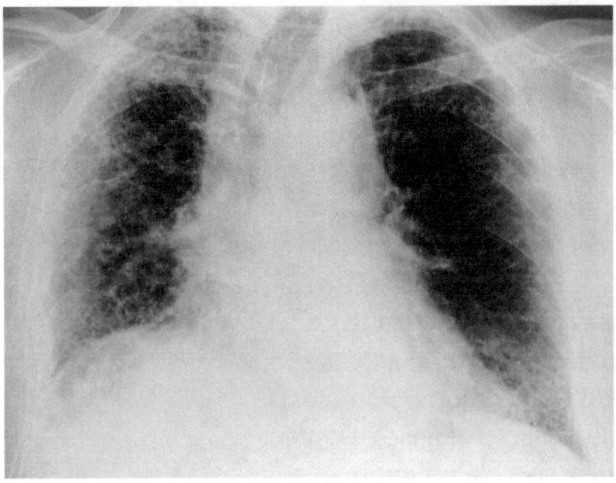

Figuur 17-10 Idiopathische pulmonale fibrose
Er zijn diffuse reticulaire afwijkingen. De longen tonen een volumeverkleining.

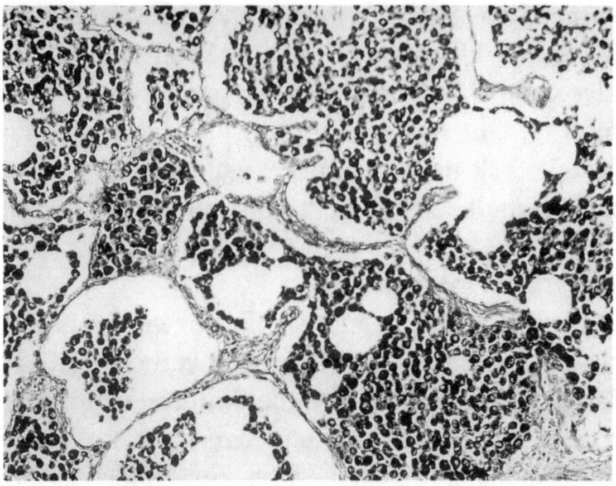

Figuur 17-11 Desquamatieve interstitiële pneumonie (DIP)
Er is sprake van ophoping van alveolaire macrofagen in de alveoli. Het interstitium is verbreed.

fibroblasten. Factoren die chemotactisch zijn voor neutrofiele granulocyten en die worden geproduceerd door alveolaire macrofagen zijn TGF (*transforming growth factor*) en TNF-α (*tumor necrosis factor-α*). Door de beschadiging van het endotheel, het epitheel en de extracellulaire matrix ontstaat er een verstoring van de normale architectuur van de long. Het is bekend dat fibroblasten grote hoeveelheden procollageen kunnen produceren. Dit wordt door het enzym procollageen-peptidase afgebroken tot collageen. In een meer gevorderd stadium wordt er bindweefsel afgezet en ontstaat er fibrose (figuur 17-9).
Er ontstaan ook cysteuze ruimten en in het eindstadium spreekt men röntgenologisch van een zogenoemde honingraattekening (figuur 17-10). Hierbij zijn de normale alveolaire wanden verdwenen.

17.3.5 Klinische verschijnselen

De patiënten klagen vaak over kortademigheid bij inspanning maar later ook in rust. Soms is er een prikkelhoest aanwezig. Cyanose is uiteraard een late uitingsvorm en meestal zijn de patiënten voor die tijd al met klachten bij de huisarts of de specialist terechtgekomen. Bij lichamelijk onderzoek kunnen laat-inspiratoir heel fijne crepitaties worden gehoord aan de longbasis. Bij 40 tot 75% van de patiënten treedt clubbing op en in een laat stadium kan er ook rechtsdecompensatio cordis ontstaan als gevolg van een verlaagde zuurstofspanning in de pulmonale vaten. Bij het röntgenonderzoek wordt een diffuus interstitieel beeld gevonden, reticulair van aard en vooral dorsaal in de longen en aan de longbasis gesitueerd. De afwijkingen stijgen als het ware op vanuit het diafragma. In een heel vroeg stadium kan een *groundglass*(matglas)-patroon worden gezien op de CT-scan op basis van een aanwezige alveolitis. Doorgaans doen de pleurae niet mee in het proces.

17.3.6 Diagnostiek

Longfunctieonderzoek

Hierbij wordt een restrictieve stoornis gevonden. Doorgaans is er sprake van een afname van de TLC en de VC met een relatieve toename van de één-secondewaarde omdat de uitademing niet belemmerd is. Voorts is er een afname van de longcompliantie omdat de longen stugger worden door ontsteking en fibrose. Er is een gestoorde diffusiecapaciteit voor koolmonoxide (DCO) door een verdikking van de alveolocapillaire membraan als gevolg van de afzetting van collageen. Het alveolo-arteriële zuurstofverschil $(A\text{-}a)DO_2$ is een gevoelige parameter voor de ernst en de histopathologische veranderingen. In een wat verder gevorderd stadium van de ziekte wordt een daling van de arteriële pO_2 gezien.

Laboratoriumonderzoek

Bij idiopathische pulmonale fibrose worden doorgaans aspecifiek, auto-antistoffen gevonden, in combinatie met een verhoogd LDH-gehalte en een verhoogde bezinking. Er kunnen circulerende immuuncomplexen worden aangetoond. Reumafactoren en antinucleaire antilichamen (ANA) kunnen dikwijls serologisch worden aangetoond. Ze hebben echter geen duidelijke implicaties voor de prognose.

Broncho-alveolaire lavage

Door middel van broncho-alveolaire lavage kan onderzoek worden gedaan naar de cellulaire component in de alveoli. Doorgaans is er een sterke toename van het aantal neutrofiele en eosinofiele granulocyten en macrofagen (figuur 17-12).

Soms worden ook plasmacellen gevonden. Dergelijke beelden kunnen echter ook bij een aantal andere aandoeningen optreden. De cellulaire component die bij broncho-alveolaire lavage wordt gevonden, is daarom niet diagnostisch. Het beste is om een histologische diagnose te stellen en door middel van een VATS-procedure (*video-assisted thoracoscopy*) een longbiopt te nemen. Men heeft dan voldoende weefsel beschikbaar om de gebruikelijke en eventueel additionele histologische kleuringen te verrichten.

17.3.7 Behandeling

De behandeling moet gericht zijn op het onderliggend lijden; indien dat een immunologische grondslag heeft, moet het behandeld worden. Doorgaans worden steroïden gebruikt die in 40 à 50% van de gevallen een verdere progressie van de ziekte kunnen voorkomen. Indien het niet lukt om met corticosteroïden op adequate wijze het fibroserende proces terug te dringen, kan worden gedacht aan andere immunosuppressiva zoals cyclofosfamide, azathioprine en middelen als colchicine. Deze patiënten komen in aanmerking voor longtransplantatie met name wanneer ze vrij jong zijn. Bij progressie van de respiratoire insufficiëntie dient continu zuurstof te worden toegediend om een cor pulmonale zoveel mogelijk te voorkomen. Verder dienen deze patiënten geregeld te worden gecontroleerd in verband met een verhoogde kans op het ontwikkelen van maligniteiten.

17.4 ZIEKTEBEELDEN MET ONBEKENDE ETIOLOGIE

17.4.1 Idiopathische pulmonale hemosiderose

Dit ziektebeeld is gekenmerkt door recidiverende diffuse alveolaire bloedingen zonder aanwijzingen voor systemische ziekten. Met name nieraandoeningen moeten worden uitgesloten. De ziekte is voornamelijk een ziekte van de kinderleeftijd, maar ook op oudere leeftijd, van 30 à 40 jaar, kan idiopathische pulmonale hemosiderose zich presenteren. Er zijn verschillende aanwijzingen dat het familiair voorkomt.

De klinische verschijnselen zijn: recidiverende episoden van haemoptoe of het ophoesten van sputum met draadjes bloed daarin. Doorgaans gaat de ziekte gepaard met hoesten, substernale pijn, koorts en moeheid. Vaak is er sprake van een ijzergebreksanemie. De afwijkingen op de thoraxfoto zijn veelal gelokaliseerd in de midden- en ondervelden omdat het bloed meestal naar de lagergelegen longdelen stroomt. In een verder gevorderd stadium kunnen lymfadenopathie en hepatosplenomegalie worden gevonden. Ook kan er pulmonale fibrose optreden waardoor bij auscultatie crepitaties te horen zijn.

De afwijkingen op de thoraxfoto zijn bilateraal en de alveolaire infiltraten verdwijnen doorgaans heel langzaam: dit duurt dagen tot weken (figuur 17-13). Afhankelijk van het ziektebeloop kan er een reticulonodulair infiltraat resteren en dit infiltraat kan uiteindelijk aanleiding geven tot de bovenbeschreven interstitiële longfibrose.
Volwassenen hebben gewoonlijk een goede prognose, maar kinderen hebben een relatief slechtere prognose. De gemiddelde overleving bedraagt drie tot vijf jaar bij 75% van de gevallen. Bij het resterende deel blijft anemie met chronische kortademigheid en restrictieve longfunctiestoornis bestaan.

De behandeling bestaat uit bloedtransfusies, zuurstoftherapie en toediening van ijzer en immunosuppressiva zoals corticosteroïden.

17.4.2 Syndroom van Goodpasture

Bij het syndroom van Goodpasture zijn twee orgaansystemen betrokken: de nieren en de long. Er kunnen antistoffen tegen de glomerulaire basaalmembraan aan-

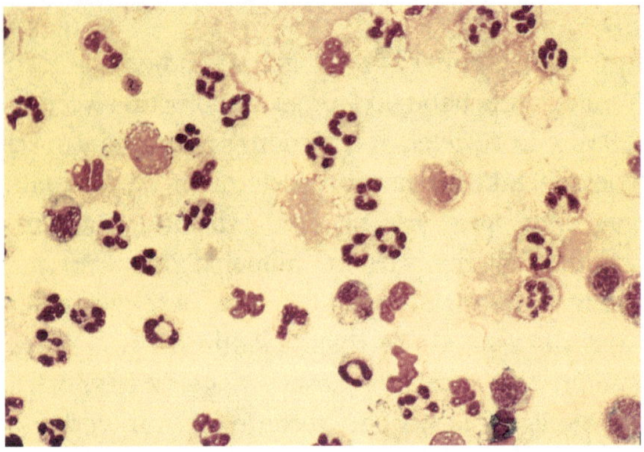

Figuur 17-12 Fibrose
Er is een duidelijke toename van neutrofiele granulocyten in de broncho-alveolaire lavagevloeistof.

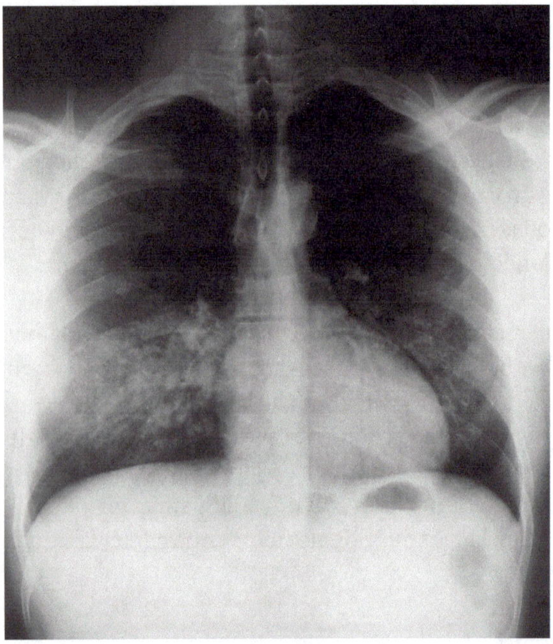

Figuur 17-13 Idiopathische pulmonale hemosiderose gedurende een exacerbatie
Opvallend zijn de dubbelzijdige infiltratieve longafwijkingen in de beide ondervelden.

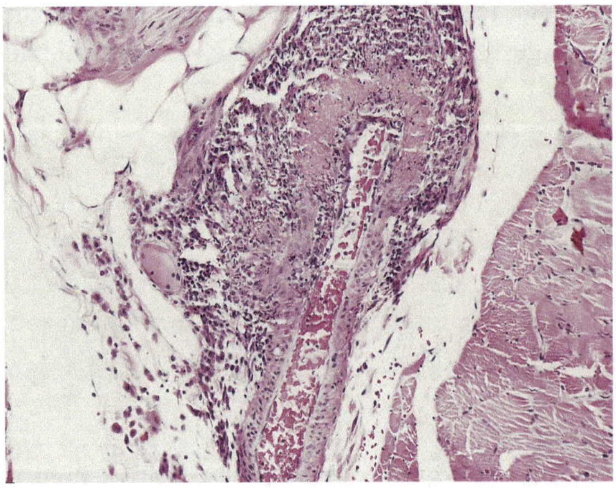

Figuur 17-14 Necrotiserende vasculitis (ziekte van Wegener)
Rondom het centrale bloedvat (A) is een infiltratie te zien met lymfocyten (C). Het paarsgekleurde gebied rondom het bloedvat berust op necrose (B).

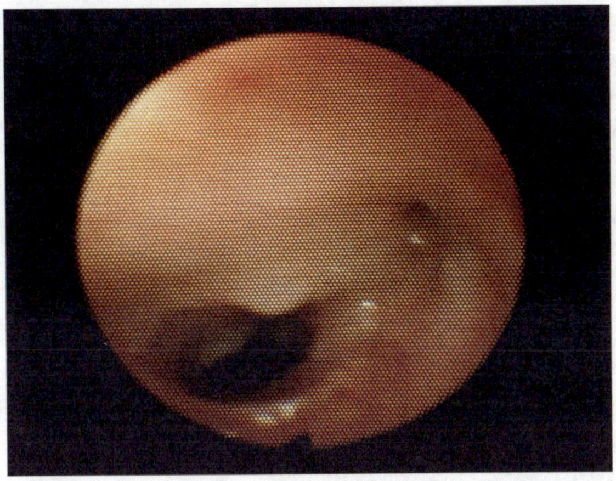

Figuur 17-15 Necrotiserende granuloomvorming in de luchtwegen bij de ziekte van Wegener

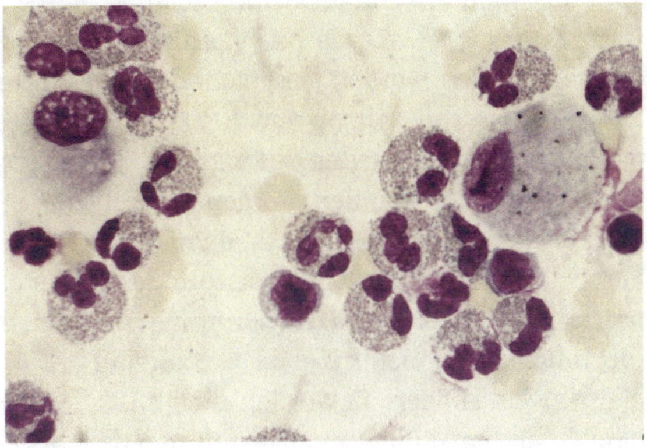

Figuur 17-16 Chronisch eosinofiele pneumonie met een toename van eosinofiele granulocyten in de broncho-alveolaire lavagevloeistof

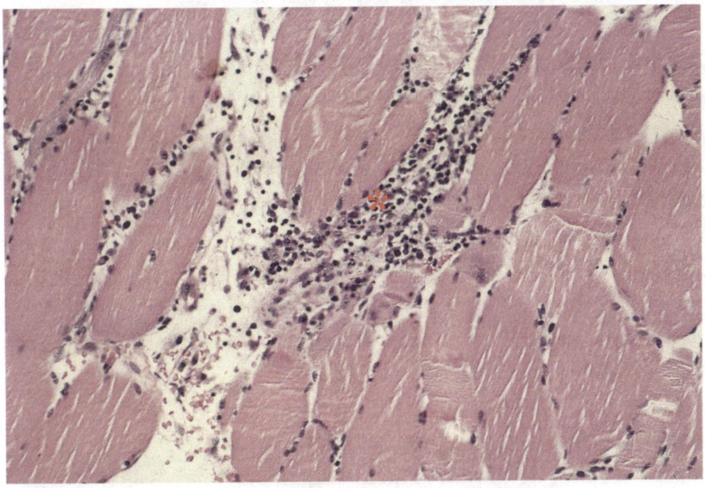

Figuur 17-17 Polymyositis. Er is sprake van een myositis met lymfocytair infiltraat tussen de spiervezels.*

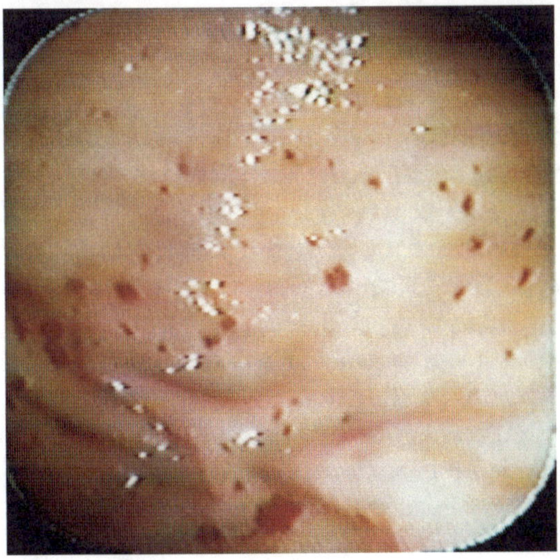

Figuur 17-18 Teleangiëctasie in het maagslijmvlies

getoond worden die zowel reageren met de basaalmembraan in de nier als in de long. Er is een lineaire depositie van antistoffen.
Bij ongeveer 90% van de patiënten met het syndroom van Goodpasture kunnen deze antistoffen worden aangetoond. Het antigeen dat herkend wordt door deze antistoffen is een epitoop van het type-IV-collageen. Bij de meerderheid van de patiënten (60-80%) treden de long- en nieraandoeningen tegelijkertijd op. De ziekte treedt vaker op bij mannen met een piek rond de leeftijd van 20 à 30 jaar. Bij ouderen blijft de ziekte meer beperkt tot de nier.
Het is tot nu toe onduidelijk waarom deze antistoffen bij het syndroom van Goodpasture worden gevormd. Bij sommige patiënten treedt de ziekte op na een infectie met influenza; mogelijk is een beschadiging van de basaalmembraan de gebeurtenis die de ziekte initieert. Er worden dan antistoffen gevormd tegen brokstukken van de basaalmembraan die kruisreageren met de long. Ook wordt de ziekte vaker gevonden bij rokers.

De klinische symptomen bestaan uit bloed ophoesten, kortademigheid, moeheid ten gevolge van de ijzergebreksanemie, nierfunctiestoornissen met hematurie en proteïnurie en een stijging van het serumcreatininegehalte. In 10% van de gevallen wordt hepatosplenomegalie gevonden. Op de thoraxfoto worden diffuse alveolaire infiltraten gevonden die na behandeling verdwijnen. De diffusiecapaciteit voor koolmonoxide (DCO) is doorgaans verhoogd vanwege de aanwezigheid van vrij bloed in de alveoli. De behandeling geschiedt met orale corticosteroïden en wanneer dit onvoldoende helpt, is plasmaferese gecombineerd met corticosteroïden ook een goede behandeling. Doorgaans wordt de plasmaferese gedurende twee weken gecontinueerd. Indien de ziekte adequaat wordt behandeld, is er een goede overlevingskans.

Differentieel-diagnostisch moeten deze ziektebeelden onderscheiden worden van vasculitiden in de long zoals Wegener-granulomatose, allergische angiitis en granulomatose en de bronchocentrische granulomatose. Vaak tonen deze laatste ziektebeelden ook een angiitis buiten de long, bijvoorbeeld in de bovenste luchtwegen, de nieren, het hart en de huid.

17.4.3 Eosinofiel granuloom

Het eosinofiel granuloom, ook wel genoemd histiocytose-X, is een ziekte die wordt gekarakteriseerd door de aanwezigheid van een bepaald type cellen namelijk Langerhans-cellen. De term is ontstaan door de aanwezigheid van zogenoemde X-bodies in het cytoplasma van deze cellen. De ziekte treedt meestal op tussen het 20e en 40e levensjaar, met name bij rokers. Bij histologisch onderzoek van de long wordt granulomateus ontstekingsweefsel gevonden in de alveolaire septa, de bronchioli terminalis en het perivasculaire interstitium, waarbij met name Langerhans-cellen, eosinofiele granulocyten en plasmacellen aanwezig zijn. Sporadisch zijn er meerkernige reuscellen. Elektronenmicroscopisch onderzoek toont zogenoemde X-bodies of Burback-granules. Door middel van bepaalde kleuringen kunnen deze Langerhans-cellen worden onderscheiden van andere cellen. Langerhans-cellen brengen het CD1-antigeen (OKT-6) tot expressie. Indien in de broncho-alveolaire lavagevloeistof meer dan 5% CD1-positieve cellen aantoonbaar is, steunt dit de diagnose histiocytose-X.

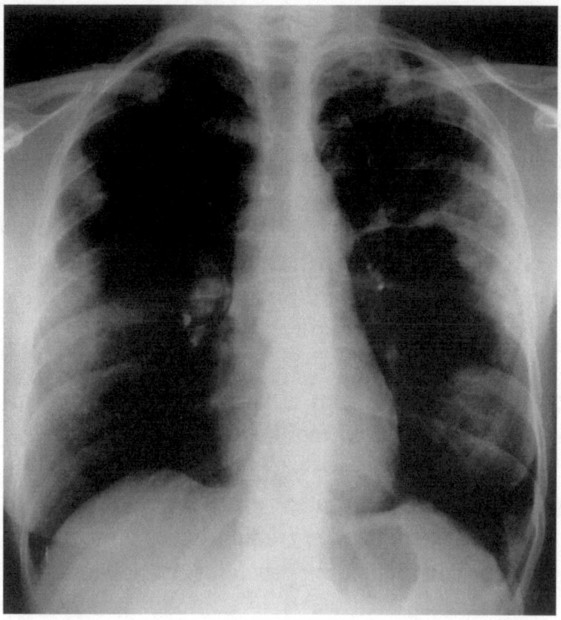

Figuur 17-19 Eosinofiele pneumonie
Er zijn karakteristieke perifere infiltraten. Het lijkt op een negatief beeld van longoedeem.

Het klinische beeld bestaat uit niet-productieve hoest en kortademigheid bij inspanning. Ook worden gewichtsverlies, koorts en moeheid gezien. Bij lichamelijk onderzoek worden niet veel afwijkingen gevonden. Zeer sporadisch is clubbing beschreven. Ook het laboratoriumonderzoek is weinig specifiek. Longfunctietests tonen aan dat er zowel sprake is van obstructie als restrictie en vaak is er een sterke daling van de diffusiecapaciteit voor koolmonoxide. In een later stadium van de ziekte dooft het granulomateuze ontstekingsproces uit en ontstaan er cysten en bullae hetgeen verklaart waarom deze patiënten zich ook kunnen presenteren met een pneumothorax.
Het beeld op de thoraxfoto en high-resolution-CT-scan toont afwijkingen die met name gelokaliseerd zijn in de bovenvelden. In een vroeg stadium van deze ziekte kunnen ze bestaan uit nodulaire ophelderingen, maar in een later stadium ontstaan cysteuze veranderingen.

Het klinische beloop is onvoorspelbaar. Een groot aantal patiënten blijft stabiel, maar er zijn ook patiënten die progressief verslechteren. Verder kan het stoppen met roken soms de klachten verminderen en de röntgenologische afwijkingen terugdringen. In dergelijke gevallen wordt ook vaak een verbetering van de DCO waargenomen. Het is tot op heden onduidelijk of corticosteroïden bij dit ziektebeeld werkzaam zijn.

17.4.4 **Ziekte van Wegener**

Primaire vasculitiden vormen een zeer heterogene groep aandoeningen die worden gekarakteriseerd door een necrotiserende ontsteking van de bloedvaten (figuur 17-14).

Afhankelijk van het type van de vasculitis kunnen ofwel arteriën meedoen, of venen, of beide. Ook zijn er verschillen in de grootte van de arteriën die meedoen. De

etiologie van de primaire vasculitiden is doorgaans onbekend en de ziektebeelden geven vaak op meerdere locaties afwijkingen.
De meest bekende vasculitis binnen deze groep is de ziekte van Wegener. Bij deze aandoening bestaat er een vasculitis van de kleinere arteriën en venen in de long alsook in de bovenste luchtwegen (figuur 17-15), maar ook de nier kan in het proces betrokken zijn. De ziekte kan op één lokalisatie beginnen waarna andere lokalisaties doorgaans in het ziekteproces betrokken worden. Histologisch zijn er confluerende granulomen die necrotiseren en is er sprake van een vasculitis. Het ziektebeeld begint meestal op 40 à 45-jarige leeftijd en de verhouding aangedane mannen tot vrouwen bedraagt 2:1.

De klinische symptomen kunnen zeer verschillend zijn, afhankelijk van de lokalisatie van de ziekte. Doorgaans gaat de ziekte gepaard met koorts, algehele malaise, gewichtsverlies, spier- en gewrichtspijnen. De necrose waarmee de necrotiserende vasculitis gepaard gaat, leidt tot lekkage van bloedvaten waardoor onder andere neusbloedingen kunnen ontstaan. Ook haemoptoe is frequent beschreven. Een destructie van het kraakbeen van de neus kan aanleiding geven tot een zogenoemde zadelneus.
De symptomatologie van de longen bestaat uit hoesten en haemoptoe in meer dan 95% van de gevallen, en kortademigheid. De thoraxfoto toont meestal bilaterale afwijkingen die kunnen bestaan uit infiltraten of noduli, of infiltraten waarin cavitatie te zien is.
Het laboratoriumonderzoek toont vaak een sterk verhoogde bezinking, terwijl reumafactoren en circulerende immuuncomplexen kunnen worden aangetoond. De aanwezigheid van cytoplasmatische antineutrofiele antistoffen (cANCA) is specifiek voor de ziekte van Wegener, terwijl de perinucleaire ANCA (pANCA) geassocieerd wordt met andere vasculitiden, reumatoïde artritis, de ziekte van Crohn en nog een aantal andere aandoeningen.
Vanwege de ernst van het ziektebeeld dient behandeling gegeven te worden bestaande uit corticosteroïden en cyclofosfamide, doorgaans 1,5 mg prednison en 1 mg cyclofosfamide per kg lichaamsgewicht. Met deze behandeling wordt in 90% van de gevallen een complete remissie bereikt. Een relaps van de ziekte van Wegener kan optreden door virale infecties.

17.4.5 Chronische eosinofiele pneumonie

Bij dit ziektebeeld is het interstitium van de long en de alveolaire ruimten betrokken en worden infiltraten gezien voornamelijk met eosinofiele granulocyten en in mindere mate met macrofagen (figuur 17-16). De klinische presentatie wordt gekenmerkt door koorts, gewichtsverlies, kortademigheid en een niet-productieve hoest die weken tot maanden kan aanhouden. Bij het maken van een thoraxfoto worden infiltraten gezien met een voornamelijk perifere distributie (figuur 17-19). Het beeld lijkt meer op een alveolitis dan op een interstitiële longaandoening. Vanwege dit zeer karakteristieke beeld op de thoraxfoto wordt wel gesproken van een fotografisch negatief van longoedeem. De meerderheid van de patiënten heeft ook een sterke eosinofilie in het perifere bloed, maar dit hoeft niet per se zo te zijn. Behandeling met corticosteroïden geeft een zeer snelle verbetering binnen enkele dagen tot weken en een relaps wordt vrijwel niet gezien.

17.4.6 Bronchiolitis obliterans met organiserende pneumonie

Bronchiolitis obliterans met organiserende pneumonie (BOOP) wordt ook wel cryptogene organiserende pneumonie genoemd. De etiologie is doorgaans niet bekend. Het presenteert zich vaak met het beeld van een longontsteking. Vervolgens treedt excessieve proliferatie op van granulatieweefsel in de kleinere luchtwegen en de ductuli alveolares met een chronische ontsteking in de alveoli. Het syndroom moet onderscheiden worden van andere ziektebeelden die longfibrose veroorzaken zoals idiopathische pulmonale fibrose. De klinische presentatie is vrij karakteristiek. Het ziektebeeld wordt gezien op een leeftijd van 50 à 60 jaar en het begint vaak met een griepachtig beeld bij ongeveer 40% van de patiënten, gekarakteriseerd door hoesten, koorts, algehele malaise, moeheid en gewichtsverlies. Het hoesten is niet-productief en de kortademigheid bij inspanning is vaak progressief. Clubbing wordt niet gezien.
Het laboratoriumonderzoek is vrij aspecifiek. Soms wordt leukocytose gezien met een toename van eosinofiele granulocyten. Longfunctieonderzoek toont vaak de combinatie van restrictie en obstructie en doorgaans is de diffusiecapaciteit voor koolmonoxide sterk gereduceerd. Op de thoraxfoto worden vaak irregulaire infiltratieve afwijkingen gezien bilateraal met name in de ondervelden. Wanneer een high-resolution-(HR)CT-scan wordt gemaakt worden ook nodulaire afwijkingen gezien, verdikking van de bronchuswanden en dilatatie van de bronchi. De HRCT-scan toont vaak een veel sterkere uitbreiding van het ziektebeeld dan op basis van een thoraxfoto werd verwacht. De behandeling dient plaats te vinden met corticosteroïden waarbij een verbetering wordt gezien bij ongeveer 70% van de patiënten. De overige 30% toont na een aanvankelijke verbetering weer een relaps na een tot drie maanden en dient dan weer gedurende langere periode (drie tot zes maanden) behandeld te worden met corticosteroïden.

17.4.7 Collageenziekten van de long

Dit is een heterogene groep van ziektebeelden met een immunologische achtergrond, waarbij het ontstekingsproces uiteindelijk leidt tot longfibrose. Tot deze ziektebeelden horen: reumatoïde artritis (RA), systemische lupus erythematosis (SLE), sclerodermie, polymyositis-dermatomyositis en het syndroom van Sjögren. Doorgaans hebben deze patiënten primair een aandoening van de gewrichten of spieren voordat de longafwijkingen zich manifesteren. Het komt echter voor dat patiënten, bij wie uiteindelijk de diagnose reumatoïde artritis wordt gesteld, zich presenteren met een pulmonaal probleem terwijl gewrichtsklachten pas jaren later ontstaan. Het komt vaak voor dat de long bij deze ziektebeelden is betrokken. Wanneer er een open longbiopsie wordt gedaan, is het vaak moeilijk om deze ziektebeelden te onderscheiden van andere fibrotische beelden omdat in beide gevallen fibrosering en collageenafzetting worden gevonden. Meestal zijn de onderkwabben van de long aangedaan.

Systemische lupus erythematosis is een systemisch ziektebeeld waarbij primair de gewrichten en de huid zijn betrokken, maar waarbij ook andere orgaansystemen kunnen meedoen zoals de nieren, de longen, het zenuwstelsel en het hart. Meestal presenteert de ziekte zich in de thorax in de vorm van pleura-afwijkingen, vaak als een enkel- of dubbelzijdige pleura-effusie. Ook is een acute pneumonitis beschreven waarbij de infiltratieve afwijkingen niet beperkt blijven tot de alveoli; hierbij is dan ook het interstitium betrokken en in een later stadium van de ziekte treedt fibrose op. Ook zijn alveolaire bloedingen en een bronchiolitis obliterans bij dit ziektebeeld beschreven en vaak is het diafragma erbij betrokken.

Sclerodermie is een ziekte waarbij vooral afwijkingen worden gevonden in de huid en de kleinere bloedvaten. Maar ook hier kunnen allerlei andere orgaansystemen meedoen waaronder het hart, de nieren en ook de longen. Bij dit ziektebeeld wordt vaak een uitgebreide interstitiële fibrose gezien zonder het bestaan van een actieve alveolitis. Ook zijn alveolaire bloedingen en een bronchiolitis obliterans beschreven. Uiteraard is de oesophagus vaak in het proces betrokken.

Polymyositis-dermatomyositis. Bij dit ziektebeeld zijn vooral spieren en huid betrokken. Wat de longen betreft gaat dit ziektebeeld vaak gepaard met een interstitiële fibrose en een lymfoïde interstitiële pneumonitis (figuur 17-17). Omdat het diafragma vaak bij dit ziektebeeld betrokken is, kan er een respiratoire insufficiëntie ontstaan. Vanwege slikklachten kan gemakkelijk aspiratie plaatsvinden.

Sjögren-syndroom. Bij de ziekte van Sjögren wordt lymfocytaire infiltratie gevonden van de traan- en speekselklieren en klinisch is het ziektebeeld vooral geassocieerd met een droge mond en droge ogen (keratoconjunctivitis sicca). Vaak wordt een infiltratie gezien van lymfocyten in het interstitium en kan uiteindelijk fibrose van de bovenkwabben optreden. Ook kan maligne transformatie van de lymfocyten optreden met de ontwikkeling van een lymfoom.

Reumatoïde artritis uit zich uiteraard vooral door ontsteking van de gewrichten. In de long worden vaak pleura-afwijkingen gezien alsmede een interstitiële fibrose gecompliceerd door zogenoemde reumatoïde noduli. Het ziektebeeld kan aanleiding geven tot een bronchiolitis obliterans. Ook kan een vasculitis van de vaten optreden. Vaak worden basale alveolaire infiltraten gezien die kunnen overgaan in fibrose.

Er is veel overlap tussen de bovengenoemde collageenziekten. Bij alle patiënten kan uiteindelijk een progressieve fibrose ontstaan die histologisch niet te onderscheiden is van idiopathische longfibrose. Behandeling met corticosteroïden is bij deze patiënten doorgaans aangewezen om dit te voorkomen.

Literatuur

Müller-Quernheim J. Sarcoidosis: immunopathogenetic concepts and their clinical application. Eur Respir J 1998;12:716-738.

Moller DR. Systemic Sarcoidosis. Fishman's Pulmonary Diseases and Disorders 1998;2:1055-1068.

Mossman BT, Churg A. Mechanisms in the Pathogenesis of Asbestosis and Silicosis. Am J Respir Crit Care Med 1998;157:1666-1680.

18 Beroepsmatige longaandoeningen

prof.dr. B. Nemery

18.1 INLEIDING

Dankzij de verbetering van de werkomstandigheden en zeker sinds de sluiting van de steenkoolmijnen in onze streken zijn de traditionele pneumoconiosen relatief zeldzaam geworden en zo is er bij het grote publiek en zelfs bij artsen stilaan de verkeerde indruk ontstaan dat beroepspathologie een zaak van het verleden geworden is. Toch zijn beroepsmatige longaandoeningen zeker niet verdwenen, maar de aard ervan is wel gewijzigd. Bovendien verschillen veel longziekten die door het beroep veroorzaakt worden, klinisch niet veel van longziekten die een andere oorzaak hebben, zodat de rol van het werkmilieu nog te vaak miskend wordt. Dit is onder meer het geval bij beroepsastma, dat niet wezenlijk verschilt van 'gewoon' astma en dus ook vrij goed reageert op de krachtige astmamedicatie waarover we nu beschikken.

Het diagnosticeren van een beroepsziekte hangt primair af van de gedrevenheid waarmee de arts op zoek gaat naar de mogelijke etiologie van een bepaalde aandoening. Om zo'n diagnose te stellen moet de arts op de eerste plaats dus *denken* aan de mogelijkheid van een beroepsmatige etiologie en moet hij of zij met een goede beroepsanamnese bij iedere patiënt peilen naar het huidige werk, de vroegere werkzaamheden en ook andere factoren, zoals recreatieve activiteiten en woonomstandigheden.

Het vinden van een beroepsmatige etiologie voor een bepaalde aandoening heeft niet alleen belang voor het beleid van de individuele patiënt (en eventueel de vergoeding van de beroepsziekte), maar het kan in sommige gevallen ook de aanleiding vormen voor preventieve acties in het betrokken bedrijf om te voorkomen dat nog meer werknemers ziek zouden worden. Samenwerking tussen artsen van de curatieve sector en bedrijfsartsen is hier uiteraard van zeer groot belang.

18.2 ACUTE INHALATIEPATHOLOGIE

18.2.1 Goedaardige inhalatiepathologie – inhalatiekoortsen

Inhalatiekoorts is een syndroom dat kan optreden na een eenmalige blootstelling aan grote hoeveelheden metaaldampen (metaaldampkoorts), organisch stof (*organic dust toxic syndrome*) of sommige polymeerdampen (polymeerdampkoorts). Het gaat om een syndroom met op influenza lijkende symptomen, dat enkele uren na de blootstelling optreedt en gekenmerkt is door koorts, algemene malaise, spierpijnen en milde respiratoire symptomen. Die symptomen verdwijnen na 24-48 uur spontaan en er zijn in principe geen restletsels. In het bloed (en ook in het broncho-

alveolaire lavagevocht) vindt men een verhoogde leukocytose (met neutrofielen). Het is bekend dat het syndroom vooral optreedt na blootstelling aan zinkdampen, bijvoorbeeld bij het lassen of snijbranden van gegalvaniseerd metaal zonder afzuiging.
Het *organic dust toxic syndrome* komt onder meer voor na het schoonmaken van een graansilo of na een eerste werkdag in een varkensstal en wordt waarschijnlijk (mede) veroorzaakt door contaminatie van het stof door schimmels en bacteriën.
Van polymeerdampkoorts is het bekend dat het bijna uitsluitend optreedt na blootstelling aan dampen die ontstaan door oververhitting van fluorhoudende plastics.
Een specifieke behandeling voor deze inhalatiekoortsen is niet noodzakelijk, maar de differentiële diagnose moet wel gesteld worden met vooral virale aandoeningen, acute extrinsieke allergische alveolitis of de meer ernstige intoxicaties.

18.2.2 Ernstige acute inhalatiepathologie

18.2.2.1 *Verstikkingsgassen*

Verstikking kan ontstaan doordat de hoeveelheid zuurstof in de ingeademde lucht onvoldoende is (directe asfyxie) of doordat de zuurstoftoevoer of het zuurstofverbruik belemmerd wordt (chemische asfyxie).
Directe asfyxie gebeurt meestal in gesloten ruimten (tanks, scheepsruimen, silo's, putten) wanneer de lucht er vervangen wordt door stikstof, kooldioxide (CO_2) of andere gassen. Zeer snel treedt er dan bewustzijnsverlies, paralyse en dood op. Preventie is hier de enige zinnige maatregel.
Chemische asfyxie wordt vooral veroorzaakt door koolmonoxide (CO), maar ook door cyanide (CN^-) en waterstofdisulfide (H_2S). Klassieke oorzaken van CO-vergiftiging zijn slecht functionerende warmwatertoestellen, kachels en andere verwarmingsapparaten met onvoldoende afvoer van verbrandingsgassen en aanvoer van verse lucht. Huisbranden, uitlaatgassen van motoren (garages, hogedrukreinigers, indoor-motorsporten), hoogovens en andere industriële ovens, alsook sigarettenrook zijn andere bekende bronnen van CO. Een minder bekende en dus verraderlijke oorzaak van CO-intoxicatie is het gebruik van methyleenchloride (CH_2Cl_2), dat onder andere gebruikt wordt om oude verf te verwijderen. Acute CO-vergiftiging leidt vooral tot neurologische en cardiale verschijnselen en de differentiële diagnose moet worden gesteld met onder andere alcoholintoxicatie, virale infecties, diabetisch coma. Om de diagnose te stellen moet de carboxyhemoglobine (HbCO) specifiek bepaald worden. Hierbij moet er worden opgemerkt dat bij CO-intoxicatie de arteriële zuurstofspanning normaal is en dat de *berekende* zuurstofsaturatie een misleidende normale waarde aangeeft. De behandeling van CO-intoxicatie bestaat in reanimatie en toediening van zuurstof, liefst onder hyperbare omstandigheden bij ernstige intoxicatie, bij zeer jonge en oudere individuen, bij zwangere vrouwen en bij patiënten met voorafbestaand cardiovasculair of pulmonaal lijden.
Cyaniden, zoals waterstofcyanide (HCN of blauwzuur), blokkeren het cellulaire zuurstofverbruik en leiden, eventueel na convulsies en circulatoire shock, tot ademstilstand. Waar er een risico op cyanide-intoxicatie bestaat, moeten urgentiekits beschikbaar zijn voor toediening van specifieke antidoten (nitriet, gevolgd door natriumthiosulfaat, of kobalthoudende chelatoren).
Waterstofdisulfide (H_2S) heeft een typische geur van rotte eieren en wordt ge-

Tabel 18-1 Mogelijke oorzaken van toxische tracheobronchitis, bronchiolitis en pneumonie (longoedeem)[1]

- irriterende gassen
  - goed wateroplosbaar: HCl, NH_3, SO_2, etc.
  - matig wateroplosbaar: Cl_2, H_2S, etc.
  - weinig wateroplosbaar: O_3, NO_2, $COCl_2$ (fosgeen), etc.
- organische verbindingen
  - organische zuren: azijnzuur, etc.
  - aldehyden: formaldehyde, acroleïne, etc.
  - isocyanaten: methylisocyanaat, tolueendiisocyanaat (TDI), etc.
  - amines: hydrazine, chlooramines (door mengen van bleekwater en ammoniak), etc.
  - traangas (CS-gas) en chemische oorlogsgassen (mosterdgas)
  - organische oplosmiddelen: o.a. sommige sprays om leer waterafstotend te maken
  - sommige bestrijdingsmiddelen (cholinesteraseremmers, paraquat) (ook na orale inname)
- metaalverbindingen
  - Hg-dampen, metaaloxiden (CdO, V_2O_5, MnO, Os_3O_4, etc.), $ZnCl_2$ (rookgranaten) en andere halogeenverbindingen ($TiCl_4$, $SbCl_5$, UF_6, etc.), $Ni(CO)_4$, hydriden (B_2H_6, LiH, PH_3, AsH_3, SbH_3, etc.)
- complexe mengsels
  - brandrook
  - pyrolyseproducten van plastics (o.a. ook PTFE), oplosmiddelen, etc.
  - toxineproducerende schimmels

1 Het voorkomen en de ernst van de inhalatieletsels hangt af van de concentratie en de duur van de blootstelling. Sommige stoffen leiden ook tot aantastingen van andere organen. De producten worden alleen ter illustratie vermeld; de lijst is niet volledig.

produceerd door rotting van organisch materiaal (onder andere in riolen) of kan vrijkomen bij een aantal industriële processen (vooral in de petroleumindustrie). Hyperacute blootstelling, bijvoorbeeld bij het afdalen in een riool, leidt tot coma en respiratoire paralyse. Acute blootstelling leidt tot bewustzijnsverlies en longoedeem. De behandeling is symptomatisch.

18.2.2.2 *Toxische tracheobronchitis, bronchiolitis, chemische pneumonie*

De aard van de respiratoire aantasting ten gevolge van de inademing van toxische gassen, dampen of aërosolen hangt af van de hoeveelheid en de eigenschappen van het ingeademde agens. Goed wateroplosbare gassen, zoals ammoniak (NH_3), veroorzaken irritatie en letsels die meestal beperkt zijn tot de ogen en de bovenste luchtwegen. Slecht wateroplosbare gassen, zoals stikstofdioxide (NO_2) of fosgeen ($COCl_2$), zijn gevaarlijker omdat ze minder irritatie veroorzaken en dieper in de ademhalingsboom kunnen binnendringen. Deze agentia kunnen dus leiden tot chemische pneumonie met longoedeem en ARDS (*adult respiratory distress syndrome*). Chloorgas (Cl_2) heeft een matige wateroplosbaarheid en veroorzaakt vooral tracheobronchitis, maar na hoge dosissen ook longoedeem.
Tabel 18-1 geeft een beperkte lijst van producten die acute inhalatieletsels kunnen geven. Dergelijke ongevallen gebeuren niet alleen op het werk, maar ook thuis of op de openbare weg. De frequentste oorzaak van inhalatietrauma's is wellicht brandrook. Een andere vaak miskende oorzaak is die welke het gevolg is van het mengen van ammoniak en bleekwater, waardoor er vluchtige chlooramines vrijkomen.

Het is zeer belangrijk te beseffen dat toxisch longoedeem vaak pas optreedt en klinisch manifest wordt na een tijdsinterval van vier tot acht uren na de blootstelling, welke soms met zeer weinig subjectieve last gepaard kan zijn gegaan. Bij twijfel na

inademing van toxische gassen moet het slachtoffer daarom gedurende 24 uur geobserveerd worden.
De behandeling van toxische inhalatieletsels is symptomatisch en hoewel er geen gecontroleerde onderzoeken bestaan over het nut van corticosteroïden, lijkt de toediening ervan verantwoord te zijn.
Na een acuut inhalatietrauma treedt er normaal een goede en zelfs volledige genezing op. Toch kan er blijvende structurele en/of functionele schade ontstaan. Hierbij hoort het recent beschreven *reactive airways dysfunction syndrome* (RADS) dat bestaat in een astmatisch syndroom ontstaan na een (ernstig) inhalatieongeval. De diagnose van RADS zorgt vaak voor verzekeringsgeneeskundige problemen, vooral omdat de gezondheidstoestand van de patiënt vóór het ongeval meestal niet goed bekend was.

18.3 RESPIRATOIRE INFECTIES

De rol van het werkmilieu (bijvoorbeeld de verhouding personeel/werkoppervlakte, ventilatie van de werkruimte, contacten met (jonge) kinderen of met het publiek) in het krijgen van virale infecties is niet goed uitgemaakt, maar een aantal specifieke infecties kunnen wel een beroepsmatige oorsprong hebben.
Dit is zeker het geval bij tuberculose, waarvan bekend is dat gezondheidswerkers (verpleegkundig personeel, artsen, paramedici, laboranten, studenten) een verhoogd risico hebben deze ziekte op te doen. Wellicht geldt dit ook voor gevangenisbewakers, sociaal werkers en andere personen die met bepaalde risicogroepen (daklozen, legale en illegale migranten, maatschappelijke randgroeperingen) in contact komen. De diagnose en aanpak van tuberculose wordt in hoofdstuk 9 besproken.

Sommige pneumonieën hebben een zoönotische oorsprong en tasten daarom gemakkelijker personen aan die beroepshalve in contact komen met vogels (ornithose door *Chlamydia psittaci*) of herkauwers (Q-koorts door *Coxiella burnetii*) of materialen die van deze dieren afkomstig zijn. Soms kunnen die pulmonale infecties een epidemisch karakter vertonen, zoals ooit gebeurde toen een aantal douaniers ornithose kreeg na contact met een inbeslaggenomen exotische vogel.

18.4 BEROEPSASTMA

18.4.1 Definitie en prevalentie

In de meeste gevallen ontstaat beroepsastma ten gevolge van een specifieke immunologische overgevoeligheid tegen een op het werk ingeademde substantie.
In de meeste geïndustrialiseerde landen is beroepsastma nu de meest frequente beroepsmatige respiratoire aandoening. Uit diverse schattingen heeft men afgeleid dat ongeveer 5% van de gevallen van astma bij volwassenen door het beroep worden veroorzaakt. Beroepsastma is dus zeker geen zeldzaamheid, maar deze diagnose wordt vaak gemist. De belangrijkste reden hiervoor is dat artsen niet voldoende aan deze mogelijkheid denken en uit gewoonte de – overigens vrij efficiënte – astmamedicatie voorschrijven zonder naar de mogelijke etiologie van de aandoening te zoeken. Toch is het ontdekken van een beroepsmatige oorzaak van astma erg belangrijk, omdat hiermee een unieke kans bestaat om de ziekte oorzakelijk en niet

alleen symptomatisch te behandelen, met name door de patiënt tijdig aan het schadelijke milieu te onttrekken. Anderzijds kan een definitieve verwijdering uit het werkmilieu vaak verstrekkende sociale gevolgen met zich meebrengen voor de patiënt, zodat de arts vrij zeker moet zijn van de diagnose voordat een dergelijke optie wordt overwogen.

18.4.2 Ziektegeschiedenis en klinische verschijnselen

Bij de diagnostiek van beroepsastma is allereerst een zorgvuldige anamnese van belang. Wat betreft klinische symptomatologie verschilt beroepsastma immers niet fundamenteel van bronchiaal astma door welke oorzaak dan ook. Bronchiaal astma wordt gekenmerkt door aanvallen of episoden van piepende ademhaling en kortademigheid, maar sommige patiënten vermelden vooral hardnekkige hoestaanvallen, overvloedige slijmproductie, borstbeklemming of herhaaldelijke verkoudheden met bronchitis en dergelijke.
Per definitie worden bij beroepsastma deze verschijnselen veroorzaakt door de inademing van stoffen uit het arbeidsmilieu. De symptomen treden op na blootstellingen die door de patiënt aanvankelijk (soms gedurende jaren) goed werden verdragen en die voor de meeste andere werknemers geen problemen opleveren. Vaak heeft de patiënt in het begin enkel rhinoconjunctivitis en het is dus belangrijk om ook die 'banale' symptomen ernstig te nemen, omdat ze een voorbode kunnen zijn van beroepsastma.
In bepaalde gevallen worden de allergische reacties vrij snel uitgelokt na contact met het beroepsmatig allergeen, soms zelfs enkele ogenblikken na het binnenkomen op de werkplek. In die nogal zeldzame gevallen zal het verband tussen de symptomen en het werk vrij gemakkelijk door de patiënt zelf worden gelegd. Dikwijls komt het echter voor dat de astmareacties uitgesteld zijn en pas na enkele uren optreden, dus 's avonds of 's nachts wanneer de patiënt zich niet meer op het werk bevindt. Hierdoor komt het dat beroepsastma vaak aanwezig is zonder dat de patiënt er zich rekenschap van geeft dat zijn symptomen door zijn beroepsactiviteiten worden beïnvloed. Men mag dan ook beroepsastma niet uitsluiten omdat de patiënt niet spontaan vertelt en eventueel zelfs ontkent dat hij of zij op het werk kortademig is. Met andere woorden, om beroepsastma niet over het hoofd te zien mag de arts zich niet beperken tot de vraag of de symptomen tijdens het werk verergeren. Veel beter is het om de vraagstelling omgekeerd te formuleren, namelijk in de zin van de verbetering van de symptomen, zoals: 'Hebt u minder last op dagen waarop u niet gewerkt hebt?' of 'Verbetert uw ademhalingstoestand tijdens de vakantie?' De tweede vraag is nodig omdat sommige patiënten met zwaardere vormen van beroepsastma veel meer dan de twee dagen van een normaal weekend nodig hebben om 'op adem te komen'. Uiteraard moet men bij positieve antwoorden op die vragen rekening houden met het feit dat men ook thuis, eventueel via vrijetijdsactiviteiten, blootgesteld kan zijn aan astmaverwekkende stoffen.

Een andere, potentieel misleidende factor is dat de patiënt met beroepsastma niet alleen reageert na contact met de specifieke beroepsfactor, maar ook eventueel bronchospastische aanvallen heeft na inspanning, bij koud en mistig weer, bij blootstelling aan prikkelende geuren of sigarettenrook en dergelijke. Het feit dat allerhande prikkels, dus ook niet-beroepsmatige prikkels, astma-aanvallen kunnen

uitlokken sluit dus beroepsastma als gevolg van sensibilisatie op een specifiek agens niet uit.
Het gebeurt vaak dat patiënten met beroepsastma herhaaldelijk wegens 'bronchitis' thuis moeten blijven. De toestand verbetert dan na enkele dagen 'dankzij' de vaak ingestelde antibioticakuur en de patiënt mag weer aan het werk tot hij opnieuw een 'bronchitis' krijgt die, zoals voorheen, met een blijkbaar succesvolle antibioticabehandeling zal genezen. Bij iedere werknemer die jaarlijks wegens 'bronchitis' meerdere episoden van arbeidsverzuim doormaakt, moet aan beroepsastma worden gedacht.

18.4.3 Oorzaken van beroepsastma

Talrijke organische en anorganische stoffen zijn als oorzaak van beroepsastma beschreven en de lijst van astmaverwekkende producten groeit alsmaar aan. In tabel 18-2 worden de belangrijkste categorieën van etiologische agentia ondergebracht in producten met een hoog dan wel laag moleculair gewicht. In de eerste categorie vindt men stoffen – vooral eiwitten – van dierlijke, plantaardige of microbiële oorsprong. Van deze stoffen wordt algemeen aanvaard dat hun astmogene eigenschappen berusten op immunologische mechanismen, hoofdzakelijk een IgE-gemedieerde allergie.

Tabel 18-2 Producten die beroepsastma kunnen veroorzaken

Producten met een hoog moleculair gewicht
- dierlijke producten
  - zoogdieren (o.a. laboratoriumdieren)
  - vogels (en eieren)
  - artropoden (insecten, mijten, schaaldieren)
- plantaardige producten
  - graan en bloem, bonen (ricinus, soja, koffie)
  - stuifmeel
  - thee, tabak
  - kruiden
  - gommen
  - latex
  - enzymen
- microbiële producten
  - schimmelsporen
  - enzymen

Producten met een laag moleculair gewicht
- natuurlijke producten
  - diverse houtsoorten
  - colofonium
- metaalverbindingen
  - complexe zouten van platina
  - Ni, Cr, Co
- reactieve chemicaliën
  - diisocyanaten (TDI, MDI, HDI)
  - zuuranhydriden (ftaalzuuranhydride, trimellietzuuranhydride)
  - kleurstoffen en aanverwante stoffen; persulfaten
  - amines en polyamines
  - formaldehyde, glutaaraldehyde
- farmaceutische producten
  - antibiotica en hun basisverbindingen
  - ontsmettingsmiddelen (o.a. chloramine-T)

Een risico voor beroepsastma door dierlijke allergenen bestaat in de veeteeltsector en in andere beroepsgroepen, zoals de agrarische industrie of de voedingsindustrie, waar direct of indirect contact bestaat met (producten afkomstig van) zoogdieren en vogels, maar ook met artropoden zoals insecten, mijten en schaaldieren. Bij laboratorium- en dierverzorgend personeel ligt de incidentie van allergie tegen proefdieren, met inbegrip van beroepsastma, vrij hoog. Sensibilisatie tegen plantaardige producten kan optreden in de land- en tuinbouwsector, maar ook tijdens de verwerking, het transport en het gebruik van allerhande graansoorten en industriële gewassen, zoals koffie, thee, tabak, soja, of van planten afgeleide producten, zoals latex of guargom. Een van de meest voorkomende vormen van beroepsastma is bakkersastma, dat evenwel niet alleen wordt geïnduceerd door allergie voor bestanddelen van bloem, maar ook door allergie voor mijten of toegevoegde enzymen, die als deegverbeteraars worden aangewend (bijvoorbeeld alfa-amylase). Sinds enkele jaren is latex vooral bij ziekenhuispersoneel een belangrijke bron van beroepsallergie, niet alleen van de huid, maar ook van de bovenste en onderste luchtwegen, omdat de eiwitten van de *Hevea brasiliensis*, waaruit natuurlijk rubber wordt gewonnen, aërogeen worden verspreid, bijvoorbeeld via het poeder dat voor chirurgische handschoenen wordt gebruikt. Het is belangrijk om patiënten met latexallergie ervoor te waarschuwen dat ze een risico lopen op ernstige allergische reacties (anafylactische shock) tijdens (tand)heelkundige of gynaecologische ingrepen of bij medische procedures waarbij er contact optreedt met latexhoudende handschoenen, ballonnen, katheters, et cetera. Er bestaat bij latexallergie ook vaak een allergie voor banaan, kiwi, en andere vruchten. Enzymen worden meer en meer gebruikt in de voedingsindustrie en in andere bedrijfstakken, zoals de wasmiddelen- en geneesmiddelenindustrie en de biotechnologie. Het verstuiven van enzymen gaat bijna altijd gepaard met een hoog risico op allergische sensibilisatie van het personeel. Microbiële contaminatie van luchtbevochtigers of van koel-oliën wordt ook aangehaald als een mogelijke oorzaak van beroepsastma in drukkerijen of metaalverwerkende bedrijven en zelfs in kantoren door contaminatie van de airconditioningsinstallatie.

Bij de producten met een laag moleculair gewicht vindt men natuurlijke stoffen, metaalverbindingen en diverse scheikundige en farmaceutische producten. Onder de natuurlijke stoffen vallen vooral producten die afkomstig zijn van diverse houtsoorten. Van de metaalverbindingen die astma kunnen veroorzaken, zijn de complexe platinazouten de meest bekende, maar ook kobalt, nikkel en chroom kunnen beroepsastma veroorzaken.
De meest frequente chemische verwekkers van beroepsastma zijn wellicht de diisocyanaten. Deze uiterst reactieve moleculen dienen voor het maken van polyurethanen, die tal van toepassingen hebben als schuimrubber, bepaalde plastics, synthetische harsen, lijmproducten, verfproducten en vernissen. Astma door isocyanaten kan daarom worden aangetroffen bij patiënten die in de meest uiteenlopende sectoren werkzaam zijn: de chemische industrie, autoassemblagefabrieken en garages (verfspuiten), de meubelindustrie (houtvernissen), de bouwnijverheid (muurisolatie, lijmen) en zelfs metaalgieterijen en andere sectoren die niet onmiddellijk voor de hand liggen in dit verband. Ook bij doe-het-zelfactiviteiten kan blootstelling aan isocyanaten voorkomen, bijvoorbeeld bij het gebruik van polyurethaanschuim-

bussen of tweecomponentenlijmen of -verven. Hoewel afgewerkte materialen uit polyurethaan vrij snel als inert beschouwd mogen worden, kunnen er bij verhitting of versnijding ervan beduidende hoeveelheden isocyanaten vrijkomen. Een belangrijk gegeven in verband met isocyanaten is, dat als iemand eenmaal gesensibiliseerd is voor isocyanaten, hij al op uitermate lage concentraties kan reageren. Daarom kan het gebeuren dat isocyanaatastma voorkomt bij iemand die zelf niet (meer) met isocyanaten werkt, maar er wel aan blootgesteld wordt als gevolg van activiteiten die in een andere werkplaats plaatshebben, of zelfs als gevolg van de uitstoot van isocyanaten uit een naburig bedrijf.
Bij de vervaardiging van kunststoffen komen naast isocyanaten andere chemische producten te pas die eveneens astma kunnen verwekken, zoals zuuranhydriden (harders voor epoxyharsen). Acrylaten, die in bepaalde lijmen en ook veel in de tandheelkunde en orthopedie gebruikt worden, zijn potentiële verwekkers van astma. Ook kleurstoffen en aanverwante stoffen kunnen, onder meer in de plastic- en textielindustrie, leiden tot allergische sensibilisatie. Verschillende geneesmiddelen, vooral antibiotica of de stoffen c.q. verbindingen waaruit ze zijn opgebouwd en ontsmettingsmiddelen kunnen in de farmaceutische industrie, in de gezondheidssector, en zelfs in diervoeder aanleiding geven tot overgevoeligheidsreacties en astma. Beroepsastma bij kappers wordt meestal aan persulfaten toegeschreven. Astma door allergie voor formaldehyde komt vrij zelden voor. Glutaaraldehyde dat onder meer voor het ontsmetten van endoscopieapparaten wordt gebruikt, is ook een mogelijke oorzaak van beroepsastma.

Er komen steeds nieuwe oorzaken van beroepsastma door chemicaliën aan het licht. Of chemische producten een respiratoir sensibiliserend vermogen hebben, kan vaak niet precies voorspeld worden. Dit kan aanleiding geven tot mini-epidemieën van beroepsastma na de invoering van een nieuw agens in het productieproces.

18.4.4 **Diagnose**

Hoewel de diagnose van beroepsastma hoofdzakelijk steunt op de anamnese, volstaat een positieve anamnese niet om een zekerheidsdiagnose te stellen. Het verkrijgen van zekerheid is vaak niet gemakkelijk en men moet de patiënt laten weten dat het soms weken kan duren voordat men zich hierover kan uitspreken.
De meest logische aanpak om de diagnose van beroepsastma te bevestigen, bestaat erin de patiënt tijdelijk uit zijn arbeidsmilieu te verwijderen en hem dan opnieuw aan het werk te zetten. Zo hoopt men, aan de hand van onder andere longfunctieproeven met bepalingen van de histaminedrempel, de verbetering en de verslechtering zo objectief mogelijk vast te leggen. Een goede methode om de aanwezigheid van een beroepsfactor te achterhalen bestaat erin de patiënt zelf geregeld zijn piekstroom te laten meten aan de hand van een mini-piekstroommeter. Hiervoor moet hij gedurende vier weken of langer elke dag zijn piekstroom minstens viermaal daags (vooral 's morgens vroeg en 's avonds laat) meten. De geblazen waarden worden, evenals de symptomen, de eventueel genomen medicatie en vooral ook de bezigheden van de dag, genoteerd en later grafisch voorgesteld (figuur 18-1). Ideaal is het wanneer een vakantieperiode kan worden vergeleken met een werkperiode. In vele gevallen van beroepsastma zal een werkgebonden patroon in de longfunctie zichtbaar zijn.

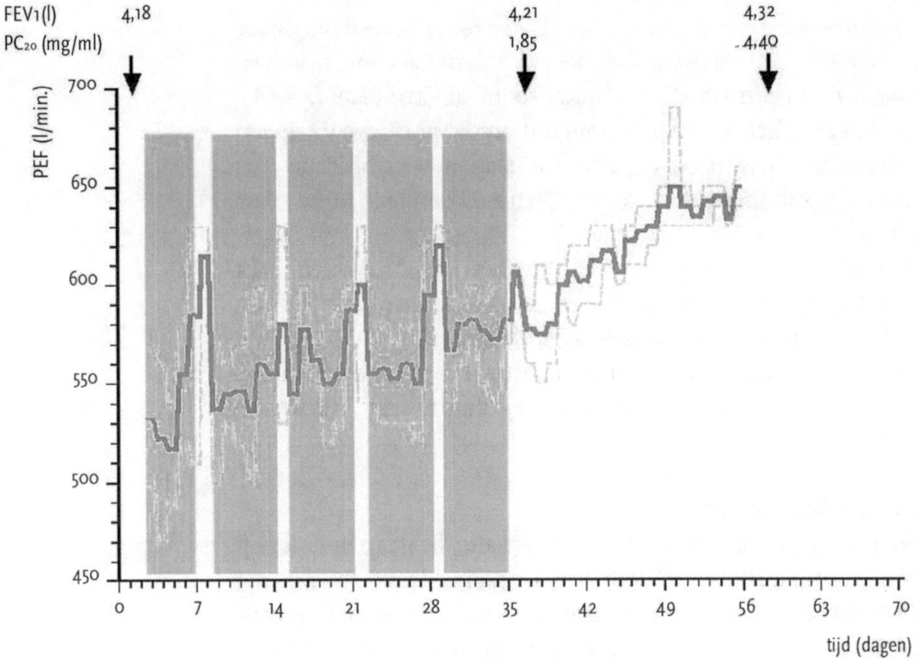

a *Piekstroommetingen bij een arbeider uit een industriële bakkerij: tijdens een werkperiode zijn de waarden op maandag (rustdag) duidelijk hoger dan op werkdagen en de piekstroom verbetert geleidelijk tijdens een langer durende werkonderbreking. Opmerkelijk ook is de verbetering van de histaminedrempel na het stoppen van de blootstelling. De patiënt bleek niet allergisch te zijn voor tarwe of andere graangewassen, maar wel voor alfa-amylase dat als deegverbeteraar wordt gebruikt.*

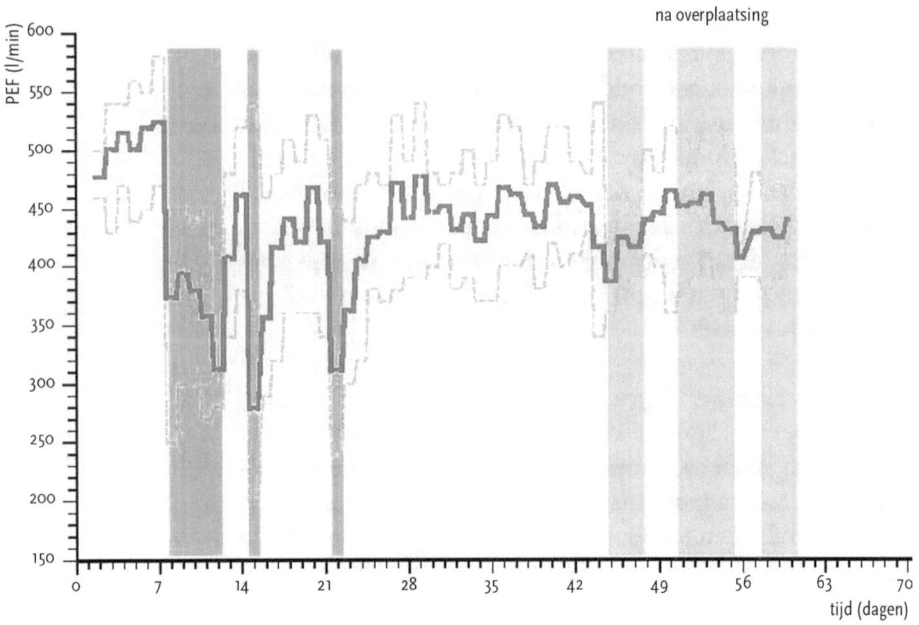

b *Piekstroommetingen bij een arbeider uit een auto-assemblagebedrijf: de piekstroom daalt gedurende de werkweek en gedurende de volgende twee weken ook op maandag. Na overplaatsing naar een werkplek buiten de fabriekshal blijft de piekstroom stabiel. De oorzaak van het astma kon niet met zekerheid worden achterhaald, maar had mogelijk te maken met blootstelling aan isocyanaten.*

PEF = piekstroom; FEV_1 = één-secondewaarde;
PC_{20} = histaminedrempel

Figuur 18-1 Opeenvolgende piekstroommetingen voor de diagnose van beroepsastma
De vetgedrukte lijn geeft de gemiddelde dagwaarde aan van de piekstroommetingen (verkregen tussen 10.00 uur 's ochtends en 10.00 uur de volgende ochtend); de dunne stippellijnen geven de beste en de slechtste dagwaarden aan. De gearceerde dagen zijn werkdagen.

De werkverwijdering-werkhervattingsprocedure en de zelfgemeten piekstroommetingen zijn zeer waardevol om het bestaan van een beroepsfactor te bevestigen, maar het oorzakelijk agens kan er niet mee geïdentificeerd worden. Voor heel wat beroepsallergenen bestaan nog geen specifieke huidtests of in-vitro-tests (RAST). De tests die wel voorhanden zijn, hebben vaak weinig nut omdat positieve uitslagen niet noodzakelijk op causaliteit wijzen en negatieve uitslagen sensibilisatie niet uitsluiten. Dit laatste is vooral van toepassing voor stoffen met een laag moleculair gewicht, zoals diisocyanaten.
Een van de beste informatiebronnen voor het identificeren van de oorzaak van beroepsastma is de bedrijfsarts, die vaak ook een idee zal hebben over het bestaan van soortgelijke problemen bij andere of vroegere werknemers.
Om een absoluut bewijs te verkrijgen moet men soms overgaan tot een specifieke provocatieproef in het ziekenhuis, maar dit is meestal een delicate en tijdrovende aangelegenheid.

18.4.5 **Andere vormen van beroepsastma**

Naast het typische beroepsastma door allergische sensibilisatie, bestaan er ook nog andere vormen van beroepsastma, zoals het hierboven aangehaalde *reactive airways dysfunction syndrome* (RADS) of 'astma na een inhalatieongeval' en het meer recent beschreven *irritant-induced asthma* waarbij chronische of intermitterende blootstelling aan irritantia astma zou induceren. Het astma dat frequent in de aluminiumproducerende industrie wordt gevonden (*potroom asthma*) is mogelijk een vorm van irritant-induced asthma (wellicht door de aanwezigheid van fluoriden).
Byssinose, die bij katoenarbeiders gezien wordt, vertoont veel kenmerken van beroepsastma, maar wordt dikwijls als een afzonderlijk ziektebeeld beschouwd. Byssinose ontstaat niet door allergie voor bestanddelen van katoen, maar is mogelijk het gevolg van endotoxinen afkomstig van contaminerende bacteriën. Dit geldt vermoedelijk ook voor de chronische bronchitis met wisselende bronchusobstructie die kan optreden bij arbeiders die aan grote hoeveelheden graanstof blootgesteld zijn, bijvoorbeeld in graanmaalderijen of in de mengvoederindustrie. Ook de 'spastische bronchitis' die bij varkenshouders wordt aangetroffen vertoont hiermee gelijkenissen. Het is mogelijk dat deze luchtwegpathologie door organisch stof een speciale vorm is van irritant-induced asthma.

Wanneer bij een astmapatiënt luchtwegobstructies op het werk enkel worden uitgelokt door inspanning, contact met koude lucht of aspecifieke irritantia, spreekt men liever niet van beroepsastma, maar eventueel van *beroepsgebonden* astma (*work-aggravated asthma*). De differentiële diagnose tussen die twee ziektebeelden is niet gemakkelijk, al was het maar omdat een niet-beroepsmatige allergie (bijvoorbeeld voor huisstof) en beroepsastma bij dezelfde patiënt samen aanwezig kunnen zijn.

18.4.6 **Behandeling en prognose**

Beroepsastma is een ernstige aandoening en er zijn gevallen bekend waarbij reacties op het beroepsmatige agens fataal afliepen. Zoals elke vorm van astma kan beroepsastma, zeker indien onbehandeld, tot irreversibele en ernstige ventilatoire beperkingen leiden.
De enige zinvolle en medisch verantwoorde behandeling van beroepsastma is dus

de vroegtijdige, totale en blijvende stopzetting van het contact met het sensibiliserend agens. Idealiter wordt het oorzakelijk agens verwijderd en vervangen door een ander onschadelijk product, maar dit is uiteraard niet altijd mogelijk en dan moet de patiënt uit het schadelijk arbeidsmilieu worden verwijderd. Het dragen van maskers of overplaatsing naar minder vervuilde plaatsen binnen dezelfde werkplaats is meestal niet afdoende als definitieve maatregel. Het plaatsen of verbeteren van afzuiginstallaties is doorgaans ontoereikend om de al gesensibiliseerde arbeider te beschermen, maar is wel aangewezen om het ontstaan van nieuwe gevallen te helpen voorkomen. Medicatie is slechts als een tijdelijke maatregel aanvaardbaar, hoewel vooral zelfstandigen die hun beroep niet kunnen opgeven, soms effectief kunnen worden geholpen met bronchusverwijders, inhalatiecorticosteroïden, en eventueel cromoglicaat.

Een belangrijk aspect in verband met beroepsastma is, althans in België, de mogelijkheid voor werknemers in loondienst om in duidelijk omschreven gevallen een (beperkte) schadevergoeding te krijgen van het Fonds voor de Beroepsziekten (FBZ).

De prognose van beroepsastma is zelfs na verwijdering uit het milieu niet altijd zo gunstig, aangezien een aanzienlijk deel van de slachtoffers gedurende jaren nog hyperreactiviteit van de luchtwegen en zelfs permanent astma blijft behouden. Dit risico neemt toe naarmate de patiënt pas lange tijd na het optreden van de symptomen het arbeidsmilieu heeft verlaten. Dit onderstreept nog eens de noodzaak om de diagnose van beroepsastma zo vroeg mogelijk te stellen.

18.5 CHRONISCH OBSTRUCTIEF LONGLIJDEN

De hoofdoorzaak van chronisch obstructief longlijden is uiteraard het roken van sigaretten, maar dit neemt niet weg dat ook beroepsmatige blootstellingen in belangrijke mate kunnen bijdragen aan deze ziekte.
Epidemiologische onderzoeken hebben inderdaad aangetoond dat chronische blootstelling aan minerale stofdeeltjes (bijvoorbeeld in ondergrondse mijnen), aan organisch stof (bijvoorbeeld graanstof) of aan irriterende gassen (bijvoorbeeld SO_2) kan leiden tot chronische bronchitis en een versnelde afname van de ventilatoire functie. In de meeste gevallen is het echter praktisch onmogelijk om bij individuele patiënten die roken of gerookt hebben, uit te maken of de aantasting van de longfunctie het gevolg is van het roken dan wel van de beroepsmatige blootstelling. Daarom worden chronisch obstructief longlijden en emfyseem bijna nooit als een beroepsziekte erkend (tenzij er gelijktijdig ook een pneumoconiose bestaat).
Die epidemiologische bevindingen hebben dus vooral belang voor de preventie. Het is dan ook aan te raden om bij personen die aan veel stof en/of gassen en dampen worden blootgesteld (lassers, bouwvakkers, metaalarbeiders, werknemers in veevoederfabrieken of graanmaalderijen) jaarlijks een spirometrie uit te voeren om een eventueel versnelde afname van de één-secondewaarde (FEV_1) op te sporen.

18.6 INTERSTITIËLE LONGAANDOENINGEN

18.6.1 Minerale pneumoconiosen en interstitiële pathologie door metalen

18.6.1.1 *Silicose, steenkoolpneumoconiose en asbestose*

Van de minerale pneumoconiosen zijn silicose, steenkoolpneumoconiose en asbestose de drie belangrijkste zowel naar het aantal getroffenen als naar de ernst. De pathogenese van die aandoeningen houdt verband met de hoeveelheid en toxische eigenschappen van de ingeademde partikels die een alveolitis veroorzaken, waardoor er op termijn haarden van interstitiële fibrose ontstaan.
Ook na stopzetting van de stofblootstelling kunnen pneumoconiosen 'ontstaan' (dit wil zeggen röntgenologisch detecteerbaar worden) en zich verder ontwikkelen. Voor deze minerale pneumoconiosen bestaan er geen specifieke behandelingen en preventie ervan door stofbestrijding op het werk is dus het allerbelangrijkste.

Silicose

Silicose is een interstitiële aandoening van de long die wordt veroorzaakt door de chronische inademing van vrij kristallijn siliciumdioxide (SiO_2), in de praktijk meestal kwarts, soms ook cristobaliet of tridymiet. Dit soort blootstelling komt voor tijdens graafwerken in SiO_2-houdende gesteenten (in mijnen, steengroeven, tunnelbouw), in metaalgieterijen, bij het zandstralen, bij het snijden en polijsten van stenen, in steen- en pottenbakkerijen, bij het vermalen en verwerken van zand en ertsen, het gebruik van gecalcineerde diatomeeënaarde, et cetera.
De diagnostiek van silicose berust in hoofdzaak op de thoraxradiografie. In het eerste stadium, dat van de 'eenvoudige silicose' (*simple silicosis*), vindt men multipele kleine opaciteiten van 1 tot 10 mm diameter, vooral in de bovenvelden. Vaak zijn er ook vergrote hilaire en mediastinale adenopathieën die eventueel verkalkt zijn (*eggshell calcifications*). Wanneer die silicotische micronoduli conflueren en er dus noduli van meer dan 10 mm diameter worden gezien, is er sprake van gecompliceerde silicose of *progressive massive fibrosis* (PMF). De Internationale Organisatie voor de Arbeid (ILO) heeft een internationaal systeem uitgewerkt om die röntgenologische afwijkingen op een gestandaardiseerde wijze te beschrijven volgens de vorm, grootte en verdeling ('profusie') van de pneumoconiotische letsels. CT van de thorax is voor de diagnose van silicose iets gevoeliger dan de standaardradiografie, maar lijkt vooral nuttig te zijn om de uitgebreidheid van de ziekte te beoordelen en voor de differentiële diagnose met andere interstitiële aandoeningen.
De longfunctie is bij eenvoudige silicose meestal nog goed bewaard en het is pas bij gevorderde silicose dat er klinisch relevante restrictieve stoornissen met diffusiedalingen voorkomen. In het eindstadium treden pulmonale hypertensie en cor pulmonale op.
Silicose verhoogt sterk het risico op longtuberculose en ook op longkanker. Bij gecompliceerde silicose is de differentiële diagnose tussen silicotische pseudotumoren en tuberculoseletsels of maligne longtumoren trouwens niet altijd gemakkelijk. Silicose (en ook blootstelling aan SiO_2) brengt ook een verhoging mee van het risico op systeemsclerose.

Een speciale vorm van silicose is de 'acute silicose', die relatief snel optreedt na zeer hoge blootstellingen aan SiO_2, en die gekenmerkt wordt door een alveolaire lipoproteïnose. Deze aandoening kan worden behandeld door de longen één of meerdere malen helemaal te spoelen (*whole lung lavage*).

Steenkoolpneumoconiose

Pneumoconiose bij vroegere mijnwerkers uit de Limburgse en Waalse steenkoolmijnen is een bekende ziekte. Eind 1996 kregen nog 25.770 ex-mijnwerkers, onder wie 5902 personen in Vlaanderen, een uitkering van het Belgische Fonds voor de Beroepsziekten. Traditioneel (en ook officieel) wordt deze pneumoconiose meestal bestempeld als (antraco)silicose, maar er bestaan tegen die term een aantal bezwaren, vooral omdat steenkoolpneumoconiose pathologisch nogal verschilt van zuivere silicose en ook omdat die pneumoconiose kan ontstaan zonder dat er sprake is van veel blootstelling aan kwarts. (Er bestaan natuurlijk mengvormen, die dan wel de term antracosilicose rechtvaardigen).
Het klinische beloop en de röntgenologische presentatie van steenkoolpneumoconiose komen sterk overeen met die van de eerder beschreven silicose. Emfyseem en dus ook obstructieve stoornissen zijn misschien meer frequent, maar het roken speelt hier uiteraard ook een rol.
Longtuberculose is een mogelijke complicatie. In tegenstelling tot silicose, blijkt longkanker niet frequenter voor te komen bij steenkoolmijnwerkers, wat niet wegneemt dat longkanker wel kan voorkomen bij steenkoolpneumoconiose, wat dan kan leiden tot diagnostische en therapeutische problemen.
Een bijzondere presentatie van de steenkoolpneumoconiose is het Caplan-syndroom, waarbij er multipele grote nodulaire, eventueel cavitaire opaciteiten in de longen worden aangetroffen samen met klinische en serologische verschijnselen van reumatoïde artritis.

Asbestose

De term asbestose heeft alleen betrekking op de interstitiële longfibrose die wordt veroorzaakt door chronische inademing van asbestvezels. De term asbestose moet dus niet worden gebruikt voor andere aandoeningen die door asbest worden veroorzaakt, zoals de pleurale afwijkingen (zie § 18.7).
Asbest is een commerciële benaming voor een aantal natuurlijke silicaten die in vezelvorm voorkomen. De belangrijkste soorten asbest zijn chrysotiel en de amfibolen crocidoliet en amosiet. Crocidoliet (blauwe asbest) is zeker de gevaarlijkste soort; chrysotiel (witte asbest), dat kwantitatief het meest gebruikt werd, is biologisch minder duurzaam en vermoedelijk daarom ook minder schadelijk dan crocidoliet, maar dit betekent niet dat chrysotiel ongevaarlijk zou zijn. In bepaalde streken van Corsica, Griekenland en Turkije bestaan er bronnen van asbestachtige vezels (o.a. tremoliet en erioniet) die niet industrieel worden gebruikt, maar voor lokale milieuvervuiling zorgen. Artsen dienen dus bij buitenlandse werknemers die afkomstig zijn uit deze gebieden, en die verschijnselen van asbestose vertonen, bedacht te zijn op dit ziektebeeld.
Vanwege zijn grote mechanische, chemische en thermische bestendigheid werd asbest voor een zeer groot aantal industriële en niet-industriële toepassingen gebruikt: asbest-cementproducten, isolatie en brandveiligheid (scheepsbouw, ovens, buizen, gebouwen), remmen en koppelingen, textiel, papier, rubber, filtratie, et

cetera. Blootstelling aan asbest betreft dus niet alleen arbeiders die ooit rechtstreeks met asbest hebben gewerkt, maar ook onderhoudspersoneel, bouwvakkers die sloopwerkzaamheden uitvoeren, familieleden van asbestarbeiders, en personen die in gebouwen werken waaruit asbestvezels vrijkomen.

Asbestose is diffuse interstitiële fibrose die optreedt na hoge blootstellingen aan asbest en is nu dus vrij zeldzaam geworden. De ziekte is gekenmerkt door progressieve kortademigheid, fijne crepitaties bij longauscultatie, een beeld van longfibrose vooral in de longondervelden bij radiografie en (HR)CT van de thorax, en een restrictief gestoorde longfunctie met daling van de diffusiecapaciteit. De diagnose van asbestose wordt gesteld wanneer een beeld van longfibrose wordt gevonden bij iemand die gedurende vele jaren een hoge asbestblootstelling heeft gehad. Dit laatste kan onder andere worden aangetoond door het vinden van grote hoeveelheden asbestlichaampjes (door eiwitten en ijzerpigment omklede asbestvezels) in het longweefsel of in het broncho-alveolaire lavagevocht.
De aanwezigheid van asbestose verhoogt zeer sterk het risico op bronchuscarcinoom, zeker bij rokers.

18.6.1.2 *Longaandoeningen door beryllium en kobalthoudend stof*

Beryllium (Be) is een zeer licht metaal dat vooral gebruikt wordt in de moderne technologie (lucht- en ruimtevaart, elektronische en nucleaire industrie) en dat kan leiden tot een granulomateuze longziekte: berylliose, die klinisch en pathologisch niet te onderscheiden is van pulmonale sarcoïdose. De pathogenese van berylliose berust op immunologische sensibilisatie tegen beryllium en de diagnose van de ziekte kan worden gesteld door een beryllium-specifieke lymfocytentransformatietest. Het is dus belangrijk om bij iedere patiënt met een beeld van sarcoïdose na te gaan of er in de voorgeschiedenis of in het huidige beroep sprake is van blootstelling aan beryllium (en ook aan andere stoffen, zoals zirconium of talk).
Beroepsmatige blootstelling aan kobalthoudend stof kan ook aanleiding geven tot interstitiële longziekte. De meest voorkomende oorzaak betreft het vervaardigen of herstellen van voorwerpen uit hardmetaal, dat een composiet is van wolfraamcarbide (WC) en kobalt (Co), en de longaandoening die hiermee gepaard kan gaan wordt daarom vaak 'hardmetaallong' genoemd. Een epidemie van die aandoening werd beschreven in de diamantsector, toen er slijpschijven werden gebruikt die uit microdiamanten en kobalt bestonden (evenwel zonder WC). In tegenstelling tot de hierboven beschreven pneumoconiosen, hangt het voorkomen van kobaltlong niet zozeer af van de duur en de hoogte van de blootstelling, maar berust de ziekte op individuele gevoeligheid, mogelijk op immunologische basis. Vandaar dat de aandoening ook kan voorkomen bij jonge werknemers. In de meest karakteristieke gevallen lijkt de klinische presentatie van kobaltlong op die van extrinsieke allergische alveolitis (zie § 18.6.2) met aanvallen van acute pneumonitis en een mogelijke ontwikkeling bij voortdurende blootstelling naar irreversibele longfibrose. Pathognomonisch voor hardmetaallong is de aanwezigheid van bizarre multinucleaire reuscellen in de long (*giant cell interstitial pneumonitis*).
De behandeling van berylliose en kobaltlong houdt in de eerste plaats een volledige stopzetting van het contact met, respectievelijk, beryllium en kobalt in.

18.6.1.3 *Andere minerale pneumoconiosen*

Arbeiders die aan hoge hoeveelheden ijzerstof worden blootgesteld (o.a. lassers) kunnen een ijzerpneumoconiose (of siderose) krijgen. Deze pneumoconiose gaat niet gepaard met confluentie van de röntgenologische opaciteiten en leidt, in principe, niet tot functionele aantasting (tenzij er gelijktijdig ook silicose of asbestose aanwezig is). Soortgelijke 'benigne' pneumoconiosen worden ook veroorzaakt door tin (stannose), barium (baritose) en antimoon.
Aluminium kan soms ook leiden tot interstitiële longpathologie, maar dit is zeldzaam in vergelijking met het grote aantal werknemers dat met aluminium in aanraking komt.
Tandtechnici lopen een vaak onvermoed risico op pneumoconiose (*dental technician's pneumoconiosis*) die meestal een gemengde pneumoconiose is door blootstelling aan onder andere SiO_2, vitallium (een legering op basis van o.a. chroom en kobalt), en eventueel zelfs beryllium.
Niet-vezelvormige silicaten, zoals talk, mica of kaolin, zijn ook mogelijke oorzaken van pneumoconiose ('silicatosen'). Talkgranulomen worden soms ook aangetroffen bij intraveneuze-drugsgebruikers die met talk vermengde drugs inspuiten.
Er bestaan nog andere, soms minder goed gekarakteriseerde interstitiële longziekten ten gevolge van PVC-stof, synthetische schuurmiddelen (carborundum), (minerale) oliën (beeld van lipid-pneumonie).
De laatste jaren zijn ook 'epidemieën' beschreven van soms vrij ernstige vormen van interstitiële longpathologie bij arbeiders die bepaalde textielverven hadden gespoten (*Ardystil syndrome*) en bij arbeiders die met microvezels uit polyester werkten (*nylon flock worker's lung*).

18.6.2 Extrinsieke allergische alveolitis

Extrinsieke allergische alveolitis (EAA), ook nog hypersensitiviteitspneumonie (HP) genoemd, is een interstitiële longaandoening die bij een gesensibiliseerde persoon ontstaat ten gevolge van de inademing van organisch materiaal. Histologisch gaat het om een inflammatoire lymfoplasmocytaire ontsteking met epitheloïde granulomen in de bronchiolo-alveolaire zone van de long, met op termijn een mogelijke ontwikkeling naar een irreversibele longfibrose. De pathogenese van de ziekte berust vermoedelijk zowel op een type-III-allergische reactie, als op een type-IV-cellulaire reactie.
In onze streken is de meest voorkomende vorm van EAA de duivenmelkerslong, ten gevolge van sensibilisatie tegen duivenantigenen. Ook contact met andere vogels (o.a. kanaries en parkieten) kan tot EAA leiden, meestal in het huiselijke milieu. Boerenlong (*farmer's lung*) ten gevolge van sensibilisatie tegen thermofiele actinomyceten, die in vochtig hooi groeien, blijkt in Nederland en België veel zeldzamer te zijn dan bijvoorbeeld in Noord-Europa. De champignonkwekerslong wordt vermoedelijk veroorzaakt door thermofiele micro-organismen die in de compost groeien waarop de champignons worden uitgezet. Er bestaan nog allerlei andere oorzaken van *EAA*, die onder meer voorkomen in de agrarische industrie (mouterijen, mengvoederfabrieken), de houtindustrie, de huisvuilverwerking en compostering. Het vernevelen van microbiologisch gecontamineerd water (door luchtbevochtigers thuis of via airconditioning) en schimmelbesmetting van ruimten (opstijgende vochtigheid, onvoldoende ventilatie, lekkende daken, ondergelopen kelders)

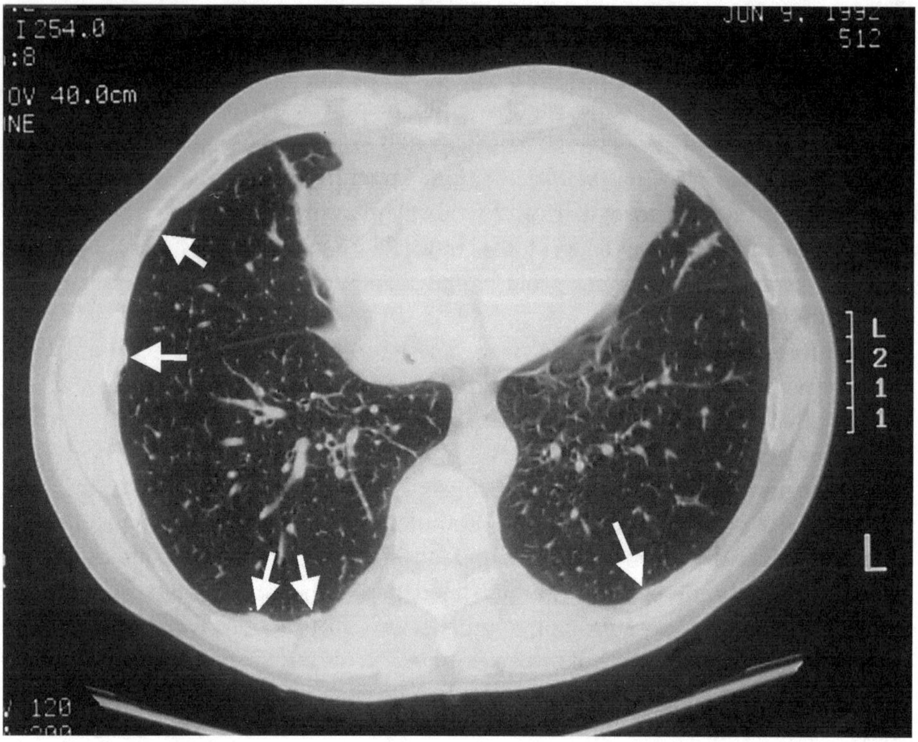

Figuur 18-2 Multipele pleurale plaques (→) Het betreft hier een meubelmaker die zelf niet met asbest had gewerkt, maar meer dan 20 jaar geleden gedurende enkele maanden in de nabijheid van asbestspuiters had gewerkt tijdens de bouw van een groot kantoorgebouw.

vormen hierbij vaak miskende en soms moeilijk te bewijzen oorzaken van EAA. Er mag als regel worden gesteld dat inhalatoire blootstelling aan een bio-aërosol altijd een risico inhoudt voor het ontwikkelen van EAA.

De subacute fase van EAA wordt gekenmerkt door het optreden van aanvallen van dyspnoe, thoracale beklemming, algemene malaise met koorts en spierpijnen enkele uren na blootstelling aan het oorzakelijk agens. Bij longauscultatie kunnen crepitaties worden gehoord; er is leukocytose in het perifere bloed met vooral polymorfonucleaire granulocyten; de longfunctie is restrictief gestoord en er kan arteriële hypoxemie zijn; de thoraxradiografie toont (micro)nodulaire infiltraten. Bij serologisch onderzoek kunnen precipiterende antistoffen worden gevonden tegen het oorzakelijk antigeen. Bij broncho-alveolaire lavage vindt men een stijging van het aantal lymfocyten (met stijging van de T_8/T_4-verhouding). Die aanvallen kunnen progressief leiden tot longfibrose als het contact met het oorzakelijk antigeen voortduurt, maar er bestaan ook sluipende vormen van EAA (bij continue lage blootstelling) die zonder herkenbare aanvallen tot longfibrose leiden. In dit stadium is de ziekte uiteraard niet meer specifiek en zijn er zelfs vaak geen precipiterende antistoffen in het serum terug te vinden. De laatste jaren is men ook de nadruk gaan leggen op het bestaan van obstructieve vormen en emfysemateuze veranderingen bij EAA.

Bij de acute presentatievormen moet, vooral aan de hand van de anamnese, de differentiële diagnose worden gemaakt met voornamelijk pulmonale infecties, het *organic dust toxic syndrome* (acute blootstelling aan grote hoeveelheden organisch stof, zie § 18.2.1), medicamenteuze longaantasting, allergische bronchopulmonale aspergillose en (beroeps)astma. Bij de chronische vorm moet gedifferentieerd worden met alle andere vormen van fibroserende longaandoeningen, wat soms heel moeilijk is gezien het weinig specifieke karakter van de longfibrose.

De behandeling van EAA houdt in dat het contact met het oorzakelijk agens definitief wordt verbroken. Behandeling met corticosteroïden is vaak aangewezen in het subacute stadium.

18.7 PLEURALE AANDOENINGEN

Beroepsmatige pleurale aantasting heeft bijna uitsluitend betrekking op asbest.

18.7.1 Goedaardige afwijkingen

Pleura-effusies zijn soms de eerste manifestaties van een vroegere asbestblootstelling. De etiologische diagnostiek berust op de anamnese en de uitsluiting van andere, vooral infectieuze oorzaken van pleuritis. Het gaat over een soms asymptomatisch, soms pijnlijk exsudaat, dat eventueel hemorragisch is, dat kan recidiveren (soms aan de andere kant) en dat met of zonder restletsels (diffuse pleurale fibrose en/of ronde atelectase) verdwijnt. Ronde atelectase is het gevolg van het insluiten van een stuk parenchym door de pleura en moet vooral worden onderscheiden van een kwaadaardige tumor. Op de thoraxfoto kan een komeetvorm zichtbaar zijn. Diffuse pleurale fibrose, waarbij de viscerale pleura eventueel de volledige long in een zwoerd kan omsluiten, is niet specifiek voor blootstelling aan asbest, maar is er wel een bekend gevolg van en gaat vaak gepaard met een min of meer uitgesproken graad van parenchymfibrose, dat wil zeggen asbestose. Uiteraard zijn diffuse pleurale fibrose en ronde atelectase niet specifiek voor blootstelling aan asbest, maar ze zijn er toch vaak een gevolg van.
Pleurale plaques zijn goed omlijnde verdikkingen van de pariëtale pleura; ze komen vooral voor op de diafragmatische pleura en in het onderste gedeelte van de costovertebrale goten en ze zijn meestal bilateraal aanwezig. Die verdikkingen bestaan uit acellulair en avasculair hyalien materiaal en zijn vaak (maar niet noodzakelijk) verkalkt. Pleurale plaques zijn bijna pathognomonisch voor een vroegere, zelfs beperkte asbestblootstelling. Ze worden zeer goed opgespoord door CT van de thorax (figuur 18-2). Pleurale plaques geven geen aanleiding tot symptomen en hebben geen functionele weerslag. Het zijn geen precancereuze letsels en hoewel ze een duidelijk teken zijn van blootstelling aan asbest, hebben ze op zich waarschijnlijk geen prognostische betekenis.

18.7.2 Maligne pleuramesothelioom

Naast goedaardige pleurale afwijkingen, veroorzaakt asbest ook het gevreesde pleurale (en ook het peritoneale) maligne mesothelioom. Deze tumor is in de meeste gevallen te wijten aan een vroegere beroepsmatige of niet-beroepsmatige asbestblootstelling, ook al kan deze laatste vaak niet aangetoond worden (zogenoemde occulte blootstelling); roken is hierbij niet van invloed. De latentie tussen de blootstelling aan asbest en de klinische manifestatie van het mesothelioom bedraagt gemiddeld ongeveer 30 jaar. De tumor is vrij zeldzaam, maar de incidentie ervan zal nog tot ongeveer 2010 stijgen. De prognose van het maligne pleuramesothelioom is bijzonder slecht en de patiënt overlijdt meestal binnen het jaar na de diagnose, ongeacht de behandeling die geprobeerd wordt (zie § 14.9).

18.8 BRONCHOPULMONAAL KANKER

De hoofdoorzaak van het bronchuscarcinoom is het roken van sigaretten, maar dit betekent niet dat het roken de enige oorzaak is van longkanker. Schattingen op grond van epidemiologische gegevens geven aan dat 15% van de longkankers door het beroep zouden ontstaan. De meest voorkomende oorzaak zou hierbij asbest zijn (los van het bovenbeschreven mesothelioom), dat synergistisch werkt met sigarettenrook en ook zonder asbestose het risico op bronchuscarcinoom verhoogt. Andere erkende beroepsmatige carcinogenen zijn onder andere polycyclische aromatische koolwaterstoffen (bijvoorbeeld bij cokesovenarbeiders), anorganisch arsenicum (in de non-ferro-industrie), sommige chromaten (chroompigmenten).

Het is belangrijk om bij de diagnose van longkanker ook te peilen naar een mogelijke vroegere beroepsmatige blootstelling, vooral aan asbest, omdat dit, althans in België en onder welbepaalde voorwaarden, kan leiden tot een erkenning en vergoeding als beroepsziekte. In individuele gevallen is het bij (ex-)rokers echter onmogelijk om het juiste aandeel van de beroepsmatige blootstelling in de etiologie van longkanker aan te wijzen.

Literatuur

Bernstein IL, Chan-Yeung M, Malo J-L, et al. Asthma in the workplace. 2nd ed. New York: Marcel Dekker, 1999.

Harber P, Schenker MB, Balmes JR. Occupational and environmental respiratory disease. St.Louis: Mosby, 1996.

Parkes WR. Occupational lung disorders. 3rd ed. Oxford: Butterworth-Heinemann, 1994.

19 Ziekten van de circulatie

dr. C.J.J. Westermann, dr. P.M.J.M. de Vries

19.1 PULMONALE ARTERIOVENEUZE MALFORMATIES

De pulmonale arterioveneuze malformatie (PAVM) is een abnormale verbinding tussen de slagader (arteria pulmonalis) en ader (vena pulmonalis) van de long; het normaal aanwezige net van haarvaten (capillairen) ontbreekt (figuur 19-1).

Etiologie en pathogenese

We onderscheiden een sporadisch voorkomende, meestal verworven vorm en een aangeboren familiaire vorm. De sporadische vorm kan het gevolg zijn van steekwonden, schistosoma, operatie vanwege een hartgebrek et cetera. Deze afwijking is meestal solitair.

De aangeboren familiaire vorm is een onderdeel van het syndroom van Rendu-Osler-Weber (*Hereditary Hemorrhagic Telangiectasia*). Deze aandoening is auto-

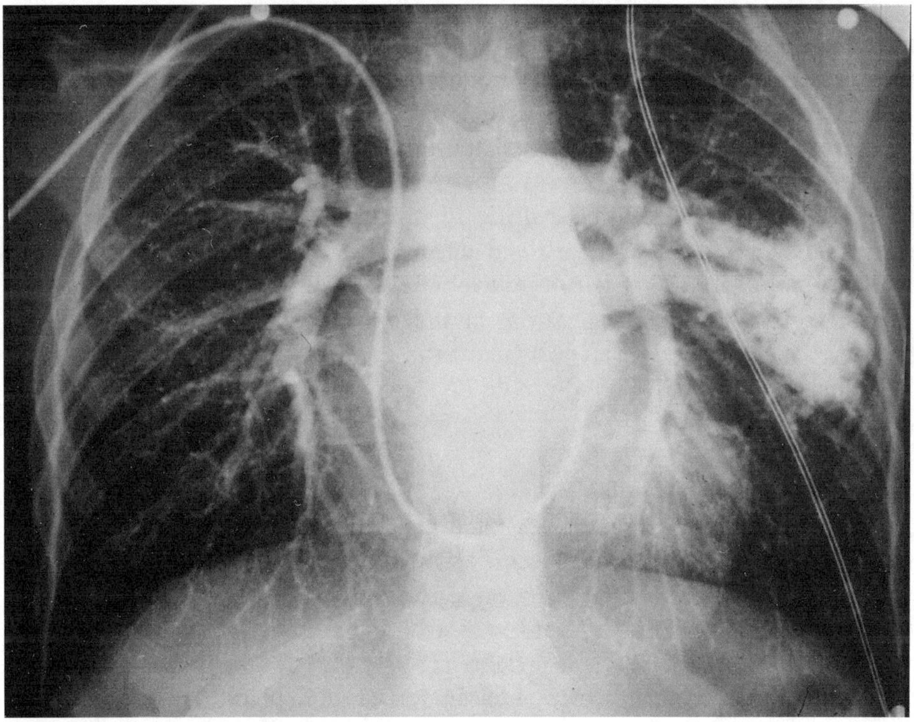

Figuur 19-1 Angiografie: grote pulmonale arterioveneuze malformatie
De toevoerende slagader en afvoerende ader zijn goed zichtbaar.

somaal dominant overerfbaar, dat wil zeggen dat de kans 50% is dat een kind de ziekte erft van een ouder met het syndroom van Rendu-Osler-Weber (ROW). ROW is een ziekte van de bloedvaten, waarbij in vrijwel alle organen van het lichaam arterioveneuze verbindingen kunnen voorkomen. Het syndroom komt bijna overal ter wereld voor, maar is zeer ongewoon bij het negroïde ras, behalve op de Nederlandse Antillen, waar ROW relatief vaak voorkomt. In Nederland heeft 1 op circa 25.000 inwoners ROW.
De erfelijke basis ligt in een fout gen op chromosoom 9 of 12, en vermoedelijk kunnen ook mutaties op andere chromosomen ROW veroorzaken. Een mutatie op chromosoom 9 veroorzaakt een vorm (ROW-1) met veel long- en hersenafwijkingen, terwijl een gemuteerd chromosoom 12 voornamelijk tot vaatafwijkingen aan huid- en slijmvliezen leidt (ROW-2); waarschijnlijk bestaan er nog andere subvormen ten gevolge van andere genetische lokalisaties.

Pathologie

ROW leidt vrijwel altijd tot kleine arterioveneuze afwijkingen van enkele millimeters op huid en slijmvliezen. Deze zogenoemde teleangiëctasieën zien eruit als rode puntjes, die pulseren wanneer ze met een glasplaatje worden aangedrukt. Ze komen vooral voor op het neusslijmvlies en bloedneuzen vormen dan ook de meest gehoorde klacht. Andere frequente lokalisaties zijn de mond, de lippen, de conjunctiva en de nagels. Teleangiëctasieën kunnen ook in het slijmvlies van de blaas, trachea of tractus digestivus voorkomen en daar leiden tot bloedverlies en bloedarmoede (figuur 17-18). De ontstaanswijze is niet precies bekend, maar vermoedelijk is de eerste afwijking een verwijding van de zeer kleine venen (venules), die aan het capillairbed ontspringen. Nadien verdwijnen de capillairen en ontstaat een arterioveneuze verbinding.

De grotere arterioveneuze malformaties (AVM) hebben waarschijnlijk dezelfde ontstaanswijze. Deze AVM kunnen zich overal bevinden, zoals in de lever, hersenen, maar vooral in de long (PAVM). De PAVM zijn vaak multipel en basaal in de long gelokaliseerd. Er zijn meestal meerdere voedende slagaders en slechts een afvoerende ader. De PAVM heeft een relatief lage vaatweerstand, waardoor een relatief groot deel van het hartminuutvolume door de afwijking wordt gepompt (figuur 19-1). PAVM hebben daarom de neiging groter te worden, vooral in de zwangerschap ten gevolge van de toename van het hartminuutvolume en mogelijk hormonale invloeden. De wand van de PAVM is dun en kwetsbaar en soms is er enige trombose aanwezig.

Klinische verschijnselen PAVM

In Nederland heeft 36% van de ROW-patiënten PAVM. De klinische verschijnselen van PAVM zijn afhankelijk van de kans op barsten en van de hoeveelheid bloed die passeert zonder door haarvaten te komen, de zogenoemde rechts-links-shunt.
Wanneer de PAVM barst, kan een levensbedreigende haemoptoe of haemothorax ontstaan. Dit treedt bij 8% van de patiënten op, vooral in de zwangerschap. Kleinere haemoptoe is meestal het gevolg van teleangiëctasieën in pharynx of trachea of van aspiratie van bloed uit de neus, wat vervolgens wordt opgehoest.

De rechts-links-shunt heeft een tweetal gevolgen:

1 Het zuurstofarme bloed uit de longslagader passeert het capillairbed niet en kan dus geen zuurstof opnemen. Dientengevolge voert de ader van de PAVM zuurstofarm bloed naar de linker harthelft, waardoor er te weinig zuurstof in de grote circulatie aanwezig is. Dit leidt in ernstige gevallen tot cyanose en trommelstokvingers, maar meestal slechts tot een beperkte inspanningsintolerantie, die verergert met de groei van de PAVM. Omdat dit zeer langzaam geschiedt, wordt dit vaak niet als symptoom herkend, maar geweten aan 'een slechte conditie'. Zodoende worden PAVM vaak bij toeval op een routine thoraxfoto ontdekt of bij screening van families met ROW. Soms is een geruis hoorbaar over de PAVM.

2 De PAVM vormt een lek in het capillairbed van de long. Dit capillairbed heeft niet alleen de functie van zuurstofopname en koolzuurafgifte, maar heeft ook een filterfunctie. Kleine stolsels en infectieus materiaal uit de grote circulatie worden door dit filter gevangen en onschadelijk gemaakt. Bij een PAVM bestaat er een gat in dit filter en kunnen stolsels en bacteriën de long passeren en terechtkomen in de grote circulatie, bijvoorbeeld in de hersenen (paradoxale embolie). Sepsis, herseninfarct en hersenabces komen dan ook zeer vaak voor en zijn vaak het eerste symptoom. Dergelijke patiënten komen dan bij de neuroloog terecht, terwijl de oorzaak in de long ligt. Overigens kan een cerebrovasculair accident ook het gevolg zijn van een bloeding door een cerebrale arterioveneuze malformatie of teleangiëctasie.

Diagnostiek

De diagnose ROW wordt gesteld op basis van een belaste familieanamnese én de aanwezigheid van meerdere typische teleangiëctasieën of een PAVM. De diagnose wordt echter vaak gemist ten gevolge van onbekendheid met het syndroom. Bij screening van volwassen familieleden blijkt de juiste diagnose slechts bij 8% van de gevonden patiënten bekend te zijn. Op de kinderleeftijd kan de diagnose overigens zeer moeilijk zijn, omdat teleangiëctasieën zich met het ouder worden ontwikkelen.
De definitieve diagnose PAVM berust op angiografie. Verdenking op een PAVM ontstaat gewoonlijk naar aanleiding van de thoraxfoto, hypoxemie, een rechts-links-shunt of een paradoxale embolie.
Screening van familieleden, dat wil zeggen bewust zoeken naar ROW, PAVM en CAVM (cerebrale arterioveneuze malformatie) bij familieleden is belangrijk, ook als er geen klachten bestaan. Een dergelijke screening kan het best plaatsvinden in de kindertijd en op jongvolwassen leeftijd, zeker voor een zwangerschap.

Behandeling

De behandeling van PAVM was voorheen chirurgisch. Dit is tegenwoordig zelden nodig, want met embolisatie kunnen een of meer toevoerende slagaders selectief worden afgesloten, waarna de PAVM verdwijnt (figuur 19-2). Embolisatie houdt in dat er door middel van rechter-hartkatheterisatie een ballon of spiraaltjes in de slagader worden geplaatst. In principe komen alle PAVM met een toevoerende slagader met een diameter groter dan 3 mm voor deze behandeling in aanmerking.

Embolisatie is in *ervaren* handen een veilige techniek, die leidt tot een verbetering van de inspanningstolerantie en die complicaties van de PAVM voorkomt. Tevoren dienen grote AVM in de lever te worden uitgesloten door middel van echografie. De

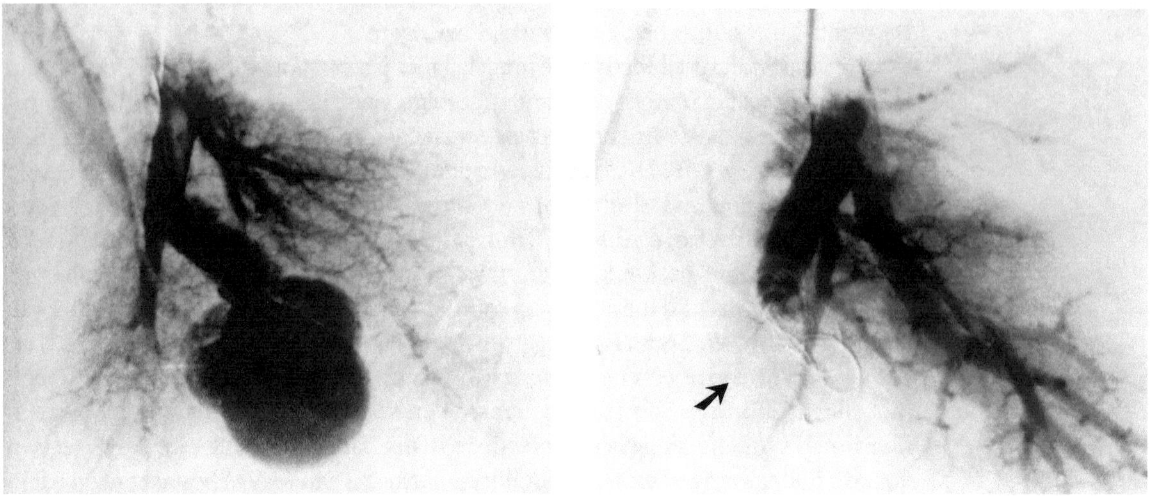

Figuur 19-2 Angiografie bij pulmonale arterioveneuze malformatie vóór (a) en na embolisatie (b) met spiraaltjes (zie pijl) Alleen de slagader naar de afwijking wordt afgesloten.

behandeling vergt enkele uren en meestal kan met een opname van 24 uur worden volstaan.

Alle patiënten met PAVM dienen ook na embolisatie antibiotische profylaxe te gebruiken bij niet-steriele ingrepen ter voorkoming van hersenabces.

19.2 LONGEMBOLIE

Etiologie en pathogenese

Een longembolus is een stolsel dat gevormd is in het systemische veneuze systeem of in de rechterkant van het hart en dat, losgeschoten en via de bloedbaan vervoerd, in vertakkingen van de arteria pulmonalis is vastgelopen. De meest frequente bron van embolieën is het veneuze systeem van de benen. Factoren die van betekenis zijn bij het ontstaan van trombose zijn: beschadiging van de vaatwand, stase en verhoging van de stolbaarheid van bloed. Voorbeschikkende factoren zijn weergegeven in tabel 19-1.

Pathologie

Embolieën worden met name aangetroffen op de splitsingsplaatsen van niet-musculeuze takken van de arteria pulmonalis. Nadat de thrombus ter plekke is aangekomen, treedt vaak verkleining op door contractie en loslating van kleine stukjes. Na een week is de thrombus bekleed met endotheel en begint ingroei van fibreus weefsel; na drie weken is de organisatie volledig.

Een grote longembolie kan gepaard gaan met hemodynamische verschijnselen zoals acute belasting van de rechter ventrikel met verschijnselen van rechter decompensatio cordis en een verlaging van het slagvolume leidend tot hypotensie.

Een stoornis in de ventilatie-perfusieverhoudingen (zie figuur 19-3) kan aanleiding geven tot hypoxie, de compensatoire hyperventilatie tot hypocarbie. Beide bevindingen zijn echter niet specifiek voor longembolie. Of (tijdelijk) pulmonale hypertensie optreedt, hangt af van de grootte van de embolus.

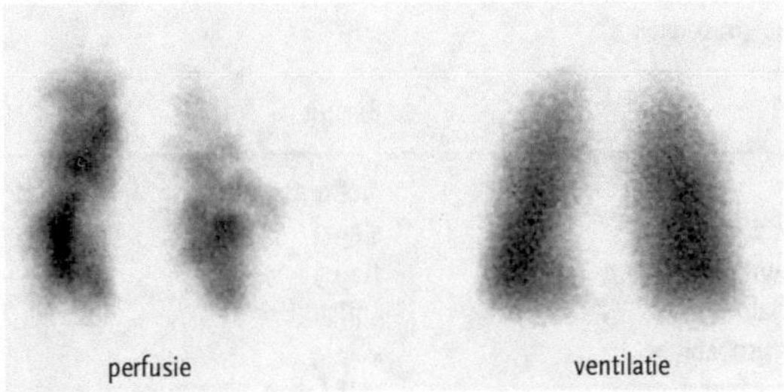

Figuur 19-3 Een gestoorde perfusie in vrijwel alle longdelen bij een normale ventilatie, passend bij uitgebreide longembolieën

Tabel 19-1 Voorbeschikkende factoren voor longembolie

1	Immobiliteit
2	Trauma
3	Maligniteit
4	Voorgeschiedenis van trombo-embolie
5	Stollingsstoornissen
6	Obesitas
7	Zwangerschap
8	Orale anticonceptiva

Klinische verschijnselen

Wanneer een embolus minder dan 50 procent van de pulmonale circulatie afsluit, veroorzaakt dit meestal geen symptomen. Als die wel optreden, staat *dyspnoe d'effort* op de voorgrond. Thoracale pijn, vastzittend aan de ademhaling als gevolg van pleurale prikkeling, en haemoptoe zijn de symptomen van een longinfarct. Een zeer grote embolus kan tot syncope en orthostatische hypotensie leiden.

Diagnostiek

Bij een longinfarct wordt vaak pleurawrijven gehoord en soms zijn er tekenen van pleuravocht of consolidatie van longweefsel. Een grote embolie manifesteert zich bij lichamelijk onderzoek door verhoging van de centraal-veneuze druk, galopritme, zachte pulmonale component van de tweede harttoon, sinustachycardie, cyanose en eventueel hypotensie.

Laboratoriumonderzoek toont bij 80-90 procent van de patiënten hypoxemie aan, bij ongeveer de helft ook hypocapnie.

De röntgenologische bevindingen zijn aspecifiek; perifere beschaduwing (soms driehoekig), lijnvormige verdichting, pleuravocht en eenzijdige hoogstand van het diafragma worden het meest aangetroffen. Bij 20-30 procent van de patiënten zijn geen röntgenologische afwijkingen zichtbaar.

Het elektrocardiogram laat aspecifieke afwijkingen zien, zoals sinustachycardie, ventriculaire en supraventriculaire extrasystolen en boezemfibrilleren. Bij een grote embolus kunnen aanwijzingen voor rechtsbelasting gevonden worden.

In de Consensus Longembolie is afgesproken dat de perfusiescintigrafie van de longen de eerste stap in de diagnostiek vormt. In tabel 19-2 staan in de vorm van een stroomdiagram de stappen weergegeven in de diagnostiek van longembolie met hun therapeutische consequenties.

Tabel 19-2 Schema diagnostiek longembolie volgens consensus

Stap	Resultaat	Besluit
1 perfusiescintigram	normaal	niet antistollen
	segmentele defecten	stap 2
	subsegmentele defecten	stap 3
2 ventilatiescintigram	high probability	antistollen
	non-high probability	stap 3
3 echo beenvenen	trombose aanwezig	antistollen
	geen trombose aanwezig	stap 4
4 pulmonaire angiografie	longembolie aanwezig	antistollen
	longembolie afwezig	niet antistollen

Behandeling

Antistolling dient de eerste zeven tot tien dagen met intraveneus toegediende heparine te geschieden. Pas dan is het stolsel voldoende georganiseerd om veilig alleen verder behandeld te kunnen worden met coumarinederivaten, die al wel vanaf de tweede dag aan de medicatie kunnen worden toegevoegd. Het is gebruikelijk totaal zes maanden te behandelen; bij een recidief longembolie dient dit levenslang te gebeuren. Indicatie voor de toediening van thrombolytica, zoals streptokinase of urokinase, bestaat bij shock ten gevolge van een uitgebreide longembolie of onvoldoende verbetering na 24-48 uur behandeling met heparine. De prognose is afhankelijk van de grootte van de embolus. Tweederde van de patiënten met een massale longembolie overlijdt. Van de resterende groep sterft acht procent tijdens opname.

19.3 PULMONALE HYPERTENSIE

Etiologie en pathogenese

Pulmonale hypertensie wordt gedefinieerd als een arteriële pulmonale druk die in rust systolisch hoger dan 30 mmHg en/of diastolisch hoger dan 20 mmHg is. De vele mogelijke oorzaken van deze conditie zijn weergegeven in tabel 19-3.

Als geen oorzaak gevonden kan worden, spreekt men van primaire pulmonale hypertensie (PPH).

Pathofysiologie

Het pathologisch substraat van pulmonale hypertensie is geheel afhankelijk van de oorzaak (zie tabel 19-3). Bij een toename van de pulmonale bloedstroom, de druk in de vena pulmonalis of de viscositeit van bloed is het pulmonale vaatbed normaal. Indien de bloedstroom langdurig verhoogd blijft, kunnen ook structurele vaatwandveranderingen optreden.

Afname van de diameter van het vaatbed kan functioneel zijn door vasoconstrictie, bijvoorbeeld ten gevolge van hypoxie, maar op den duur ook structureel waarmee de pulmonale hypertensie irreversibel wordt. Dit is het geval bij chronische hypoxie (intimaverdikking en hypertrofie van de vaatwandmusculatuur), emfyseem (verlies van longcapillairen) en bij bloedvatafsluitingen (bijvoorbeeld bij vasculitis). Bij PPH kunnen drie pathologische beelden worden gevonden: plexogene arteriopathie, chronisch recidiverende longembolieën en veno-occlusies.

Tabel 19-3 Oorzaken van pulmonale hypertensie

1	Afname van de diameter van het pulmonale vaatbed:
	– longembolieën
	– emfyseem
	– longfibrose
	– longresectie
	– hypoxische vasoconstrictie
	– vasculitis
	– parasitaire infecties
2	Toename pulmonale bloedstroom
	– intracardiale links-rechts-shunt
	– extracardiale links-rechts-shunt
3	Toename druk in vena pulmonalis:
	– linker decompensatio cordis
	– constrictieve pericarditis
	– mediastinale fibrose
	– congenitale stenose van de venae pulmonales
4	Toename viscositeit van het bloed:
	– polycytemie
	– paraproteïnemie

Het belangrijkste gevolg van pulmonale hypertensie is hypertrofie van de rechter ventrikel. De aanwezigheid hiervan leidt tot de diagnose cor pulmonale. Een gedecompenseerd cor pulmonale bij pulmonale hypertensie heeft een slechte prognose.

Diagnostiek

Symptomen treden pas op als de pulmonale bloeddruk verdubbeld is. Dyspnoe d'effort en moeheid staan op de voorgrond. Angina pectoris treedt bij 10-50 procent van de patiënten op, waarschijnlijk als gevolg van ischemie van het myocard.
Bij een ernstige pulmonale hypertensie zijn er pulsaties links parasternaal, wordt een luide pulmonale component van de tweede harttoon gehoord, evenals een systolisch ejectiegeruis, een derde en/of vierde harttoon, en eventueel tekenen van pulmonalis- en tricuspidalisinsufficiëntie.
Het ECG is niet sensitief; soms zijn tekenen van rechter-ventrikelhypertrofie zichtbaar.
De thoraxfoto laat een vergroting zien van de centrale pulmonale arteriën met 'afknotting' in de periferie, vergroting van rechter atrium en rechter ventrikel.
Doppler-echocardiografie is de beste niet-invasieve onderzoekstechniek om een schatting te maken van de pulmonale druk door de mate van tricuspidalisinsufficiëntie te kwantificeren.
Rechter-hartkatheterisatie is de gouden standaard voor de meting van pulmonale druk. Een normale waarde in rust sluit echter pulmonale vaatafwijkingen allerminst uit. Aanvullende bepaling tijdens inspanning is dan ook wenselijk.

Behandeling

Bij secundaire pulmonale hypertensie staat behandeling van het onderliggend lijden op de voorgrond. Het voorschrijven van vaatverwijdende middelen is niet zinvol: vaak houdt het effect niet aan, de ventilatie-perfusieverhouding verslechtert, er treedt ook systemische vasodilatatie op met mogelijk hypotensie en er is geen gunstig effect op de overlevingskans aangetoond. Wanneer hypoxie een rol speelt in

het ontstaan van de pulmonale hypertensie is chronische toediening van extra zuurstof gedurende meer dan 16 uur per etmaal een optie die verergering van de pulmonale hypertensie voorkomt en de overlevingskans verbetert.
Bij PPH gelden dezelfde bezwaren voor vaatverwijders. Behandeling met orale anticoagulantia heeft door het voorkómen van secundaire trombose een gunstige invloed op de prognose.

Literatuur

Briët E, Beek EJR van, Oudkerk M. Consensus diagnostiek longembolie. Ned Tijdschr voor Geneesk 1993;137:255-259.
Ference BA, Shannon TM, White jr. RI, et al. Life-threatening pulmonary hemorrhage with pulmonary arteriovenous malformations and hereditary hemorrhagic telangiectasia. Chest 1994;106:1387-90.
Guttmacher AE, Marchuk DA, White jr RI. Hereditary hemorrhagic telangiectasia. New Engl J Med 1995;333:918-24.
Haitjema Tj, Overtoom TTC, Westermann CJJ, et al. Embolisation of pulmonary arteriovenous malformations: results and follow-up in 32 patients. Thorax 1995;50:719-23.
Macnee W. Pathophysiology of cor pulmonale in chronic obstructive pulmonary disease. Part I. Am J Respir Crit Care Med 1994;150:833-852.
Macnee W. Pathophysiology of cor pulmonale in chronic obstructive pulmonary disease. Part II. Am J Respir Crit Care Med 1994;150:1158-1168.
Sluiter-Eringa H, Orie NGM, Sluiter HF. Pulmonale arterioveneuze fistels en hereditaire hemorrhagische teleangiëctasie (ziekte van Rendu-Osler-Weber). Ned T Geneesk 1969;113:1981-92.

20 Obstructieve slaapapnoe

prof.dr. W. De Backer

20.1 INLEIDING

De prevalentie van slaapstoornissen bij de bevolking is hoog. Slaapstoornissen zijn vaak te wijten aan ademhalingsproblemen. Tijdens de slaap kan de ademhaling onregelmatig worden bij patiënten met of zonder onderliggend obstructief of restrictief longlijden. Bij patiënten met een onderliggend longlijden kan de al bestaande ademhalingsinsufficiëntie toenemen ten gevolge van alveolaire hypoventilatie met zuurstofdesaturatie en CO_2-retentie. In dit hoofdstuk komen de slaapstoornissen aan de orde van de tweede groep van patiënten zonder duidelijke longfunctiestoornissen, die tijdens de slaap een onregelmatig ademhalingspatroon ontwikkelen. De belangrijkste afwijkingen bij deze patiënten zijn periodische ademhaling en episoden van apnoe. Deze pathologie komt veel frequenter voor dan aanvankelijk werd gedacht en zou ernstige gevolgen kunnen hebben, zoals cardiovasculaire complicaties en (ernstige) slaperigheid overdag. Besproken worden de epidemiologie, de pathogenese, de klinische presentatie en de behandeling.

20.2 DEFINITIES

De drie vormen van apnoe zijn:

- *Centrale apnoe* (figuur 20-1) wordt gedefinieerd als een periode van minstens 10 seconden zonder luchtstroom, waarin geen ademhalingsinspanning kan worden gemeten.
- *Obstructieve apnoe* (figuur 20-2) wordt ook gekenmerkt door de afwezigheid van luchtstroom gedurende minstens 10 seconden, maar gedurende die hele tijd kan een ademhalingsinspanning worden gedetecteerd. Het uitblijven van luchtstroom (via de neus en/of de mond) ondanks ademhalingsinspanningen wordt toegeschreven aan een occlusie van de bovenste luchtwegen.
- *Gemengde apnoe* (figuur 20-3) wordt gekenmerkt door het ontbreken van ademhalingsinspanning tijdens het eerste gedeelte van de apnoe (zoals bij centrale apnoe), maar tijdens het tweede gedeelte kan wel een ademhalingsinspanning worden gedetecteerd (zoals bij obstructieve apnoe).

Centrale en obstructieve apnoe worden zelden afzonderlijk gezien. Deze observatie suggereert dat de mechanismen die verantwoordelijk zijn voor de verschillende soorten apnoe, elkaar overlappen. Men kan een onderscheid maken tussen de mechanismen die leiden tot instabiele ademhaling en verdwijning van ademhalingsinspanning, en de mechanismen die een afsluiting van de bovenste luchtwegen veroorzaken. Bovendien zouden ook verschillen in het ontwaakmechanisme (gedeeltelijk) verantwoordelijk kunnen zijn voor het verschil tussen centrale en obstructieve apnoe.

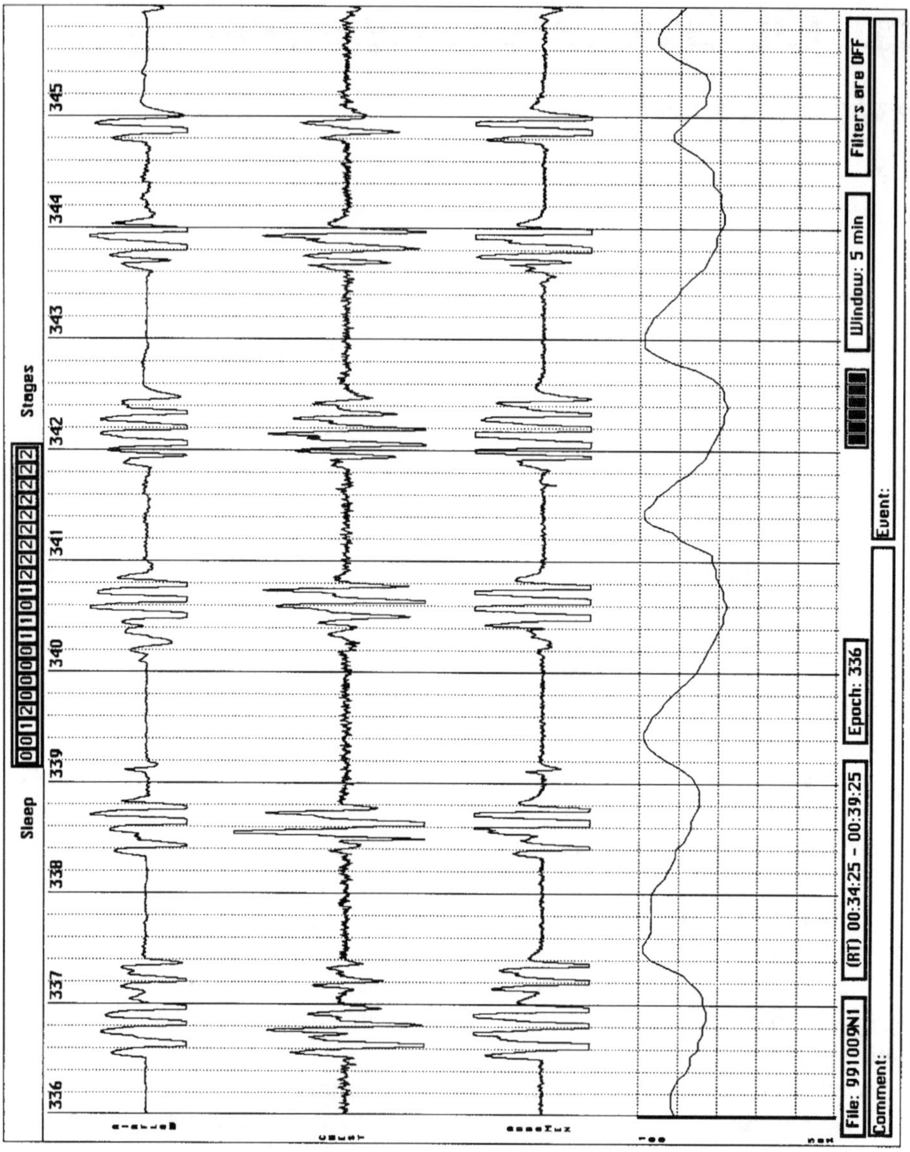

Figuur 20-1 Voorbeeld van zuiver centrale apnoe met afwezigheid van luchtstroom (kanaal 1), thorax- en abdomenbewegingen (kanaal 2 en 3)
Kanaal 4 geeft de veranderingen weer in de SO_2 (pulsoximeter).

20.3 DIAGNOSTIEK

De respiratoire parameters worden samen gemeten met de andere slaapkenmerken, zoals de slaapfase en bewegingen van de benen. De volgende parameters worden tijdens de slaap gemeten door middel van polysomnografie: detectie van oogbewegingen (EOG door middel van twee elektroden op de buitenhoeken van de ogen), de spiertonus (EMG van de kin en de benen), elektro-encefalografie (EEG), de luchtstroom in de neus en de mond (met thermistoren of een pneumotachograaf), ademhalingsinspanningen (met rekstroken of *respitrace* rond de borstkas en het abdomen of door drukmetingen in de slokdarm), zuurstofsaturatie (met pulsoximeter), snurken (met microfoon), lichaamshouding (met sensor op de borst) (tabel 20-1).

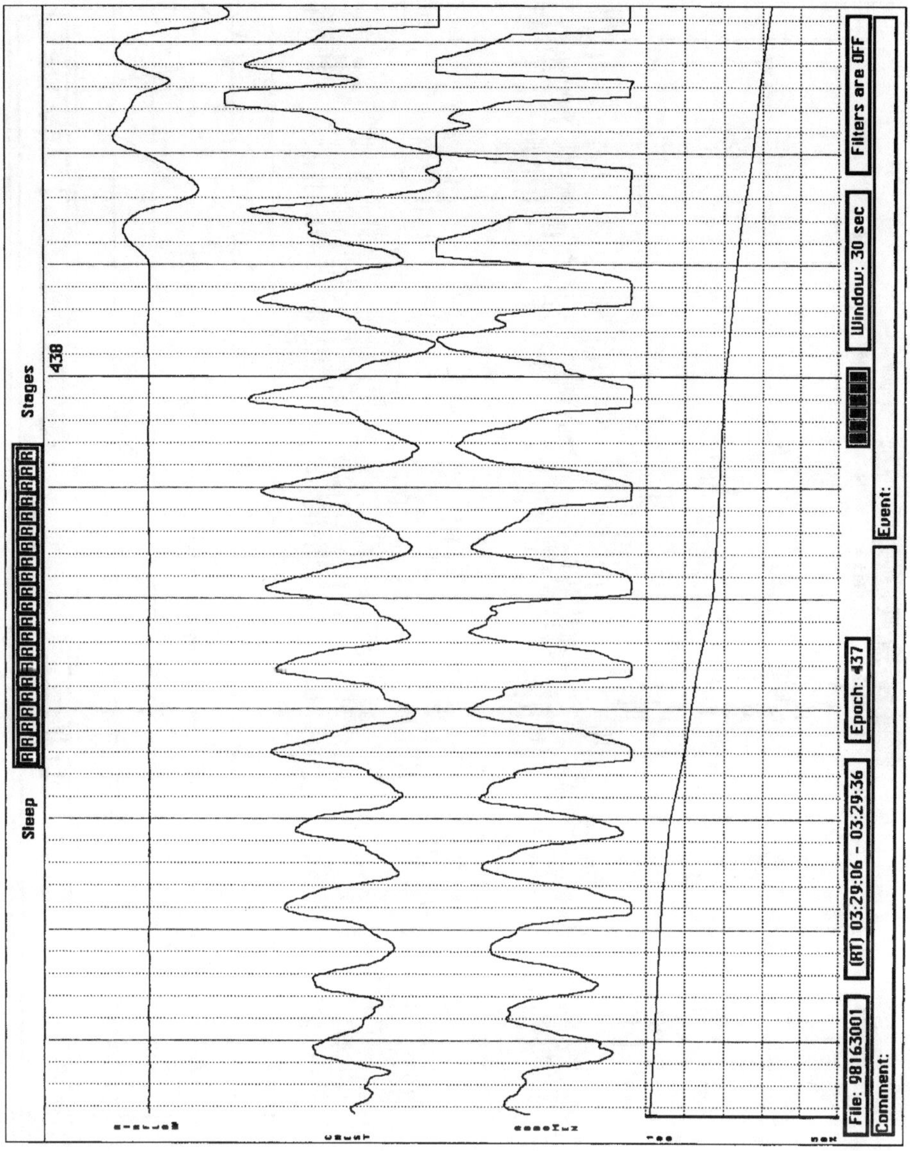

Figuur 20-2 Voorbeeld van zuiver obstructieve apnoe met paradoxale bewegingen van thorax en abdomen (kanaal 2 en 3) en afwezigheid van luchtstroom (kanaal 1)

Op grond van de informatie die wordt geleverd door het EEG, het EMG en het EOG, kunnen slaapfasen worden gedefinieerd volgens de criteria van Rechtschaffen en Kales. De volgende slaapfasen worden gedetecteerd: waaktoestand (waaronder slaperigheid), fase 1 non-REM, fase 2 non-REM, fase 3 non-REM, fase 4 non-REM en REM. Fase 3 en 4 worden vaak samen beschouwd als trage-golfslaap *(slow wave sleep*, SWS). De EEG-frequenties worden gescheiden als alfa (α) met 7-16 Hz, delta (δ) 0,1-3 Hz, thèta (θ) 4-7 Hz, sigma (σ) 11-34 Hz, bèta (β) 14-40 Hz en gamma (γ) 35-50 Hz.

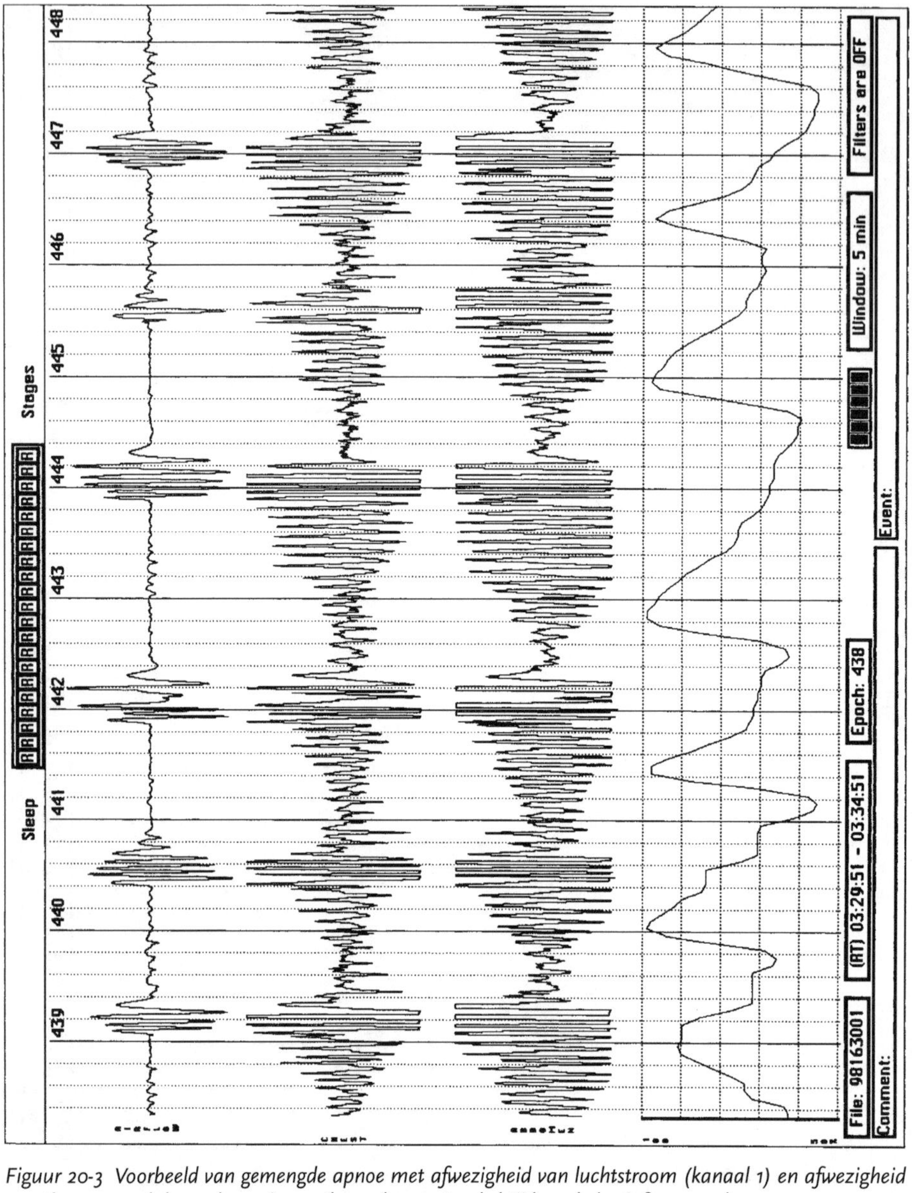

Figuur 20-3 Voorbeeld van gemengde apnoe met afwezigheid van luchtstroom (kanaal 1) en afwezigheid van thorax- en abdomenbewegingen (kanaal 2 en 3) enkel tijdens de beginfase van de apnoe

Als bij obstructieve slaapapnoe nog een ademhalingsinspanning wordt gedetecteerd, is de apnoe te wijten aan een occlusie van de bovenste luchtwegen. Ademhalingsinspanningen kunnen worden gedetecteerd door registratie van bewegingen van de borst en het abdomen, oppervlakte-EMG, constatering van snurken en verandering van de arteriële bloeddruk, maar het best door detectie van intrathoracale drukveranderingen door de druk in de slokdarm te meten. Bewegingen van de borstkas of het abdomen kunnen worden geregistreerd met rekstroken (die veranderingen van weerstand aangeven naargelang de lengte ervan verandert), inductantie-plethysmografie of *respitrace* (met detectie van inductantiekenmerken van elektrische geleiders), impedantie of zelfs een statisch weegbed (dat adem-

Tabel 20-1 Polysomnografie

Slaapfase
- elektro-encefalografie (EEG)
- elektro-oculografie (EOG)
- elektromyografie (EMG)

Ademhalingsinspanning
- rekstroken
- respitrace
- slokdarmdruk

Ventilatie
- thermistoren
- pneumotachograaf

Beenbewegingen
- EMG van de benen

Gasuitwisseling
- zuurstofsaturatie (pulsoximeter)
- bloedgassen

Snurken
- microfoon (op het borstbeen)

Lichaamshouding
- sensor van de lichaamshouding (op de borst)

halingsbewegingen detecteert). Ventilatie wordt vaak kwalitatief gemeten door middel van thermistoren, maar kan (beter) worden gemeten met een pneumotachograaf, verbonden aan een gelaatsmasker, en eventueel door middel van gekalibreerde inductantie-plethysmografie, hoewel de ijking moeilijk is. De bloedgassen worden zelden rechtstreeks gemeten, omdat correlaties met de respiratoire fenomenen gezien het intermitterend karakter van de meting niet mogelijk zijn. In plaats daarvan wordt de zuurstofsaturatie gemeten door middel van pulsoxymetrie (en eventueel ook transcutane PCO_2-metingen). Geluidsregistratie is een andere methode om ventilatie te detecteren.

Onlangs werden specifiekere technieken ontwikkeld om de intraluminale druk in de bovenste luchtwegen tijdens apnoe te meten. Met een speciale katheter kan de druk op verschillende niveaus in de neus en de keel worden gemeten. Zo kunnen wij de plaats van obstructie lokaliseren en de kritische sluitingsdruk (P_{crit}) beter evalueren. De P_{crit} is in feite de druk van de omliggende weefsels. Als de intraluminale druk onder deze druk daalt, worden de bovenste luchtwegen afgesloten.

20.4 EPIDEMIOLOGIE

De frequentie van gerapporteerde slaapstoornissen bij de bevolking is hoog. In vier Europese steden (Reykjavik, Uppsala, Göteborg en Antwerpen) is de prevalentie van slaperigheid overdag, snurken en onderbroken ademhaling tijdens de slaap onderzocht. In alle centra rapporteerden 5% van de mannen en 2-3% van de vrouwen elke nacht te snurken. Snurken was in alle steden positief gecorreleerd met de leeftijd, het mannelijk geslacht en de mate van overgewicht. Er werd ook een opvallend verband vastgesteld tussen gastro-oesofageale reflux en slaperigheid overdag, vermoeidheid overdag en onderbroken ademhaling. Ongeveer 6-9% van de personen rapporteerden frequente (> 3 episoden per week) inslaapstoornissen en 5-6% van de personen rapporteerden 's morgens te vroeg te ontwaken.

Vele van deze gerapporteerde slaapstoornissen zijn te wijten aan obstructieve slaapapnoe (OSA). In cross-sectionele onderzoeken bedraagt de minimumprevalentie van OSA bij mannen ongeveer 1%. De prevalentie is het hoogst bij mannen van 40-65 jaar. Het hoogste cijfer dat in deze leeftijdsgroep wordt gerapporteerd is 9%. Onderzoeken met nachtelijke oxymetrie en polysomnografie hebben aangetoond dat 5% van de bevolking meer dan vijf dips (4%) van de arteriële zuurstofsaturatie (SaO_2) (zuurstofdesaturatie-index, ZDI) per uur vertoonde. De meesten hadden OSA, maar bij 10 van de 31 was de oorzaak van de SaO_2-dips niet bekend. Bij 14% deden zich meer dan 10 zuurstofdesaturaties per uur voor en bij 5% was de ZDI groter dan 20. Recent werden 602 werkende mannen en vrouwen van 30-60 jaar gedurende een volledige nacht onderzocht met polysomnografie. Een apnoe-hypopnoescore > 5 werd waargenomen bij 9% van de vrouwen en 24% van de mannen. 2% van de vrouwen en 4% van de mannen van middelbare leeftijd voldeden aan de minimumcriteria voor het slaapapnoesyndroom (apnoe-hypopnoe-index (AHD) > 5 en overdreven slaperigheid overdag). In dit onderzoek werd apnoe gedefinieerd als een volledig stilvallen van de luchtstroom gedurende 10 seconden of meer. Hypopnoe werd gedefinieerd als een vermindering van de respiratoire luchtstroom en een daling van de SaO_2 met meer dan 4%. Het is dus niet duidelijk welke de percentages van centrale en obstructieve apnoe zijn. Een volledige polysomnografie bij 327 patiënten die werden verwezen met een vermoeden van ademhalingsstoornissen tijdens de slaap wegens snurken of slaperigheid overdag, wees op een incidentie van centrale slaapapnoe (centrale-apnoe-index > 5 of AHI > 10 en obstructieve apnoe-index < 5) van 4%. Opvallend is ook dat in een onderzoek bij 50 'gezonde' kinderen en adolescenten (gemiddelde leeftijd 10 jaar, spreiding 1-17 jaar), 30% van hen episoden van centrale apnoe van meer dan 10 seconden vertoonde. Bijgevolg zijn zowel centrale als obstructieve apnoe waarschijnlijk verantwoordelijk voor de hoge incidentie van slaapstoornissen bij de bevolking.

20.5 PATHOGENESE VAN OBSTRUCTIEVE APNOE

20.5.1 Structurele vernauwing van de bovenste luchtwegen

Verschillende onderzoeken wijzen op een anatomische vernauwing van het lumen van de pharynx bij patiënten met obstructieve apnoe, zelfs in waaktoestand (tabel 20-2). Dit werd aangetoond met CT-scan, akoestische reflexie en door meting van de weerstand van de bovenste luchtwegen. Ten gevolge van deze anatomisch smalle luchtweg worden reflexen in de bovenste luchtwegen (die de luchtweg openhouden door activering van de spieren die de pharynx verwijden) in waaktoestand geactiveerd. Dit werd aangetoond voor de musculus genioglossus. Tijdens de slaap is de negatieve drukrespons echter veel zwakker (of zelfs afwezig). Bij patiënten met OSA onderbreekt de slaap dus de neuromusculaire compensatie voor de vernauwde luchtweg, hetgeen kan leiden tot obstructieve apnoe of hypopnoe.

20.5.2 'Balance of forces'-theorie

De bovenste luchtwegen kunnen ook collaberen wanneer de spieractiviteit van de bovenste luchtwegen niet volledig compenseert voor de negatieve druk in de luchtwegen die gegenereerd wordt door contractie van het diafragma (figuur 20-4). Een slechte coördinatie van de activiteit van het diafragma en de spieractiviteit van de

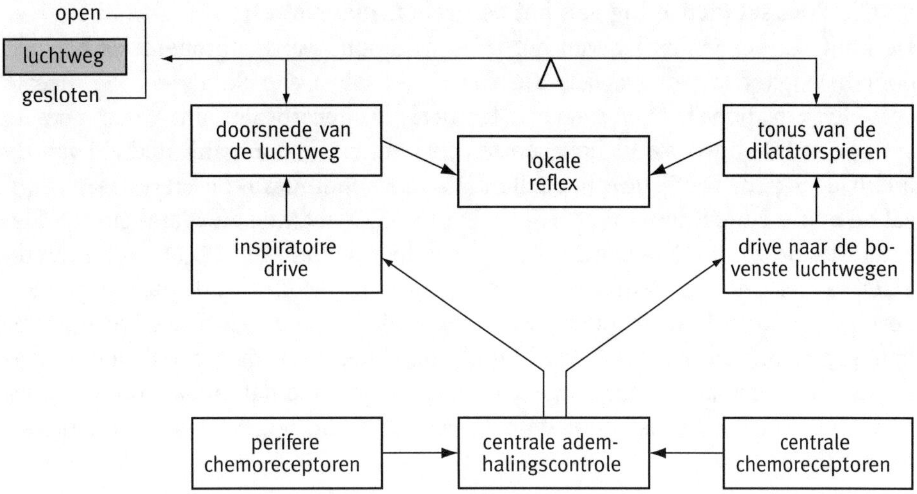

Figuur 20-4 Balance of forces

Tabel 20-2 Pathogenese van obstructieve slaapapnoe

- Structurele vernauwing van de bovenste luchtwegen
- *Balance of forces*-theorie
- Collapsneiging van de bovenste luchtwegen

Tabel 20-3 Pathogenese van obstructieve slaapapnoe, collapsneiging van de bovenste luchtwegen

Het mechanisch analoog van de bovenste luchtwegen bestaat uit een collabeerbare plaats, omgeven door (weefsel)druk (kritische druk of P_{crit}) en relatief rigide segmenten stroomopwaarts in de neus en stroomafwaarts in de hypopharynx. Wanneer de luchtstroom in het collabeerbare segment gelimiteerd is, dan:

$$Vi_{max} = \frac{P_{us} - P_{crit}}{R_{us}}$$

waarbij

Vi_{max} maximale inspiratoire luchtstroom
P_{us} druk in het segment proximaal van de plaats van collaps
P_{crit} kritische sluitingsdruk
R_{us} weerstand in het segment proximaal van de plaats van collaps

bovenste luchtwegen (vooral tijdens ventilatoire instabiliteit met op- en afgaande spieractiviteit en ventilatie) zou daaraan kunnen bijdragen.

20.5.3 Verhoogde neiging tot collaps van de bovenste luchtwegen

Een verandering van spieractiviteit alleen is echter niet de enige factor die verantwoordelijk is voor de collaps. Er zijn steeds meer aanwijzingen dat collaps optreedt tijdens het uitademen en zelfs tijdens episoden van centrale apnoe, wanneer niet wordt ingeademd en de intraluminale negatieve (zuig)druk dus niet toeneemt (tabel 20-3). Dit betekent dat de intrinsieke collapsneiging van de luchtwegen in aanzienlijke mate moet bijdragen aan de collaps. Dit werd beschreven met de Starling-resistor als model voor de bovenste luchtwegen. Wanneer dit model op de bovenste luchtwegen wordt toegepast, treedt collaps op wanneer de intraluminale druk lager is dan de druk in de omgevende weefsels, de zogenoemde kritische sluitingsdruk (P_{crit}).

20.5.4 Arousal (activering van het centrale zenuwstelsel)

De klinische verschijnselen van het OSA-syndroom worden grotendeels bepaald door het optreden van arousals die een eind maken aan de apnoe. De meeste episoden van apnoe hebben een korte (corticale of subcorticale) aanval nodig om de spieren van de bovenste luchtwegen te activeren en de doorgankelijkheid van de luchtwegen en de ventilatie te herstellen. Wanneer de arousalreflexen vertraagd zijn, zal de apnoe langer duren met als gevolg meer CO_2-retentie en vooral zuurstofdesaturatie. De arousal kan worden getriggerd door daling van PaO_2, stijging van de PCO_2 of toenemende ademhalingsinspanning en drukdaling in de luchtwegen ten gevolge van hypoxische (hypercapnische) stimulatie van de ventilatie. Deze ademhalingsgebonden arousal is waarschijnlijk vooral toe te schrijven aan de toenemende ademhalingsinspanning, aangezien werd aangetoond dat arousal uit slaap optreedt bij een relatief constante ademhalingsinspanning, ongeacht de stimulatie van de ventilatie.

20.5.5 Interactie tussen centrale en obstructieve apnoe

Een bijkomend mechanisme is zeer waarschijnlijk de interactie tussen centrale en obstructieve apnoe. Men heeft aangetoond dat periodische ademhaling tijdens de slaap, die de instabiliteit van het systeem weerspiegelt, aan de ontwikkeling van obstructieve slaapapnoe voorafgaat. De obstructie manifesteert zich echter enkel bij personen die gevoelig zijn voor atonie en vernauwing van de bovenste luchtwegen. Bovendien zou ook de collapsneiging van de bovenste luchtwegen op zich onregelmatigheden in het ademhalingspatroon teweeg kunnen brengen. Deze interactie blijkt verder uit het feit dat nasale CPAP (*continuous positive airway pressure*) (NCPAP) ook het aantal episoden van centrale apnoe vermindert.

20.6 KLINISCHE VERSCHIJNSELEN EN GEVOLGEN VAN OBSTRUCTIEVE SLAAPAPNOE

Obstructieve slaapapnoe wordt klinisch vooral gekenmerkt door luid snurken. Een gedetailleerde beschrijving van het snurken levert gewoonlijk een klinische diagnose op. Vier- of vijfmaal luid snurken, gevolgd door stilte (apnoe) en een nieuwe reeks van luid snurken, is zeer suggestief voor obstructieve apnoe. Af en toe is het snurken echter minder opvallend, zelfs bij ernstige slaapapnoe.

Obesitas, hypertensie, plotselinge cardiale dood, decompensatio cordis en ongevallen ten gevolge van slaperigheid of 'menselijke fout' kunnen allemaal in verband worden gebracht met obstructieve slaapapnoe. De belangrijkste complicaties zijn: overdreven slaperigheid, arteriële hypertensie en hartritmestoornissen.

Pathologische slaperigheid overdag is het tweede belangrijkste symptoom in de diagnose van slaapapnoe. Deze wordt veroorzaakt door het verlies van diepe slaap (SWS), die bij jonge gezonde personen normaal 20% van de totale slaapduur uitmaakt. De obstructie van de bovenste luchtwegen leidt tot arousal met versnippering van de slaap als gevolg. Hoe meer de slaap wordt onderbroken, des te slaperiger de patiënt overdag is. Bij extreme slaperigheid valt de patiënt in slaap tijdens motorische activiteiten (spreken, eten). Manifeste slaperigheid betekent in slaap vallen in rust of achter het stuur. Er zijn tests ontwikkeld om slaperigheid objectiever te meten, zoals de multipele slaaplatentietest, een test die meet hoe lang de patiënt wakker kan blijven, en de waakzaamheidstest: *maintenance* of *wakefulness tests*. Terwijl taken op regelmatige intervallen zelfs kunnen worden uitgevoerd bij een verminderde waakzaamheid, die voldoet aan de criteria voor lichte slaap, is dit niet het geval voor onverwachte taken en gebeurtenissen. Circa 9% van de verkeersongevallen wordt toegeschreven aan slaperigheid. Bij auto-ongevallen die duidelijk te wijten waren aan slaperigheid, was de mortaliteit driemaal hoger dan bij andere ongevallen. In slaap vallen achter het stuur blijkt de oorzaak te zijn van 3% van de ongevallen met materiële schade, 20% van de ongevallen met lichamelijke letsels en 50% van de dodelijke ongevallen.

Tijdens de slaap kunnen hartritmestoornissen ten gevolge van OSA voorkomen. De gerapporteerde prevalentie varieert aanzienlijk: *sinus arrest*: 6-33%, tweedegraads AV-blok: 1-16%, derdegraads AV-blok: 1-2%, complexe ventriculaire extrasystolen: 1-67%, ventrikeltachycardie: 3-15%. OSA-patiënten vertonen geen AV-blok in waaktoestand en dit is een belangrijk criterium in de differentiële diagnose met AV-blok ten gevolge van een hartaandoening. Bij de meeste patiënten zijn de elektrofysiologische onderzoeken normaal; dit laat vermoeden dat vagale reflexen en andere dan cardiale oorzaken verantwoordelijk zijn voor de AV-blok bij OSA-patiënten.

Onderzoeken hebben aangetoond dat OSA een uitgesproken effect heeft op de bloeddruk 's nachts. Bovendien zou hypertensie in waaktoestand gerelateerd kunnen zijn aan OSA. Minstens 30% van de hypertensiepatiënten vertoont OSA. Van de OSA-patiënten heeft 45% hypertensie. Bij OSA verhoogt hypoxie de sympathische tonus via chemo- en baroreflexactivering, waardoor de bloeddruk stijgt. Verhoogde negatieve intrathoracale druk (waardoor de veneuze retour toeneemt) en arousals, die beide verband houden met episoden van apnoe, kunnen ook bijdragen tot de bloeddrukstijging die men bij OSA vaststelt.

Hoewel aangetoond is dat de sympathische activiteit op het einde van een episode van apnoe toeneemt, is het mechanisme dat aan de basis ligt van de tonische toename van deze zenuwactiviteit, zowel in waaktoestand als bij overgang van NREM naar REM, niet duidelijk. Mogelijk betreft het veranderingen in pulsatiele secretie van het renineangiotensinesysteem en atriaal natriuretisch peptide. Praktisch gezien is een polysomnografie aangewezen bij onverklaarde linker-ventrikelhypertrofie, ontbreken van bloeddrukdaling 's nachts bij vierentwintiguurs bloeddrukmonitoring (daling van de systolische en/of diastolische bloeddruk met meer dan 10%) en uitgesproken sinusaritmie bij Holter-ECG-monitoring.

20.7 BEHANDELING

Er bestaat een duidelijk verband tussen overgewicht en het aantal apnoes of hypopnoes tijdens de slaap. Vermageren is dus een van de belangrijkste algemene maatregelen die bij OSA-patiënten moeten worden genomen. Het effect van gewichtsverlies zou toe te schrijven kunnen zijn aan een verbetering van de collapsneiging van de rhinopharynx en eventueel aan veranderingen in het longvolume en de gasuitwisseling. Vermageren is evenwel moeilijk, en genezing van slaapapnoe enkel met vermagering is eerder de uitzondering dan de regel. Alcohol en hypnotica moeten worden vermeden, omdat ze de spiertonus van de pharynx verminderen. Positietraining kan helpen om de vaak voorkomende verergering van het syndroom bij rugligging te voorkomen. Mondstukken (prothesen die de tong of de mandibula naar voren trekken) kunnen worden gebruikt bij patiënten die een andere behandeling, zoals NCPAP, niet verdragen. Bij sommige patiënten kunnen deze effectief zijn.

Chirurgische behandeling omvat tracheostomie, tonsillectomie, uvulopalatofaryngoplastiek (UPPP) en maxillo-mandibulaire osteostomie. Tracheostomie werd eerst beschouwd als de meest effectieve behandeling, maar wordt nu bijna niet meer uitgevoerd. Tonsillectomie en chirurgie ter hoogte van de neus kunnen bij kinderen zeer effectief zijn. Bij volwassenen kan chirurgie ter hoogte van de neus de tolerantie van NCPAP verbeteren. UPPP bestaat uit een wigvormige resectie van de mucosa van de achterste pijlers tegen de inplanting van de uvula, met verwijdering van het slijmvlies van de pijlers tussen de verhemeltebogen. Het slagingspercentage (vermindering van de apnoe met 50% of meer) bedraagt ongeveer 50%. Het resultaat van de chirurgische ingreep is moeilijk te voorspellen, maar de lokalisatie van de belangrijkste obstructie (met multipele drukkatheters) kan helpen. Maxillo-mandibulaire chirurgie is technisch moeilijk uitvoerbaar.
Nasale CPAP *(Continuous Positive Airway Pressure)* is op dit ogenblik de meest effectieve behandeling. De patiënt wordt aangesloten op een toestel dat een vooraf bepaalde en continue positieve druk genereert. De positieve druk werkt mogelijk als een pneumatische spalk die het dichtklappen van de collabeerbare luchtweg voorkomt. Het is echter niet uitgesloten dat NCPAP ook werkt door stimulatie van mucosareceptoren van de bovenste luchtwegen die leiden tot activering van de dilatatorspieren van de bovenste luchtwegen. Nasale CPAP veroorzaakt vaak bijwerkingen, zoals huiderosies, neusverstopping en -stuwing, maar deze verhinderen zelden een effectieve behandeling. Sommige patiënten verdragen NCPAP niet wegens claustrofobie. Momenteel wordt aangenomen dat de behandeling langdurig moet worden voortgezet. Een goede therapietrouw is echter mogelijk. NCPAP verbetert de overleving van patiënten met ernstige OSA. Effectieve NCPAP vermindert de slaperigheid overdag, verbetert het circadiane bloeddrukprofiel, vermindert de sympathische activiteit en vermindert ook het aantal episoden van AV-blok (tabel 20-4).

Aangezien talrijke patiënten zowel centrale als obstructieve apnoe van wisselende ernst ontwikkelen, is het vaak moeilijk voor elke patiënt de optimale behandeling te bepalen. Als de onregelmatigheden van het ademhalingspatroon meer uitgesproken zijn dan de collapsneiging van de bovenste luchtwegen, moet de behandeling worden gericht op de centrale apnoe. In geval van zeer collabeerbare bovenste luchtwegen (met een hoge P_{crit}) is vooral NCPAP aangewezen (tabel 20-5).

Tabel 20-4 Effect van NCPAP bij obstructieve slaapapnoe

- Minder slaperigheid overdag
- Betere cognitieve functies (waakzaamheid, mentale flexibiliteit, aandacht)
- Verbetering van het circadiane bloeddrukprofiel/normalisatie van hypertensie overdag
- Minder biochemische merkers van sympathische activiteit
- Significante vermindering van het aantal episoden van AV-blok

Tabel 20-5 Behandeling van ademhalingsstoornissen tijdens de slaap naargelang het pathogenetisch mechanisme

Pathogenese	Klinische verschijnselen	Behandeling
respiratoire instabiliteit ↑↑ P_{crit} ↓↓	centrale apnoe	acetazolamide[1]
respiratoire instabiliteit ↑↑ P_{crit} ↓	centrale apnoe snurken	acetazolamide of CPAP
respiratoire instabiliteit ↑ P_{crit} ↑↑↑	ernstige obstructieve apnoe	CPAP
respiratoire instabiliteit ↑ P_{crit} ↑↑	lichte obstructieve apnoe	CPAP
respiratoire instabiliteit ↑ P_{crit} ↑↑ progressieve toename van de weerstand in de bovenste luchtwegen	lichte obstructieve apnoe weerstand bovenste luchtwegen	AutoCPAP Elektrische stimulatie
respiratoire instabiliteit ↓ P_{crit} ↑	primair snurken	UPPP

1 De Backer WA et al. Central apnea index decreases after prolonged treatment with acetazolamide. Am J Respir Crit Care Med 1995; 151:87-91.

Literatuur

De Backer WA. Sleep and Breathing: actual insight and perspective. Eur Respir J 1995;8:71-72.
Deegan PC, McNicholas WT. Pathophysiology of obstructive sleep apnoea. Eur Respir J 1995;8:1161-1178.
Findley L, Unverzagt M, Guchu R, et al. Vigilance and automobile accidents in patients with sleep apnea or narcolepsy. Chest 1995;108:619-624.
Gleadhill IC, Schwartz AR, Schubert N, et al. Upper airway collapsibility in snorers and in patients with obstructive hypopnoea and apnea. Am Rev Respir Dis 1991;143:1300-03.
Janson C, Gislason T, De Backer W, et al. Prevalence of sleep disturbances among young adults in three European countries. Sleep 1995;18:589-597.
Schwartz AR, Schubert N, Rothman W, et al. Effect of uvulopalatopharyngoplasty on upper airway collapsibility in obstructive sleep apnea. Am Rev Respir Dis 1995;145:527-32.
Wiegand L, Zwillich CW, White DP. Collapsibility of the human upper airway during normal sleep. J Appl Physiol 1995;66:1800-1808.
Young T, Palta M, Dempsey J, et al: The occurence of sleep-disordered breathing among middle-aged adults. N Engl J Med 1993;328:1230-1235.

21 *Adult Respiratory Distress Syndrome (ARDS)*

prof.dr. W. Vincken, dr. T.S. van der Werf

21.1 DEFINITIE

In 1967 beschreven Ashbaugh et al. de klinische en histopathologische kenmerken van een levensbedreigende diffuse longaandoening waarbij een respiratoire insufficiëntie optrad bij (meestal voordien gezonde) volwassenen 12 tot 72 uur na het ontstaan van een ernstige onderliggende aandoening. Omdat deze toestand, die eerder al bekendstond onder diverse benamingen (*shock long, wet lung, Da Nang lung*, etc.), sterke histopathologische gelijkenissen vertoonde met het *Infant Respiratory Distress Syndrome* van de neonaat, werd deze sinds 1971 het *Adult Respiratory Distress Syndrome* (ARDS) genoemd. Meer recent werd het optreden van ARDS ook bij kinderen vastgesteld, zodat de afkorting ARDS nu ook staat voor *Acute Respiratory Distress Syndrome*. Alhoewel het optreden van een ARDS vrij gemakkelijk herkend kan worden, bestaat er geen eenduidige definitie van dit syndroom. Het ARDS wordt pragmatisch gedefinieerd als een geheel van op zichzelf vrij aspecifieke klinische bevindingen die acuut optreden in associatie met of ten gevolge van een specifieke context of predispositie.

Deze klinische bevindingen zijn:

- Er is sprake van acute dyspnoe en tachypnoe.
- Er doet zich een diffuse, bilaterale maar inhomogene longverdichting voor, aanvankelijk interstitieel en snel daarna alveolair, eerder perifeer dan perihilair gelegen op de thoraxfoto (zie figuur 21-1).
- Er is cyanose en refractaire hypoxemie: $PaO_2 < 50$ mmHg (6,7 kPa) met $FiO_2 >$ 0,6 of een PaO_2/FiO_2-verhouding < 200 mmHg (26,7 kPa), ongeacht het niveau van aangewende PEEPe (extrinsieke PEEP).
- De totale statische compliantie is gedaald (< 50 ml/cmH_2O); dit is enkel te meten bij de geïntubeerde, beademde patiënt.
- Bij rechter-hartkatheterisatie met de Swan-Ganz-katheter is de pulmonale capillaire wiggedruk (PCWP) < 18 mmHg en is de *cardiac output* niet verlaagd: dit beeld mag *niet* te wijten zijn aan cardiogeen longoedeem.
- De klinische verschijnselen treden op in associatie met of als complicatie van een op zichzelf al ernstige onderliggende aandoening (tabel 21-1). Deze leidt tot acute beschadiging van de alveolocapillaire membraan, ofwel via de alveolaire epitheelzijde (bijvoorbeeld bij aspiratie van zure maaginhoud, bijna-verdrinking) ofwel via de capillaire endotheelzijde (bijvoorbeeld bij sepsis, vetembolie).

Tabel 21-1 Aandoeningen geassocieerd met of leidend tot ARDS (risicofactoren)

Longbeschadiging via alveolair epitheel	Longbeschadiging via capillair endotheel
aspiratie (van zure maaginhoud)	sepsis en septische shock
pneumonie (bacterieel, viraal)	(meestal van abdominale origine)
longcontusie	polytrauma
inhalatie van toxische gassen (Cl_2, NH_3, SO_2, NO_2)	multipele transfusies
inhalatie van rook	acute pancreatitis
bijna-verdrinking	cardiopulmonale bypass
intoxicatie (bijv. paraquat)	diffuse intravasculaire coagulatie
zuurstoftoxiciteit	vetembolie
	vruchtwaterembolie
	intoxicatie (bijv. heroïne, aspirine)

Onder de talloze 'risicofactoren' voor ARDS zijn sepsis, aspiratie van (zure) maaginhoud en polytrauma veruit de frequentste: ze zijn verantwoordelijk voor meer dan 75% van alle gevallen van ARDS. De kans dat een patiënt met een bepaalde risicofactor een ARDS ontwikkelt – de *attack rate* – varieert van risicofactor tot risicofactor: ze is bijvoorbeeld 10% bij polytrauma en 40% bij sepsis. Meerdere risicofactoren kunnen simultaan aanwezig zijn en dan loopt de attack rate op tot bijvoorbeeld 85% bij aanwezigheid van drie risicofactoren. ARDS treedt snel op na het ontstaan van de risicosituatie, in 75% van de gevallen binnen de 24 uur. De kans op het ontwikkelen van een ARDS is gering wanneer 72 uur of meer verstreken zijn sinds het ontstaan van de risicosituatie.

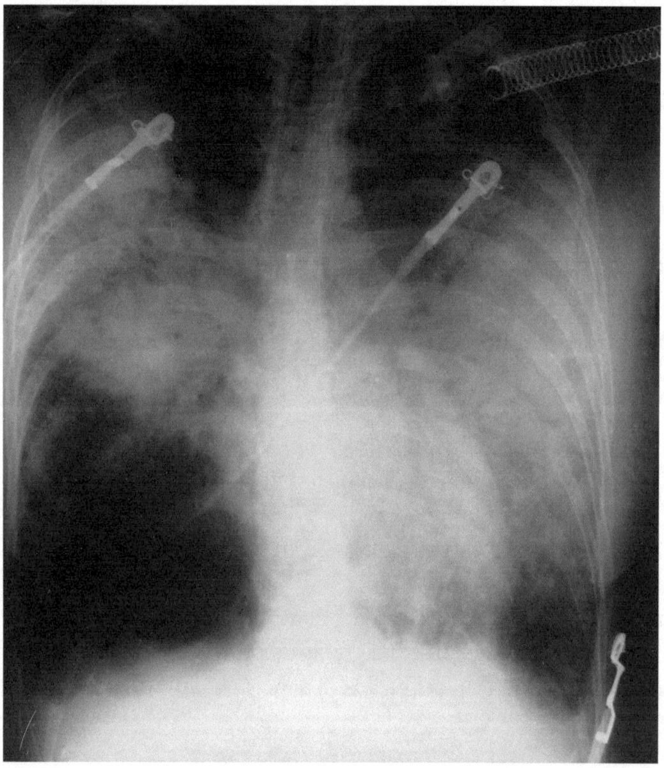

Figuur 21-1 Thoraxfoto van een patiënt met ARDS. Er zijn diffuse bilaterale inhomogene verdichtingen in de long.

De ernst van acute longbeschadiging kan kwantitatief vastgelegd worden in een *lung injury score* (LIS), die opgebouwd is uit vier elementen (zie tabel 21-2):

1 de thoraxfoto,
2 de graad van hypoxemie (PaO_2/FiO_2-verhouding), en bij mechanisch geventileerde patiënten ook
3 het benodigde PEEPe-niveau en
4 de totale statische compliantie van het ademhalingsstelsel.

Deze vier elementen worden elk op een schaal van 0 tot 4 gescoord. Door deze scores op te tellen en te delen door het aantal gebruikte elementen, wordt een gemiddelde LIS bereikt tussen 0 en 4. De diagnose van ARDS vereist dat deze LIS groter is dan 2,5 wat meteen wijst op ernstige acute longbeschadiging. Een LIS lager dan 2,5 wijst op de aanwezigheid van lichte tot matige acute longbeschadiging, maar de term ARDS wordt hiervoor niet gebruikt.

21.2 PATHOGENESE

Het ARDS wordt gekenmerkt door diffuse beschadiging van de alveolocapillaire membraan, waardoor water, erin opgeloste stoffen met een vrij grote diameter of hoogmoleculair gewicht zoals eiwitten, en cellen uit de bloedbaan weglekken naar het interstitium van de long, zelfs bij normale of lage microvasculaire hydrostatische druk. Dit in tegenstelling tot de verhoogde hydrostatische druk bij een linksdecompensatie, waarbij het longoedeem dus niet ontstaat door lekkage via een

Tabel 21-2 Lung Injury Score (LIS)

Factor		Score
1	Thoraxradiografie: alveolaire indichting	
	geen	0
	1 kwadrant	1
	2 kwadranten	2
	3 kwadranten	3
	4 kwadranten	4
2	Hypoxemie: PaO_2/FiO_2	
	$>$ 300 mmHg	0
	225-299 mmHg	1
	175-224 mmHg	2
	100-174 mmHg	3
	$<$ 100 mmHg	4
3	PEEP	
	$\leq$ 5 cmH_2O	0
	6-8 cmH_2O	1
	9-11 cmH_2O	2
	12-14 cmH_2O	3
	$\geq$ 15 cmH_2O	4
4	Totale respiratoire compliantie: VT/(PP-EEP)	
	$\geq$ 80 ml/cmH_2O	0
	60-79 ml/cmH_2O	1
	40-59 ml/cmH_2O	2
	20-39 ml/cmH_2O	3
	$\leq$ 19 ml/cmH_2O	4
finale LIS = de som van de scores van de elementen gedeeld door het aantal gebruikte elementen		

VT = teugvolume; PP = pauzedruk; EEP = eindexpiratoire druk

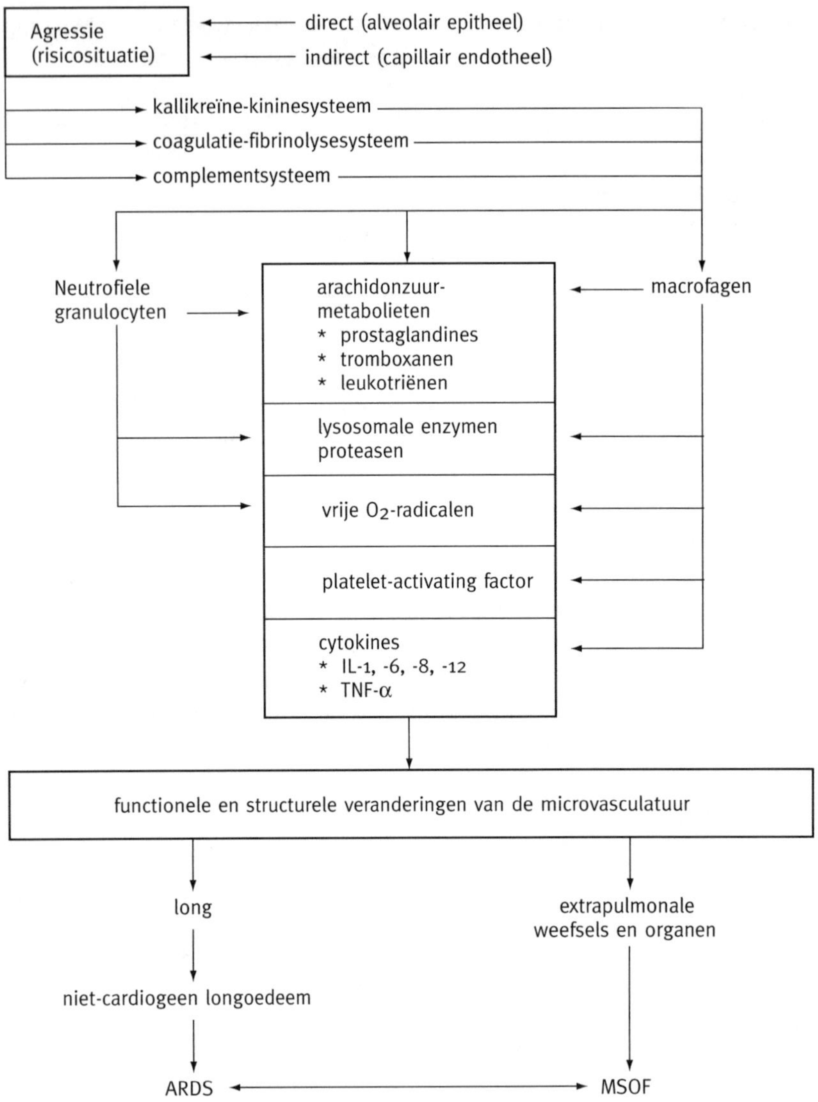

Figuur 21-2 Pathogenese van ARDS

beschadigde membraan maar door een verhoogde druk in de capillairen bij een normale membraan. Wanneer het lek bij ARDS de lymfatische drainagecapaciteit van de long overtreft, ontstaat naast interstitieel ook alveolair oedeem dat door de dilutie en inactivering van het alveolair surfactant leidt tot diffuse micro-atelectase. Niet-cardiogeen longoedeem en micro-atelectase leiden tot alveolaire longverdichting (eerder perifeer dan centraal op thoraxfoto), gedaalde longcompliantie (met dyspnoe en tachypnoe) en rechts-links-shunting (met refractaire hypoxemie). Deze acute fase kan snel fataal verlopen, zich ontwikkelen naar snelle genezing of, al na drie tot zeven dagen, naar een 'chronische' fibroproliferatieve fase met hyperplasie van alveolaire epitheelcellen (type 2), infiltratie door geactiveerde fibroblasten, bindweefselafzetting en remodellering van de longstructuur. Deze 'chronische' fase wordt gekenmerkt door georganiseerde longinfiltraten op de thoraxfoto, persisterende hypoxemie door een gestoorde ventilatie-perfusieverhouding en diffusiestoornissen, gedaalde longcompliantie veroorzaakt door longfibrose, en pulmonale arteriële hypertensie.

Het aanvankelijke alveolocapillaire lek is te wijten aan de activering van talrijke mediatoren, zowel cellulaire als humorale. Schematisch (zie figuur 21-2) kan men stellen dat de onderliggende risicosituatie (bijvoorbeeld sepsis) leidt tot intense, aanhoudende en simultane activering van diverse klassieke inflammatoire cascades, met name het kallikreïne-kininesysteem, het coagulatie-fibrinolysesysteem en het complementsysteem. Deze geactiveerde systemen stimuleren elkaar niet alleen onderling, maar leiden bovendien tot activering van het arachidonzuurmetabolisme en tot adhesie, migratie en sekwestratie in de long van neutrofiele polynucleairen en weefselmacrofagen. Lokale activering van deze cellen leidt tot meer synthese en release van arachidonzuurmetabolieten, en tevens *platelet-activating factor* (PAF), lysosomale enzymen, proteasen, vrije zuurstofradicalen en cytokinen. Dit alles leidt tot functionele en structurele veranderingen van de pulmonale microcirculatie (vasodilatatie en vaatwanddestructie). Uiteindelijk resulteert dit in verhoogde alveolocapillaire permeabiliteit en niet-cardiogeen longoedeem.
Het is nu ook duidelijk dat dit pathogenetische proces zich niet uitsluitend in de long afspeelt: ARDS kan beschouwd worden als een systeemziekte waarbij de toegenomen microvasculaire permeabiliteit en het weefseloedeem zich aanvankelijk het meest opvallend en dramatisch uiten ter hoogte van de long, maar ook aanwezig zijn in andere organen en weefsels. Zoals in de long leidt het vaatlek ook daar tot interstitieel weefseloedeem. Dit veroorzaakt weefselhypoperfusie door capillaire compressie en belemmert de moleculaire diffusie van O_2 door toename van de afstand tussen de voedende capillairen en de weefselcellen. Het resulterend defect in perifere O_2-extractie verergert al de aanwezige situatie waarin de verlaagde O_2-toevoer en de (meestal) verhoogde O_2-behoefte van de weefsels en organen niet in evenwicht zijn. Dit O_2-deficit leidt tot multipel systeem- en orgaanfalen (MSOF), met name het successief falen van longen, nieren, lever, gastro-intestinale tractus en stollingssysteem, karakteristiek voor gevorderde en terminale ARDS.

21.3 PROGNOSE EN LATE GEVOLGEN

Dankzij de verbetering van de ademhalings- en oxygenatieondersteuning heeft er de laatste twintig jaren een beduidende daling van de mortaliteit van ARDS plaatsgevonden van 70% tot circa 40%. Globaal kan gesteld worden dat het optreden van ARDS de mortaliteit verdrievoudigt vergeleken met die van patiënten met dezelfde risicodragende aandoening die geen ARDS ontwikkelen. Dit laat vermoeden dat niet zozeer respiratoire insufficiëntie, maar wel andere, extrapulmonale factoren de nog steeds hoge mortaliteit van ARDS bepalen. Inderdaad, eerder dan refractaire hypoxemie vormen (secundaire) sepsis (vaak ten gevolge van nosocomiale *ventilator-associated* pneumonie) en MSOF de frequentste doodsoorzaak bij patiënten die de aanvankelijk onderliggende aandoening en de acute fase van ARDS overleefden en de 'chronische' vorm van ARDS ontwikkelden. Het pathogenetisch verband tussen ongecontroleerde secundaire sepsis en MSOF is duidelijk aangetoond. Toename van het aantal falende organen en systemen verslechtert de prognose van de patiënt.

Om de mortaliteit van ARDS te drukken worden diverse strategieën vooropgesteld, met name:

- Prospectieve evaluatie van de risicofactoren voor ARDS om specifieke, gevoelige en vroegtijdige merkers van ARDS te identificeren. Dit kan leiden tot meer vroegtijdige detectie en behandeling, mogelijks zelfs tot preventie van ARDS.

- Ontwikkeling van farmacologische antagonisten van de talrijke inflammatoire mediatoren die betrokken zijn bij ARDS. Hoe eerder deze antagonisten ingrijpen in de inflammatoire cascaden, hoe meer nuttig effect ervan verwacht kan worden.
- Verdere optimalisering van de ondersteunende behandeling van ARDS, voorzover er op dit vlak nog vooruitgang geboekt kan worden.
- Preventie en specifieke behandeling van de complicaties die optreden tijdens de chronische fase van ARDS, zoals MSOF, nosocomiale pneumonie en sepsis.

Deze inspanningen zijn gerechtvaardigd omdat paradoxaal genoeg de overlevers van zelfs een fulminante ARDS vrij behoorlijk herstellen. Pulmonale late gevolgen, bovendien vaak veroorzaakt door de noodzakelijk ingestelde behandeling (zuurstoftoxiciteit, barotrauma, volutrauma), blijken inderdaad meestal mild van aard en omvatten voornamelijk gaswisselingsstoornissen zoals gedaalde longdiffusiecapaciteit, inspanningsgebonden dyspnoe en hypoxemie, in zeldzamere gevallen rusthypoxemie of een licht restrictieve stoornis.

21.4 BEHANDELING

Wegens het ontbreken van een specifieke behandeling van het ARDS, zijn ondersteunende maatregelen en de behandeling van de onderliggende risicofactor (bijvoorbeeld sepsis) de pijlers waarop het therapeutisch beleid van de ARDS-patiënt steunt. Tot de ondersteunende maatregelen behoren een restrictief vochtbeleid en het verbeteren van de gaswisseling in de long (met nadruk op het corrigeren van de oxygenatie), zonder echter de cardiac output en bijgevolg het perifeer zuurstoftransport in het gedrang te laten komen. Verzekeren van de pulmonale gaswisseling vereist bij ARDS vrijwel steeds (geïndividualiseerde) mechanische ventilatie.

Conventionele mechanische ventilatie bij ARDS omvat initieel endotracheale intubatie, sedatie/analgesie en volume-gecontroleerde beademing, eventueel in de *assist/control mode*. Hierbij is het vermijden van barotrauma (pneumothorax, subcutaan emfyseem) en van volutrauma (op ARDS lijkende longbeschadiging als gevolg van cyclisch heropenen en overdistensie van de beter geventileerde alveoli, geïnduceerd door de beademing zelf) van primordiaal belang. Daarom gaat de voorkeur uit naar relatief kleine ademvolumes (VT 5-10 ml/kg lichaamsgewicht) en hoge ademfrequenties (fb 15-25/minuut), zodat de piek inspiratoire druk (PIP) beneden 40 cmH_2O gehouden kan worden. Omdat het belangrijkste doel van de beademing van ARDS-patiënten erin bestaat de $SaO_2 > 0,9$ te houden, gebruikt men aanvankelijk 100% O_2 ($FiO_2 = 1$), een I/E-verhouding van 1/2 en een beperkte PEEPe (< 5 cmH_2O), dit laatste om alveolaire derekrutering, micro-atelectase en toename van de intrapulmonale shunt te vermijden. Langdurig toedienen van hoge zuurstofconcentraties genereert echter celmembraan-toxische vrije zuurstofradicalen die eveneens een op ARDS lijkende, acute longbeschadiging kunnen veroorzaken. Daarom dient de FiO_2 na enkele uren, en in elk geval voor er 24 uren verstreken zijn, progressief verlaagd te worden tot < 0,6. Indien hierdoor de SaO_2 daalt onder 0,9, dan kan men de PEEPe opdrijven in stappen van 3-5 cmH_2O tot maximaal 15 cmH_2O (PEEPe+i). Andere maatregelen omvatten het verhogen van de I/E-verhouding tot 1/1, of hoger (IRV, *inverse ratio ventilation*, waardoor PEEPi ontstaat of toeneemt). Men dient hierbij wel bedacht te zijn op hemodynamische complicaties (gedaalde systemische veneuze terugvloed, gedaalde cardiac output, gedaalde arteriële bloeddruk, gedaald zuurstoftransport) en volutrauma/barotrauma.

Het corrigeren van de $PaCO_2$ is *geen* hoofddoel op zichzelf. Immers, wil men dit bij ARDS-patiënten absoluut verwezenlijken, dan dienen de minuutventilatie, het VT en/of de fb dusdanig opgedreven te worden dat het gevaar op barotrauma/volutrauma en hemodynamische verwikkelingen reëel wordt. Het VT en de fb worden daarom zodanig ingesteld dat de PIP beneden 40 cmH_2O blijft, zelfs al leidt dit tot hypercapnie. Deze beademingsstrategie wordt omschreven als 'mechanisch gecontroleerde hypoventilatie', 'permissieve hypercapnie', *low-volume pressure-limited ventilation, open lung approach* of *pressure-targeted lung-protective ventilation*. In de *pressure control* (druk-gecontroleerde) modus wordt de ventilator ingesteld met een werkingsdruk lager dan 35-50 cmH_2O (om een VT van 5-9 ml/kg lichaamsgewicht te verkrijgen), een lage ademfrequentie, een PEEPe tussen 10 en 15 cmH_2O (om derekrutering van alveoli te vermijden) en een $FiO_2 < 0{,}6$. Diepe sedatie is noodzakelijk. Bij onvoldoende oxygenatie ($SaO_2 < 0{,}9$) wordt eerder de I/E-verhouding dan de PEEPe verhoogd. Als de respiratoire acidose te snel intreedt of te diep is, wordt wel voorzichtig en geleidelijk tijdelijk bicarbonaat intraveneus toegediend. Men moet zich evenwel bewust zijn van het feit dat paradoxale toename van intracellulaire acidose ontstaat doordat meer CO_2 over de celmembraan diffundeert door de verschuiving van het evenwicht tussen bicarbonaat, pH en CO_2 in de bloedbaan (Henderson-Hasselbalch-vergelijking). Vaak kan een respiratoire acidose beter geaccepteerd worden dan behandeld, tenzij ernstig recent schedelletsel of ernstige cardiovasculaire instabiliteit bestaat.
Recente onderzoeken lijken aan te tonen dat toediening van corticosteroïden bij 'laat ARDS' (in de 'chronische' fibroproliferatieve fase) het ontwikkelen van longfibrose zou kunnen beperken.

Literatuur

Ashbaugh DG, Bigelow DB, Petty TL, et al. Acute respiratory distress in adults. Lancet 1967;ii:319-232.

Bernard GR, Artigas A, Brigham KL, et al. The American-European Consensus Conference on ARDS: definitions, mechanisms, relevant outcomes, and clinical trial coordination. Am J Respir Crit Care Med 1994;149:818-24.

Fulkerson WJ, MacIntyre N, Stamler J, et al. Pathogenesis and treatment of the adult respiratory distress syndrome. Arch Intern Med 1996;156:29-38.

Hudson LD. New therapies for ARDS. Chest 1995;108:79S-91S.

Kollef MH, Schuster DP. The acute respiratory distress syndrome. New Engl J Med 1995;332:27-37.

Marini JJ. Pressure-targeted, lung-protective ventilatory support in acute lung injury. Chest 1994;105 (suppl):109S-115S.

Murray JF, Matthay MA, Luce JM, et al. An expanded definition of the adult respiratory distress syndrome. Am Rev Respir Dis 1988;138:720-23.

22 *Chronische respiratoire insufficiëntie*

dr. P.N.R. Dekhuijzen

22.1 INLEIDING

Chronische respiratoire insufficiëntie is een chronische stoornis van de gaswisselingsfunctie van de longen, met als gevolg afwijkende arteriële bloedgaswaarden. Er is dan sprake van hypoxemie met een arteriële zuurstofspanning (PaO_2) lager dan 8 kPa, al dan niet gecombineerd met hypercapnie met een arteriële koolzuurspanning ($PaCO_2$) hoger dan 6 kPa. De oorzaken van chronische respiratoire insufficiëntie kunnen gelegen zijn in de luchtwegen en longen ('longfalen'), of in de pomp die zorgt voor de ademhaling ('pompfalen').

22.2 PATHOFYSIOLOGIE

Er is een verband tussen de PaO_2 en de zuurstofspanning van de kamerlucht. De fractie van zuurstof in de kamerlucht (FiO_2) bedraagt 0,21. De partiële zuurstofspanning in kamerlucht is dus 0,21 × de barometerdruk (PB). In de luchtwegen wordt de ingeademde lucht volledig met waterdamp verzadigd. Waterdamp heeft een partiële spanning (PH_2O) van 6,3 kPa.
De partiële zuurstofspanning van het gas in de luchtwegen bedraagt dan:

$$0{,}21 \times (PB - 6{,}3) \text{ kPa}$$

In de alveoli wordt koolzuur aan het gasmengsel toegevoegd en zuurstof onttrokken. Omdat dit niet gelijke hoeveelheden zijn, moet een correctiefactor worden toegevoegd die onder andere het respiratoir quotiënt (R) bevat. R geeft dus de verhouding weer tussen de hoeveelheid uitgescheiden koolzuur en de hoeveelheid opgenomen zuurstof per tijdseenheid. De alveolaire zuurstofspanning (PAO_2) is dan te berekenen volgens de alveolaire gasvergelijking:

$$PAO_2 = FiO_2 \times (PB - PH_2O) - PACO_2 \left(FiO_2 + \frac{1 - FiO_2}{R}\right)$$

Deze vergelijking kan worden vereenvoudigd tot:

$$PAO_2 = FiO_2 \times (PB - PH_2O) - PACO_2 \times f \text{ (zie ook § 1.3.2.1)}$$

Hierbij heeft f een waarde van 1,2 bij kamerlucht en van 1 bij het ademen van 100% zuurstof als voor R een waarde van 0,8 wordt aangenomen. Normaliter is het verschil tussen $PACO_2$ en $PaCO_2$ verwaarloosbaar, en kan in de formule $PaCO_2$ (te meten in arterieel bloed) in plaats van $PACO_2$ worden ingevuld.
Er is echter wel een verschil tussen de alveolaire en arteriële zuurstofspanning. Deze

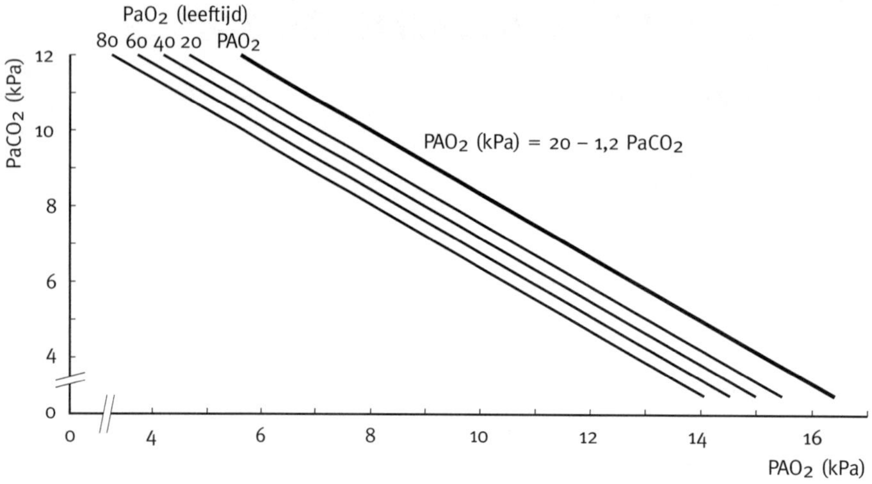

Figuur 22-1 Het verband tussen de alveolaire zuurstofspanning en de alveolaire koolzuurspanning bij het ademen van kamerlucht

alveolo-arteriële zuurstofgradiënt, de (A-a)DO_2, neemt toe met de leeftijd en bij pathologische omstandigheden. Oorzaken van de toename van deze gradiënt zijn:

- relatieve overcirculatie van bepaalde longgebieden waarbij het betreffende longdeel nog wel wordt geventileerd (ventilatie-perfusiestoornissen);
- het ontbreken van ventilatie in nog wel gecirculeerde longgebieden (rechts-links-shunt);
- stoornis van de passage van zuurstof door de alveolocapillaire membraan, hetzij door afwijkingen aan de membraan, hetzij door verkleining van het oppervlak (diffusiestoornissen).

Er bestaat bij gezonde personen de volgende relatie tussen de (A-a)DO_2 en de leeftijd:

$$(A\text{-}a)DO_2\ (kPa) = 0{,}33 + 0{,}03 \times \text{leeftijd}$$

In figuur 22-1 is de relatie tussen de alveolaire zuurstofspanning en de alveolaire koolzuurspanning weergegeven bij het ademen van kamerlucht. Ook zijn in deze figuur evenwijdig aan deze lijn de normale waarden voor de arteriële zuurstofspanning in relatie tot de $PaCO_2$ voor de leeftijden 20, 40, 60 en 80 jaar ingetekend. Deze lijnen kunnen ook worden gebruikt voor het weergeven van de relatie tussen de arteriële zuurstof- en koolzuurspanning voorzover deze bepaald wordt door de ventilatie.

Het verschil tussen de alveolaire en arteriële zuurstofspanning neemt toe bij ziekteprocessen in de longen (het 'longfalen'). De bovengenoemde mechanismen (namelijk ventilatie-perfusiestoornissen, recht-links-shunt en diffusiestoornissen) treden dan in versterkte mate op. Deze processen beïnvloeden dus vooral de arteriële zuurstofspanning.
Daarentegen zullen processen die de werking van de adempomp belemmeren vooral de ventilatie in de zin van luchtverversing van de alveoli beïnvloeden en aanleiding geven tot een verhoging van de arteriële koolzuurspanning ('pompfalen'). Dit is schematisch weergegeven in figuur 22-2.

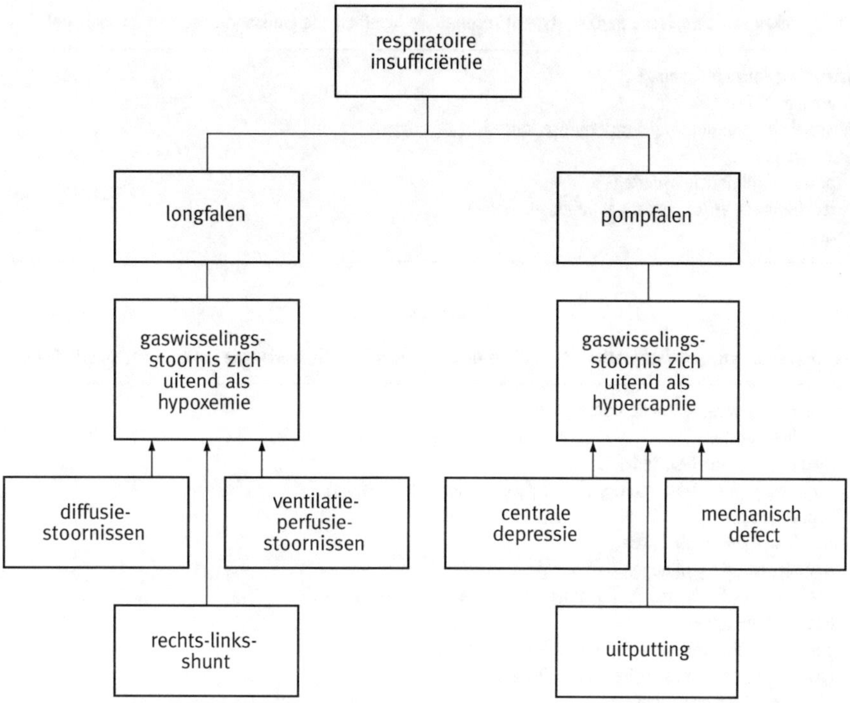

Figuur 22-2 Schematisch overzicht van het ontstaan van respiratoire insufficiëntie ten gevolge van respectievelijk longfalen en pompfalen

Er zijn verschillende vormen van chronische respiratoire insufficiëntie, die als volgt gedefinieerd worden:

- Partiële (type I) respiratoire insufficiëntie. Hierbij is de arteriële PO_2 verlaagd, en de arteriële PCO_2 normaal.
- Totale (type II) respiratoire insufficiëntie. Hierbij is de arteriële PO_2 verlaagd, gecombineerd met een verhoogde arteriële PCO_2.

In tegenstelling tot de acute respiratoire insufficiëntie treedt een chronische respiratoire insufficiëntie in de loop van weken of maanden op. Patiënten met een chronische respiratoire insufficiëntie kunnen, afhankelijk van de onderliggende oorzaak, een levensverwachting van vele jaren hebben. Deze prognose is veel korter indien er complicaties ontstaan, zoals een acute exacerbatie bovenop de al bestaande chronische respiratoire insufficiëntie (*acute-on-chronic respiratory failure*).
Bij de chronische partiële respiratoire insufficiëntie is er sprake van een aandoening die primair in de long zelf gelegen is. De chronische totale respiratoire insufficiëntie kan enerzijds worden veroorzaakt door aandoeningen in de longen zelf, en anderzijds door aandoeningen buiten de long gelegen.

22.3 ETIOLOGIE EN PATHOGENESE

De oorzaken van chronische partiële en totale respiratoire insufficiëntie zijn weergegeven in tabel 22-1 en 22-2.

Een chronische partiële (type I) respiratoire insufficiëntie wordt vooral veroorzaakt door longfalen. Dit treedt op bij ernstig COPD en bij interstitiële longaandoeningen waarbij verbindweefseling (fibrose) optreedt. Ook bij aandoeningen waarbij vooral

Tabel 22-1 Oorzaken van chronische partiële (type I) respiratoire insufficiëntie (verlaagde PaO_2 en normale $PaCO_2$)

- Obstructieve longaandoeningen
  - ernstig COPD
- Interstitiële longaandoeningen met fibrose, ongeacht de oorzaak
- Vaatafwijkingen
  - primaire pulmonale hypertensie
  - recidiverende en/of persisterende longembolieën
- Obesitas

Tabel 22-2 Oorzaken van chronische totale (type II) respiratoire insufficiëntie (verlaagde PaO_2 en verhoogde $PaCO_2$)

- Centrale ademdepressie van de pompfunctie
  - metabole alkalose
  - medicijnen (narcotica, sedativa)
  - afwijkingen in centraal zenuwstelsel (infarct of tumor in medulla)
  - hypothyreoïdie
- Abnormale neuromusculaire functie
  - dwarslaesie op C3 of hoger
  - voorhoorncelafwijkingen (polio, amyotrofische lateraalsclerose [ALS])
  - letsel nervus phrenicus
  - perifere neuropathie (syndroom van Guillain-Barré)
  - afwijking in neuromusculaire junctie (myasthenia gravis)
  - spierdystrofie (Duchenne)
  - myopathie (polymyositis, steroïdmyopathie)
- Afwijkingen in de thoraxwand
  - kyfoscoliose
  - extreme adipositas (Pickwick-syndroom)
  - pleurale aandoeningen (*Schwarte*, pleurale tumoren)
- Vermoeidheid en/of zwakte van de ademhalingsspieren
  - bovenste luchtwegobstructie
  - ernstig COPD
  - decompensatio cordis

de pulmonale vaten worden aangetast, zoals de primaire pulmonale hypertensie, kan een chronische partiële respiratoire insufficiëntie ontstaan (zie tabel 22-1).

Een chronische totale (type II) respiratoire insufficiëntie kan zowel door ernstig longfalen als door pompfalen worden veroorzaakt. Hypercapnie ontstaat in dit geval ofwel door een ventilatie-perfusie(V/Q)-ongelijkmatigheid, ofwel door alveolaire hypoventilatie.

Bij ernstig longfalen kan een dermate ernstige ventilatie-perfusie(V/Q)-ongelijkmatigheid ontstaan dat de $PaCO_2$ hierdoor verhoogd is. Er zijn dan vele gebieden met veneuze bijmenging met arterieel bloed, afkomstig uit de systemische circulatie. Dit shuntachtige effect treedt dus op in gebieden met een lage ventilatie-perfusieverhouding. Dit fenomeen kan bijvoorbeeld worden waargenomen bij zeer ernstig COPD.

In de meeste gevallen echter duidt een chronische totale respiratoire insufficiëntie op pompfalen: er is sprake van alveolaire hypoventilatie ten gevolge van een stoornis in de functie van de adempomp. Verschillende onderdelen van de pompfunctie kunnen afwijkend zijn: een centrale depressie van de pompfunctie, een mechanisch defect van de thoraxwand, en vermoeidheid en/of zwakte van de ademhalingsspieren (zie tabel 22-2).

22.4 PATHOLOGIE

Centrale depressie van de pompfunctie

Onder verschillende omstandigheden kunnen de efferente prikkels vanuit de ademhalingscentra onderdrukt zijn. Medicamenteuze onderdrukking ten gevolge van barbituraten, opiaten en heroïne komt het meest voor. Lokale afwijkingen in het centraal zenuwstelsel in de buurt van de ademhalingscentra (bijvoorbeeld een infarct of een tumor in de medulla oblongata) kunnen ook ademdepressie veroorzaken. Ook metabole stoornissen zoals een metabole alkalose en hypothyreoïdie kunnen voor een centrale ademdepressie zorgen. In geval van een metabole alkalose probeert de long CO_2 te retineren teneinde deze alkalose te compenseren.

Abnormale neuromusculaire functie

Verschillende neurologische afwijkingen kunnen resulteren in een chronische respiratoire insufficiëntie. Het gaat dan om afwijkingen in een of meer van de neurale en (neuro)musculaire schakels tussen het ademhalingscentrum en de long. Dit betreft dus achtereenvolgens de geleidende zenuwbanen, de perifere zenuwen, de motorische eindplaatjes en de ademhalingsspieren. Voorbeelden van dergelijke aandoeningen worden weergegeven in tabel 22-2.

Afwijkingen in de thoraxwand

Bij een ernstige kyfoscoliose kan een chronische respiratoire insufficiëntie ontstaan. Dit is ook het geval bij ernstige spierdystrofieën waarbij de configuratie van de thorax zeer afwijkend is. Bij andere afwijkingen aan de thoraxwand, zoals een pectus excavatum ('schoenmakersborst'), pectus carinatum ('kippenborst') en de spondylosis ankylopoetica (ziekte van Bechterew) treedt geen respiratoire insufficiëntie op. Het *Pickwick*-syndroom, oorspronkelijk beschreven door Charles Dickens, bestaat uit extreme adipositas en chronische hypercapnie. De verklaring van deze hypoventilatie ligt waarschijnlijk vooral in de belemmerde functie van de ademhalingsspieren; door de extreme vetmassa in de buik wordt het diafragma omhooggedrukt. Bij elke ademhaling moet het diafragma deze massa dus verplaatsen. In staande positie werkt de zwaartekracht nog mee, maar in liggende positie wordt het diafragma omhooggedrukt en neemt de hypoventilatie toe. Bovendien kan door sterke adipositas ook een obstructief slaapapnoesyndroom optreden, ten gevolge van mechanische obstructie ter hoogte van de (hypo)pharynx. Dit draagt bij aan de slaperigheid van deze patiënten overdag (somnolentie). Of een afgenomen gevoeligheid van de ademcentra voor CO_2 ook een rol speelt bij het Pickwick-syndroom, is onduidelijk.

Vermoeidheid en/of zwakte van de ademhalingsspieren

Vermoeidheid van de ademhalingsspieren kan ontstaan indien enerzijds een afname in kracht en duurvermogen (*endurance*) van deze spieren optreedt, en anderzijds deze spieren (te) zwaar belast worden. Dit verstoorde evenwicht tussen belasting en belastbaarheid van de ademhalingsspieren kan bij een aantal ziektebeelden voorkomen, zoals ernstig COPD, ernstig restrictief longlijden en afwijkingen die leiden tot een stugge thoraxwand.

Bij ernstig COPD (bij een FEV_1 lager dan 50% van de voorspelde waarde) is de belasting van deze spieren verhoogd door de verhoogde luchtwegweerstand. De

hyperinflatiestand van de thorax verkort de rustlengte van het diafragma, waardoor het krachtgenererend vermogen afneemt. Een verdere verzwakking van de ademhalingsspieren (zowel de inspiratoire als de expiratoire ademhalingsspieren) treedt verder op door stoornissen in concentraties van elektrolyten (tekorten aan calcium, kalium, magnesium) en in arteriële bloedgassen (hypoxie, hypercapnie en acidose). Ook een slechte voedingstoestand en langdurig gebruik van orale corticosteroïden kunnen leiden tot zwakte van deze spieren.
Bij primaire spierziekten (bijvoorbeeld spierdystrofie) treedt zwakte van deze spieren op, zowel van de ademhalingsspieren als van de perifere spieren. Als gevolg hiervan neemt de belastbaarheid van deze spieren af, hetgeen wordt verergerd door een eventueel aanwezige deformatie van de thoraxwand.

Stoornissen in de gaswisseling

Boven werd al beschreven dat bij ernstig longfalen een ernstige verstoring van de ventilatie-perfusieverhouding kan ontstaan. In verschillende longdelen ontstaat in dat geval een shuntachtig effect, namelijk veneuze bijmenging met arterieel bloed, afkomstig uit de systemische circulatie. Dit resulteert in hypercapnie. Bij ernstig COPD komen veel van deze gebieden met een lage ventilatie-perfusieverhouding voor.

22.5 KLINISCHE VERSCHIJNSELEN

De klinische verschijnselen worden bepaald door het onderliggend lijden. Bij patiënten met een centrale oorzaak van een totale chronische respiratoire insufficiëntie is de klinische presentatie geheel anders dan die bij patiënten met kyfoscoliose of bij patiënten met een zeer ernstig COPD. De meeste gevallen van chronische respiratoire insufficiëntie worden overigens veroorzaakt door ernstig COPD.
De meeste patiënten klagen over dyspnoe, hoewel deze niet altijd aanwezig hoeft te zijn bij een centrale (cerebrale) oorzaak. Zowel hypoxemie als hypercapnie beïnvloedt de functie van de hogere centra van de hersenen. Dit kan aanleiding geven tot karakterveranderingen, initiatiefverlies, afname van het reactievermogen, tremoren, slaperigheid, en, in zeer ernstige gevallen, bewusteloosheid. Hypercapnie veroorzaakt ook cerebrale vasodilatatie, waardoor de cerebrale druk stijgt. Het gevolg hiervan is hoofdpijn en, bij oogspiegelonderzoek, papiloedeem. Hypoxemie en hypercapnie verhogen ook de sympathische tonus door een verhoogde secretie van adrenaline en noradrenaline. Hierdoor ontstaan hypertensie, een verhoogde polsdruk, en tachycardie. De huid voelt warm aan, de patiënt transpireert en heeft bloeddoorlopen ogen. Door een verhoging van de tonus van het parasympathicomimetische systeem en dus de verhoging van de excretie van acetylcholine neemt de maagzuurproductie toe. De inspanningstolerantie van deze patiënten is zeer beperkt. Het klachtenpatroon wordt verder gedomineerd door het onderliggend lijden. De kenmerken van acute hypoxie (zoals cyanose, bewustzijnsverlies) treden bij chronische hypoxie niet op. Dit geldt ook voor de hypercapnie; symptomen die passen bij acuut ontstane hypercapnie (zoals onrust, verwardheid, zweten, tremoren, tachycardie, hypertensie) worden in veel mindere mate waargenomen bij langzaam ontstane en chronisch aanwezige hypercapnie.
Indien er een pulmonale oorzaak is voor de chronische respiratoire insufficiëntie (meestal COPD), kan dit leiden tot het ontstaan van een cor pulmonale (zie § 6.5.4)

vanwege de chronisch verhoogde druk in de kleine circulatie. Een verdere verhoging van de druk in de kleine circulatie (bijvoorbeeld door een *acute on chronic respiratory failure*) kan dan snel leiden tot een gedecompenseerd cor pulmonale.
In het algemeen kan een verhoogde ademfrequentie met een klein teugvolume worden waargenomen. Er is geen specifiek adempatroon waarneembaar. Bij sommige patiënten worden vooral abdominale ademexcursies gezien, bij anderen meer een thoracaal patroon of een afwisselend (alternerend) abdominaal/thoracaal patroon. Andere verschijnselen zoals clubbing kunnen aanwezig zijn, maar zijn niet obligaat. Een eventueel aanwezige rechter decompensatio cordis (zoals bij het gedecompenseerde cor pulmonale) uit zich door *pitting* oedeem aan de onderbenen, een vergrote, pijnlijke lever, en een verhoogde centraal-veneuze druk (CVD).

22.6 DIAGNOSTIEK

Anamnese en lichamelijk onderzoek

Zoals boven al is aangegeven, zijn er geen specifieke bevindingen bij anamnese en lichamelijk onderzoek die in de richting van een chronische respiratoire insufficiëntie wijzen. De klinische presentatie wordt bepaald door het onderliggend lijden. Een gedecompenseerd cor pulmonale uit zich door een verhoogde CVD, een vergrote lever, en oedeem aan de onderbenen (of bij een liggende patiënt bij het sacrum).

Bloedgasanalyse

De uitslag van de arteriële bloedgasanalyse is de gouden standaard voor de aanwezigheid (of afwezigheid) van een chronische respiratoire insufficiëntie. Per definitie past een verlaagde PaO_2 bij een partiële respiratoire insufficiëntie en een combinatie van verlaagde PaO_2 en verhoogde $PaCO_2$ bij een totale respiratoire insufficiëntie. Bij een chronische respiratoire insufficiëntie kan de arteriële pH genormaliseerd worden door terugresorptie van bicarbonaat door de nieren (de zogenoemde metabool gecompenseerde respiratoire acidose).
De diagnose partiële of totale chronische respiratoire insufficiëntie kan echter niet gesteld worden op grond van één of enkele waarnemingen. Er moet sprake zijn van een chronische afwijking, waarbij de duur overigens niet nauwkeurig omschreven is; in het algemeen is deze in de orde van weken tot maanden en zelfs jaren.

Longfunctie

De bevindingen bij longfunctieonderzoek worden bepaald door het onderliggend lijden, en helpen soms om de oorzaak van de chronische respiratoire insufficiëntie vast te stellen.
De aanwezigheid van ernstig COPD wordt duidelijk uit het longfunctieonderzoek (zie aldaar). Bij andere aandoeningen (zoals spierdystrofie en kyfoscoliose) kan er een ernstig restrictief gestoorde longfunctie bestaan met afname van alle volumes. Ook de diffusiecapaciteit voor koolmonoxide (CO) kan hierbij verlaagd zijn.
Meting van de functie van de ademhalingsspieren geeft een indruk van kracht en uithoudingsvermogen van deze spieren. De eenvoudigste vorm is meting van de maximale inspiratoire (PI_{max}) en expiratoire druk (PE_{max}) aan de mond. Bij ernstig COPD kunnen deze drukken verlaagd zijn. Het voordeel van deze niet-invasieve methode is dat deze eenvoudig is uit te voeren. Het nadeel is echter dat de meting

afhankelijk is van de medewerking van de patiënt. Dit geldt ook voor de meting van de druk in de oesophagus en transdiafragmaal. Deze laatste wordt gemeten door druk zowel in de maag als in de oesophagus te meten. Deze invasieve methode geeft directe informatie over de functie van het diafragma. Metingen waarbij de medewerking van de patiënt niet of nauwelijks nodig is, zijn (elektrische of magnetische) stimulaties van de nervus phrenicus.

Overig onderzoek

Een thoraxfoto kan behulpzaam zijn bij het vaststellen van een intrapulmonale oorzaak van de chronische respiratoire insufficiëntie. De meest voorkomende oorzaak, namelijk ernstig COPD, laat zich vermoeden door het beeld van een toegenomen longvolume, laagstaand diafragma en afgenomen vaattekening. Ook afwijkingen van de thoraxwand zijn duidelijk zichtbaar, zoals kyfoscoliose. Polyglobulie kan gevonden worden en wordt veroorzaakt door langdurig bestaande hypoxie. Een ECG kan afwijkingen tonen passend bij een cor pulmonale ('P-pulmonale', een hoge P in afleidingen II, III en/of aVF, een te hoge R in V1, en/of een te diepe S in I en V5).

22.7 BEHANDELING

De behandeling van de chronische respiratoire insufficiëntie hangt af van vele factoren. Hiertoe behoren de onderliggende oorzaak, de snelheid waarmee een chronische respiratoire insufficiëntie zich heeft ontwikkeld, de klachten van de patiënt, en het optreden van complicaties. Vaak is geen causale behandeling mogelijk en moet vooral ondersteunende behandeling worden ingesteld.

Zuurstoftoediening

Bij de chronische totale (type II) respiratoire insufficiëntie is toediening van zuurstof belangrijk om een te lage arteriële zuurstofspanning op te heffen. Echter, men moet zich realiseren dat er bij dergelijke patiënten een verminderde gevoeligheid voor koolzuur als ademprikkel bestaat. De belangrijkste ademstimulus voor deze patiënten is het zuurstoftekort. Indien de arteriële zuurstofspanning dan verhoogd wordt, neemt de prikkel tot ademhalen af. De hypoventilatie, en dus de hypercapnie, nemen dan dus toe, met alle gevolgen van dien. Dit betekent dat kleine hoeveelheden (zelfs soms 0,5 liter per minuut) gegeven dienen te worden en dat het verloop van de arteriële zuurstofspanning gecontroleerd dient te worden.

Medicamenteuze behandeling

Bij ernstig COPD is de eerste stap het optimaal behandelen van de luchtwegobstructie. Door het verlagen van de ademweerstand en daarmee de afname van de hyperinflatiestand neemt de belasting voor de ademhalingsspieren af.
Indien er sprake blijft van een totale chronische respiratoire insufficiëntie kan geprobeerd worden om de ademspierfunctie medicamenteus te verbeteren. Inotrope medicatie zoals theofylline heeft mogelijk een gunstig effect op de ademspierfunctie, maar verschillende klinische onderzoeken spreken elkaar hierover tegen. Dit geldt ook voor toediening van β_2-sympathicomimetica per os of systemisch. Een andere benadering is mogelijk de toediening van lage doses van anabole steroïden en groeihormoon. De klinische betekenis van de toediening van deze medicamenten is echter nog niet duidelijk.

Behalve dat ademstimulantia een direct versterkend effect op de ademhalingsspieren hebben, worden zij ook wel toegepast om de functie ervan te verbeteren. De effecten hiervan zijn in het algemeen teleurstellend. Theofylline heeft een centraal stimulerend effect, maar de klinische betekenis hiervan is onduidelijk. Dit geldt ook voor middelen als micoren en doxapram. Deze medicamenten kunnen wel worden toegepast in een poging een acute respiratoire insufficiëntie te bestrijden, maar hun effect bij een chronische respiratoire insufficiëntie is eigenlijk nihil. Ook almitrinebismesylaat, een ademstimulerend middel dat de PaO_2 kan verhogen, heeft weinig effect op de $PaCO_2$, en wordt niet toegepast bij patiënten met een chronische respiratoire insufficiëntie.

Beademing en ademondersteuning

Indien de pompfunctie zo slecht is dat er een nauwelijks te corrigeren respiratoire acidose ontstaat, kan beademing aangewezen zijn. Deze invasieve, positieve-drukbeademing vindt plaats bij acute respiratoire insufficiëntie of bij *acute on chronic* respiratoire insufficiëntie.

Bij patiënten met chronische respiratoire insufficiëntie en ademspiervermoeidheid kan intermitterende, meestal nachtelijke ademondersteuning worden overwogen. Het gaat hier om een niet-invasieve methode met behulp van negatieve-drukventilatie. In het verleden werd hiervoor de 'ijzeren long' gebruikt, een apparaat dat vooral tijdens de polio-epidemieën werd ingezet. Tegenwoordig zijn hier andere technische mogelijkheden voor. Bij beademing met een zogenoemde kurasrespirator wordt over thorax en abdomen afwisselend een positieve en een negatieve druk toegediend. Het aldus opgelegde adempatroon kan worden gevarieerd in frequentie en grootte van de druk. Ook kan ademondersteuning via een neussonde of via een gezichtsmasker worden aangeboden. Vaak wordt een zogenoemd 'CPAP-masker' (CPAP = *continuous positive airway pressure*) gebruikt.

Deze nachtelijke ademondersteuning is vooral effectief bij patiënten met neuromusculaire afwijkingen en met kyfoscoliose. In individuele gevallen kan ook bij patiënten met COPD deze behandeling worden toegepast. In dat geval is er meestal sprake van kortdurende ademondersteuning teneinde een episode van acute on chronic respiratoire insufficiëntie te bestrijden. Een volledige, invasieve beademing kan op deze wijze in een aantal gevallen worden vermeden.

Literatuur

Grippi MA, Fishman AP. Respiratory failure in structural and neuromuscular disorders involving the chest bellows. In: AP Fishman. Pulmonary diseases and disorders. 2nd Edition, volume 3, McGraw-Hill Book Company, New York, 1988:2299-2314.

Heijden HFM van der, Dekhuijzen PNR, Folgering HThM, Herwaarden CLA van. Pharmacotherapy of respiratory muscles in chronic obstructive pulmonary disease. Respiratory Medicine 1996;90:513-522.

Weinberger SE, Schwartzstein RM, Weiss JW. Hypercapnia. New England Journal of Medicine 1989;321:1223-1231.

23 Addendum: inschatting van (in)validiteit door longaandoeningen

dr. P.N.R. Dekhuijzen

23.1 INLEIDING

Patiënten met longaandoeningen kunnen een dermate afwijkende longfunctie hebben dat hun dagelijkse activiteiten en/of beroepsactiviteiten beperkt worden. Het kan dan van belang zijn om de mate van (in)validiteit objectief vast te stellen, zodat een inschatting kan worden gemaakt van de restcapaciteit van een dergelijke patiënt. In dit hoofdstuk wordt besproken hoe deze inschatting kan plaatsvinden. Een dergelijke beoordeling kan per land verschillen, zodat het van belang is de Nederlandse en Vlaamse consensus dan wel gewoontevorming te bespreken. Dit addendum is een compilatie van recente publicaties (Folgering et al. 1992, 1996; Nemery et al. 1998) waarin deze beoordeling is weergegeven en toegelicht.

23.2 TERMINOLOGIE

Een aantal begrippen wordt gebruikt om de mogelijkheden en onmogelijkheden van functioneren van een individuele patiënt vast te stellen.

Een *stoornis* (*impairment*) is gedefinieerd als de afwezigheid van of afwijking in een anatomische, fysiologische of psychologische functie. Een dergelijke stoornis kan tijdelijk of blijvend zijn, en kan in ernst variëren. Op pulmonaal gebied gaat het om stoornissen in alle compartimenten van de ademhaling, waaronder de longen, pleura, ademhalingsspieren, thoraxwand, en regulering van de ademhaling.

Een *beperking* (*disability*) geeft aan wat het totale effect is van de stoornis op het leven van de betreffende persoon, en heeft betrekking op persoonlijke, sociale en beroepsgebonden activiteiten. Van een beperking is sprake als een individu ten gevolge van een stoornis niet kan doen wat diegene zou willen of moeten doen. Een beperking wordt dus niet alleen bepaald door medische factoren, maar ook door sociale omstandigheden zoals leeftijd, opleiding en aard van beroep. Dit betekent dat personen met dezelfde stoornis een verschillende mate van beperking kunnen ondervinden.

Een *handicap* is de nadelige positie waarin een persoon zich bevindt ten gevolge van de stoornis en de beperking, waardoor de maatschappelijke en psychologische rolvervulling verhinderd wordt.

Inzetbaarheid (*employability*) geeft aan of een individu, binnen de grenzen bepaald door zijn gezondheidstoestand, kan voldoen aan de eisen die gesteld worden aan het uitvoeren van een bepaalde arbeidstaak. Indien de betreffende persoon hieraan kan voldoen, dan is hij niet arbeidsongeschikt, ook al is er sprake van een aantoonbare medische afwijking.

Invaliditeit is letterlijk 'ongeschiktheid voor verdere arbeid door gebrekkigheid of verminktheid'. Een medische omschrijving is niet voorhanden, maar dit begrip bevindt zich ergens tussen beperking en inzetbaarheid. Invaliditeit kan geheel of gedeeltelijk zijn, en blijvend of tijdelijk van aard zijn.

23.3 OVERZICHT VAN NOODZAKELIJK ONDERZOEK

Als een inschatting van de mate van arbeidsgeschiktheid of arbeidsongeschiktheid gemaakt moet worden, dan zijn enige onderzoeken noodzakelijk.
Allereerst betreft dit de anamnese. Het accent ligt hierbij op de huidige respiratoire symptomen, en op een mogelijke relatie met huidige en/of vroegere blootstelling aan bepaalde schadelijke stoffen, allergenen et cetera. Een dergelijke blootstelling kan zowel beroepsmatig als in een hobbysituatie plaatsvinden. Daarnaast dient een volledig lichamelijk onderzoek plaats te vinden.
Vervolgens is een thoraxfoto in twee richtingen noodzakelijk, eventueel aangevuld met thoraxdoorlichting om de beweeglijkheid van de diafragmakoepels in beeld te brengen.
Hierna dient aanvullend onderzoek plaats te vinden, afhankelijk van de klachten van de betrokkene, het te onderzoeken ziektebeeld, en de specifieke omgevingsprikkels waaraan de persoon blootgesteld is of is geweest. Tot dergelijk aanvullend onderzoek kan behoren: een huidtest met inhalatieallergenen, laboratoriumonderzoek, CT-scan, scintigrafisch onderzoek, bronchoscopie et cetera.
Naast bovengenoemd onderzoek dient specifiek onderzoek te worden verricht om de ernst van de stoornis, de mate van beperking, en een inschatting van de mate van handicap vast te leggen. Dit onderzoek is essentieel om uiteindelijk een uitspraak te kunnen doen over de mate van arbeidsgeschiktheid dan wel arbeidsongeschiktheid.

23.4 BEPALING VAN DE ERNST VAN DE STOORNIS

Functieonderzoek

Longfunctieonderzoek biedt de mogelijkheid om de ernst van de stoornis op het moment van de meting vast te stellen. Verschillende onderzoeken kunnen hiervoor worden verricht. De uitvoering en de interpretatie van de verschillende tests worden in hoofdstuk 4 besproken.
Longfunctieonderzoek dat in deze situatie altijd verricht moet worden omvat:

- Spirometrie. Hiermee worden de statische volumes bepaald; bij verdenking op afgesloten longdelen (bijvoorbeeld door bullae) dient het onderzoek te worden verricht met behulp van de lichaamsplethysmograaf.
- Meting van dynamische volumes. Deze zijn een functie van luchtwegdoorgankelijkheid en van (uit)ademspierkracht. Een flow-volumecurve geeft informatie over de doorgankelijkheid van de kleinere luchtwegen.
- Een meting van de reversibiliteit geeft een indicatie van het aandeel van bronchospasme in de luchtwegobstructie.

De volgende metingen kunnen op indicatie worden verricht:

- Meting van de diffusiecapaciteit (DL,CO) geeft een indicatie van een mogelijke stoornis in de zuurstofopnamecapaciteit van de long. De voorspellende waarde hiervan voor het verloop van de arteriële zuurstofspanning tijdens fietsergometrie (zie § 23.5) is echter niet erg groot.

- De elastische eigenschappen van de long kunnen worden bepaald door de compliantie te meten. Dit onderzoek dient zeker plaats te vinden bij incompleet, begrepen dyspnoe, teneinde de aanwezigheid van emfyseem of het syndroom van de slappe long op te sporen.
- Meting van de mate van bronchiale hyperreactiviteit. Deze vindt plaats met een histamine- of methacholineprovocatietest, en dient uitgevoerd te worden als de (arbeids)anamnese daar aanleiding toe geeft. Daarbij moet rekening worden gehouden met tijdelijke verergering van de bronchiale hyperreactiviteit gedurende zes weken na het doormaken van een luchtweginfectie.
- Overig functieonderzoek. Metingen van de mate van ventilatie-perfusieongelijkmatigheid en tredmolenonderzoek zijn zelden geïndiceerd voor het vaststellen van de ernst van de stoornis.

23.5 BEPALING VAN DE ERNST VAN DE BEPERKING

Ergometrisch onderzoek in de vorm van een maximale inspanningstest geeft de meest complete informatie over de mate én de aard van de beperking. Het is van essentieel belang om een maximale test uit te voeren. Bij een submaximale test wordt de belasting geëxtrapoleerd naar de maximale cardiocirculatoire belastbaarheid (dan wel de maximale hartfrequentie). Patiënten met longaandoeningen halen dit niveau van inspanning vaak niet omdat ze voortijdig tegen een pulmonale beperking aanlopen.

Meestal wordt ergometrisch onderzoek verricht met een fietsergometer. Een dergelijke test dient circa tien minuten te duren; het lichaam heeft ongeveer zes minuten nodig om ingesteld te raken op inspanning, terwijl na vijftien minuten ongemakken op kunnen treden die niet samenhangen met het maximale prestatievermogen. Men dient zich in te spannen tegen een per tijdseenheid (bijvoorbeeld twee minuten) oplopende uitwendige belasting. Voor patiënten met een longaandoening wordt vaak de formule van Folgering gebruikt, waarbij het voorspelde maximale prestatievermogen (W_{max}) als volgt wordt berekend:

$$W_{max}\text{ (watt)} = (1{,}7 \times \text{gewicht (kg)}) + (40 \times FEV_1\text{ (l)}) - 25$$

Elke stap dient dan 10% te bedragen van deze voorspelde W_{max}, zodat na 10 minuten 100% van de voorspelde W_{max} bereikt wordt.

Tijdens deze test worden ook ventilatoire parameters gemeten, zoals het verloop van de minuutventilatie (VE) en van de zuurstofopname (VO_2, maximale zuurstofopname = VO_2,max). Dit onderzoek dient plaats te vinden onder controle van hartritme en perifere zuurstofsaturatie, en dient niet te worden verricht ten tijde van een exacerbatie of tijdens hartritmestoornissen of angineuze klachten.

Afhankelijk van de ernst van de obstructie en de mate van emfyseem kunnen verschillende vormen van inspanningsbeperking worden waargenomen:

- Een circulatoire beperking. Hierbij bereikt de patiënt de individueel voorspelde maximale hartfrequentie (220 – leeftijd [jaren]); ook heeft er in de perifere spieren een flinke belasting plaatsgevonden, hetgeen zich uit in een daling van de *base-excess* met meer dan 10 mmol/l ten opzichte van de uitgangswaarde. Dit is de 'gewone' conditionele beperking die ook bij gezonde personen optreedt, en die meestal gevonden wordt bij patiënten met een FEV_1 boven 60% van de voorspelde waarde.

- Een ventilatoire beperking. Hierbij treedt alveolaire hypoventilatie op tijdens inspanning, hetgeen zich uit in een stijging van de arteriële PCO_2; de minuutventilatie bij maximale inspanning is groter dan 80% van de voorspelde maximale waarde (37,5 maal de FEV_1 [l]). Deze ventilatoire beperking wordt veroorzaakt door de expiratoire luchtwegobstructie; de FEV_1 is meestal tussen 40 en 60% van de voorspelde waarde. Zwakte van de ademhalingsspieren kan bijdragen aan het ontstaan van deze ventilatoire beperking ('pompfalen').
- Een beperking in het zuurstoftransport (diffusie). Hierbij daalt de arteriële PO_2 tijdens inspanning en neemt de alveolo-arteriële zuurstofgradiënt $(A\text{-}a)DO_2$ toe met meer dan 2 kPa ten opzichte van de rustwaarde. Dit treedt vooral op bij patiënten met een ernstige luchtwegobstructie (< 40% van voorspelde waarde) en bij patiënten met emfyseem en een verlaagde diffusiecapaciteit (< 50% van voorspelde waarde).
- Een ademmechanische beperking. Er zijn patiënten die al in rust of snel vanaf het begin van het leveren van inspanning positieve uitademingsdrukken opbouwen. Deze drukken lopen verder op naarmate het inspanningsniveau toeneemt. Deze extra ademarbeid draagt bij aan de sensatie van dyspnoe tijdens inspanning. Dit fenomeen kan optreden bij patiënten met een ernstige luchtwegobstructie, met slappe longen of juist met stugge longen.
- Een beperking in de perifere spierfunctie. Deze treedt op bij patiënten met uitgesproken perifere spierzwakte.
- Een psychogene beperking. Er is geen (patho)fysiologische beperking van de inspanningstolerantie in de zin van een van bovengenoemde mechanismen, maar de patiënt stopt eerder met de inspanningstest, bijvoorbeeld door angst voor toegenomen dyspnoe.

Gevolgen voor de belastbaarheid

Bij een inschatting van de ernst van de beperking moet de balans in beeld worden gebracht tussen belasting en belastbaarheid. De belastbaarheid wordt, behoudens de overwegingen bij de mate van handicap, duidelijk met bovengenoemd onderzoek. De belastbaarheid van een persoon, gedurende een achturige werkdag, bedraagt 30% van de maximale zuurstofopname (VO_2,max) (in de USA wordt 40% van VO_2,max aangehouden). Kortdurende piekbelastingen van 15 tot 30 minuten met een VO_2 groter dan 50% van VO_2,max zijn toegestaan.
De zuurstofopname bij een bepaalde belasting is weergegeven in tabel 23-1. Deze getallen zijn samengesteld door de *American Heart Association*. Deze tabel kan als volgt worden gebruikt: een bepaalde arbeid die acht uur per dag volgehouden moet worden (*steady state*-belasting), gaat gepaard met een zuurstofopname van hooguit 30% van de gemeten VO_2,max bij de betrokken patiënt.

23.6 INSCHATTEN VAN DE HANDICAP

Bovenstaande tests geven de mate van stoornis en de mate (en aard) van de beperking aan op basis van zuurstofconsumptie en gastransportcapaciteit van de long.
Factoren zoals prikkelende stoffen en het effect hiervan op de bronchiale hyperreactiviteit worden echter niet 'zichtbaar' met dit onderzoek. Met andere woorden: een patiënt met ernstig astma en een allergie voor verschillende inhalatieallergenen, die

Tabel 23-1 Geschat zuurstof- en calorieverbruik bij fysieke inspanning bij een lichaamsgewicht van 70 kg

Ml/O_2/ min/kg	Kcal/ min	Beroepsmatig	Recreatief	Lopen km/uur	Fietsen km/uur
4-7	2-2,5	bureauwerk, typen op elektrische machine, autorijden	staan, vliegen, motorrijden, kaartspel, breien	1,6	
7-11	2,5-4	autoreparatie, reparatie radio, TV, portierswerk, typen op mechanische machine, barkeeping	biljarten, bowlen, paardrijden in stap, piano of ander muziekinstrument spelen	3-3,5	8
11-14	4-5	stucadoorswerk, kruien (45 kg), lopende-bandwerk, lassen, ruiten wassen	volleybal (geen wedstrijd), golf (golftaskar trekkend), zeilen (kleine boot), paardrijden in draf, badminton (geen wedstrijd), grasmaaien (met motor)	5	10
14-18	5-6	schilderen, metselen, behangen, licht timmerwerk	tafeltennis, golf (zelf tas dragend), foxtrot dansen, badminton (enkel spel), tennis (dubbel), bladeren harken, veel soorten gymnastiek	5-6	13
18-21	6-7	tuinieren, scheppen van losse aarde	kanovaren (6,5 km/uur), paardrijden in rustige galop, schaatsen op rolschaatsen (15 km/uur)	6-7	16
21-25	7-8	schepwerk, 10/min van 4,5 kg	badminton (wedstrijd), houthakken, sneeuwruimen, grasmaaien (zonder motor), skiën (lichte afdaling), waterskiën	8	17,5
25-28	8-10	grond- en spitwerk, dragen van 35 kg	paardrijden in galop, basketbal, bergbeklimmen, ijshockey, kanovaren (8 km/uur)	8 (in draf)	19
28-32	10-11	schepwerk, 10/min van 5,5 kg	skiën als tour (6,5 km/uur), squash (geen wedstrijd), zaalhandbal (geen wedstrijd), schermen, basketbal (flink)	9	21
32 en meer	11 en meer	schepwerk, 10/min van 7,5 kg	zaalhandbal (wedstrijd), squash (wedstrijd)	10-16	

op de werkplek aan deze of andere prikkels wordt blootgesteld, kan wellicht in het longfunctielaboratorium tijdens fietsergometrisch onderzoek een hoge belastbaarheid halen, maar is ongeschikt om het werk op de bovenbeschreven werkplek uit te voeren. Inschatting van de mate van luchtwegobstructie op de werkplek kan worden verricht met behulp van het bijhouden van het verloop van de expiratoire piekstroom (als maat van de doorgankelijkheid van de grotere luchtwegen), zowel op de werkplek als in het weekend als op vakantie. Ook blootstelling aan agentia die een allergische alveolitis kunnen veroorzaken, kan leiden tot arbeidsongeschiktheid voor dat betreffende werk.

Andere factoren die speciale aandacht behoeven tijdens de evaluatie van de mate van (in)validiteit zijn: beperkingen veroorzaakt door psychogene ademhalingsstoornissen (zoals hyperventilatie) of door nachtelijke ademhalingsstoornissen (bijvoorbeeld slaapapnoesyndroom), of stoornissen en beperkingen vanuit andere orgaansystemen.

23.7 BESLISSTRATEGIEËN

Referentiewaarden

De uitkomsten van longfunctieonderzoek worden altijd vergeleken met referentiewaarden ('normale waarden'), verkregen in een gezonde populatie. De referentiewaarde voor een individu kan uit formules worden herleid op basis van lengte, leeftijd en geslacht. Daarnaast speelt het ras een rol; het negroïde ras heeft 13-15% lagere statische volumes dan het Kaukasische ras. De dynamische volumes (bijvoorbeeld de Tiffeneau-index) is onafhankelijk van het ras.
De referentiewaarden worden meestal uitgedrukt als gemiddelden en standaarddeviaties. Bij 33% van de gezonde bevolking wijkt de (normale) waarde af van het groepsgemiddelde met meer dan 1 standaarddeviatie. Een afwijking van 1,64 of 2 standdaarddeviaties (naar boven of naar beneden) komt voor bij 10% respectievelijk 5% van de gezonde populatie.
Naast deze spreiding van normale waarden is het ook van belang om (indien mogelijk) de data te vergelijken met vroegere data van de betrokken patiënt. Iemand kan een FEV_1-waarde hebben die 2 standaarddeviaties onder het groepsgemiddelde ligt, en kan dan toch behoren bij de 2,5% van deze bevolking waarbij dit normaal is. Als echter enkele jaren daarvoor een duidelijk hogere waarde werd vastgesteld (zodat de normale achteruitgang van de FEV_1 met circa 30 ml per jaar is overschreden), dan pleit dat bij deze individuele patiënt voor een te lage waarde.

Wanneer moet welk onderzoek verricht worden?

Bij de beoordeling van de (in)validiteit van een patiënt met een longaandoening is meting van de statische en dynamische longvolumes altijd noodzakelijk, gecombineerd met een flow-volumecurve. Bij patiënten met astma of COPD zijn praktisch altijd ook een reversibiliteitstest en meting van de bronchiale hyperreactiviteit noodzakelijk.
Globaal kan worden gesteld dat wanneer de FEV_1, de FVC (geforceerde vitale capaciteit) of de FEV_1/IVC (inspiratoire vitale capaciteit) groter is dan de referentiewaarde minus 1,64 maal de standaarddeviatie, de (longfunctie)stoornis zo gering is dat de betrokkene kan worden goedgekeurd voor alle werkzaamheden. Uitzonderingen zijn echter patiënten met duidelijke hyperreactiviteit (waarbij de longfunctie normaal kan zijn) en patiënten met slappe longen maar met een normale longfunctie.
In geval van emfyseem of bij interstitiële longaandoeningen kan een beperking in het zuurstoftransport (diffusie) optreden. Wanneer de KCO in rust minder dan 50% van de voorspelde waarde bedraagt, is de kans op hypoxemie tijdens inspanning bijna 100%. Dat betekent dat verder onderzoek niet noodzakelijk is, en dat de betrokkene afgekeurd kan worden voor bijna alle werkzaamheden. Dit is ook het geval wanneer in rust al hypoxemie en/of hypercapnie wordt vastgesteld. Ook dan is aanvullend onderzoek in het kader van schatting van de mate van (in)validiteit niet meer nodig.

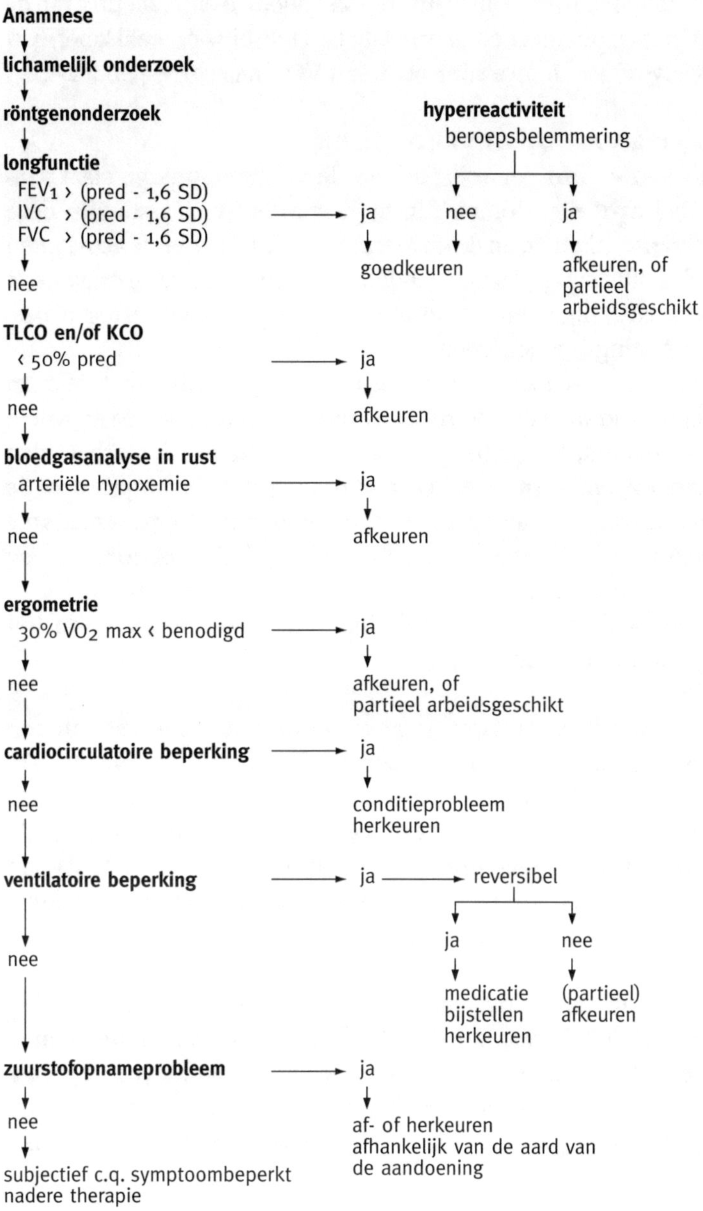

Figuur 23-1 Beslisboom bij de inschatting van de mate van (in)validiteit.
FEV_1 = één-secondewaarde
IVC = inspiratoire vitale capaciteit
FVC = geforceerde vitale capaciteit
TLCO = transferfactor voor koolmonoxide (ook wel DL,CO genoemd)
KCO = diffusiecapaciteit voor koolmonoxide per eenheid alveolair oppervlak
De KCO wordt ook wel krogh-factor genoemd (diffusiecoëfficiënt). De KCO is dus de DL,CO/VA, de diffusiecapaciteit voor CO (DL,CO) per eenheid alveolair volume (VA).

Bron: Folgering HTM, Knapen A van, Maesen F (Commissie Inschaling (In)validiteit NVALT). Keuringen door de longarts. Pulmoscript 1992;3:34-47.

In de overige situaties is een maximale inspanningstest noodzakelijk. Meting van de VO_2,max stelt de arts in staat om met behulp van tabellen (zie bijvoorbeeld tabel 23-1) na te gaan met welk niveau van inspanning 30% van VO_2,max correspondeert.

23.8 INTERPRETATIE VAN DE BEVINDINGEN

Het gebruik van tabellen waarin per soort arbeid de zuurstofopname staat aangegeven (zoals in tabel 23-1) dient omzichtig te gebeuren. Ten eerste zijn deze gegevens van Amerikaanse afkomst, en de uitvoering van de betreffende activiteiten aldaar hoeft niet op dezelfde wijze plaats te vinden als in ons land. Daarnaast heeft bij een aantal beroepsactiviteiten een sterke mechanisatie/automatisering plaatsgevonden, zodat de belasting is afgenomen.
Ook is het van belang dat dergelijke tabellen geen rekening houden met de extra toename van de ademarbeid die verricht moet worden bij een bepaalde activiteit. Patiënten met longaandoeningen hebben in rust al een hogere ademarbeid dan personen met normale longen. Normaliter bedraagt de zuurstofconsumptie door de ademhalingsspieren ongeveer 5% van de totale zuurstofopname. Bij patiënten met ernstige longaandoeningen kan deze consumptie verhoogd zijn tot 30% en nog verder oplopen tijdens inspanning.
Een beslisboom die gevolgd kan worden bij de inschatting van de mate van (in)validiteit is weergegeven in figuur 23-1.

In de meeste gevallen wordt een uitspraak gevraagd over de validiteit van een individu in de zin van geschiktheid om een bepaald beroep uit te oefenen. Dit antwoord kan een simpel 'ja' of 'nee' zijn. Vaak echter wordt gevraagd om de mate van partiële invaliditeit weer te geven. In het verleden is hiervoor vaak gebruikgemaakt van de criteria van de *American Medical Association,* die op basis van longfunctiegegevens vier klassen van *respiratory impairment* definiëren. Deze longfunctiegegevens hebben echter een lage voorspellende waarde voor de mate van beperking zoals vastgesteld met ergometrisch onderzoek.
De Europese vereniging van longfysiologen (zie Cotes 1990) heeft een aanbeveling geformuleerd die wel met de VO_2,max van de betreffende persoon rekening houdt. De VO_2,max van de betreffende persoon wordt hierbij vergeleken met de benedengrens (gemiddelde – 1,64 maal de standaarddeviatie [SD] van een vergelijkbare groep gezonde personen [VO_2,max referentiewaarde]). Deze formule over het beperkingspercentage is als volgt:

$$\frac{(VO_2\text{,max referentiewaarde} - 1{,}64\ SD) - (VO_2\text{,max behaald})}{(VO_2\text{,max referentiewaarde} - 1{,}64\ SD - 0{,}5) \times 0{,}01}$$

waarbij VO_2,max in l/min. De constante term is gebaseerd op tweemaal een rustmetabolisme (VO_2) van 0,25 l/min.

De referentiewaarde voor VO_2,max kan ontleend worden aan Jones (1985):

$$VO_2\text{,max referentiewaarde} = 0{,}046H - 0{,}021A - 0{,}62S - 4{,}31\ (SD = 0{,}458)$$

waarbij geldt: VO_2 in l/min, H = lengte (cm), A = leeftijd, S = sekse: man = 0, vrouw = 1.

Als de betrokken persoon het rustmetabolisme niet kan verhogen tot 0,5 l/min, is er sprake van 100% invaliditeit. De bovengrens van 0% invaliditeit wordt gesteld op de gemiddelde VO_2,max van vergelijkbare gezonde personen minus 1,64 maal de standaarddeviatie in de gezonde populatie. Opgemerkt moet worden dat deze formule een negatieve waarde kan geven voor het beperkingspercentage. In dat geval moet de beperking op 0% worden gesteld.
Een ander probleem bij de uitvoering van de beslisboom in figuur 23-1 is de invloed van de bronchiale hyperreactiviteit op de mate van arbeids(on)geschiktheid. Het vermijden van specifieke en aspecifieke prikkels die de hyperreactiviteit doen toenemen is een essentieel onderdeel van de behandeling van dergelijke patiënten. Dit probleem kan zich manifesteren in een grote variatie. Patiënten met lichte hyperreactiviteit die goed te behandelen zijn met medicatie en die de betreffende prikkels uit de weg kunnen blijven (bijvoorbeeld door sanering of door verandering van werkomgeving), kunnen eigenlijk altijd voor 100% worden goedgekeurd. Heel anders ligt dit bij patiënten met ernstige hyperreactiviteit en grote wisselingen in longfunctie (en soms permanente luchtwegobstructie), die op de geringste prikkels al reageren, en dit ondanks medicatie. In dit geval zijn slechts werkzaamheden in beperkte mate mogelijk, en wel onder zeer strikt geformuleerde omstandigheden (rook- en allergeenvrij, geen temperatuurswisselingen etc.).
De mate waarin patiënten met hyperreactiviteit dus beschouwd kunnen worden als (partieel) arbeids(on)geschikt, vergt dus een individuele en gedetailleerde analyse, waarbij men als beoordelaar niet kan terugvallen op eerdergenoemde tabellen.

23.9 CONCLUSIE

Inschatting van de mate van (in)validiteit vergt een grondig onderzoek waarbij een aantal fysiologische parameters gemeten dient te worden. Op grond van deze gegevens kan een onderbouwde uitspraak worden gedaan over de huidige belastbaarheid van een persoon in relatie tot de belasting in een specifieke (werk)situatie.

Literatuur

American Thoracic Society. Evaluation of impairment/disability secondary to respiratory disorders. Am Rev Respir Dis 1986;133:1205-1209.

American Thoracic Society. Guidelines for the evaluation of impairment/disability in patients with asthma. Am Rev Respir Dis 1993;147:1056-1061.

Cotes JE. Rating respiratory disability: a report on behalf of a working group of the European Society for Clinical Respiratory Physiology. Eur Respir J 1990;3:1074-1077.

Folgering HTM, Knapen A van, Maesen F (Commissie Inschaling (In)validiteit NVALT). Keuringen door de longarts. Pulmoscript 1992;3:34-47.

Folgering HTM, Cox A, Herwaarden CLA van. Pulmonale aandoeningen. In: Handboek Arbeid en Belastbaarheid. Houten: Bohn Stafleu Van Loghum, 1996.

Jones NL, Makrides L, Hitchcock C, et al. Normal standards for an incremental progressive cycle ergometer test. Am Rev Respir Dis 1985;131:700-08.

Lankhorst GJ, Halbertsma J, Klein-Vrankrijker MW de. De internationale klassificatie van stoornissen, beperkingen en handicaps van de wereldgezondheidsorganisatie. Ned Tijdschr Geneesk 1990;134:212-13.

Nemery B, Folgering HTM, Vermeire P. Evaluatie van schade, invaliditeit en werkbekwaamheid. In: Demedts M en Decramer M (red.). Longfunctieonderzoek. Leuven/Apeldoorn: Garant, 1998:490-503.

Bijlage differentiële diagnostiek

De patiënt zal doorgaans om hulp vragen wanneer er zich bepaalde symptomen voordoen. Om een bepaalde patiënt te kunnen behandelen, dienen we allereerst een goede anamnese af te nemen om duidelijkheid te krijgen over welke symptomen aanwezig zijn. Daarna volgt het lichamelijk onderzoek. De combinatie van specifieke symptomen en afwijkingen bij het lichamelijk onderzoek leidt doorgaans tot een differentiële diagnose. Na het stellen van de diagnose kan behandeling volgen.

De opbouw van de in deze bijlage genoemde hoofdstukken is zodanig dat de symptomen eerst worden gedefinieerd, vervolgens wordt het onderliggende mechanisme besproken en ten slotte de differentiële diagnostiek.

Haemoptoe

DEFINITIE

Het ophoesten van bloed afkomstig uit de tractus respiratorius.

MECHANISME

Een bloeding in de tractus respiratorius kan door velerlei oorzaken en op vele plaatsen ontstaan. Allereerst moet zo zeker mogelijk worden gemaakt of het bloed afkomstig is uit de lagere luchtwegen of de longen. Het onderscheiden van haematemesis is doorgaans niet moeilijk; zowel anamnese als het aspect zijn daarbij van belang. Bloed uit de luchtwegen is doorgaans helderrood, gemengd met sputum, heeft een alkalische pH en bevat alveolaire macrofagen geladen met hemosiderine.

DIFFERENTIËLE DIAGNOSTIEK

1 Infectieus
  * bronchitis
  * pneumonie
  * tuberculose
  * longabces
2 Bronchiëctasieën
  * schimmelinfectie
3 Nieuwvorming
  * maligniteit
  * benigne tumor
4 Cardiovasculair
  * longembolie/longinfarct
  * mitraalstenose
5 Trauma
6 Restgroep
  * corpus alienum
  * stollingsstoornis
  * Goodpasture-syndroom

Op grond van de leeftijd is een onderscheid te maken met betrekking tot de waarschijnlijkheid van oorzaken:

- Jonger dan 40 jaar:
  * infectie: pneumonie, bronchitis, bronchiëctasie, tuberculose
  * vasculair: mitraalstenose
- Ouder dan 40 jaar:
  * maligniteit
  * tuberculose

Heesheid

DEFINITIE

Heesheid of dysfonie is een schorre verandering van het normale stemgeluid. Het betekent doorgaans dat er een verandering is van de stembanden zelf of van de innervatie.

MECHANISME

Heesheid wordt veroorzaakt door ziekteprocessen van de larynx. De larynx is opgebouwd uit spieren en kraakbeen, waarbij de spieren het stemgeluid beïnvloeden door tijdens de uitademing de diameter van de stemspleet te beïnvloeden. De musculi crico-arytenoidei laterales, vocales, thyro-arythenoidei externi en de interarythenoidei zorgen ervoor dat de stemspleet nauwer wordt, terwijl het tegenovergestelde wordt bereikt door aanspanning van de musculi crico-arythenoidei posterior. De spiertjes van de larynx worden geïnnerveerd door de nervus laryngeus recurrens. De linker en de rechter nervus laryngeus recurrens volgen na afsplitsing van de nervus vagus een verschillende route. De rechter nervus laryngeus recurrens gaat onder de rechter arteria subclavia door en loopt dan naar craniaal naar de larynx. De linker nervus laryngeus recurrens loopt onder de aortaboog voordat hij omhoogloopt naar de laterale wand van de larynx en trachea.
Door het verloop van de linker nervus laryngeus recurrens kunnen processen in het aorta-pulmonale venster de zenuw aantasten. Voorbeelden hiervan zijn mediastinale tumoren of mediastinale lymfadenopathie, een aneurysma van de aorta of een vergroot linker atrium. Doordat in dat geval de stemspleet niet goed sluit, kan een zogenoemde lekkende hoest ontstaan. Een bilaterale paralyse van de stembanden resulteert in een mediane stand van beide stembanden. Dit gaat gepaard met een ernstige luchtwegobstructie en vaak ook dyspnoe.

DIFFERENTIËLE DIAGNOSTIEK

- Frequente oorzaken
  - overmatig stemgebruik (zangknobbeltjes, contactulcera)
  - infectie van de bovenste luchtwegen (acute virale laryngitis)
  - roken
  - inhalatie van toxische irritantia
  - goedaardige hypertrofie (poliep)
- Minder frequente oorzaken
  - maligniteiten
    - tumor van de larynx
    - longtumor (meestal unilaterale paralyse van de linker stemband)
    - metastasen van tumoren naar de mediastinale lymfeklieren (met name prostaat en tractus gastro-intestinalis)
  - infecties
    - bacterieel (vaak indirect door het hoesten: vrijwel nooit door de bacterie zelf)
    - tuberculose (zeldzaam: laryngitis tuberculosa; dit is de meest infectieuze vorm van tuberculose)

- Menggroep
  * sarcoïdose: dit kan niet-verkazende granulomen op de stembanden veroorzaken
  * morbus Wegener: dit is een vasculitis die behalve nier- en longafwijkingen ook granulomen kan geven in de bovenste luchtwegen (larynx)
  * chronische aspiratie, waarbij maagzuur een chronische irritatie van de larynx veroorzaakt.

NB: Heesheid waarvoor geen duidelijke verklaring bestaat en die langer dan twee à drie weken duurt, vereist nadere diagnostiek.

Snurken en somnolentie

DEFINITIE

Snurken is het geluid dat geproduceerd wordt als lucht door de mond wordt ingeademd door een (in enige mate) vernauwde bovenste luchtweg.
Somnolentie is overmatige slaperigheid overdag.

MECHANISME

Het typische geluid van het snurken ontstaat door vibratie (circa 40-60 maal per seconde) van het zachte gehemelte en de pharynxbogen. Bij een gezonde persoon die licht snurkt, heeft het snurken een zachte en harmonische klank. Bij het obstructief slaapapnoesyndroom echter, is het geluid hard en meer intermitterend in plaats van continu. Er treedt dan een collaps en occlusie op van de bovenste luchtwegopening, doordat de negatieve druk in de pharynx onvoldoende gecompenseerd wordt door de contractie van de spieren van de bovenste luchtwegen. Indien er ook obstructie in de neus is (zoals een scheef septum, allergische rhinitis, vergroot adenoïd), wordt de negatieve druk in de pharynx nog groter. Door *arousals* worden de bovenste luchtwegspieren weer geactiveerd, zodat lucht naar binnen kan stromen. Bij een matig tot ernstig obstructief slaapapnoesyndroom treden deze perioden van totale afsluiting periodiek op, en worden afgewisseld met enkele normale ademteugen.
Somnolentie komt voor bij een aantal aandoeningen die deels pulmonaal, maar vooral extrapulmonaal gelegen zijn. Een veelvoorkomende oorzaak is het obstructieve slaapapnoesyndroom (zie boven) in een ernstige vorm.

DIFFERENTIËLE DIAGNOSTIEK: SNURKEN

- Obstructief slaapapnoesyndroom
  - * afwijkende configuratie van de bovenste luchtwegen
    - obesitas (ook Pickwick-syndroom)
    - macroglossie (hypothyreoïdie, acromegalie)
    - hypertrofie van de adenotonsillen
  - * veranderingen in de neurale controle van de ademhalingsspieren
    - fysiologische inhibitie van pharynxmusculatuur tijdens NREM- en REM-slaap
  - * afwijkingen in de hormonale status
    - hypothyreoïdie

DIFFERENTIËLE DIAGNOSTIEK: SOMNOLENTIE

1. Slaapapnoe
   - * obstructief slaapapnoesyndroom
   - * centraal slaapapnoesyndroom
2. Narcolepsie
3. Idiopathische hypersomnolentie
4. Periodic limb movements (waaronder restless legs syndrome)
5. Medicamenten (sedativa, hypnotica)
6. Alcohol
7. Affectieve stoornissen (bipolaire depressie)

Kortademigheid

DEFINITIE

Kortademigheid oftewel dyspnoe is de onaangename gewaarwording van de ademhaling.

MECHANISME

De oorzaken van kortademigheid zijn zeer divers. Longaandoeningen zelf leiden vaak tot het ontstaan van kortademigheid. De oorzaak kan ook gelegen zijn in disfunctie van de ademhalingsspieren. Daarnaast kunnen veranderingen in de pompfunctie van het hart, veranderingen in de centrale aansturing van de ademhaling en metabole afwijkingen een rol spelen bij het ontstaan van kortademigheid. Deze oorzaken komen soms geïsoleerd, maar veel vaker in combinaties voor bij een patiënt.

DIFFERENTIËLE DIAGNOSTIEK

1 Mechanische belemmering
  * luchtwegobstructie
    - astma, COPD
    - endobronchiale tumor
    - stenose in trachea of larynx
  * stugge longen
    - longfibrose
    - stuwing (linker decompensatio cordis)
    - lymphangitis
  * stugge thoraxwand
    - pleurale verdikkingen
    - kyfoscoliose
    - adipositas
    - abdominale massa
2 Zwakte van de ademhalingsspieren
  * absoluut
    - polio (in de voorgeschiedenis)
    - neuromusculaire aandoeningen (bijv. Guillain-Barré, spierdystrofie, hyperthyreoïdie, SLE)
    - ondervoeding
    - elektrolytstoornissen (↓ kalium, calcium, fosfaat, magnesium)
    - hypoxie en/of hypercapnie
    - langdurige behandeling met orale corticosteroïden
    - inactiviteit
  * relatief
    - hyperinflatie (bijv. astma-aanval, emfyseem)
    - pleuravocht
    - pneumothorax

3 Toegenomen centrale respiratoire aansturing
 * hypoxemie
 * metabole acidose
  – nierinsufficiëntie
  – afwijkingen in hemoglobinegehalte en/of -functie (anemie, hemoglobinopathie)
  – afname in hartminuutvolume
 * stimulatie van intrapulmonale receptoren
 * longinfiltraat, pulmonale hypertensie, longoedeem
4 Dode-ruimteventilatie
 * capillaire destructie
  – emfyseem
  – interstitiële longaandoeningen
 * obstructie in grote pulmonale vaten
  – longembolieën
  – pulmonale vasculitis
5 Psychologische disfunctie
 * somatisatie, angst, depressie

Hoest

DEFINITIE

Hoest is een complexe fysiologische manoeuvre die de longen beschermt tegen het inademen van schadelijke gassen en partikels en tegen het aspireren van vreemde voorwerpen. Hoest zorgt voor de verwijdering van overtollige bronchiale secreties. Het is dus een normale reflex, maar kan ook een belangrijk ziektesymptoom zijn.

MECHANISME

Hoest is het gevolg van een complexe reflexboog die begint met de prikkeling van hoestreceptoren. De hoestreceptoren bevinden zich voornamelijk ter hoogte van de larynx, de trachea en de grote bronchi, maar komen ook in andere organen voor, waaronder de uitwendige gehoorgang, de neus en paranasale sinussen, het pericard, het diafragma, de pleura en de pharynx. Na stimulatie van een hoestreceptor wordt de informatie via afferente zenuwen naar een medullair hoestcentrum gebracht, van waaruit via efferente zenuwen impulsen gestuurd worden naar de hoesteffectoren, zoals het diafragma, de intercostale en andere spieren.

DIFFERENTIËLE DIAGNOSTIEK

- Acute hoest:
  - infectie (bovenste, onderste luchtweg)
  - inhalatie van prikkelende dampen
  - vreemd voorwerp
- Chronische hoest (≥ drie weken):
  - roken (ook passief!)
  - astma en chronisch obstructief longlijden (COPD)
  - postnasale drip
- Andere oorzaken van chronische hoest:
  - bronchiale hyperreactiviteit na een virale respiratoire infectie
  - inname van *angiotensine converting enzyme*(ACE)-inhibitoren
  - bronchiëctasieën
  - infecties (tuberculose, longabces)
  - tumoren (longtumoren, mediastinale tumoren, longmetastasen)
  - vreemd lichaam (ook endobronchiale sutuur na longresectie)
  - interstitieel longlijden
  - linker decompensatio cordis
  - gastro-oesofageale reflux
  - pleura-, diafragma-, pericardpathologie
  - pathologie uitwendige gehoorgang (cerumen, haartje dat trommelvlies prikkelt)
  - directe prikkeling van vagale efferente zenuw door cyste, aneurysma, osteofyt, tumor nervus vagus, pacemakerdraad, et cetera
  - stimulatie nervus laryngeus door thyroïdmassa, traumatisch neuroom, et cetera
  - psychogeen

Slijm opgeven

DEFINITIE

In de normale diepere luchtwegen wordt per 24 uur ongeveer 100 ml aan secreties geproduceerd. Bij overmatige productie van luchtwegsecreties kunnen de normale klaringsmechanismen de hoeveelheid secreties niet meer verwerken en ontstaat er een hoestreflex met opgeven van sputum. Mucoïd sputum is kleurloos tot grijs. Purulent sputum is geelgroen etterig. Wanneer het sputum overwegend helder is, met enkele gekleurde vlokjes, spreekt men van mucopurulent sputum.

MECHANISME

De secreties ontstaan door transsudatie van vocht en eiwitten vanuit het serum en door afscheiding uit slijmbekercellen en submukeuse slijmklieren. Deze secreties zijn een onderdeel van de normale bescherming van de luchtwegen tegen de inhalatie van vreemde partikels, schadelijke gassen en dampen. Ze spelen ook een rol in de bevochtiging van de ingeademde lucht, zodat de ingeademde lucht volledig met waterdamp is verzadigd wanneer hij in de alveolen terechtkomt. De normale luchtwegsecreties worden door beweging van de trilharen van het luchtwegepitheel getransporteerd naar de pharynx waar ze doorgeslikt worden. Bij overmatige productie van luchtwegsecreties kunnen de normale klaringsmechanismen de hoeveelheid secreties niet meer verwerken en ontstaat er een hoestreflex met expectoreren van sputum. Een dergelijke overmatige productie is dan ook het gevolg van een acute of chronische ontsteking van de luchtwegenmucosa, of kan afkomstig zijn van een afwijking ter hoogte van de bovenste luchtwegen of het longparenchym.

DIFFERENTIËLE DIAGNOSTIEK

Pathologie van de luchtwegen en het longparenchym kan aanleiding geven tot het expectoreren van sputum (zie differentiële diagnostiek van hoest). De meest frequente oorzaak is het roken van sigaretten en het daardoor ontstane chronisch longlijden. Ook pathologie van de bovenste luchtwegen met postnasale drip kan aanleiding geven tot het chronisch expectoreren van sputum. Het ophoesten van grote hoeveelheden sputum komt voornamelijk voor bij patiënten met bronchusdeformaties. Bronchiëctasieën komen meestal in de basale gebieden van de long voor, waarbij deze patiënten dan 's morgens of bij het vooroverbuigen grote hoeveelheden, vaak purulent sputum ophoesten. Bij het doorbreken van een longabces naar de luchtwegen kunnen grote hoeveelheden etterig sputum opgehoest worden. Patiënten met een longtumor van het zeldzame broncho-alveolaire celtype hoesten soms grote hoeveelheden, meestal dun kleurloos sputum op. De hoeveelheid kan dan meer dan een liter per dag bedragen.

Pijn op de thorax

DEFINITIE

Pijn in het gebied van de thorax

MECHANISME

Een eenduidig mechanisme voor thoracale pijn is moeilijk te geven. De veelheid aan verschillende structuren zorgt ervoor dat zeer verschillende pijnbeelden kunnen ontstaan. Bovendien is het mogelijk dat pijn ontstaan in organen in het abdomen geprojecteerd wordt als pijn op de thorax.

DIFFERENTIËLE DIAGNOSTIEK

(van perifeer naar centraal)

- Huid
  - postherpetische pijn in een dermatoom
- Spieren
  - spierverrekkingen
  - ziekte van Bornholm
- Benige skelet (ribben, wervels)
  - kneuzingen of fracturen
  - beschadiging door trauma, osteoporose
- Pleurale pijn
  - pleuritis
- Pericard
  - pericarditis
- Cor
  - angina pectoris
- Aorta
  - (beginnende) dissectie
- Grote luchtwegen
  - ontsteking van trachea en hoofdbronchi
- Oesophagus
  - spasme
  - ontsteking
- Intra-abdominale organen
  - galblaas, pancreas, maag

Gedempte percussie

DEFINITIE

Een percussietoon kan normaal (sonoor), mat (gedempt) of hypersonoor (tympanisch) zijn.

MECHANISME

Een gedempte percussie wordt gehoord boven een orgaan dat geen lucht bevat. Bij percussie van de thorax wordt een gedempte toon gehoord ter hoogte van de overgang van longen naar lever of over het hart. Een matte toon elders op de thorax wijst op een afwijking en betekent dat de long minder lucht bevat (bijvoorbeeld pneumonie, atelectase) of dat de long door vast weefsel van de binnenzijde van de thorax verwijderd wordt (bijvoorbeeld pleuravocht, pleuraverdikking). De penetratie in de thorax bij percussie is 5-7 cm. Dieper gelegen letsels kunnen niet gedetecteerd worden. Omdat pleuravocht gewoonlijk naar het laagste deel van de pleuraholte zakt (posterieur bij de liggende patiënt), zal gewoonlijk enkel een zeer grote pleuravochtuitstorting ventraal gedetecteerd kunnen worden.

DIFFERENTIËLE DIAGNOSTIEK

1 De long bevat minder lucht
  * Lobaire pneumonie. Hierbij worden de alveolen gevuld met vloeistof, rode en witte bloedcellen (proces van consolidatie)
  * Atelectase. Dit treedt op wanneer een plug (mucus, vreemd lichaam) de luchtweg verstopt, waarna zuurstof uit de kwab geabsorbeerd wordt en het aangetaste longweefsel collabeert.

2 De long wordt door vast weefsel van de binnenzijde van de thorax verwijderd
  * pleuravochtuitstorting, haematothorax
  * verdikking van de pleura door fibreus of vast weefsel (o.a. tumoren)

3 Diafragmaparalyse. Hierbij stijgt het diafragma bij diepe inademing in plaats van te dalen.

Opgeheven ademgeruis

DEFINITIE

Het normale ademgeruis wordt bij gezonde mensen over alle longvelden gehoord. Het wordt gekenmerkt door een zacht geruis tijdens inademing, en nog zachter tijdens uitademing. De verhouding hoorbare inademing/uitademing is 3:1.

MECHANISME

Het ademgeruis kan verzwakt of afwezig zijn door een verminderde ventilatie van de onderliggende longgebieden.

DIFFERENTIËLE DIAGNOSTIEK

- Verminderde ademexcursie, bijvoorbeeld als gevolg van pijn.
- Verbreding van de laag tussen long en de stethoscoop waardoor geausculteerd moet worden, bijvoorbeeld lucht of vocht in de pleura, consolidatie van het longparenchym (pneumonie, atelectase).
- Verminderde elasticiteit van het longparenchym zoals bij emfyseem.

Cyanose

DEFINITIE

Cyanose is een blauwe verkleuring van de huid die veroorzaakt wordt door een verhoogd gehalte aan gereduceerd hemoglobine in de veneuze plexus.

MECHANISME

Cyanose treedt op wanneer de hoeveelheid gereduceerd hemoglobine groter is dan 5 gram per 100 ml. De verkleuring is het meest duidelijk waarneembaar aan de oorlel, de lippen en de nagelbedden. Hoe groter de hoeveelheid gereduceerd hemoglobine is, des te blauwer de kleur van de huid wordt. In het algemeen duidt cyanose op arteriële hypoxemie, waarbij de arteriële zuurstofsaturatie lager is dan 80%. Dit is echter niet het geval indien de bloedstroomsterkte door de huid is afgenomen, zoals bij hartfalen en bij lokale afwijkingen in de doorstroming. Bij ernstige anemie is de bovengenoemde hoeveelheid gereduceerd hemoglobine moeilijk te bereiken, zodat in die situatie cyanose niet voorkomt. Het omgekeerde is het geval bij polycytemie; de bovengenoemde hoeveelheid gereduceerd hemoglobine kan dan relatief gemakkelijk worden gevormd.

DIFFERENTIËLE DIAGNOSTIEK

1 Perifere cyanose
   * afgenomen hartminuutvolume met perifere vasoconstrictie
   * perifere vasoconstrictie op zich, zoals bij het Raynaud-fenomeen
2 Pulmonale afwijkingen
   * COPD met polycytemie
   * longfibrose
3 Veneuze bijmenging
   * intracardiale rechts-links-shunt
   * ernstige decompensatio cordis
4 Abnormale pigmenten: methemoglobulinemie
   * erfelijk: hemoglobine M, methemoglobinereductasedeficiëntie
   * verworven: nitraten, anilinekleurstoffen, fenacetine, nitroglycerine

Clubbing

DEFINITIE

Clubbing is een pijnloze uniforme vergroting van de terminale segmenten van vingers en tenen. Het is voor het eerst in de vijfde eeuw voor onze jaartelling beschreven door Hippocrates. Andere benamingen zijn: horlogeglasnagels, trommelstokvingers en dactylomegalie.

Criteria voor de aanwezigheid van clubbing zijn:

- een toename van de hoek tussen de nagel en het nagelbed;
- een toename van de curvatuur van de nagel;
- een sponsvormige verandering van het nagelbed;
- een toename in dikte en breedte van de distale falanx.

Trommelstokvingers kunnen gepaard gaan met gewrichtsklachten en verbreding van het bot door botafzetting door het periost (hypertrofische osteoartropathie). Clubbing dient te worden onderscheiden van normale varianten van sterke kromming en van cysteuze veranderingen door infectieuze processen van de nagel.

MECHANISME

De onderliggende oorzaak van clubbing is onduidelijk. Mogelijk spelen groeifactoren of circulerende mediatoren die bij bepaalde ziektebeelden voorkomen een rol. In dit verband worden *platelet derived growth factor* (PDGF), prostaglandinen en bradykinine genoemd, maar ook een chronisch verlaagde arteriële PO_2. Er is een toegenomen afzetting van losmazig bindweefsel en collageen. Verder is er een duidelijke toename in bloedstroom naar de vingers en tenen. Bovendien is er een toename van arterioveneuze anastomoses.

Veel patiënten met clubbing zijn zich niet bewust van de veranderingen in hun vingers en tenen maar merken soms op dat hun nagels sneller groeien. Soms kan paronychia optreden. Indien clubbing eenmaal is opgetreden, blijft die vaak bestaan ondanks adequate behandeling van de onderliggende oorzaak. Dit geldt niet voor clubbing ten gevolge van de aanwezigheid van een longtumor. Indien de tumor operatief wordt verwijderd, verdwijnt de clubbing meestal. Clubbing komt niet voor bij astma of COPD.

DIFFERENTIËLE DIAGNOSTIEK

- Longaandoeningen
  - * primair longcarcinoom (meest frequente oorzaak van clubbing)
  - * metastasen in de long (minder frequent dan bij het primaire longcarcinoom)
  - * maligne mesothelioom (zeldzaam)
  - * bronchiëctasieën, abcessen
  - * interstitiële longaandoeningen die gepaard gaan met een diffusiestoornis (bijvoorbeeld fibrotische longziekten zoals IPF en asbestose)

- Hartaandoeningen
  * congenitale cyanotische hartaandoeningen
  * subacute bacteriële endocarditis
  * chronische decompensatio cordis (mitraalstenose)
  * pulmonale arterioveneuze fistels
- Levercirrose
- Gastro-intestinale aandoeningen
  * ziekte van Crohn
  * colitis ulcerosa
  * colontumoren
- Hyperthyreoïdie
- Unilaterale clubbing is zeer zeldzaam, maar kan voorkomen bij lokale aneurysmata van de takken van de aortaboog en bij arterioveneuze malformaties van de bovenste extremiteiten

Verhoogde centraal-veneuze druk

DEFINITIE

Belemmering van de afvloed via de venae jugulares.

MECHANISME

Een bemoeilijkte afvloed van bloed via de venae jugulares kan door diverse oorzaken ontstaan. Normaal is er een open verbinding tussen de venae jugulares, vena cava superior en het rechter atrium. Het beeld van stuwing in de venae jugulares wordt nogal eens beschreven als een verhoogde centraal-veneuze druk, maar vaak zijn er andere oorzaken die geen verband houden met de druk in het rechter atrium.

DIFFERENTIËLE DIAGNOSTIEK

- Obstructie van de vena cava superior
  - druk door vergrote lymfeklieren in het middelste en bovenste mediastinum
  - maligne primaire tumoren
  - benigne massa (intrathoracaal struma, sarcoïdose)
- Verhoogde druk in het rechter atrium door verhoogde druk in de rechter ventrikel
  - rechter decompensatio cordis (cor pulmonale, pulmonale hypertensie)
  - dilatatie van de rechter ventrikel (tricuspidalisinsufficiëntie)
- Verminderde terugvloed naar het rechter atrium door afname van het volume van het rechter atrium
  - veel pericardvocht
  - pericarditis constrictiva
- Verkleinde rechter ventrikel
  - afwijking aan de tricuspidalisklep (morbus Epstein)

Hyperventilatie

DEFINITIE

Bij het observeren van het ademhalingspatroon moet men aandacht besteden aan de snelheid, de diepte en de regelmatigheid van de ademhalingsbewegingen. Hyperpnoe of hyperventilatie is een snelle diepe ademhaling.

MECHANISME

Een snelle diepe ademhaling kan het gevolg zijn van inspanning, angst en metabole acidose. Bij de comateuze patiënt kan hyperventilatie optreden door infarcering, hypoxemie of hypoglykemie met aantasting van de middenhersenen of de pons als gevolg.
Kussmaul-ademhaling is de diepe ademhaling geassocieerd met metabole acidose. De Kussmaul-ademhaling kan snel, normaal of traag zijn.

DIFFERENTIËLE DIAGNOSTIEK

- Psychogene hyperventilatie
- Somatische oorzaken van hyperventilatie
  - zwangerschap
  - pijn
  - hiatushernia
  - nierziekten
  - hyperthermie
  - decompensatio cordis
  - diabetes
  - hypoxie
  - zware inspanningen
  - hyperthyreoïdie
  - iatrogeen: acetylsalicylzuur, progesteron
  - koffiegebruik
  - hersenlaesies: tumor, bloeding
  - longaandoeningen: astma, pneumonie, fibrose, et cetera

Recidiverende pulmonale infecties

DEFINITIE

Een pneumonie is een ontsteking van de long veroorzaakt door bacteriën of virussen. Een pneumonie of longontsteking kan gedefinieerd worden met betrekking tot de uitgebreidheid (lobair, segmenteel of lobulair) of etiologisch, afhankelijk van de verwekker.

MECHANISME

Pneumonieën kunnen buiten of binnen het ziekenhuis ontstaan bij patiënten met normale longen, maar meestal zijn er voorbeschikkende factoren aanwezig.
De meeste pneumonieën ontstaan bij patiënten met afwijkingen in de longen, zoals een vernauwing van de bronchus, chronische bronchitis of bronchiëctasieën, een tumor of een corpus alienum (obstructiepneumonie). Pneumonieën kunnen gemakkelijk ontstaan door verslikking of bij patiënten met een gestoord bewustzijn. Ook kunnen pneumonieën ontstaan bij een verminderde weerstand tegen infecties zoals bij patiënten die behandeld worden met cytostatica of bij ziekten die op zich al een verminderde weerstand veroorzaken zoals infectie met het HIV-virus, ziekte van Kahler, leukemie en hypogammaglobulinemie.
Men dient zich daarom bij iedere pneumonie, en vooral bij een recidief, af te vragen of er een factor aanwezig is die bevorderend werkt.

1 *Typische pneumonieën.* Deze beginnen acuut met hoge koorts, koude rillingen en septische verschijnselen. Ze gaan vaak gepaard met het opgeven van purulent en/of bloederig sputum en pijn op de borst. Bij een onderkwabspneumonie kan ook buikpijn optreden, vooral bij kinderen. Het opgeven van bloederig sputum kan ook optreden bij aspiratie van een corpus alienum, obstructie door een tumor, tuberculose en bij bepaalde schimmelinfecties van de long.

Bij kleine kinderen kunnen pneumonieën met weinig specifieke symptomen verlopen. Soms zijn kinderen kortademig en is er neusvleugelen te zien. Ook bij bejaarden kan het klassieke klinische beeld van de bacteriële pneumonie aanzienlijk afwijken: het begin is vaak niet duidelijk aan te geven, de temperatuurstijging verloopt niet zo acuut als bij jongere patiënten, en meestal staat de mentale verwardheid op de voorgrond. Vaak is er bij ouderen ook een hoge ademfrequentie.

2 *Atypische pneumonieën.* Deze beginnen geleidelijker en gaan vaak gepaard met allerlei secundaire verschijnselen zoals hoofdpijn, spierpijn, keelpijn of maagdarmsymptomen in de vorm van buikpijn of diarree. Septische verschijnselen ontbreken in het begin vaak. Het ziektebeeld wordt pulmonaal gekenmerkt door een droge, niet-productieve hoest en dyspnoe.

DIFFERENTIËLE DIAGNOSTIEK

Bij lichamelijk onderzoek zijn er tekenen van een infiltraat; vaak is er sprake van sterk verzwakt of opgeheven ademgeruis, hetgeen overigens ook nog kan duiden op

de aanwezigheid van parapneumonisch pleuravocht. De röntgenfoto toont vaak een infiltraat in één of meer kwabben. Bij bacteriologisch onderzoek van het sputum moet een Gram-preparaat worden gemaakt en kweken worden ingezet. Bij ongeveer 40% van de patiënten met een thuis opgelopen pneumonie kan de verwekker niet worden aangetoond. Ook bij atypische pneumonieën is het dikwijls moeilijk om goede diagnostiek te verrichten.
Er kan een aantal complicaties optreden waarop men bedacht moet zijn, zoals abcedering die vooral bij een infectie met *Staphylococcus aureus* en aërobe Gram-negatieve bacteriën zoals *Klebsiella* of *Pseudomonas* kan optreden. Daarnaast kan empyeemvorming en pericarditis optreden. Bij een sepsis kan shock ontstaan met een diffuse intravasale stolling (DIC). Ook kan bij een ernstige bacteriële pneumonie een ARDS optreden. Indien bij sepsis via het bloed bacteriën naar elders in het lichaam worden versleept, kan een meningitis, een endocarditis of een artritis optreden.
Indien pneumonieën recidiverend op dezelfde plaats optreden moet men een zeer sterke verdenking hebben op lokale pathologie zoals een longtumor of een corpus alienum. Ook bronchiëctasieën en congenitale deformaties kunnen recidiverende pneumonieën op dezelfde plaats doen veroorzaken. Indien er wisselende locaties zijn, moet vooral worden gedacht aan COPD en immuunstoornissen. De behandeling bestaat uiteraard uit het geven van antimicrobiële middelen gericht op de verwekker. Bij een thuis opgelopen pneumonie met onbekende verwekker moet in eerste instantie gedacht worden aan pneumokokken en *Haemophilus influenzae*. In dat geval is de eerste keus amoxicilline, erytromycine of claritromycine. Het voordeel van de laatste twee middelen is dat ze ook werkzaam zijn tegen verwekkers van atypische pneumonieën zoals *Mycoplasma pneumoniae* en *Chlamydia psittaci*. Indien secundair aan influenza een pneumonie optreedt, moet het antibioticabeleid met name zijn gericht op een *Staphylococcus aureus*, bijvoorbeeld cefuroxim gecombineerd met een aminoglycoside. Indien er een primaire presentatie is van een atypische pneumonie dient te worden behandeld met erytromycine, claritromycine of doxycycline. Het verdere beloop hangt sterk af van de conditie en de leeftijd van de patiënt en de virulentie van het verwekkende micro-organisme. Vooral bij oudere patiënten (bejaarden) en bij patiënten met een verminderde weerstand is de mortaliteit erg hoog, met name als het een infectie betreft met Gram-negatieve staven.

OORZAKEN VAN RECIDIVERENDE INFECTIES

1 Afvloedbelemmering
   * tumor
   * corpus alienum
   * anatomische afwijkingen (bronchiëctasieën)
2 Verminderde lokale weerstand van de slijmvliezen
   * trilhaarafwijkingen
   * droogte
3 Immuundeficiënties
   * primair
     – IgA_1, IgG_1 of IgG_2
     – zeer zeldzaam: stoornissen in het complementsysteem of neutrofiele granulocyten

* secundair
  - ondervoeding
  - onderliggende ziekten
  - geneesmiddelen

LABORATORIUMONDERZOEK

- infectie bewijzen, dus bacteriën aantonen;
- eventuele immunologische stoornis aantonen;
- aantal granulocyten bepalen;
- totaal IgG, IgA, IgM en IgG-subklassen bepalen;
- complement CH50 of AP50 bepalen;
- uitsluiten van secundaire immuundeficiënties.

Interstitiële afwijkingen

DEFINITIE

Er bestaat een grote groep (meer dan 150) van ziektebeelden aangeduid als interstitiële longafwijkingen. Alhoewel het interstitium bij deze ziektebeelden betrokken is, zijn er doorgaans ook afwijkingen te vinden in de alveoli (alveolitis) en bronchioli (bronchiolitis), en in een aantal gevallen ook in de kleinere bronchi. De ziekten kunnen een acuut of een chronisch beloop hebben en in het merendeel ervan is de etiologie niet bekend. Het ontstekingsproces in de long kan onafhankelijk van de primaire afwijkingen als eindstadium fibrose doen ontstaan. Dikwijls zijn tegelijkertijd ontsteking en fibrose aanwezig.

MECHANISME

De ziekte wordt vaak geïnitieerd door inhalatie van bepaalde stoffen of verbindingen. In sommige gevallen wordt als oorzakelijk agens een lichaamseigen antigeen verondersteld. Voorbeelden van geïnhaleerde verbindingen zijn asbest, silica en organische verbindingen zoals stof van duivenveren. Voorbeelden van ziektebeelden waarvan de oorzaak onduidelijk is, zijn: idiopathische pulmonale fibrose en sarcoïdose. In ieder geval treedt een beschadiging op van het longparenchym, de alveoli en in sommige gevallen ook van de capillairen. Dit gaat gepaard met een ontsteking waarbij velerlei celtypen zijn betrokken. De verdeling van betrokken celtypen kan per ziektebeeld sterk verschillen en dit kan bijdragen aan de diagnostiek (lymfocytaire versus granulocytaire alveolitis). De verschillende pro-inflammatoire cellen produceren mediatoren en cytokinen die enerzijds de ontsteking bevorderen en anderzijds fibroblasten aantrekken, die vervolgens collageen afzetten waardoor fibrose ontstaat. De klinische verschijnselen bij patiënten met interstitiële longziekten zijn kortademigheid bij inspanning en later tevens in rust. Vaak is er een niet-productieve hoest. Bij onderzoek zijn er vaak crepitaties te horen, dikwijls het meest uitgesproken aan de longbasis, maar later over de gehele long. Bij een aantal ziektebeelden treedt clubbing op met name bij IPF en asbestose. Indien zich door de chronische hypoxie een cor pulmonale ontwikkelt, wordt ook vaak enkeloedeem gezien.

PATHOLOGISCHE VERANDERINGEN

1 *Afname in longvolumes (restrictie)*. De totale longcapaciteit, vitale capaciteit, functionele residuale capaciteit en in mindere mate het residuaal volume zijn afgenomen. Dit wordt veroorzaakt door toename van collageen in het longparenchym waardoor er een verhoogd effect van de elastische *recoil* (retractiekracht) van de long naar binnen gericht is.

2 *Ventilatie-perfusiestoornissen*. Deze stoornissen leiden tot hypoxemie (daling van de pO_2). Doorgaans is er geen hypercapnie (stijging van de pCO_2). De hypercapnie treedt pas in een heel laat stadium op, omdat gedurende lange tijd een toename van de ademfrequentie het afgenomen ademvolume compenseert.

3 *Afname van de compliantie.* De longen worden stugger door de ontsteking en de fibrose; daardoor is er een sterke toename van de elastische retractiekracht van de long. Op het niveau van de totale longcapaciteit wordt een zeer sterke toename gezien van de elastische retractiekracht. Doordat een hogere negatieve druk nodig is om hetzelfde volume lucht binnen te krijgen, is er sprake van een sterk toegenomen ademarbeid. Om energie te sparen ademen deze patiënten met een kleiner ademvolume en een hogere frequentie.

4 *Afname van de diffusie.* Er is een afname van de diffusiecapaciteit voor koolmonoxide (DCO) door verdikking van de alveolocapillaire membraan en een reductie van het voor gaswisseling beschikbare longoppervlak.

5 *Pulmonale hypertensie.* Er kan zich een pulmonale hypertensie ontwikkelen door de hypoxemie en door een obliteratie van de kleinere bloedvaten (door het fibroserende ontstekingsproces). Dit zal nog verder toenemen bij inspanning vanwege de zeer beperkte mogelijkheid voor het vaatbed om te verwijden. Inschakeling van nieuwe vaten om de toegenomen bloedstroom ten gevolge van een stijging van de cardiac output bij inspanning te verwerken, is niet mogelijk.

DIFFERENTIËLE DIAGNOSTIEK

Bij verdenking van een interstitiële longaandoening dienen de volgende diagnostische tests te worden gedaan:

1 *Longfunctieonderzoek.* Hiermee kunnen eventueel restrictie, daling van de DCO, en gestoorde bloedgassen (daling pO_2 en meestal normocapnie) worden vastgesteld. Met fietsergometrisch onderzoek kunnen ventilatie-perfusiestoornissen en zuurstofopname worden bepaald.

2 *Beeldvormend onderzoek.* Een thoraxfoto alsmede een HRCT-scan kunnen een reticulair, nodulair of reticulo-nodulair beeld tonen. Een actieve alveolitis kan een matglas aspect geven. Beeldvormend onderzoek kan bij een aantal ziektebeelden diagnostisch zijn.

3 *ECG*

4 *Laboratoriumonderzoek.* BSE, lever/nierfuncties, eventueel auto-immuunserologie, reumaserologie, ACE, ANCA, et cetera kunnen worden bepaald, afhankelijk van de meest voor de hand liggende aandoening.

5 *Cytologie.* Hierbij worden de cellen en het organisch dan wel anorganisch materiaal in de broncho-alveolaire lavage(BAL)vloeistof onderzocht. Het cellulaire profiel en de immunologische subtypering kunnen een aanwijzing geven voor de aandoening. Lymfocytose wijst op EAA en sarcoïdose, granulocytose op IPF.
Bij sarcoïdose wordt meestal een hoge CD4/CD8-verhouding aangetroffen, bij EAA meestal een lage.
In de MGG-(May Grünwald Gremisa)kleuring kunnen soms bepaalde stoffen, zoals asbest- of silicapartikeltjes worden gezien.

Speciale kleuringen op vet (aspiratie), ijzer (decompensatie, hemosiderose), auramine (tbc) et cetera kunnen een aanwijzing geven van de oorzaak.

6 *Histologisch onderzoek.* Door middel van bronchusbiopten, transbronchiale biopten of longweefsel verkregen via VATS (*video assisted thoracoscopy*) kan histologisch onderzoek worden verricht. Ook hier zijn uiteraard vaak speciale kleuringen nodig.

Het is noodzakelijk vooraf met de cytoloog of patholoog-anatoom te overleggen aan welke ziekte wordt gedacht zodat adequate kleuringen kunnen worden verricht. Soms is het nodig immunologisch onderzoek te verrichten.

Illustratieverantwoording

De meeste foto's en dia's zijn aangeleverd door de ziekenhuizen waar de auteurs werkzaam zijn. Met bijzondere dank aan de heren V. Nykl van het Audiovisueel Centrum, J. van der Stek van de afdeling Dermatologie, en T.M. van Os van de afdeling Immunologie in het Erasmus Medisch Centrum Rotterdam.

De anatomische tekeningen zijn gemaakt door Kurt de Reus, behalve afbeelding 1-2 en 1-3. Deze zijn met toestemming overgenomen uit het boek *Klinische anatomie en embryologie*, van A.H.M. Lohman en D.H. ten Donkelaar (redactie), Wetenschappelijke uitgeverij Bunge, Utrecht, 1997. Ze zijn oorspronkelijk getekend door de heer Ch. van Huijzen (afbeelding 1-3) en mevrouw M. de Leeuw (afbeelding 1-2).

De technische tekeningen zijn vervaardigd door Done Graphics te Zoetermeer.

Register

Made in the USA
Las Vegas, NV
05 November 2026

57552596R00216